·全国高等职业教育口腔医学/口腔医学技术专业“十三五”规划教材·

口腔修复学

（供口腔医学、口腔医学技术专业使用）

主　编　胡　江

副主编　李　红※　仲维广　高　阳　王德飞　宋海清

编　委　（以姓氏笔画为序）

王　壮（辽宁医药职业学院）
王悦欣（吉林医药学院）
王德飞（漯河医学高等专科学校）
代　维（长沙卫生职业学院）
刘　芳（山东医学高等专科学校）
仲维广（海南医学院）
牟晶莹（白城医学高等专科学校）
李　红（长春医学高等专科学校）
李　红※（山东医学高等专科学校）
宋海清（四川中医药高等专科学校）
周　晓（安徽中医药高等专科学校）
周　谧（重庆医药高等专科学校）
胡　江（吉林医药学院）
高　阳（山西医学科学院山西白求恩医院）
董竞男（遵义医药高等专科学校）

中国健康传媒集团
中国医药科技出版社

内 容 提 要

本教材是“全国高等职业教育口腔医学/口腔医学技术专业‘十三五’规划教材”之一，以临床修复技术为主线，系统全面地介绍了口腔修复学的基础理论、临床应用和义齿的技工制作技术。其内容主要包括口腔修复的一般性知识和技术，牙体缺损或畸形、牙列缺损、牙列缺失的修复治疗和特殊修复治疗。本教材全面呈现了目前国内外口腔修复领域的进展，介绍了新理论、新概念、新方法和新技术，图文并茂，实用性强。本教材为书网融合教材，即纸质教材有机融合电子教材、教学配套资源（PPT、微课、视频、图片等）、题库系统、数字化教学服务（在线教学、在线作业、在线考试），使教学资源更加多样化、立体化。

本教材主要供口腔医学、口腔医学技术专业使用。

图书在版编目（CIP）数据

口腔修复学/胡江主编．—北京：中国医药科技出版社，2019.12

全国高等职业教育口腔医学/口腔医学技术专业“十三五”规划教材

ISBN 978-7-5214-1441-7

Ⅰ．①口… Ⅱ．①胡… Ⅲ．①口腔科学—矫形外科学—高等职业教育—教材Ⅳ．①R783

中国版本图书馆CIP数据核字（2019）第266845号

美术编辑 陈君杞

版式设计 古今方圆

出版 **中国健康传媒集团** | 中国医药科技出版社

地址 北京市海淀区文慧园北路甲22号

邮编 100082

电话 发行：010-62227427 邮购：010-62236938

网址 www.cmstp.com

规格 889×1194 mm $^{1}/_{16}$

印张 23 $^{3}/_{4}$

字数 575千字

版次 2019年12月第1版

印次 2022年6月第2次印刷

印刷 北京市密东印刷有限公司

经销 全国各地新华书店

书号 ISBN 978-7-5214-1441-7

定价 65.00元

获取新书信息、投稿、为图书纠错，请扫码联系我们。

数字化教材编委会

主　编　胡　江

副主编　李　红[※]　仲维广　高　阳　王德飞　宋海清　王悦欣

编　委　（以姓氏笔画为序）

王　壮（辽宁医药职业学院）
王悦欣（吉林医药学院）
王德飞（漯河医学高等专科学校）
代　维（长沙卫生职业学院）
刘　芳（山东医学高等专科学校）
仲维广（海南医学院）
牟晶莹（白城医学高等专科学校）
李　红（长春医学高等专科学校）
李　红[※]（山东医学高等专科学校）
宋海清（四川中医药高等专科学校）
周　晓（安徽中医药高等专科学校）
周　谧（重庆医药高等专科学校）
胡　江（吉林医药学院）
高　阳（山西医学科学院山西白求恩医院）
董竞男（遵义医药高等专科学校）

全国高等职业教育口腔医学/口腔医学技术专业“十三五”规划教材

出版说明

为深入贯彻《现代职业教育体系建设规划（2014—2020年）》以及《医药卫生中长期人才发展规划（2011—2020年）》文件的精神，满足高等职业教育口腔医学/口腔医学技术专业培养目标和其主要职业能力的要求，不断提升人才培养水平和教育教学质量，在教育部及国家药品监督管理局的领导和指导下，在本套教材建设指导委员会主任委员王斌教授等专家的指导和顶层设计下，中国医药科技出版社组织全国60余所高职高专院校及附属医疗机构近130余名专家、教师历时1年多精心编撰了“全国高等职业教育口腔医学/口腔医学技术专业‘十三五’规划教材”。本套教材包括高等职业教育口腔医学/口腔医学技术专业理论课程主干教材共计10门，主要供全国高等职业教育口腔医学/口腔医学技术专业教学使用。

本套教材定位清晰、特色鲜明，主要体现在以下方面。

一、紧扣培养目标，满足职业标准和岗位要求

口腔医学专业高等职业教育的培养目标是培养能够面向口腔医疗机构的助理医师或医师助手等高素质、实用型医学专门人才，即掌握口腔医学、基础医学和临床医学的基本理论知识，具备口腔临床工作的主要技术技能，能够从事口腔常见病、多发病的基本诊疗和预防工作；口腔医学技术专业高等职业教育的培养目标是培养能适应口腔修复制作行业需要的高素质、技能型专门人才，即具有与专业相适应的基础理论与专业技能，能运用现代技术和手段进行各种口腔修复体制作。本套教材的编写以高等职业教育口腔医学/口腔医学技术专业培养目标为导向，对接职业标准和岗位要求，为培养口腔医学/口腔医学技术专业高素质、技能型专门人才提供教学蓝本。

二、体现口腔医学/口腔医学技术专业特色

本套教材在专业思想、专业知识、专业工作方法和技能上体现口腔医学/口腔医学技术专业特色。基础课、专业基础课教材的内容注重与专业课教材内容对接；口腔医学专业课教材内容与口腔临床岗位对接，着重强调符合基层口腔临床岗位需求及全科医生口腔助理医师培养需求；口腔医学技术专业课教材内容与行业及企业标准、职业资格标准衔接，着重强调符合行业需要及职业能力培养需要。

三、对接口腔执业助理医师和口腔医学技术初级（士）卫生专业技术资格考试

本套教材中，涉及口腔执业助理医师和口腔医学技术初级（士）卫生专业技术资格考试的课程内容紧密对接《口腔执业助理医师资格考试大纲》《口腔医学技术初级（士）考试大纲》，并在教材中插入相关“考点提示”，有助于学生复习考试，提升考试通过率。

四、书网融合，使教与学更便捷更轻松

全套教材为书网融合教材，即纸质教材与数字教材、配套教学资源、题库系统、数字化教学服务有机融合。通过“一书一码”的强关联，为读者提供全免费增值服务。按教材封底的提示激活教材后，读者可通过PC、手机阅读电子教材和配套课程资源（PPT、微课、视频等），并可在线进行同步练习，实时反馈答案和解析。同时，读者也可以直接扫描书中二维码，阅读与教材内容关联的课程资源，从而丰富学习体验，使学习更便捷。教师可通过 PC 在线创建课程，与学生互动，开展在线课程内容定制、布置和批改作业、在线组织考试、讨论与答疑等教学活动，学生通过 PC、手机均可实现在线作业、在线考试，提升学习效率，使教与学更轻松。此外，平台尚有数据分析、教学诊断等功能，可为教学研究与管理提供技术和数据支撑。

编写出版本套高质量教材，得到了全国知名专家的精心指导和各有关院校领导与编者的大力支持，在此一并表示衷心感谢。出版发行本套教材，希望受到广大师生欢迎，并在教学中积极使用本套教材和提出宝贵意见，以便修订完善，共同打造精品教材，为促进我国高等职业教育口腔医学 / 口腔医学技术专业教育教学改革和人才培养做出积极贡献。

中国医药科技出版社

2019 年 11 月

全国高等职业教育口腔医学/口腔医学技术专业“十三五”规划教材

建设指导委员会

前　言

Foreword

《口腔修复学》是“全国高等职业教育口腔医学/口腔医学技术专业‘十三五’规划教材”之一，依据卫生教育指导委员会编制的《高等职业教育医药卫生类教学计划和教学大纲》编写而成。

口腔修复学是口腔医学和口腔医学技术专业的核心课程之一，是口腔医学课程体系的重要组成部分。根据高职高专教育层次中口腔医学专业、口腔医学技术专业的教学计划和教学大纲的要求，从社会发展对专门人才的实际需要出发，以培养口腔修复的应用型人才为目标，遵循“三基”“五性”和“三特定”的一般原则，进行了教材的编写。教材内容包括了基本理论、基本知识和基本技能，遵循思想性、科学性、先进性、启发性和适用性的原则组织材料，科学合理地融合了各相关学科的知识，充分体现知识结构的逻辑性，并适当地增加了新知识、新理论、新技术的内容，以满足特定对象、特定要求和特定限制，为学生学习、就业、可持续发展奠定坚实的基础。

本教材根据临床常见的疾病种类将内容划分为二十三章，以帮助学生构建完整的知识框架，使学生更为清晰地理解本教材所讲授的专业知识和专业技能。本教材以“必需、够用”为度，合理控制了教材的深度和广度，同时增加了一些较为成熟的新理论、新知识和新技术，也根据教学大纲对教材内容进行了适当的删减，以减轻学生的负担。依照医技并重的原则，从临床应用的角度对必要的工艺操作技能进行了讲解，兼顾了口腔医学和口腔医学技术两个专业的要求，为良好的医技沟通、医技合作奠定基础。在每章的正文前编写了以学习成果为导向的学习目标，明确了学习所应达到的能力水平，方便师生管理教与学的产出效果；并增编了案例分析，以临床实际应用的需求引入正文的学习，强化理论和实践的结合。在每章的正文中，结合执业医师和执业助理医师资格考试大纲，在相应的内容中特殊标注了考点，实现执业能力培养和职业标准的统一。在每章的正文后编写了少量的目标测试题目，以便学生能够更加全面地理解和掌握所学知识，培养学生分析问题、解决问题的综合能力。本教材为书网融合教材，即纸质教材有机融合电子教材、教学配套资源（PPT、微课、视频、图片等）、题库系统、数字化教学服务（在线教学、在线作业、在线考试），使教学资源更加多样化、立体化。

本教材在编写过程中，得到了各编写单位的大力支持，特此表示感谢！由于编者水平有限书中难免有疏漏，我们诚恳地希望广大师生和同行给予批评指正。

编　者

2019年7月

目　录

Contents

第一章

绪　论

学习目标

口腔医学专业：

1. **掌握**　口腔修复学定义；口腔修复学的任务。
2. **熟悉**　口腔修复学的意义；口腔修复学的基础理论；口腔修复学的临床工作内容。
3. **了解**　口腔修复学的发展。

口腔医学技术专业：

同口腔医学专业。

第一节　口腔修复学的概述

一、口腔修复学的定义

口腔修复学（prosthodontics）是研究应用符合生理的方法，采用人工装置（artificial device）修复口腔及颌面部各种缺损并恢复其相应的生理功能，预防或治疗口颌系统疾病的一门临床科学。它是口腔科学（stomatology）的一个重要组成部分，是医学与多学科相结合而产生的，属生物医学工程的范畴。用于修复口腔及颌面部缺损的、由人工制作的装置（如义齿、义颌、义耳等）被统称为修复体（prosthesis）。

二、口腔修复学的任务

口腔修复学的任务是研究口腔颌面部各种缺损及相关口颌系统疾病的病因、机制、症状、诊断、预防和治疗方法，利用人工材料制作各种修复体，以修复各类缺损、预防和治疗口颌系统疾病，从而恢复口颌系统的正常形态和生理功能，促进患者的身心健康。

三、口腔修复学的意义

口颌系统担负着人体重要的咀嚼、吞咽、语言交流、表情及呼吸等生理功能，并与人的容貌和心理状态有着密切的联系。因此，在牙体缺损、牙列缺损和牙列缺失的早期即应及时进行修复治疗，终止病变的发展，预防由此引起的一系列并发症，如颌位关系紊乱、牙松动、牙移位、牙缺失、口颌系统受累，甚至全身健康的损害。

四、口腔修复学的基础理论

口腔修复学是以基础医学、口腔基础医学、口腔临床医学及口腔应用材料学、生物力学、工程技术原理、美学以及修复工艺学等为基础的专门应用科学。口腔修复工作者必须牢固地掌握本专业的基础知识和相关学科知识，并具有娴熟的临床操作技能和工艺技术，才能对各类牙颌缺损和畸形作出正确的诊断、合理的设计和治疗，制作出合格的修复体，为患者提供有效的修复治疗。

五、口腔修复学的临床工作内容

口腔修复学的临床工作内容包括牙体缺损或畸形的修复治疗；牙列缺损或畸形的修复治疗；牙列缺失的修复治疗；颌面缺损的修复治疗；牙周疾病、颞下颌关节疾病及咬合病等疾病的预防和修复治疗。

口腔修复学的临床工作基本过程是通过详细搜集患者的病史及检查口腔颌面系统的状况，作出初步的诊断，复制口颌组织形态的模型，在模型上结合检查结果，作出诊断和设计。并在模型上或在口内用人工材料制作出修复体或矫治装置，经过精细加工并达到要求后，在患者口内试合、就位、调整，以恢复丧失的结构和功能，并定期复诊、检查、维护修复体，使之能够长期行使生理功能。

第二节　口腔修复学的发展

一、我国古代的义齿修复

据考证，我国义齿修复的记载最早可以追溯到宋代。陆游的《岁晚幽兴》中就有“卜爆治棺输我快，染须种牙笑人痴”的诗句，并自注“近闻有医以补堕齿为业者”。比陆游晚十年的楼钥在《玫瑰集》中记有“陈生术妙天下，凡齿有疾者，易之一新，才一举手，使人终身保编贝之美”，可以说明我国那时的义齿修复已经比较常见了，而且水平也较高。直到18世纪，欧洲才有将人牙、河马牙、象牙、牛骨牙等用亚麻丝或绢丝结扎在天然牙上，制成牙齿修复体。在义齿修复这方面，我国比其他国家要早700多年。到清代乾隆年间，梁玉绳的《白士集》中就有了“今市肆有补齿铺，悬牌云镶牙如生，盖宋以来有之”的描述和记载。

二、现代口腔修复学的发展

现代口腔修复学的突出特征是口腔修复学与现代科技密切结合。口腔修复学的学科性质属于生物医学工程的范畴，与应用材料、冶金与机械、材料力学、生物力学、电子学、工程技术学及美学等学科联系紧密。因此，现代科技革命中的电子计算机技术和新材料技术的突破和创新，极大地推动了口腔修复技术和材料研究的发展。19世纪至20世纪初，“金属锤造技术时代”是口腔修复学的第一次技术革命；20世纪初至今的“精密铸造时代”是口腔修复学的第二次技术革命。在20世纪70年代，计算机辅助设计（computer aided design，CAD）和计算机辅助制作（computer aided manufacture，CAM）技术（简称CAD/

CAM），被广泛应用在汽车和航空航天工业中，极大地提高了生产效率。80年代，经过牙医和科技人员的长期研究，CAD/CAM技术开始被引入口腔修复学领域，并成功地实现了临床应用。CAD/CAM系统使口腔修复学摆脱了传统的方法，跨入现代高科技领域，也实现了第三次技术革命。

口腔修复学在新材料的应用方面，也有着重大的进步。

1. 陶瓷系列材料 陶瓷材料被应用于口腔修复已有200多年的历史。1774年，法国人首先制成了瓷牙。在随后的近200年的时间里，尽管陶瓷修复材料有所发展，但其强度低的问题一直未能获得满意的解决，使之不能被普遍推广应用。到20世纪50年代末，陶瓷熔附金属技术面世。烤瓷熔附金属（porcelain-fused-to-metal，PFM）修复体融合了瓷的美观和金属的高强度，在口腔修复领域得到了迅速的推广。随着日益增长的美学要求，又出现了高强度铝瓷挤压成形技术和铸造玻璃瓷技术，与PFM材料相比，铝瓷和铸造玻璃陶瓷在生物相容性和美学效果方面也更胜一筹，如今的氧化锆陶瓷在机械强度方面已经完全能够满足口腔修复学的要求。

2. 高分子粘接材料 1955年，Buonocore首先发现了酸蚀牙釉质可提高丙烯酸树脂与牙齿的粘接力。1962年，Bowen合成了高性能的Bis-GMA（双酚A-甲基丙烯酸缩水甘油酯）树脂，随后又发现在树脂中加入无机填料可以使树脂的物理性能显著提高。1976年，在瑞士国际酸蚀术学术会议上，酸蚀术被广泛接受，此后该项技术获得迅速的发展，各国学者开发了许多新型医用高分子材料和粘接剂，逐渐形成了用于口腔医学的酸蚀/树脂粘接技术。口腔粘接技术的发展为口腔治疗和修复提供了新的手段。高分子粘接材料和技术的普及也促进了学科分化，一门崭新的学科——美容牙科已逐渐形成。

3. 钛及钛合金的开发利用 钛在1789年被发现，在20世纪40年代才被开发利用。虽然钛具有质轻、比强度高、生物相容性好等优点，但其化学性质十分活泼，不能用普通的牙科铸造机进行铸造加工。因此，限制了其在口腔修复领域的应用。20世纪70年代末，随着冶金技术的发展，日本、美国等发达国家成功研制了牙科专用铸钛机，经过80年代后期和90年代初对机器的逐步改进，牙科铸钛机才较为成熟。1995年，我国第一台牙科铸钛机诞生。目前，世界上已有10多家公司的20多种牙科铸钛机投入市场。鉴于钛具有良好的生物相容性、耐腐蚀性和综合工艺性能及价廉、来源广泛等优点，加之在各项研究中所取得的良好结果，钛及钛合金越来越多地被用在修复体的制作中。目前，市场上的种植体都是由钛及钛合金加工而成的。

三、现代口腔修复学的发展趋势

伴随着科学技术的发展，现代口腔修复学与信息科学、材料科学、计算机科学、机械力学以及生物医学等学科的结合也越发紧密，大大地促进了修复学的发展。特别是种植牙技术的出现以及计算机辅助设计和制作（CAD/CAM）技术的应用，从根本上改变了人们常规的修复观念与修复方式。同时，人们的物质文化生活水平也在日益提高，对修复治疗的效果提出了更高的要求，不再停留在结构和功能上的完整，更加追求舒适、美观和方便。这些发展与变化便奠定了现代口腔修复学的发展趋势。

（一）保存修复仍将是口腔修复的重要任务

虽然现在有很多修复新技术，但保存修复治疗仍然是十分重要的，嵌体、贴面、全冠等仍是牙体保存修复的主体。由于生理牙根对咀嚼压力的感觉功能是人工种植牙和常规义齿所不能取代的，因此生理牙根的保存修复是其他修复形式的基础。对可以保存的牙根进行完善的牙体牙髓及牙周治疗，以桩核修复技术作为修复的基础，在其上完成各种固定修复，也可以制作套筒冠或附着体等连接形式的活动义齿修复，使保存修复的基本观念得到延伸。而陶瓷和贵金属材料制备的各类修复体，将为保存修复提供更大的选择空间，也为固定义齿和覆盖义齿的应用创造条件。在相当长的一段时间里，以保存修复为基础的固定修复和半固定修复仍将在口腔修复领域内占据重要的地位。

（二）高新科学技术将不断被应用于口腔修复治疗

口腔修复的发展与高新科学技术的发展紧密相关。纵观历史，口腔修复新技术的每一次出现都有着相关学科发展的背景，也都引起了口腔修复学界的历史性变革。铸造支架及铸造冠技术改变了锻造丝及锤造冠的应用局面；金属烤瓷技术以及延伸的全瓷技术，使修复效果发生了很大的变革；精密附着体技术，如套筒冠技术、栓道技术、球帽技术、磁附着体技术的应用，提高了修复质量，改善了患者的使用感受，为口腔修复技术向社会化、工业化发展创造了条件。而人工种植牙技术则从根本上改变了修复方式与观念，又极大的促进了各种修复技术的发展，使各种修复技术的应用更加规范化，也更为普遍。CAD/CAM 技术的出现使口腔修复领域发生了更大的变革，随着口腔修复 CAD/CAM 技术的不断发展和专业化，其应用范围也越来越广，不仅提高了修复质量，同时也缩短了就诊、制作时间，目前已从研究、临床试验阶段正式发展到了临床应用。激光在口腔修复领域的应用从最开始的牙龈软组织成型手术、活髓基牙的脱敏治疗，发展到了激光焊接、激光扫描重建等多方向的成功应用，并逐渐向口腔修复的各个技术领域内渗透，显示出了广泛的应用前景。3D 快速打印技术也开始了临床试验阶段，其在修复体加工方面表现出的快速、高效、经济、精准的技术优势，逐渐在口腔修复领域内得到越来越多的认可。因此，随着社会的进步和科技的发展，越来越多的高新科学技术将进入口腔修复领域。

（三）口腔应用材料的发展将极大地促进口腔修复学的发展

材料学是对口腔修复学发展影响最大的学科之一，无论是从钛及钛合金到种植技术和钛支架义齿，还是从甲基丙烯酸甲脂到复合树脂，以及从烤瓷材料的应用到可铸造陶瓷材料、可切削陶瓷材料的应用，每一次口腔应用材料的发展，都对口腔修复质量的提高、修复效果的改善起到了不可替代的作用。而纳米陶瓷的发展特别是纳米材料在口腔修复中的应用，将使材料的生物相容性、强度、韧性以至重量、耐腐蚀性有极大的改善，必将再次推动口腔修复学的发展，也有望成为更加理想的口腔修复材料。而金属材料表面氧化膜的生物改性则可增强金属材料的生物相容性，获得更多的符合生理要求的修复材料，将使仿生修复成为可能。

（四）传统修复技术的改进、发展与淘汰

随着社会经济的发展和文化水平的提高，传统的修复技术与材料将逐步被淘汰或越来越少使用，如锤造冠桥的修复技术，将会随着修复体加工工艺技术的发展和加工模式的社会化转变而逐渐消失，而锻造钢丝固位的可摘局部义齿的使用量也将大量减少，将被铸造支架及各类附着体修复技术所取代，将仅作为暂时性修复体的形式存在。随着材料学的发展，各种类型的复合树脂已在临床上广泛应用，并逐步取代传统树脂材料，而成为口腔修复的主要材料。粘结材料性能的进一步提高、使用流程的进一步简化，将使各类牙体缺损、牙体缺失的固定义齿修复变得更加容易。

（五）口腔修复与全身健康的关系进一步受到关注

口腔修复学是口腔医学的重要组成部分。口腔修复不仅在修复缺损、重建外形、恢复生理功能方面起着重要的作用，而且与全身的健康状况有着密切的关系，如牙列缺损或牙列缺失的修复效果与颞下颌关节健康之间的关系，咬合重建与下颌运动、咀嚼肌群功能协调之间的关系，咬合功能与颈部、肩部、背部骨骼、肌肉健康之间的关系，重建的咀嚼功能对消化功能的影响等。这些内容都体现了口腔修复对全身健康状况的影响，也都将是口腔修复工作者未来的关注点。

（六）口腔修复观念的变革

随着口腔修复技术的发展及医学相关法制的健全，口腔修复的观念将从两方面发生变革。其一，口腔修复技术的进步将改变一些口腔修复治疗的原则，如人工种植体、磁附着体等各种附着体辅助固位方式的应用，将极大地改变全口义齿修复的一些原则，可以不必为保证义齿的固位而降低垂直距离，可以完成一个更加符合口腔生理空间的全口齿修复体；而修复技术的改进，也为固定或半固定修复创造了条件，主要的修复方式将以固定修复为主，故在修复方式的选择时，应考虑创造条件完成固定或半固定修复。这就要求口腔修复的专业人员必须掌握口腔修复的新技术和新材料，甚至是计算机技术和信息技术，要对口腔修复领域有更加全面的了解。其二，口腔修复的社会化生产模式的改变，作为口腔修复工作的主体，修复医生与修复工艺技师的分工更为细化，改变了以往医技不分的观念。由于专业的细化分工，修复工作的完成将以社会化的分工合作形式来完成，这不仅保证了修复的质量，提高了效率，也增加了就业岗位，将更好地服务于患者、服务于社会。

第三节　学习口腔修复学的基本要求

1. 拓宽知识领域　口腔修复学涉及广泛的、多学科的知识基础，要求学生不仅仅掌握医学知识，还要掌握材料学、力学、工程技术、计算机、美学、心理学等知识，上述任一知识的缺乏，都将影响到修复医生的知识结构，给临床和研究工作带来负面的影响。

2. 强化实操训练　作为一门以临床操作为主要治疗方式的临床课程，口腔修复学较其他学科对于实践和动手能力的培养有着更高的要求，这样的能力要不断地在实操训练中进行培养和塑造。

3. 重视美学修养　口颌系统位于人的面部，是最重要的“风景区”，这就要求修复医生具有良好的美学素养。只有具备了较高的美学素养，才能更好的为患者制造美丽，更好的服务于患者，而这样的美学素养需要在日常的工作和生活中逐渐地修炼和培养。

4. 提高人文意识　口腔修复学是科学、技术和艺术的完美结合，要学好口腔修复学，除了注重基础知识的学习和专业技能的培养，还要注重人文知识的积累，要做到科学思维、技能训练、人文修养并重，要意识到当今的医学已经不再是单纯的生物模式，而是进入了更加高级的生物－心理－社会的综合模式阶段。

5. 终生坚持学习　口腔修复学是一门不断发展的学科，同其他医学学科一样，要求从事口腔修复的工作者保持一个终生学习的态度，不断进步、不断充实自己。

扫码“练一练”

第二章

修复前的临床接诊与准备

扫码“学一学”

学习目标

口腔医学专业：

1. **掌握** 口腔修复专科的病史采集内容、口腔检查方法、病历书写。
2. **熟悉** 初诊的准备、顺序。
3. **了解** 初诊时的医患沟通。
4. 具有尊重和保护患者权利的素质以及关爱患者的意识。

案例分析

【案例】

男性，35 岁。前牙外伤 1 周，要求修复上前牙来诊。

专科检查：患者 11、21，牙冠 1/3 折断，未见明显露髓点；松动 I 度，根尖部牙龈红肿，46 深龋近髓，探诊疼痛，全口卫生状况较差，CI-S 积分为 2，余未见异常。

【讨论】

1. 此病例修复前应做的一般处理有哪些？
2. 修复前应做哪些准备？

临床接诊（clinical communication）是临床医生与患者沟通交流后，针对患者的主诉，通过病史采集和临床检查来明确病因并制定一系列相关治疗方案的过程。按诊程序可分为初诊、复诊和复查三个部分。良好的临床接诊能力不仅要求医生掌握丰富的专业知识，同时还应具有良好的人文素质和道德修养。

第一节 初 诊

初诊（first visit）是临床接诊过程的开始，是患者首次向接诊医生主诉病症及主观要求，并接受系统的检查和商定治疗方案的过程。在初诊医疗过程中，医生要具备良好的职业素养和道德操守，同时通过医患沟通建立良好的医患关系，为后续治疗的顺利开展打好基础。

一、初诊的目标和内容

初诊是后续诊疗过程的基础，因此初诊的目标就是通过获取患者的相关资料，并与患者进行沟通交流，共同制定全面、合理、符合科学原则的治疗方案。初诊的主要内容包括：

1. 准确获得患者的主诉。

2. 尽可能详细的收集患者的相关病史。

3. 对患者进行系统全面的专科检查及必要的全身检查。

4. 通过收集到的病史及临床检查作出正确合理的初步诊断或诊断。

5. 对与主诉有关的局部和全身症状提出诊疗方案或转诊建议，尽可能提供必要的口腔卫生指导与帮助。

6. 根据患者的口腔情况向其提供不同的治疗方案，并介绍各种治疗方案的预期效果及费用等情况，与患者商定最终的治疗方案，并明确双方的责任与承诺，必要时与患者签署知情同意书等医疗文件，避免医疗纠纷的发生。如固定义齿修复时，基牙预备的过程可能会导致穿髓；在制取印模时，如果患者的余留牙松动度较大，在从患者口腔取出印模的过程中，松动的牙齿可能和印模一起被取出。

二、初诊准备及初诊顺序

（一）准备工作

1. 人员及思想的准备　人员的准备包括医患双方的准备。患者可以根据主观愿望选择医生接受诊疗服务；医生在开始诊疗活动前也要做好对患者具体情况的了解，开展个性化诊疗服务，确保后续治疗工作的顺利开展。医生除了应该把患者的主诉作为医疗工作的重要内容外，还有责任对患者的生理、心理、社会能力等有关方面进行系统观察和卫生指导，以促进患者的身心健康。

2. 器械准备　初诊检查及治疗中所需要的器械应在接待患者前准备好。初诊时所需的器械应放在操作易于拿放的位置，器械带尖、带刃的部分应朝向远离患者和医生的方向。辅助检查用的药品、试剂、咬合纸、棉卷、棉球、牙线、蜡片、刮匙、清洁器等，都应准备就绪。诊疗结束后要对患者所用的器械进行严格的消毒与灭菌。因为口腔科的诊疗会接触到患者的唾液甚至血液，很容易发生交叉感染。所以器械的消毒与灭菌对控制和防止威胁人体健康的艾滋病、乙型肝炎等疾病在患者之间、医患之间的传播具有十分重要的意义。

3. 椅位准备　首先拉开椅位右侧扶手，降低椅位高度，引导患者坐入椅位。调整椅位及头枕位置，先让患者眼睛与医生坐下后居于同一水平。让患者采取坐姿并为其戴上胸巾，然后根据检查的部位和患者对椅位的感觉，还可进一步调整椅位和头枕的位置，调整至患者感觉舒适又能方便医生检查的位置。一般来说，患者的口腔中心高度与医生的肘部同高较合适。若要调整椅位，特别是采取平卧位，事先应告知患者，然后再做调整，避免惊吓患者或因调整幅度过大造成患者不适与伤害。

4. 灯光准备　在患者、医生正确地坐入座位后，打开投照灯。先让光束照在患者的胸部上，然后移动光束至患者的口腔内，避免光线直射到患者的眼睛上，也可以为患者佩戴滤光眼镜。诊室灯光要柔和，尽量使用不妨碍比色的标准光源或冷光源。

5. 特殊准备　对患有艾滋病、乙型肝炎等传染病的患者，应积极准备特殊的诊疗间，铺用一次性治疗巾、防护套，医护人员应戴防护面罩、穿隔离衣。诊疗完毕，上述用品应及时集中销毁。

完成以上准备工作后，医生洗手、戴手套，开始临床检查工作。

（二）检查顺序

1. 系统检查 患者一进入诊室就应注意观察其面容、脸色及其动作。从整体出发，观察患者有无其他的全身性系统疾病，避免只注意检查主诉病症，而忽视其他重要相关病症使检查具有片面性。

2. 局部检查 检查应遵循有序的原则，先整体后局部，先外后内，先上后下，先左后右，先一般后特殊。循序进行望、问、探、叩、触、听、测的检查。

3. 心理学评价 有心理障碍或精神神经症状者，应请有关专家诊疗后方可进行修复治疗。

三、初诊时的医患沟通

医患沟通（doctor-patient communication）是对医学理解的一种信息传递过程，是针对患者的健康需要而进行的，使医患双方能充分有效地表达对医疗活动的理解、意愿和要求。良好的医患沟通有助于医务人员调整自己或患者的医学观念，也有助于医患相互正确理解对方，协调关系，保证医疗活动的顺利进行。

口腔疾病的治疗有其专业特殊性。它主要依靠医生个人诊断、器械运用以及手工操作来完成，基本上均是医生与患者一对一的医患模式，患者能及时体会治疗效果，有强烈的自我感受，需要患者与医生随时交流。故医生在首次接诊的过程中，首先应耐心倾听患者的叙述，从而了解患者就诊的首要目的、对修复的要求、对修复效果的期望值、顾虑、价格等，然后耐心地用通俗易懂的语言给患者进行解答，同时把患者对修复效果的期望值引导到实际的水平。在此过程中可以消除患者对治疗的疑虑和担心，建立互相信任的感觉以及对治疗的信心，同时也可以更好地参与治疗和配合治疗过程，减少不必要的医患纠纷。

可以说，修复最终的成败除了专业技术的高低之外，医患的沟通和患者对提供治疗医生的态度也是极为重要的因素。

良好的沟通源于医务人员较高的人文素养、救死扶伤的崇高信念、真诚的服务态度、整洁的着装、优雅的举止和文明的谈吐。与患者交谈应把握以下几个关键环节：

1. 要尊重对方，平等相待，使医患双方的关系处在一个平等交流的位置。

2. 应采取悦纳态度，对患者的要求、询问甚至是质疑，都应显示出一种洗耳恭听的态度，心平气和，表述明确，友好委婉，坦诚恳切。

3. 用科学精神对待疾病和治疗，情理交融、诚信相待，让患者心悦诚服。

4. 利用深入浅出、通俗易懂的语言解释与疾病和治疗相关的问题，讲究方法，述理明确，解释到位。

在医患沟通过程中，医务人员应掌握以下语言沟通技巧：

1. 使用得体的称呼 称呼语是医患交往的起点，称呼得体会给患者良好的第一印象。

2. 要学会合理运用微笑语言艺术 让患者消除陌生就医环境带来的不适感，对医生产生亲近感。

3. 充分利用幽默的语言 幽默是语言的润滑剂，幽默风趣、妙语连珠能使双方很快熟悉起来，一句幽默的语言可以使人心情为之一振，增强患者战胜疾病的信心。

4. 多用称赞语言 生活中我们要经常赞美别人，真诚的赞美于人于己都有重要意义，对患者尤其如此。在临床中多用称赞的语言，不仅可以鼓励患者，而且可以拉近医患关系。

5. 语言表达简洁明确 医患沟通要求语言的表达清楚、准确、简洁、条理清晰，要充分考虑对方的接受和理解能力，用通俗易懂的语言表达，尽量避免使用专业术语。例如修复治疗方案需要做套筒冠，如果医生不用通俗的话语解释这个专业名词，大多数患者都会无法理解，从而无法选择治疗方案。

6. 讲究提问的技巧 在与患者交流时，要尽量避免“审问式”提问，采用“开放式”或“封闭式”谈话方式。“开放式”提问使患者有主动、自由表达自己的可能，便于全面了解患者的思想情况。“封闭式”提问只允许患者回答“是”与“否”，这便于医务人员较明确地了解疾病的情况。

7. 使用安慰性语言 在诊疗过程中使用安慰性语言能够缓解患者紧张的情绪，更好地配合医生的治疗。

8. 语速、语调和语距 一般来讲，在门诊或病房与患者的交谈中用中速节奏，在接诊急症患者或处理危重患者时要用快节奏，在与患者谈及不幸时应用慢节奏。

9. 学会聆听 良好的倾听包括医生对患者的讲述表现出耐心、认真、并不时做好记录和恰当回应，同时利用眼神和肢体语言等对患者给予鼓励。医生的认真聆听，一方面会让患者的恐惧情绪得以疏泄；另一方面，医生通过聆听，可以对患者的心理状态及其对疾病的期望值等情况进行判断，从而达到最佳的效果。

10. 模糊语言的应用 所谓模糊语言，并不是指含糊其辞，表达模糊不清，而是医护人员根据实际需要，在回答一些答案不确定，又无重要影响的问题时，主动运用的一种表达方式。例如患者询问烤瓷牙会不会坏？医生回答时就应用模糊语言。

四、初诊时医生的注意事项

临床接诊过程中医生的态度及言行反映出自身的道德理念和价值观念，同时也直接关系到患者对医生本人以及整个医疗机构的印象和评价。所以临床接诊医生必须要有救死扶伤的人道主义观念，自觉遵守职业道德，树立“以患者为中心”的思想，为患者提供优质的医疗服务。诊疗过程中对患者切实做到“三无”要求，即无痛治疗、无交叉感染、无潜在危害。对于口腔医务人员来讲，在临床诊疗过程中还应该树立“以人为本、患者至上”的思想，要更好地理解现代医学的生物－心理医学模式，要充分了解医学法学的相关知识，保证患者对各种医疗信息的知情权，要建立无痛操作、人文关怀等现代医疗观念，要树立精品意识，只有这样才能赢得患者的信赖，减少医疗纠纷，提高医生和医院的声誉。

考点提示 医患沟通技巧。

第二节 病史采集

病史采集（history taking）可通过医生的问诊或问卷来获得。其目的是了解患者就诊原因及要求，获取与患者相关的系统病史和口腔专科现病史。它是临床接诊的首要环节和疾病诊疗的前提。

一、主诉

主诉（chief complaint）是患者就诊的主要原因和迫切要求解决的主要问题。

主诉内容涵盖的范围比较广泛，主要内容常常是患者主观的不良感觉，如疼痛、过敏、肿胀等；其他如咀嚼或发音障碍等功能障碍方面的内容；影响美观和社交活动的内容，如缺牙、牙折、牙形态异常、牙变色等。了解患者的主诉，医生可以有针对性地为每位患者作出个性化的修复治疗计划，以更好地满足患者对修复的要求。

二、系统病史

系统病史（systemic history）主要了解与修复治疗安全性有关的系统性疾病病史，包括以下几个方面。

1. 与制定修复治疗有关的系统病史 如心血管疾病、免疫系统疾病及过敏史。患者在以往就医时是否使用抗生素预防感染，是否使用类固醇或抗凝剂等，有无药物过敏或牙用材料过敏史，是否做过放射治疗等。为了防止发生意外，任何与患者有关的药物过敏史和治疗情况都应详细的记录在病历上。

2. 与修复效果相关的系统病史 认识某些系统疾病可导致支持组织对修复体的支持能力下降，如牙周炎可受糖尿病、绝经期、妊娠及抗惊厥药的影响或骨质疏松症可能加重剩余牙槽骨的吸收，从而导致全口或可摘局部义齿支持、固位、稳定能力下降等，通过详细了解系统病史有利于修复体的设计及预后。

3. 传染性疾病史 如乙型肝炎、艾滋病或梅毒等传染病的患者或携带者，可成为交叉感染源，对医务人员或其他患者构成威胁，应采取适当的预防措施，保证医务人员和患者的健康。

4. 心理卫生状况以及精神疾病史 患者的心理或精神卫生状况影响义齿尤其是总义齿或局部可摘义齿的修复效果，了解患者的心理和精神卫生状况对治疗方案的设计及治疗结果是十分必要的。

通常来说，采集全身病史的时候，应按照一定的程序进行，但对全身情况的了解也可以通过表格问卷的形式采集。表格问卷避免了医患之间直接询问的尴尬并节约时间，故值得推广使用。

三、口腔专科病史

一般包括开始发病的时间、原因、发展进程以及曾接受过的检查和治疗，对牙缺失的患者还应了解缺失原因及时间。完整的口腔专科病史主要包括以下几个方面。

1. 牙体牙髓病史（endodontic history） 对没有完整病历记录的患者，应详细询问牙体牙髓的治疗情况，必要时拍 X 线片予以确定。

2. 牙周病史（periodontal history） 是否有牙周病，曾做过何种治疗，疗效如何。牙周病所造成的牙列缺损或缺失的修复预后与龋坏或外伤等其他因素导致的牙列缺损或缺失相比较差，这是因为前者的骨组织对义齿的支持能力降低且吸收较快。

3. 修复治疗史（restoratory history） 是否曾做过牙体或牙列缺损、牙列缺失的修复，采用何种修复方式以及现有修复体使用的情况等。仔细了解这些情况有利于确定修复治疗方案。

4. 正畸治疗史（orthodontic history） 戴用矫治器的类型及治疗情况，是否出现牙松动。有些牙出现松动或牙根吸收是由于曾经做过正畸治疗所致，临床上应注意分析其原因，按照修复的原则和要求调整咬合。

5. 口腔外科治疗史（oral surgical history） 应了解相关颌面外科治疗的情况，对需要先做正颌外科再完成修复的患者，应对外科治疗与修复治疗计划进行全面整体的考虑。

6. 放射影像资料（radiographic history） 可以参照患者以前的 X 线图像资料，如 X 线片、CT 及磁共振等，结合当前的 X 线片，进一步了解患者的病情。

7. 颞下颌关节病史（TMJ dysfunction history） 是否曾有颞下颌关节疼痛和 / 或弹响、神经肌肉紧张疼痛等症状，发病与治疗情况如何。

考点提示 病史采集内容。

第三节　临床检查

临床检查是诊断和治疗疾病的前提和基础，是指导临床医疗实践的客观依据。临床检查结果的正确与否直接关系到修复治疗成败。因此，对口腔临床检查必须予以高度重视，做到认真细致，方法正确，遵循客观、准确、有序的原则。对于口腔修复患者的临床检查，其基本方法与口腔外科等其他学科相同，本节仅结合口腔修复的特点，介绍口腔修复临床检查的一般要求和方法。

一、临床一般检查

通过详细的病史采集，医生对患者的病情大概了解以后，再通过视诊、触诊、听诊等临床一般检查的相关手段，即能基本掌握患者的病情。

（一）口腔外部检查

1. 颌面部检查 通过视诊仔细观察患者颌面部的外形及其他特征。

（1）面部皮肤的营养状态及其颜色。

（2）颌面部外形的对称性。

（3）颌面各部分之间比例关系是否协调对称，有无颌面部畸形，面下 1/3 的高度是否协调。

（4）口唇的外形，上下前牙位置与口唇的关系以及笑线的高低。

（5）侧面轮廓是直面型、凸面型还是凹面型，颅、面、颌、牙各部分的前后位置和大小比例是否正常，有无颌骨前突或后缩等异常情况。

2. 颞下颌关节区检查 嘱患者做开闭口、侧方、前伸等运动，进行视诊、触诊和听诊，检查以下内容。

（1）颞下颌关节活动度的检查　医生用手指触摸颞下颌关节区，检查双侧髁突活动度的大小及对称性，触诊时注意观察患者有无疼痛反应以及疼痛的部位、疼痛的性质和触发区等情况。

（2）颞下颌关节弹响的检查　检查颞下颌关节活动时有无弹响，弹响的性质，出现在开闭口运动的哪个阶段，是否伴有疼痛等。

（3）外耳道前壁检查　用手指触诊外耳道前壁，嘱患者做开闭口、正中咬合运动，检查下颌运动过程中，双侧髁突对外耳道前壁的冲击强度是否一致。

（4）张口度及开口型　张口度是指患者大张口时，上下中切牙切缘之间的距离。可用圆规或游标尺测量。正常人的开口度为3.7~4.5cm，低于该值表明有张口受限。开口型是指下颌自闭口到张大的整个过程中下颌运动的轨迹。正常的开口型侧方观是下颌向下后方，正面观为垂直向下，左右无偏斜。若发现张口受限或开口型异常，可进一步用下颌运动轨迹图检查。

（5）下颌侧方运动　下颌最大侧方运动的范围正常情况下约为12mm。

3. 咀嚼肌检查　通常是对咬肌和颞肌进行扪诊，检查有无压痛及压痛点的部位。同时嘱患者紧咬牙，检查肌肉收缩的强度及左右的对称性，判断有无因干扰而引起的咀嚼肌功能紊乱，如发现问题，则须对翼内肌、翼外肌及颈部诸肌进行扪诊（图2–1），以作进一步检查。

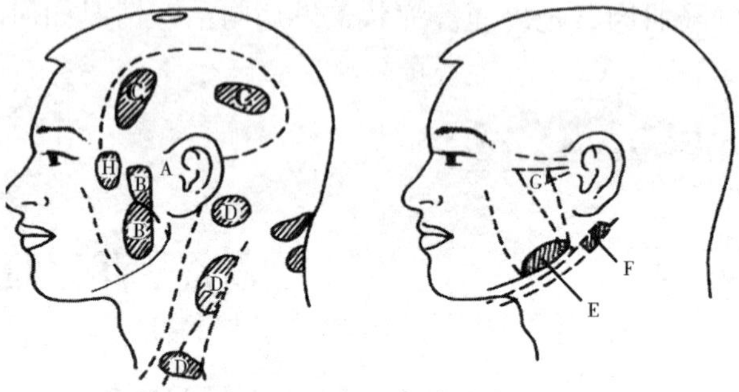

图2–1　颌面、颈部肌扪诊的部位

注：A. 关节囊；B. 咬肌；C. 颞肌；D. 胸锁乳突肌；E. 翼内肌；F. 二腹肌后腹；G. 翼外肌；H. 颞肌腱

（二）口腔内部检查

1. 口腔一般情况　包括牙列的完整性，牙体缺损的类型与范围，口腔卫生情况，有无修复体存在，修复体质量如何，唇、颊、舌、系带、前庭沟、口底、软硬腭等有无异常。

2. 牙周检查　牙周检查能反映菌斑的堆积情况及牙周破坏的程度。这些资料对于基牙的选择，以及推断修复体的预后有重要意义。牙龈检查应在稍干燥的条件下进行，以免湿润的环境掩盖龈组织的细微变化。牙龈检查的项目包括观察龈组织的颜色、形态、质地、有无出血或溢脓，以及萎缩或增生情况。牙周检查的项目包括有无牙周袋、牙周袋深度、根分叉受累情况及牙的松动度。

临床上常用的牙松动度检测和记录的方法有以下两种。

（1）以牙的松动幅度计算

Ⅰ度松动：松动幅度不超过1mm。

Ⅱ度松动：松动幅度为1~2mm。

Ⅲ度松动：松动幅度大于2mm。

（2）以牙的松动方向计算

Ⅰ度松动：仅有唇（颊）舌向松动。

Ⅱ度松动：唇（颊）舌向及近远中向均有松动。

Ⅲ度松动：唇（颊）舌向及近远中向松动，并伴有垂直向松动。

修复治疗前应对牙周病进行有效的治疗和控制，以提高修复治疗效果。

3. 牙列检查　详细的牙列检查资料有助于治疗计划的制订。采用图表的方式记录检查结果可以保证资料收集的完整性以及提高医生的工作效率。完整的牙列检查表应包括以下内容。

（1）牙体牙髓疾病　有无龋坏、牙髓活力状态如何，是否做过牙髓病的治疗及其他治疗，牙体有无叩痛，是否存在瘘管。

（2）牙体缺损　有无楔状缺损、牙折、隐裂及磨耗情况等。

（3）口内充填体及修复体情况　口内原有充填体和修复体使用状况以及存在的问题。

（4）牙列情况　牙列的大小、形状、基牙有无移位、倾斜、伸长的现象（表 2-1）。

表 2-1　口腔检查表

姓名	性别	年龄	电话	住址	编号
日期 1:		日期 2:		日期 3:	

3																
2																
1																
	18	17	16	15	14	13	12	11	21	22	23	24	25	26	27	28
唇颊侧																
𬌗面																
舌腭侧																
	18	17	16	15	14	13	12	11	21	22	23	24	25	26	27	28
1																
2																
3																

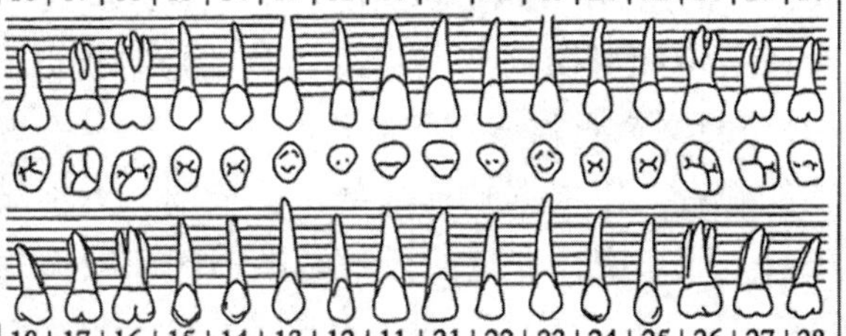

覆𬌗	开口度
覆盖	磨耗情况
安氏分类	咬合情况

3																
2																
1																
	48	47	46	45	44	43	42	41	31	32	33	34	35	36	37	38
舌腭侧																
𬌗面																
唇颊侧																
	48	47	46	45	44	43	42	41	31	32	33	34	35	36	37	38
1																
2																
3																

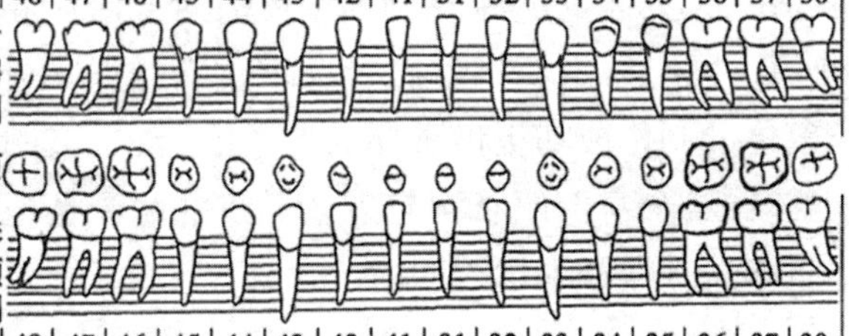

牙周诊断：	龈出血指数：
	菌斑指数：

牙位	描述
11	
12	
13	
14	
15	
16	
17	
18	
21	
22	
23	
24	
25	
26	
27	
28	
31	
32	
33	
34	
35	
36	
37	
38	
41	
42	
43	
44	
45	
46	
47	
48	

图例：

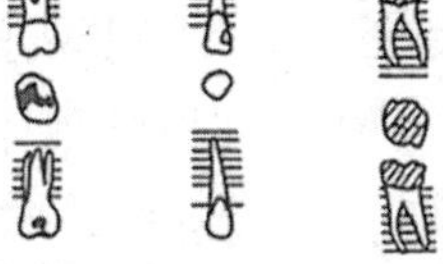

银汞充填　树脂充填　全冠修复

医生签名 ____________

4. 咬合关系检查

（1）牙尖交错𬌗的检查　上下牙列是否有广泛均匀的𬌗接触关系；上下颌牙列中线是

否一致；上下第一磨牙是否是中性关系；前牙覆𬌗、覆盖是否在正常范围之内；左右侧𬌗平面是否匀称。

（2）息止颌位的检查　比较下颌骨息止颌位与牙尖交错位时，上下牙列中线的对齐关系有无变化以及颌间隙的大小有无异常。

（3）𬌗干扰检查　仔细检查正中、前伸和侧向咬合移动时，有无牙尖𬌗干扰。

5. 修复区检查　检查牙体缺损或缺失的部位和数目及缺牙间隙的大小，有无对颌牙伸长、邻牙倾斜等情况；检查牙槽嵴有无妨碍修复治疗的骨尖、骨嵴、骨隆突、倒凹等。一般拔牙 3 个月后，伤口可以形成良好的愈合，牙槽嵴吸收趋于稳定，此时修复效果较好。为缩短患者的无牙期，过渡性全口义齿和可摘局部义齿的修复治疗可提前到拔牙1~2 周后进行，等牙槽嵴吸收稳定后，必须进行义齿重衬或重新制作。

对伴有牙槽嵴和颌骨缺损的患者，应根据缺损的部位、范围、大小以及影响功能和美观的程度选择合适的修复方法。一般来说，少量的牙槽嵴缺损的牙缺失，既可选择用固定义齿进行修复，也可选择用可摘式义齿进行修复；对于有比较大的牙槽嵴缺损的牙缺失的修复，一般选择可摘式义齿进行修复，可以利用基托恢复缺损的外形；对更大范围的牙槽嵴缺损甚至颌骨缺损，则需按照颌骨缺损的修复原则处理。

6. 无牙𬌗口腔黏膜及软组织检查

（1）检查上下颌弓、牙槽嵴的大小、形态及位置。

（2）牙槽嵴吸收情况。

（3）口腔黏膜检查　口腔黏膜的色泽是否正常以及有无炎症和瘢痕。

（4）舌的检查　包括大小、形状、静止时的位置以及功能活动的情况。

（5）唾液分泌量及黏稠度的检查。

7. 原有修复体的检查　患者如戴有修复体，应检查原义齿与口腔组织的密合情况，咬合关系是否正确，外形是否合适，人工牙的色泽及排列，义齿对牙龈、黏膜有无刺激，以及该义齿行使功能的效率如何等。同时一定要了解患者要求重新制作义齿的原因所在，分析评价原有的修复体，为新修复体的制作成功提供重要的参考依据。

8. 全身健康情况　对年老体弱、全身健康状况较差，其疼痛耐受性也差的患者进行检查时，动作一定要轻巧并且尽量缩短操作和就诊时间。

二、辅助检查

（一）X 线检查

X 线检查是诊断口腔颌面部疾病的一种重要的常规检查方法，能为临床检查提供十分有用的补充信息。临床上常用的 X 线检查方法主要有以下几种。

1. 牙片　了解牙根的数目、形态及长度，有无根折、根管充填等情况；了解牙根及牙周支持组织的健康情况；了解阻生牙、多生牙、先天缺失牙及龈下残根等情况。除此之外，牙片还能检查出牙邻面、牙颈部、牙根部等临床上较为隐蔽部位的龋坏。

2. 全口曲面断层片　可以从整体了解颌骨及牙列、牙周情况，对确定牙槽骨内是否有残根存留，有无第三磨牙埋伏阻生很有帮助。但由于全口牙位曲面断层 X 线片将图像放大较多，变形较严重，因此在判断和评价牙槽骨支持组织的状况、牙根的形态、有无龋坏或龋坏的范围等方面准确度不够。

3. 颞下颌关节侧位片　可了解关节凹、髁突的外形，以及髁突与关节凹的位置关系。

4. 头颅定位片 可用以分析颅、面、颌、牙的形态、位置及其相互间的变化关系。

5. 口腔专用锥形束 CT（con beam computer tomagraphy，CBCT） 近年来得到较快发展，具有高分辨率、辐射剂量低、投照时间短、口腔定位准确等优点。在牙体牙髓病科、颌面外科、修复、正畸、种植、颞下颌关节等各领域都有很好的应用。

知识拓展

口腔专用锥形束 CT 在口腔医学领域中的应用

口腔专用锥形束 CT（con beam computer tomagraphy，CBCT）又名数字容积体层片，是 20 世纪 90 年代末发展起来的一项新技术。与其他影像学方式相比 CBCT 不仅能在三维（轴位、冠状位和矢状位）显示正常组织结构和病变组织，避免二维图像上影像重叠，同时还具有扫描时间短、辐射剂量低、图像清晰、操作简便等优点。故 CBCT 已经广泛应用于颞下颌关节的检查、牙周组织的检查、辅助种植手术的进行、牙体形态的评估、阻生牙的定位、口腔正畸等多个领域。在这些领域当中，由于颞下颌关节的位置比较深在，临床检查不能详尽地揭示其内部情况，因此影像学检查就成为颞下颌关节疾病诊疗中十分重要的辅助手段。与其他关节片相比，CBCT 能从多层面、多角度观察颞下颌关节骨质变化、关节间隙、髁状突的位置等，为颞下颌关节疾病的诊断提供比较可靠的影像学资料。

（二）模型检查

模型检查可以弥补口腔内一般检查的不足，便于更加仔细地观察牙的位置、形态，牙体组织磨耗印迹以及详细的𬌗关系等，必要时可将上下颌模型固定在𬌗架上进行研究，帮助制订修复治疗计划和修复体设计等。

（三）咀嚼功能检查

牙列缺损或缺失后，口腔的咀嚼（masticatory function）功能会受到不同程度的影响，因此修复前对咀嚼功能进行检查是有必要的，它可以帮助了解咀嚼功能受影响的程度，并能进一步明确牙缺失与口颌系统功能紊乱的关系，有助于制订正确的治疗计划和修复设计方案。临床上口腔修复比较常用的咀嚼功能检查方法有以下几种。

1. 𬌗力检测 𬌗力是评价口腔生理功能的指标之一，反映牙在咬合时所发挥的力量。检测时利用𬌗力检测的仪器测量个别牙的咬合力。检测仪器的种类有电阻应变仪、声传感测量仪、压电薄膜式𬌗力测量仪、光咬合仪等，其中光咬合仪使用的技术较新。光咬合仪主要由两个部分组成：一部分是咬合“记忆”薄片，被测者咬合后，咬合力的大小就“记忆”在薄片上；另一部分是光分析仪，咬合过的“记忆”薄片放到光分析仪上，对照不同的基色，根据“记忆”薄片上出现的咬合彩色区，便可找到它们各自代表的一定咬合力水平。它不仅可同时测得全牙列各个接触点的𬌗力大小，同时还可以分析𬌗接触情况、𬌗协调的程度、𬌗接触的力学特性等，可判断是否有早接触、𬌗创伤的具体部位，以指导临床治疗。

2. 咀嚼效能的检测 咀嚼效能是指在一定时间内将一定量食物嚼碎的程度。咀嚼效能的高低直接反映了咀嚼能力的大小。所以在口腔修复前后进行咀嚼效能的检测，可了解缺牙后咀嚼功能受影响的程度，并可以对修复后的治疗效果进行评价。其检测方法有用五香豆作试料采用筛分法测定；用硬化明胶作试料采用比色法测定；用 ATP 颗粒剂吸光度法测定；也有用花生来作试料，采用光栅分光光度计对咀嚼后的花生混悬液进行测定，可直接读出吸光度值，方法简便，效果良好。

3. 下颌运动轨迹检查 下颌运动轨迹反映了殆、颞下颌关节、咀嚼肌三者的动态功能关系。每个人的下颌运动，无论是开闭口运动、前伸运动、侧向运动或是咀嚼运动都有其一定的特征，该特征取决于牙列殆面形态和颞下颌关节的解剖形态，在进行口腔修复前有必要检查患者下颌运动的特征。例如，重度深覆殆患者，其下颌的咀嚼运动是以铰链开闭式为主的运动，侧向运动的成分极少，对此类患者进行修复时，人工牙应采用牙尖斜度较大的解剖式牙尖，以利于提高对食物的切割功能。如果患者的咀嚼运动是以研磨为主，侧向运动幅度较大时，则人工牙的牙尖斜度应小，以避免在咀嚼运动过程中产生过大的侧向力而损伤牙及其支持组织。

常用的检查下颌运动轨迹的方法是描记下颌切点运动轨迹，所用仪器主要有两种：即 Mandibular Kinesiograph（MKG）和 Sirognathograph（SGG）。方法是在下颌切牙唇侧安放一磁片作为信号源。在口外和磁片相对应处安放磁敏传感器，下颌运动时接收磁场信号，并将其转化为电信号，在示波屏上显示出来。该仪器能精确地记录下颌运动的三维动态情况。例如可记录下颌的边缘运动，开闭口、前伸、侧向运动，运动速度。可用于下颌的息止颌位与正中殆位关系的分析、殆间隙大小的检测、咀嚼运动型的检查，还可分析正中殆位是否稳定、有无滑移、有无偏位等。但 MKG 所获得的图像有畸变，须做校正。采用 SGG 与微机连接，并通过相应软件程序对畸变轨迹做校正，然后用计算机计算，对下颌运动可进行定量研究。

（四）肌电图检查

咀嚼肌肌电图（electromyograph，EMG）是进行口颌系统功能研究的一种有价值的方法。在下颌运动时能同步记录数块肌肉的肌电图，可分析下颌运动时各个肌（颞肌、咬肌、翼内肌、翼外肌、降下颌肌等）的功能状态及协调作用情况。义齿修复前后的肌电图检查，能反映咀嚼肌功能恢复的程度。另外，患者颞肌、咬肌肌电图静息期延长，可用于颞下颌关节病的诊断。

EMG 检查的方法是将电极安放在被测肌上，引出电压，通过放大在示波器上显示出的图形即肌电图。电极一般有两种：表面电极和针电极。对表浅的肌肉如颞肌或咬肌，用表面电极即可；对深部肌如翼外肌，必须用针电极。如果将 EMG 和 MKG 同步记录，可更全面地反映口颌系统功能情况，通过计算机连接处理能对肌电信号做定量研究。

考点提示 口腔临床检查内容与方法。

第四节　诊断及治疗计划

一、诊断及预后

诊断（diagnosis）是根据采集的详细病史和各种检查获得的临床资料，医生进行归纳和分析，明确病因，并做出合理的诊断，为制订完善的治疗计划和预后提供帮助。

预后（prognosis）是对疾病可能发展的估计，受全身和局部因素的影响。全身因素包括患者的年龄、免疫力和耐受能力、全身健康状况等。全身因素会影响患者对修复治疗的耐受水平和整体修复治疗的效果。局部因素包括该牙的受力大小、口腔清洁能力和卫生习惯等，这些与预后效果有直接关系。另外患者的经济状况、时间等其他的非临床因素在一定程度上对预后效果也有影响。所以治疗计划中应充分考虑各种影响因素。

二、治疗计划

治疗计划（treatment planning）是经过病史采集和各种检查明确诊断及评估预后前景之后，医生制订出的患者满意并同意的修复治疗计划。治疗计划应按照诊疗顺序及轻重缓急来进行排列，主要包括修复前的准备工作、修复治疗所需的检查、修复体类型的选择、修复治疗后的预后评估等。

确定治疗计划时还应充分了解患者就诊的目的和要求，同时让患者了解自身的口腔状况、修复条件、可能采用的修复方法、所需的时间、费用等。为了达到理想的修复效果，应让患者知道必要的家庭配合、按时就诊及随访的重要性。由于修复的一些操作具有不可逆性，所以在做这些操作之前必须征得患者的同意。

知识拓展

患者参与修复治疗计划的重要性

在治疗计划确定的过程中，患者的参与和意见是非常重要的。因为修复效果的最终评价者是使用修复体的患者本人。一个修复体从修复专业角度而言可称为最佳选择，但对于患者来说，如果其要求没有得到满足，那么设计和制作的再精良，也是一个失败的修复体。而从医生的角度而言，我们往往对各类牙体缺损修复体的特点和临床适用范围具备专业的知识，有时对患者要求修复的首要要求并不是完全了解。这就产生了医生所推荐的方案与患者的实际情况和需要不吻合的问题。在患者的要求与专业性两者发生矛盾的时候，我们应该首先要满足患者的要求，然后再为患者采用最可靠、创伤最小、最经济合理的治疗手段。

近年来，口腔修复的材料和技术飞速发展，每年都有众多的新材料问世，但迄今为止还没有哪一种材料能完全符合天然牙的结构特征要求。因此在制订治疗计划的过程中应了解不同材料与修复方法的限制，从而作出合理的选择。

每一种修复方法都有其相应的特点和适应证，合理的选择修复方法是修复治疗成功的关键之一。临床上常见的牙列缺损固定义齿的修复效果，无论在恢复功能方面还是从保持口腔组织健康角度均优于可摘局部义齿。所以，只要条件允许，应首选固定义齿修复。不过在下列条件下，往往应考虑选择种植义齿或可摘局部义齿修复。

1. 牙列远中游离端缺失。

2. 缺失数目较多、缺隙跨度较长。

3. 前牙区伴有严重的颌骨缺损，固定义齿修复不能恢复理想的外观和丰满度。

4. 对多个缺隙的牙列缺损，可设计固定与可摘局部义齿的联合应用。

总之，在制订修复治疗计划时，要充分了解患者口腔的患病情况，自身的修复条件，不同的修复方法、修复材料的特点、患者的经济承受能力以及患者自身的要求，才能制订出满足患者生理和心理需要的修复治疗方案。

第五节　修复前准备与处理

修复前准备与处理是指经过全面检查、诊断之后，按照拟订的口腔修复治疗计划和设计，对口腔组织的病理情况或影响修复效果的情况进行适当的处理，以保证修复治疗的预期效果。

一、修复前口腔的一般处理

（一）处理急性症状

对由牙折、急性牙髓炎、慢性牙髓炎急性发作、牙槽脓肿、急性冠周炎或龈炎，以及颞下颌关节紊乱病引起的不适，应及时治疗。

（二）保证良好的口腔卫生

口腔卫生状况直接关系到牙龈、牙周组织的健康，以及修复效果和修复体的使用寿命。另外，牙结石、软垢会影响印模的准确性，所以修复前对牙结石和软垢彻底洁治清除是十分必要的。

（三）治疗和控制龋病及牙周病

1. 龋病治疗　在检查中发现的龋齿无论是否作为基牙，均应进行充填治疗。如果龋坏累及牙髓时应行根管治疗。对于口腔中具有一定长度且稳固的残根残冠应考虑尽可能保留，进行完善的牙体牙髓治疗，不能保留者应先拔除再综合考虑修复方案。

2. 牙周病治疗　牙周病患者常伴有不可逆性持续的骨丧失严重影响牙周健康，所以有牙周问题者应尽早予以控制和治疗，必要时进行系统的牙周病治疗。对经过系统牙周治疗，牙周情况稳定者，可通过咬合夹板的修复方法固定松动牙，促进牙周健康恢复，增强咬合功能。

（四）拆除不良修复体

对设计不当、制作粗糙、质量低劣、危害健康的修复体或修复体已经失去功能，并刺激周围组织而又无法改正时，应予以拆除。

二、余留牙的保留与拔除

（一）松动牙

对松动牙（mobile tooth）的处理，应视其具体的情况而定，有些松动牙是由不良修复体或创伤所致，病因去除后可逐渐恢复稳固。一般而言，三度以上的松动或牙槽骨吸收达根长的 2/3 以上者考虑拔除；对未达到这一严重程度的松动牙，可采取有效的牙周治疗措施予以保留。

（二）残根

确定残根（residual root）的拔除或保留应考虑以下因素：残根的牙位、破坏程度、根尖周牙周病变程度、治疗效果、与修复设计关系等。一般来说，去除残根腐质后缺损达龈下 3mm 以上，根长未达到修复要求，根尖周或牙周组织病变严重，治疗效果不佳者，可考虑拔除；对于残根较稳固，根周组织无明显病变或病变范围较小，结合修复设计，可进行根管治疗后行冠延长术或正畸牵引术（MTM）后进行修复，以减缓牙槽骨的吸收。冠延长术不等同于牵引术，是在切除部分牙龈的基础上再去除部分牙槽嵴，保证牙根冠方不少于 4mm 的暴露长度以利于后期行桩核冠修复。

（三）根分叉病变牙

健康成人牙槽骨嵴顶端位于釉牙骨质交界根尖方向 1.5mm 左右。根分叉受累的程度根据临床指标可分为四类。

第一类：牙周支持结构在垂直方向有不超过 3mm 的少量丧失。在根分叉处做水平横向探诊可测得 1mm 深度。X 线片上无明显的骨吸收。

第二类：牙周支持结构垂直方向丧失超过 3mm，根分叉水平方向可探入 1mm 以上，但尚不能穿通到对侧。X 线片上显示骨吸收比较明显，但仍有相当的骨与牙周膜结构保持完整。

第三类：根分叉处牙槽骨已发生穿通性损坏，用探针器械可穿透到对侧（如从颊侧穿到舌腭侧），但穿通的隧道为龈组织所充填，肉眼观察无贯通现象。

第四类：X 线片示明显的骨丧失，根分叉完全暴露，水平方向的穿通凭肉眼可感知。

多根牙根分叉受累较轻时，通过龈上洁治、龈下刮治、牙龈切除术或牙龈成形术，以及保存良好的口腔卫生等措施，能够有效地控制其病变且预后较好。

如果根分叉受累严重，则需另外采取牙 – 骨成形术、牙根切断术或分根术，尽可能保留患牙，如若术后效果不佳应及时拔除患牙。

三、矫正治疗

修复前的矫正治疗，是指用牙少量移动的矫正技术，即 MTM（minor orthodontic tooth movement），是将有关牙矫正到正常位置后再进行修复的一种治疗方法。应用 MTM 技术对各种原因引起的牙错位（如扭转牙、低位牙、牙缺失后长期未修复造成缺隙、两侧牙倾斜移位等）进行修复矫正治疗，能扩大修复治疗的范围，尽量保存牙体组织，明显改善修复预后。

对残根缺损达龈下或出现根侧壁穿孔，MTM 能将其牵引到适当的位置，暴露根侧穿孔部位后予以修复，从而保留患牙。另外，当牙列缺损伴有上前牙间隙时，可先将间隙关闭后再修复。MTM 设计和操作时必须遵循的原则是保证有足够的支撑，以免引起其他牙出现不希望发生的移动。

完善的矫正治疗计划的确定须借助于模型在𬌗架上的分析和观测器的使用。通常的程序是复制一副模型，将其锯开，按设想的方案将须矫正的牙调整到位并予以固定。以此作为关闭间隙、矫正倾斜牙、牵引低位牙等矫正治疗的参照对象和评价指标。同时还可用该模型向患者解释矫正治疗的意义及效果。

MTM 技术简单，无须改变整个牙列的关系，修复医生可在修复前独立完成。不过，对较为复杂的错𬌗畸形，须请正畸医生正畸后再行修复。

四、咬合调整与选磨

咬合调整的目的是引导力沿牙体长轴的方向传导；使所有牙在正中𬌗位时均有接触；使正中关系与正中𬌗位（牙尖交错位）协调一致；建立尖牙保护𬌗或组牙功能𬌗。对咬合异常并有症状、体征的患者，修复前应进行调整与选磨。

咬合调整与选磨常见的方法有以下几种。

（一）咬合夹板的应用

咬合夹板（occlusal splint）是由丙烯酸树脂制成的𬌗垫，能帮助诊断咬合异常和确定治疗计划。咬合夹板能降低肌组织的张力，可按照预定的𬌗关系重复调整，对调𬌗选磨、牙修复或正畸最终方案的确定有重要指导作用，如帮助明确牙修复时是否需要升高咬合及如何咬合。因此咬合夹板既是一种保守性的治疗方法，又是一种诊断性的治疗方法。

（二）诊断性调𬌗

调𬌗是对牙列进行不可逆性磨改和制备，所以必须十分慎重。

进行诊断性调𬌗时，准备两套研究模型并上好𬌗架，一套作为参照模型，另一套根据咬合夹板提供的信息作为诊断用的调𬌗模型。两套模型的使用可帮助了解牙体已调磨量，以及是否还须调磨。调𬌗前在调𬌗模型𬌗面上涂一层颜色涂料，可以用来帮助分析牙体组织磨除的范围。另外，把每次调后固定杆的位置数据记录下来，用来了解牙体组织的磨除量。

（三）咬合创伤的调磨

长时间牙齿缺失的患者余留牙通常有不同程度的移位，尤其是患有牙周病的患者，移位的牙齿可能存在咬合创伤。在修复治疗前应对存在咬合创伤的牙齿进行调磨，在正中和非正中咬合过程中的早接触点或𬌗干扰部分，做调𬌗处理。

（四）伸长牙的处理

由于缺牙时间过长，未及时修复，会造成对颌牙伸长，对修复治疗和下颌运动有妨碍时，应对伸长牙进行调磨。重度伸长牙咬及对颌缺隙的牙槽黏膜，或者咬合锁结时，调磨不能解决问题者，在对其进行根管治疗后，将牙冠截短进行冠修复。

（五）不均匀磨耗部分的选磨

牙面的不均匀磨耗常见于上颌后牙的颊尖和下颌后牙的舌尖，常出现尖锐的边缘。这些尖锐边缘可引起食物嵌塞或牙周组织创伤，同时也经常损伤舌及颊部软组织。因此，有必要将尖锐边缘磨低、磨圆钝。全牙列均匀磨耗导致咬合降低、颞下颌关节疾患或牙本质过敏等，应考虑在修复缺失牙的同时重建正常的咬合关系。

五、口腔黏膜疾患的治疗

如口腔黏膜有溃疡、白色损害等黏膜病症，必须先做治疗，以免修复操作和修复体本身对黏膜产生刺激作用而使疾患加剧。

六、临床牙冠延长

被修复牙齿临床牙冠过短，与邻牙龈缘曲线不协调时，会影响到修复的美观效果，应考虑临床牙冠延长处理（crown lengthening procedure）。正常情况下，从龈沟底到牙槽嵴顶的距高是恒定的，该距离称为生物学宽度（biological width），一般为2.04mm左右。如果进行牙冠延长术时没有满足生物学宽度的要求，往往会出现术后牙龈增生、红肿等炎症表现及牙槽骨吸收等现象。如果患牙牙根过短、过细或者没有足够的骨组织支持，则不是牙冠延长的适应证。

七、修复前外科处理

口腔软硬组织的正常结构形态是修复成功的重要条件。

理想的口腔条件应具备：足够的牙支持骨组织，无尖锐的骨突或骨嵴；无妨碍义齿就位的倒凹或悬突；无影响义齿稳定固位的瘢痕结构，增生的软组织和系带；上下牙槽嵴关系良好和足够的唇颊沟深度。对有些条件较差的患者可以通过修复前的外科手术创造较为理想的条件。

（一）唇舌系带的矫正术

唇舌系带附着过高或舌系带过短将影响义齿的固位和功能活动，应进行系带外科矫正术以降低附着点。

（二）瘢痕或松动软组织的切除修整术

口腔内瘢痕组织对义齿的稳定和固位有影响时，可考虑切除修整。有些患者由于长期戴用不良修复体，导致骨质大量吸收，牙槽嵴表面被一层松软可移动的软组织覆盖。这些软组织不但不能有效地支持义齿，有时还会因受压产生炎症及疼痛，可在修复前予以切除修整。

（三）牙槽嵴修整术

拔牙时，由于创伤过大造成牙槽嵴变形甚至骨折，而又未能及时复位的患者；或在拔牙后骨质吸收不均的患者，易形成骨尖或骨突，过尖的骨尖或骨突常常引起义齿压痛或妨碍义齿摘戴。若拔牙后骨尖或骨突一段时间后仍不消退时，应考虑手术修整。手术时间一般在拔牙后1个月左右较为合适。

（四）骨隆突修整术

骨隆突（bone torus）系正常骨骼上的骨性隆起，组织学上与正常骨组织无区别。骨隆突的覆盖黏膜一般都比较薄，义齿在此处容易产生压痛和溃疡。如果骨隆突倒凹过大，义齿摘戴时不仅容易引起黏膜破溃，甚至无法戴入。因此修复前检查骨隆突并作出充分的估计和判断，可能影响修复效果的应先做骨修整手术。骨隆突常发生在：①下颌前磨牙舌侧，一般双侧对称，也可为单侧，其大小不一，称为下颌隆突；②腭中缝处，呈嵴状隆起，也称为腭隆突；③上颌结节，结节过度增生形成较大的骨性倒凹。对双侧上颌结节肥大的情况，常常只需修整一侧上颌结节，解决妨碍义齿就位的问题即可。

（五）前庭沟加深术

对于牙槽嵴严重吸收影响义齿固位的患者，可施行前庭沟加深术。该手术通过改变黏膜及肌肉的附着位置（在上颌位置上移，在下颌位置下移），增加牙槽嵴的相对高度，从而增加义齿基托的伸展范围，扩大基托接触面积，达到增强义齿稳定性和固位力的作用。目前，对于牙槽嵴严重吸收的患者，可以考虑采用种植修复的方法，利用种植体可有效提高义齿的固位与稳定。

（六）牙槽嵴重建术

部分无牙𬌗患者牙槽嵴萎缩严重，影响义齿的固位与稳定。对于这类患者，可实施牙槽嵴重建术，通过增加牙槽嵴的高度，来增强义齿的固位与稳定。20 世纪 60~70 年代，主要的重建方法为自体骨移植加高术，但由于移植骨不断地吸收及重建牙槽嵴形态不理想而逐渐被弃用。目前应用较多的是利用生物材料羟基磷灰石颗粒来植骨，或采用骨牵引的方法增加颌骨和牙槽嵴的高度。

考点提示 修复前口腔相关疾病的处理方法。

第六节　病历记录

一、病历记录的定义和内容

病历记录（clinical recording）是对疾病检查、诊断和治疗过程的重要记录资料，完整祥实的病例记录可以方便医疗工作的顺利开展。通过对大量病历资料的积累，可以总结经验，探索疾病的发生、发展及变化规律，进行科学研究，以提高医疗质量，促进医学发展。同时，病历又具有一定的法律效力，是处理医疗纠纷的原始资料。因此，病历记录要求客观真实、格式规范、描述精炼恰当、内容完整。病历的书写可以是表格的形式，也可以是文字或文字与表格图形相结合的形式。完整的病历应包括下列内容：

（一）一般项目

一般项目包括姓名、性别、年龄、民族、籍贯、职业、婚否、住址、门诊号及就诊日期等。

（二）主诉

患者就诊时诉说的主要症状和持续时间，以及就诊的主要目的和要求，记录时应简明扼要。

（三）现病史

与主诉有关的疾病发生发展情况，包括自觉症状、治疗经过及疗效等。

（四）既往史

既往史包括过去健康情况、曾患疾病、治疗情况及生活习惯等，特别应记录患者的过敏史。

（五）家族史

与患者疾病有关的家族情况，必要时进行询问记录。

（六）检查

按前述检查方法及检查内容，根据患者疾病的具体情况，全面且有重点地将检查结果记录在病历上。

（七）诊断

根据检查所得的资料，经过综合分析和判断，对疾病做出符合客观实际的结论，称为诊断。如对疾病不能诊断时，可用初步诊断或印象诊断等名称代之。

（八）治疗计划和修复设计

根据病情，结合患者要求，制订出治疗计划和修复体的具体设计，可用绘图、表格及文字等形式表示。此外，还应认真填写修复卡或义齿加工单，将临床有关的信息详细、准确地传递给义齿加工厂。

（九）治疗过程记录

记录患者在修复治疗过程中，每次就诊所做的具体工作，以及治疗效果、患者的反应、下次预计进行的工作。记载要简明扼要，每次复诊必须写明日期，医生必须签名。

为了便于病历记录和资料的总结，在病历书写时，对牙位的记载要用统一符号表示。常用的牙位记录方法有三种。

1. 国际牙医学会（FDI）提出以两位数字系统来记录牙位。其第一个数字表示象限，恒牙以 1~4 分别表示左右上下四个象限，即 1（右上）、2（左上）、3（左下）、4（右下）。乳牙则按同样顺序以 5~8 分别表示象限；其第二个数字则表示该牙在象限内的位置，恒牙以 1~8 表示，乳牙以 1~5 表示。

（1）恒牙记录方式

			右上								左上				
18	17	16	15	14	13	12	11	21	22	23	24	25	26	27	28
48	47	46	45	44	43	42	41	31	32	33	34	35	36	37	38
			右下								左下				

例如：右上第一前磨牙的记录是 14；左下第一前磨牙的记录是 34。

（2）乳牙记录方式

		右上					左上		
55	54	53	52	51	61	62	63	64	65
85	84	83	82	81	71	72	73	74	75
		右下					左下		

例如：右上第一乳磨牙的记录是 54，左下第一乳磨牙的记录是 74。

此法简单易学，适于计算机使用，已为多个世界性组织所接受，并为许多国家牙医协会和牙科杂志采用。

2. 北美有的大学采用数字或字母编号，对恒牙的记录是以 1~32 分别表示从右上第三磨牙起向左方至左上第三磨牙，从左下第三磨牙向右方到右下第三磨牙的每一个牙。对乳牙则以 A~T 表示。

（1）恒牙记录方式

1	2	3	4	5	6	7	8	9	10	11	12	13	14	15	16
32	31	30	29	28	27	26	25	24	23	22	21	20	19	18	17

例如：右上第一前磨牙的记录是 5，左下第一前磨牙的记录是 21。

（2）乳牙记录方式

A	B	C	D	E	F	G	H	I	J
T	S	R	Q	P	O	N	M	L	K

例如：右上第二乳磨牙的记录是 A，左下第二乳磨牙的记录是 K。

此方法的优点是适于计算机使用，无须打出坐标＋格，缺点是易混淆。

3. 国内普遍应用的记录方法是将恒牙用阿拉伯数字表示，乳牙用罗马数字或用 ABCDE 字母表示，习惯上还将右上、左上、右下、左下四个区以 A、B、C、D 代表。

（1）恒牙记录方式

	A								B								
右	8	7	6	5	4	3	2	1	1	2	3	4	5	6	7	8	左
	8	7	6	5	4	3	2	1	1	2	3	4	5	6	7	8	
	C								D								

例如：上颌左侧第一磨牙记录为 $\lfloor 6$；下颌右侧第一磨牙记录 $\overline{6|}$。

（2）乳牙记录方式

	A					B					
右	Ⅴ	Ⅳ	Ⅲ	Ⅱ	Ⅰ	Ⅰ	Ⅱ	Ⅲ	Ⅳ	Ⅴ	左
	Ⅴ	Ⅳ	Ⅲ	Ⅱ	Ⅰ	Ⅰ	Ⅱ	Ⅲ	Ⅳ	Ⅴ	
	C					D					

或者

A					B				
E	D	C	B	A	A	B	C	D	E
E	D	C	B	A	A	B	C	D	E
C					D				

例如：上颌左侧第一乳磨牙的记录为 $\lfloor$Ⅳ 或 $\lfloor$D，下颌右侧第一乳磨牙的记录为 $\overline{\text{Ⅳ}|}$ 或 $\overline{\text{D}|}$。

随着计算机的应用在口腔领域普及和国际学术交流的增多，传统的牙位记录方式已不能适应口腔专业的发展，将逐渐被淘汰。

二、病历的收集、整理与使用

（一）病历的建立、使用、保管原则

1. 有专门的病历管理规章制度，患者首次就诊就应建立病历，并做到一人一卡，一个统一编号，一份病历，以便查阅和复诊调用。病历书写应严肃、详实、使之具有法律效力。

2. 建立规范的病历格式，内容应全面、有效、书写表达应简明扼要，符合专业术语要

求和国家有关规定，以便供科学整理和使用。

3. 应该有医院设立专门机构和人员专司管理，不得由患者自行携带、保管正式病历原件。

4. 涉及医疗保险、医疗证明、医疗纠纷需要使用时，应按照一定程序调用、复制。

5. 任何人不得任意涂改、抽取或销毁病历，使用后应及时归档。

6. 对病历应有效地整理、分析和归类以供临床科学地便捷地使用。

（二）临床资料的收集、汇总、保管和使用。

1. 病历文本的设计应本着规范、方便书写，易于保存、传送、查阅和调用，耐磨损、抗虫蚀或霉变毁坏。

2. 除病历之外，所有有关患者个人的医疗文书包括化验、放射报告，病理报告，相关会诊记录等应尽快统一收存归档。

3. 凡是研究模型、工作模型的编号应在病历上有记录。研究模型尽量统一编号管理，或拍照保存。

4. 患者修复前后最好有相应照片或记录模型，无条件时应用文字描述。

5. 实现计算机联网的单位，对工作终端应设定不同的使用权限，终端不能随意修改已经确认存储资料。

6. 保证计算机网络安全和方便、快捷地储存、整理和使用病历资料。软件设计应方便使用、整理和存储。

7. 电子病历系统（electronic mediced record，EMR）是医学专用软件。医院通过电子病历以电子化方式记录患者就诊的信息，包括：首页、病程记录、检查检验结果、医嘱、手术记录、护理记录等，其中既有结构化信息，也有非结构化的自由文本，还有图形图像信息。涉及患者信息的采集、存储、传输、质量控制统计和利用。

第七节　口腔修复的复查

复诊（appointment）是患者按照初诊治疗计划再次接受并最终完成修复治疗的过程，可以一次或分数次完成。

复查（follow-up）是患者定期或不定期返回医院进行专业检查、信息反馈、接受健康指导甚至治疗处理，达到持续观察修复体使用情况及临床疗效等目的的过程。

一、复诊的内容

复诊的目标是将初诊时确定的最终治疗计划按照医疗规范、医疗质量要求完成。复诊的主要内容如下。

1. 确认其他科室转诊过来的患者的治疗效果，进行系统全面地口腔专科检查以及必要的全身检查，重新评估患者的口腔状况。

2. 根据患者现在的口腔状况相应修改治疗计划或方案。

3. 根据治疗计划进行修复设计及牙体预备。

4. 试戴修复体，调改修复体至合适后戴入。

二、定期复查的作用

对患者进行定期复查能及时发现修复体术后出现的问题，并及时给予处理，有利于修复体的长期使用和患者口颌系统的长期健康。因此修复术后的定期复查有十分重要的作用。概括起来大概分为以下几种：

1. 患者口腔健康状况及修复体使用情况，协助患者正确使用修复体并保证良好的口腔健康状况。

2. 掌握修复体的使用情况，及时发现和处理相关问题，延长修复体的使用寿命。

3. 正确评价所采用修复方法的治疗效果，积累临床经验和科研资料，为医生自身素质的提高创造条件。

三、建立有效的定期复查制度

实施定期复查制度主要借助于电话、邮件和网上联系等多种方式。

1. 电话通知复查 电话联系方式是临床上最方便、最常见的方式，其优点是可以与患者或患者的监护人进行对话，带有直接的感情交流色彩。缺点是患者因为某些原因不能及时接听电话或更改了电话号码，就会给复查带来一定的麻烦。

2. 邮件通知复查 以邮件通知单的形式通知患者复诊，要求患者在治疗结束时所记录的通信地址准确无误。可以让患者在上次就诊时完成通知卡的填写，然后将这些通知卡按照时间顺序归档保存，届时通过邮局寄出。这种有患者参与的方式效果会更好。

3. 网络通知复查 可通过网络发送电子邮件告知，也可以通过目前我们常用的微信、飞信、QQ 等通讯软件与患者直接进行相关交流，甚至可以通过网络实现远程复查。

有效定期复查制度的建立与坚持需要医患双方达成共识。只有让患者切实体会到复查的重要性后，才能取得他们进行复查的认同感。定期复查能够尽早的发现和解决患者的其他口腔病变，及时采取预防措施，维护患者的口腔健康状况，加强医患之间的感情联系，有助于增强患者的认同感。

第八节　医技的交流沟通

随着新材料、新工艺设备的应用和口腔修复工艺的改进，义齿加工体制开始转向社会化、工业化，许多义齿制作行业面向社会，解决了过去基层口腔医疗单位义齿制作条件的限制，使修复体的质量明显提高。

然而，修复治疗是一个较为复杂的过程，它是由临床医生的临床治疗和修复技师的修复体制作两部分构成的一个医疗整体。修复的成功很大程度上依赖于医技之间的交流和合作，医技之间的准确和规范地交流与配合是提高修复质量的关键。医生通过采取口腔内印模后再灌注模型，将口腔内的信息传递给技师。

由于技师不直接接触患者，只能靠医生传递来的临床信息制作修复体，因此，良好的医技交流就成为修复体成功的关键环节。在医技沟通的过程中，医生必须做到正确的牙体预备、提供清晰的模型、明确的义齿设计、准确的义齿颜色的选择；而技师应按照医生的要求制作义齿，在有冲突的情况下与医生进行交流，及时对义齿作出修改。随着网络技术的飞速发展，采用数码图像沟通方式在一些有条件的医院、诊所和加工厂之间开始使用，借助二维彩色图像帮助技师理解病例的特殊要求。

本章小结

要制作出医患双方都非常满意的具备咀嚼功能和仿生形态的理想修复体，全面系统的口腔检查、完善的修复前准备及详尽的修复治疗计划的制订是非常必要的。口腔检查包括病史采集、口腔外部检查、口腔内部检查及辅助检查。修复前准备包括医患之间的沟通和修复前的口腔处理。其中医患之间的信息沟通和医技之间准确无误的信息传递是保证修复体质量和提高修复效果的关键所在。

习　题

扫码“练一练”

一、选择题

1. 口腔专科病史不包括

A. 牙周病史　B. 修复治疗情况　C. 牙体牙髓治疗情况
D. 家族史　E. 颞下颌关节病史

2. 颌面部检查的内容包括

A. 面部皮肤颜色、营养状态　B. 颌面部外形的对称性
C. 颌面各部分之间的比例关系　D. 侧面轮廓的面型
E. 以上都对

3. 正常人的开口度为

A. 3.7~4.5cm　B. 4.7~5.5cm　C. 2.7~3.5cm
D. 5.5~6.5cm　E. 1.5~2.5cm

4. 颞下颌关节检查内容包括

A. 颞下颌关节活动度的检查　B. 颞下颌关节弹响的检查
C. 外耳道前壁的检查　D. 咀嚼肌的扪诊
E. 以上都对

5. 开口度是指患者最大开口时

A. 上下唇之间的距离
B. 上下中切牙切缘之间的垂直距离
C. 上下中切牙龈缘之间的距离
D. 上中切牙切缘至颏底的距离
E. 鼻底至颏底的距离

6. Ⅲ度松动牙的松动幅度是

A. 不超过 1mm　B. 1~1.5mm　C. 1.5~2mm
D. 大于 2mm　E. 以上均不对

7. 修复前口腔的一般处理有

A. 处理急性症状　B. 保证良好的口腔卫生　C. 拆除不良修复体
D. 治疗和控制龋病及牙周病　E. 以上都对

8. 牙片可检查的内容不包括

A. 牙根数目　　B. 牙根粗细　　C. 牙根弯曲度

D. 牙根截面形状　　E. 牙根长短

9. 口腔修复时，哪些是颌面部检查的内容

A. 面部皮肤颜色、营养状态　　B. 颌面部外形的对称性

C. 颌面各部分之间的比例关系　　D. 侧面轮廓的面型

E. 以上都对

10. 患者，男，外伤导致 21 牙冠切 2/3 缺损，在其修复初诊时不必问诊的内容是

A. 目前的自觉症状　　B. 要求解决的主要问题

C. 以前的治疗情况　　D. 曾经接受过的检查

E. 发生外伤时是否意识清楚

11. 患者上颌前牙因外伤折断就医，查：右上颌中切牙横向折断，断面位于牙槽嵴根面上方，唇侧龈下 2mm，根稳固，X 线片显示根管治疗完善，余之正常，在修复前还需做的适当处理是

A. 洁治　　B. 刮治　　C. 龈切除

D. 照咬合片　　E. 牙槽骨修整

二、论述题

1. 简述修复前准备与口腔一般处理。

2. 简述修复前的外科处理有哪些。

3. 简述殆关系的检查有哪些。

三、案例分析

【案例】

男性，50 岁，右下后牙龋坏半年，要求修复。

专科检查：右下 6 残根、断面平齐牙龈、探诊不适、周围牙龈组织增生，右下 8 近中阻生且食物嵌塞，左下 6 殆面深龋近髓无痛感，下前牙舌侧与上后牙颊侧可见明显结石，余未见异常。

【讨论】

此病例修复前还应做的检查有哪些？

第三章

印模与模型的基本技术

扫码"学一学"

学习目标

口腔医学专业：

1. **掌握** 印模技术的定义、分类、操作步骤及注意事项。

2. **熟悉** 模型技术的分类、操作步骤及注意事项。

3. 具备根据不同的修复体类型选择正确的材料进行印模制取和模型灌注的能力。

4. 具有尊重患者，保护患者隐私，将在实际操作过程中产生的不适感提前给予患者提示的意识。

口腔医学技术专业：

1. **掌握** 模型技术的分类、操作步骤及注意事项。

2. **熟悉** 印模技术的定义、分类、操作步骤及注意事项。

案例分析

【案例】

女性，30岁，要求前牙美学修复，来诊。

专科检查：患者口腔卫生状况良好，11、21切端三角形缺隙（瓜子豁），12、22过小牙，牙间隙大。

【讨论】

1. 此病例用哪种印模材料制取印模？

2. 用哪种石膏灌注模型？

第一节 印模技术

一、印模的定义

印模（impression）即物体的阴模。制取印模的材料称为印模材料。印模的制取是通过放置在印模托盘内的印模材料取得有关口腔组织阴模的过程。口腔印模是指用可塑性的印模材料制取的与口腔内解剖形态相对应的阴模。它能够正确的反映牙体、牙列及周围软硬组织的情况。印模的精确度是保证修复体准确性的重要基础。

二、印模材料的种类

根据需要制取印模的精确度和用途的不同，选择相应的印模材料，这样才能准确地反映出口腔的组织结构，取得高质量的印模。口腔印模材料种类繁多，目前国内外常用的印模材料包括：藻酸盐水胶体印模材料、合成橡胶印模材料、琼脂水胶体印模材料、印模膏印模材料。

（一）藻酸盐水胶体印模材料

藻酸盐水胶体印模材料是一种不可逆的水胶体弹性印模材料，具有良好的流动性、弹性、可塑性和准确性，尺寸稳定，操作简便且价格低廉，是目前国内应用最广泛的一类印模材料。临床常用于可摘局部义齿、全口义齿初印模和研究模型的印模的制取。该材料单独使用不适用于固定义齿（嵌体、贴面、冠、桩核、固定桥）印模的制取。

（二）橡胶印模材料

橡胶印模材料属于不可逆的弹性印模材料，是高分子人工合成橡胶。硅橡胶具有良好的弹性、韧性和强度，良好的流动性、可塑性、体积收缩小，制取的印模精确度高、化学性质稳定、易脱模，且可以长时间保存、反复灌注模型，是目前印模材料中较为理想的一类。临床常用的橡胶类印模材料为加成聚合型硅橡胶和聚醚橡胶两大类。

市场提供的硅橡胶印模材料有不同稠度的基质品种，根据不同的修复要求选择不同的印模材料基质。直接用于制取模型者选用中等稠度的基质材料；减压印模或二次印模的称衬层印模可选择低稠度、流动性大的基质材料；加压印模或二次印模的初印模选择高稠度的基质材料。

（三）琼脂水胶体印模材料

琼脂作为印模材料是利用凝胶和溶胶之间的转化成为可逆性水胶体弹性印模材料。胶凝作用随温度变化改变，胶凝温度介于36~40℃之间，凝胶转变成溶胶的温度需60~70℃。琼脂具有良好的流动性和弹性，不易变形，但由于琼脂本身的强度低、脆性大，因此不能单独用于口腔内的印模制取，要和藻酸盐水胶体印模材料联合使用，取出的印模准确度高，接近橡胶类印模的精准性且价格低廉。是制取非压力印模的理想材料，常用于嵌体、全冠及固定桥印模的制取。

琼脂与其他水胶体印模材料（藻酸盐类）一样有失水收缩和吸水膨胀的特点，因此要求印模取出后尽快灌注模型。如不能立即灌注需保存在2%的硫酸钾溶液中。

考点提示 印模的定义、常见印模材料的种类。

三、托盘

托盘是用来承载印模材料并制取印模的一种工具。

（一）托盘的分类

1. 按制作材料分 分为金属托盘、塑料托盘和金属塑料联合托盘。

（1）金属托盘 可以高温、高压消毒，有钢托盘和铝托盘两种（图3–1）。

（2）塑料托盘 通常作为一次性托盘使用（图3–2），防止交叉感染。

（3）金属塑料联合托盘 消毒困难且取模效果不理想。

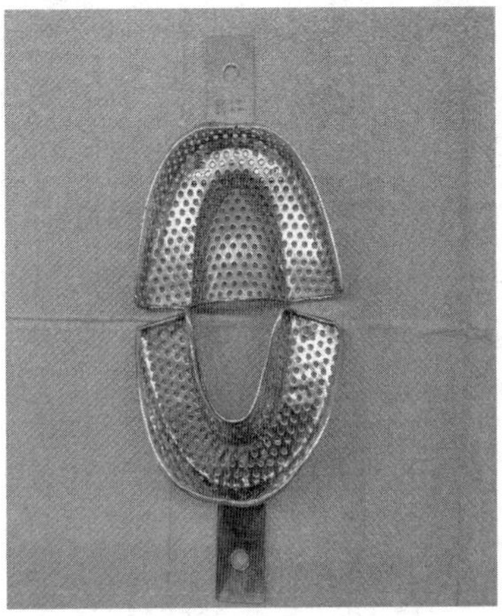

图 3-1　金属托盘

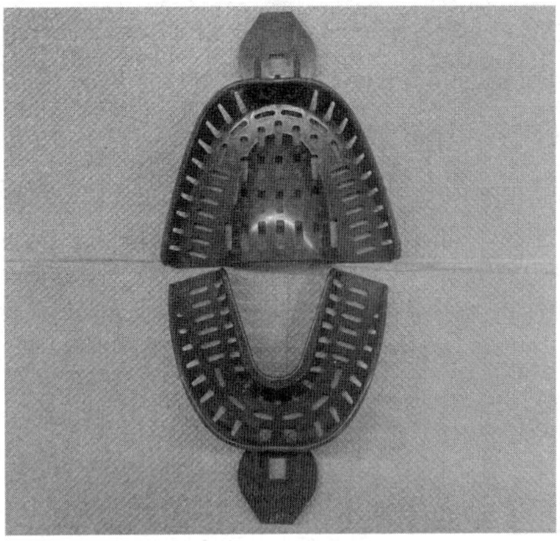

图 3-2　塑料托盘

2. 按托盘的结构和应用范围分　分为部分牙列托盘、全牙列托盘、无牙颌托盘。

3. 根据临床应用分　分为成品托盘和个别托盘。

（二）托盘的选择

根据患者牙弓的大小、形态和印模材料的不同选择合适的托盘。选择时要尽量选择与牙弓协调一致，并能全面覆盖所需印模的部位。托盘与牙弓外侧应有 3~4mm 的间隙以容纳足够的印模材料，此间隙在各印模区尽量保持均匀一致。托盘的边缘不能妨碍唇、颊、舌的活动，止于距黏膜皱襞 2mm 处，唇颊舌系带部位要有相应的切迹。上颌托盘的后缘应盖过上颌结节和颤动线，下颌托盘的后缘应盖过磨牙后垫。如果成品托盘某个部位与口腔情况不合适可以用技工钳调整，或用蜡、印模膏等材料将托盘适当加长或加高。

如无合适的成品托盘，则需为患者制作个别托盘，如种植义齿印模、全口义齿印模及特别病例所需印模等。

四、制取印模的基本步骤

根据口腔修复治疗的内容不同，例如嵌体、冠、固定桥修复，可摘局部义齿和全口义齿修复，其制取印模的方法有所不同。牙列印模是指取得完整牙列及其周围牙槽骨和软组织形态的印模。牙列印模是最基本的印模方法。下面将以牙列印模的制取为例，讲解印模的制取方法。

（一）术前准备

1. 调节体位　患者坐靠在治疗椅上，头部枕到头托上，调整治疗椅的靠背与头托的倾斜角度，使患者要制取印模的上颌或下颌的殆平面与地面平行。取印模时术者可站或坐于患者的右前方或右后方，根据取模时术者采取的是站姿或坐姿，调节治疗椅的高度，使患者殆平面的高度稍高于医生手肘的高度，保证医生用手固定托盘时能保持舒适的姿势。取模过程中应保持患者身体及头部的位置稳定，放松舒适。取上颌模型时，患者头部不要过分后仰，否则印模材料向软腭流动，引起恶心，可能造成印模制取失败。

2. 医嘱　取印模前要与患者进行必要的交流，告知患者取印模操作过程及可能出现恶心等不适的情况。让患者放松，不要紧张，在取模过程中尽量保证身体和头部的稳定。指导患者练习取印模时所需的印模边缘整塑动作。

3. 选择合适的托盘　根据患者牙弓的大小、形态、长度、宽度和高度选择合适的成品牙列托盘。将托盘置于患者口内，检查托盘的适合情况。托盘要尽量与牙弓协调一致，并能全面覆盖所需印模的部位。托盘与牙弓外侧应有 3~4mm 的间隙以容纳足够的印模材料，此间隙在各印模区尽量保持均匀一致。托盘的边缘不能妨碍唇、颊、舌的活动，止于距黏膜皱襞 2mm 处，唇颊舌系带部位要有相应的切迹。上颌托盘的后缘应盖过上颌结节和颤动线，下颌托盘的后缘应盖过磨牙后垫。必要时可对成品托盘进行调整。试托盘时让患者进行抬舌和伸舌等边缘整塑运动。

考点提示 托盘的选择。

（二）制取印模

1. 印模材料调拌与托盘就位 按照藻酸盐印模材料的调拌要求调拌印模材料，将调拌均匀的印模材料置于托盘内，术者左手持口镜牵开患者口角，右手持托盘，快速旋转将托盘放入患者口内并使托盘一次性就位，确保托盘的手柄与患者的鼻尖对齐。

2. 印模边缘功能整塑 托盘在口内完全就位后，在印模材料凝固前要完成印模边缘整塑动作。取上颌模型时，轻轻牵拉患者的上唇向下、左右颊部向下前内，完成唇颊侧边缘整塑。取下颌印模时，轻轻牵拉下唇向上、左右颊部向上前内，完成唇颊侧边缘整塑；嘱患者抬舌和伸舌并轻轻左右移动，完成口底边缘整塑。在整塑的过程中，整塑的动作幅度不要过大，同时保持托盘的位置稳定，避免移动，直至印模材料完全凝固。

3. 印模取出 待印模材料完全凝固后，轻轻翘动托盘，或用治疗仪上的水枪向托盘的边缘轻轻喷水，破坏印模的边缘封闭，使印模脱位，然后旋转托盘从口内取出。

考点提示 印模的制取

（三）印模质量要求

印模从口内取出后检查印模质量。牙列印模应取得完整牙列及周围组织的形态，印模表面完整，无缺损和气泡，表面光滑、清晰，无变形或脱模现象（图 3–3）。

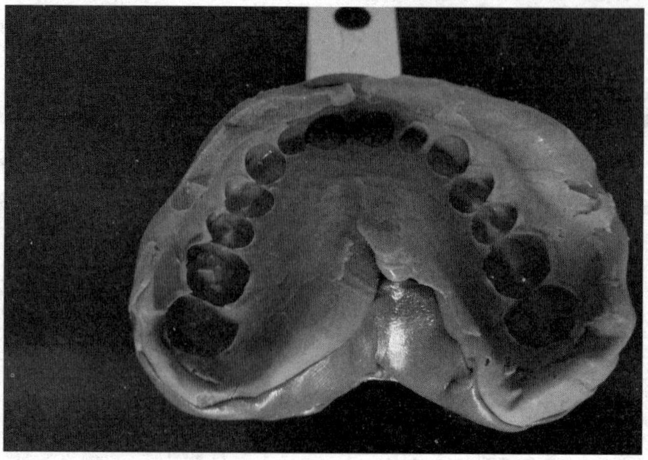

图 3–3 印模模型

知识拓展

CAD/CAM 口腔扫描系统

口内扫描仪（图 3-4）自问世以来，因其便于携带、操作简便、干净卫生、不受地点约束、节约患者时间而获得越来越多的关注与认可。口内扫描技术打破过去在口内取模即恶心而且满嘴都是印模材、再送到加工厂加工、烧瓷等传统制造工期需要 5 天的等待。而口内扫描系统整个过程，从诊断、扫描、制作到完成逼真的玻璃陶瓷贴面、嵌体或全瓷冠一气呵成，用时只需要 1 个工作日。由于全程用计算机操控，不但完成时间从原来的 5 天缩短为 1 天，而且也大大地缩小了人为手工误差。近年来临床应用逐渐增多。

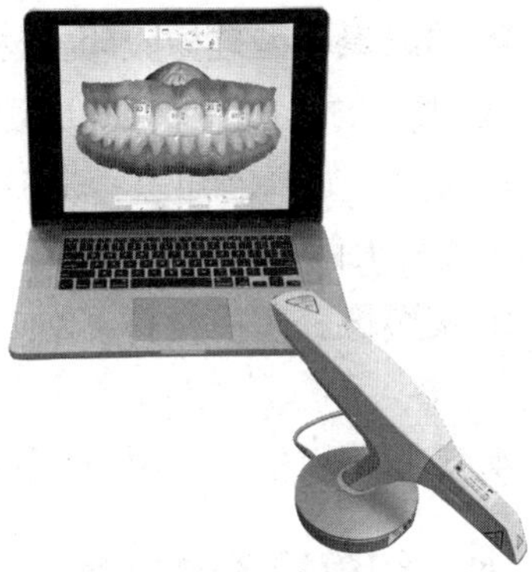
图 3-4　口内扫描仪

五、印模的消毒

口腔是一个有菌的环境，托盘和印模材料从患者口内取出必然会沾染患者的唾液和血液，印模表面带有细菌、病毒及其他致病菌，流水冲洗最多只能去除 40%~90% 的细菌及其他微生物，如果处理不当会造成乙肝、艾滋病、结核等传染性疾病的交叉感染。因此印模的消毒越来越受到口腔医生和口腔技师的重视，已成为治疗过程中预防交叉感染、保护医护人员的重要环节之一。因此必须制定相应的操作规范控制交叉感染。

一般印模不能耐受高温高压的处理，故常用的印模消毒方法主要是浸泡法和喷雾法。

（一）常用的消毒方法

1. 浸泡消毒　目前最常用的消毒方法，常用的消毒液主要有次氯酸钠、戊二醛、碘伏、酚液等，推荐使用有效氯达 10000ppm 的次氯酸钠溶液和 2% 的戊二醛溶液。具体消毒步骤：首先用流水冲洗印模 10 秒，尽量去除印模表面残留的碎屑、血液及唾液；然后将印模完全浸泡在消毒液中 1 小时以上（聚硫橡胶、缩合型硅橡胶、聚醚橡胶及琼脂类印模材料浸泡的时间不应超过 30 分钟）；最后再用流水冲干净残留在印模表面的消毒液，拭干水分后就可以灌注石膏模型了。浸泡消毒的过程会破坏印模表面的细微结构而引起模型的变形，在众多印模材料中，加成型硅橡胶的性质最稳定。次氯酸钠和戊二醛能够引起金属的腐蚀，可能会出现托盘与印模材料的分离现象。

2. 喷雾消毒　一种改良的消毒方法，对印模尺寸影响较小。主要用于浸泡后易变形的材料进行消毒。常用的喷雾消毒剂有 10% 次氯酸钠溶液和戊二醛溶液。具体消毒方法：用流水冲洗印模 10 秒后，擦干印模，用喷雾消毒剂均匀喷上一层，然后将印模放入相对湿度 100% 的密闭容器中达到规定的消毒时间，取出后流水冲洗、擦干、灌注模型。操作中注意避免将消毒剂聚集在印模的某一部位，造成消毒不全的现象；尤其是含水量较高的印模材料，因为溢水的特点会影响表面消毒剂的浓度而影响消毒效果；最后，要做好个人防护，避免消毒剂挥发对人体健康造成潜在性的伤害。

（二）常见印模材料的消毒方法

1. 藻酸盐类 / 藻酸盐琼脂联合印模材料 用流水冲洗 10 秒后，浸泡在 2% 的戊二醛中 10 分钟；或流水冲洗后，用 10% 次氯酸钠溶液喷雾，最后用浸湿的次氯酸钠纱布包裹，放置 10 分钟。

2. 加成聚合型硅橡胶印模材料 用流水冲洗 10 秒后，浸泡在 2% 的戊二醛溶液或 10% 次氯酸钠溶液中 10~15 分钟可达到消毒；用新配制的 2% 的戊二醛溶液浸泡至少 10 小时方可达到灭菌。如果已知患者是 HBV 或 HIV 感染或携带者，尽量选用此类型印模材料，取模后立即进行灭菌处理。

3. 聚醚橡胶印模材料 2% 的戊二醛溶液、10% 次氯酸钠溶液、碘液或酚液浸泡 10~15 分钟。

4. 琼脂印模材料 用 2% 的碱性戊二醛溶液浸泡 10 分钟。

六、印模技术的分类

（一）根据取模次数分类

1. 一次印模 选择合适的成品托盘，用一种印模材料或者联合使用两种印模材料一次完成口腔印模的方法。常用的印模材料有藻酸盐印模材料、硅橡胶印模材料或藻酸盐印模材料与琼脂印模材料联合使用。该方法的优点是操作简便、节省时间。该方法常用于各种固定义齿和部分可摘局部义齿工作模型及对颌模型的制取。

2. 二次印模 又称联合印模，由初印模和终印模组成。先用藻酸盐印模材料制取初印模，然后灌注石膏模型，在石膏模型上制作个别托盘，然后再用终印模材料取得精确印模。该方法多适用于全口义齿和种植义齿印模的制取。另一种二次印模的制取方法是先用硅橡胶重体制取初印模，再用轻体取终印模。

（二）根据患者张口或者闭口分类

1. 张口式印模 患者张口状态下制取印模，需要进行肌功能整塑，临床多用。

2. 闭口式印模 患者闭口状态下制取印模，需要进行肌功能整塑，临床常用于全口义齿的重衬和利用旧义齿当作个别托盘。

（三）根据是否进行肌功能整塑分类

1. 解剖式印模 不需要进行肌功能整塑，多用于对颌模型的制取。

2. 功能性印模 需要进行肌功能整塑，多用于工作印模的制取。

（四）根据是否对黏膜造成压力分类

1. 压力式印模 取模时对组织施加一定的压力，使印模能反映出咬合时组织受压的状况。

2. 非压力印模 取模时不施特别的压力，印模反映的是软组织无压力变形状态下的情况。

3. 选择性压力印模 取模时在义齿的主承托区施加一定压力，在非支持区和缓冲区不施加压力。临床多用于游离端缺失的可摘局部义齿。

考点提示 解剖式印模、功能性印模的定义。

第二节　模　型

用模型材料灌注于阴模内得到的阳模称为模型。用于修复体制作的模型称为工作模型。与工作模型相对应的，并与之恢复咬合关系的口腔模型称为对颌模型或非工作模型。用于研究、制定治疗方案，检查、保存治疗效果的模型称为研究模型，又称诊断模型和记存模型。

一、模型的基本要求

1. 模型能够准确反映口腔组织解剖形态的精细结构，尺寸稳定，精确度高，模型清晰，表面无缺陷、气泡、石膏瘤等。

2. 模型要有一定的形状和厚度，以保证修复体的制作。

（1）模型最薄处应在 10mm 以上。

（2）模型的底面要磨改成与船平面平行且不能倾斜。

（3）模型的后面与各侧面要与底面垂直。

（4）模型边缘的宽度以 3~5mm 为宜。

3. 模型表面光滑，易脱模。硬度高，能够耐受修复体制作时的磨损。

考点提示　石膏模型的基本要求。

二、模型材料的种类

临床常用的模型材料主要包括普通石膏、硬石膏和超硬石膏。

1. 普通石膏　又称熟石膏，调拌时水粉比例大，材料结构疏松，结晶体相互结交的现象少，材料强度低。临床主要用于制作胶连式可摘局部义齿模型、全口义齿模型、诊断模型、记存模型等。

2. 硬石膏　又称人造石，调拌时水粉比例较普通石膏小，杂质少，结晶致密，硬度介于普通石膏和超硬石膏之间。临床可用于金属支架的可摘局部义齿模型和固定修复体的对颌模型。

3. 超硬石膏　又称高强度人造石，调拌时水粉比例较硬石膏小，纯度高。凝固时模型体积变化小，尺寸稳定，且硬度和强度是三种石膏中最大的。临床应用于精密铸造的义齿制作模型。如嵌体、贴面、烤瓷金属熔覆全冠、全瓷冠、固定桥、精密附着体、种植义齿等。

三、灌注模型的基本步骤

（一）模型材料的调拌

1. 石膏的水粉比例　调拌模型材料必须掌握好水粉比例。普通石膏的水粉比例为 100g 粉加水 45~50ml；硬石膏水粉比例为 100g 粉加水 30~35ml；超硬石膏水粉比例为 100g 粉加水 20~25ml。水量少凝固时间快、凝固膨胀及脆性增大，易形成气泡，模型表面粗糙；水量多，凝固时间延长，抗压强度和表面硬度降低。

2. 石膏调拌时间 普通石膏调拌一般为一分钟，硬石膏和超硬石膏为 50 秒。调拌时间越长形成的结晶中心越多，凝固速度越快；调拌时间过短，会使石膏调拌不匀。

3. 调拌方法 调拌之前要将所需的橡胶碗及调拌刀清洗干净。先在碗中加入所需要的水，然后按比例加入石膏粉，待石膏粉沉入水中，表面无多余水分时，随即用调拌刀迅速沿同一个方向快速调拌，橡皮碗内黏附的较干的石膏可用调拌刀紧贴橡皮碗环刮一周，搅拌均匀，中途不应加水，以防影响石膏的凝固和抗压强度。调拌后期可将橡胶碗置于震荡器上，将较大的气泡震出。超硬石膏需用真空搅拌机搅拌，搅拌时间不超过 60 秒。

考点提示 不同种类石膏的水分比例。

扫码“看一看”

（二）灌注方法

1. 一般灌注法 灌注时将印模放置于震荡器上，一手扶着印模另一只手将调拌好石膏缓慢注入印模内。选择印模高而开阔处且距离预备体较远的一侧开始进行灌注，每次灌注石膏的位置尽量一样，石膏量要少，使石膏能够均匀的流入到印模的各个部位。如果不用震荡器，可以手持印模托盘的手柄，一边灌注一边轻轻震荡以免产生气泡。此方法多用于各种固定义齿和部分可摘局部义齿的模型。

2. 围模灌注法 首先在制备印模周围下缘 3mm 处，用宽 5mm 的软性黏蜡将印模包绕，沿蜡条的外面围绕一层蜡板，蜡板与蜡条之间用蜡粘牢。要求蜡板上缘至印模最高处的距离不少于 10mm。然后置于震荡器上，将调好的石膏灌注于印模内。此方法多用于全口义齿的模型。

（三）灌注模型的注意事项

1. 调拌模型材料 藻酸盐类印模材料的调拌要严格按照产品说明书中的水粉比例和时间进行操作，否则可使模型的质量下降。调和过程中发现水粉比例不合适，不应中途再加入水或者粉，应该停止操作将材料废弃掉，重新按照合适的水粉比例调和。

2. 灌注模型 模型材料应从印模的高点处开始灌注，并逐渐从高处流向四周，使模型材料充满印模的每个细微结构，这种方法可使模型灌注完全，减少气泡的产生。若牙弓内有孤立牙，应在该牙印模内插入牙签增强石膏牙的坚固性，以免在分离模型时模型折断。

3. 脱模 脱模要在石膏完全凝固以后进行。普通石膏应该在灌模后 1 小时分离模型；硬石膏和超硬石膏在灌模后 6 小时分离模型最好。脱模时先用工作刀去除托盘周围的石膏，暴露出托盘边缘，然后一手拿住模型底座一手持托盘，沿着牙长轴的方向轻轻用力，使印模和模型分离。

（四）模型的检查及要求

1. 检查模型 模型要求完整、无缺损、表面光滑清晰，充分反映出牙颌组织面的细微纹路，尤其是黏膜转折线和系带处，模型的边缘上显露出肌功能修整的痕迹。模型的边缘宽度以 3~5mm 为宜，最薄处不能少于 10mm。上颌模型的后缘应在腭小凹后不少于 2mm，下颌模型的后缘盖过磨牙后垫的全部。

2. 模型的修整 脱模的同时进行模型的修整，此时石膏虽然凝固但还未达到最大结固强度，相对比较松软、易于修整。首先用石膏剪修整模型的边缘，去除妨碍咬合的石膏边缘；然后用工作刀去除咬合面的石膏瘤，尤其是基牙部位、基牙邻牙和基牙对颌牙的部位；

最后对应咬合记录检查模型能否完全对位。下颌模型的舌侧也要修平，使模型整洁美观，便于义齿制作（图 3–5）。

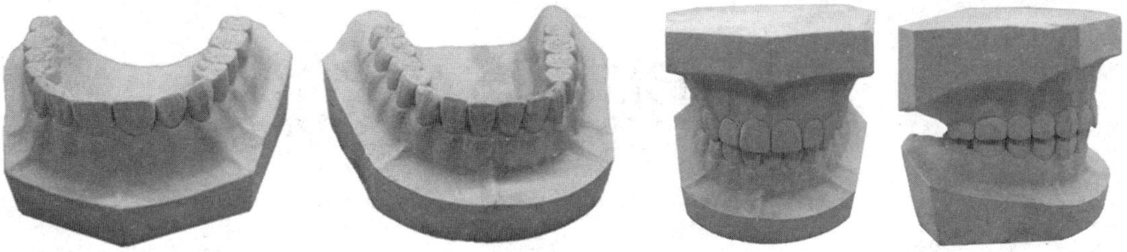

a　　b

图 3–5　标准口腔模型

考点提示　工作模型的要求。

本章小结

口腔印模与模型的精确度是制作好修复体的前提，因此掌握各种印模材料的选择和使用及模型的正确灌注和使用是临床修复的基本要求。

习　题

1. 解剖式印模、功能性印模的定义是什么？
2. 常见的印模材料有哪些？
3. 合格的模型要满足哪些要求？
4. 常见印模的消毒方法有哪些？

扫码“练一练”

扫码“学一学”

第四章

牙体缺损修复的总论

学习目标

口腔医学专业：

1. 掌握 牙体缺损的定义；牙体缺损的病因和影响；牙体预备的基本要求；固位原理；牙体缺损修复体常用的固位形。

2. 熟悉 牙体缺损修复体的种类；常用比色板的使用方法；比色的要求；粘固 / 粘接原理；粘结剂的选择；粘结基牙表面的处理。

3. 了解 粘结义齿组织面的处理。

口腔医学技术专业：

1. 掌握 牙体缺损的病因；牙体缺损修复体的种类。

2. 熟悉 固位原理；粘结义齿组织面的处理。

3. 了解 常用比色板的使用方法；比色的要求；牙体预备的基本要求。

案例分析

【案例】

男性，35 岁。3 天前咬硬物时左上后牙劈掉部分牙体，影响咀嚼，要求治疗。

专科检查：25 颊尖折裂至颈缘处，缺损约牙冠 1/2，叩（±）。26 𬌗面深龋洞，探酸，叩（－）。均不松动。X 线片示：25 已根管治疗，根充到位，根尖无阴影，未见根折线。26 𬌗面龋损距离髓室顶约 3mm，根尖周未见异常。

【讨论】

1. 患者的 25 应该如何修复？

2. 患者的 26 应该选择充填还是修复治疗？

第一节 概 述

一、牙体缺损的定义

各种牙体硬组织质地和生理解剖外形不同程度的损坏或异常，称为牙体缺损。常表现为正常牙体形态、咬合及邻接关系的破坏。

二、牙体缺损的病因与影响

1. 牙体缺损的病因　最常见的原因是龋病，其次是牙外伤、磨损、楔状缺损、酸蚀和发育畸形等。

（1）龋病　表现为牙体硬组织的“色、形、质”的改变。亦可伴随牙髓充血、牙髓炎、牙髓坏死、根尖周炎、根尖周脓肿等疾病。龋坏严重者，可造成牙冠部分或全部破坏，形成残冠、残根。

（2）牙外伤　牙外伤所致的牙体缺损称为牙折。牙折常因牙冠受到意外撞击或咬硬物引起。发生牙外伤的牙冠常常存在隐裂、牙尖磨损不均，导致高尖陡坡、因龋坏缺损形成的薄壁弱尖以及死髓牙的牙本质强度下降等问题，正常𬌗力下也可引起牙折。牙外伤轻者表现为切角或牙尖三角嵴局部小范围折裂，重者可出现整个牙冠折裂或冠根折断。

（3）磨损　表现为牙冠𬌗面解剖形态病理性的降低，常由不良咀嚼习惯及夜磨牙等引起。牙齿在行使正常功能时也可造成生理性的磨耗，这种磨耗效应的积累又称为增龄性改变，较磨损的改变要漫长。随着牙体组织的磨损，可能出现牙本质过敏、牙髓炎、牙周感染等症状。全口牙列重度磨损更会降低垂直距离，引起颞下颌关节功能紊乱等疾病。

扫码“看一看”

（4）楔状缺损　为牙体颈部非龋性缺损，常表现为尖牙唇面、前磨牙颊面的牙颈部楔形凹陷缺损。主要是由于长期习惯横向拉锯式刷牙，刷牙时用力过大，局部应力集中或与酸共同作用的结果。缺损较浅时仅伴有牙本质过敏、牙龈退缩，较深时可出现牙髓暴露，引起牙髓炎、根尖周炎，甚至最终导致牙折。

（5）酸蚀　酸蚀是牙齿长期受到酸雾作用而脱钙，造成的牙齿外形损害。常见于经常接触盐酸、硝酸等酸制剂的工作人员。表现为前牙区唇面切缘呈刀削状的光滑面，向切端渐薄。常伴有牙本质过敏，牙冠呈现褐色斑。

（6）发育畸形　牙齿发育畸形及发育异常是指在牙齿发育和形成过程中出现形态、结构或颜色的异常。常见的牙齿结构发育畸形包括釉质发育不全、牙本质发育不全、氟牙症及四环素牙等。而牙齿形态发育畸形是发育过程中牙冠形态的异常，常见的有过小牙、锥形牙等。

轻度釉质发育不全者牙冠出现白垩色或褐色斑，严重者则出现牙冠形态不完整，釉质钙化不良，硬度降低，牙釉质表面粗糙且有色素沉着。

氟牙症又称氟斑牙或斑釉牙，它是在牙齿发育期间，由慢性氟中毒所致的牙体组织损害。牙冠表面出现白垩色或黄褐色斑块。

四环素牙又称四环素染色牙，是在牙冠发育期间，由于受到四环素类药物的影响造成牙冠变色和釉质发育不全。牙冠呈灰褐色或青灰色，釉质透明度降低，失去光泽，严重者还可出现牙冠发育不全。

2. 牙体缺损的影响　根据牙体缺损的覆盖范围、程度的不同以及牙列中牙体缺损患牙的数目不同，可能会产生不同并发症，导致各种不良影响。

（1）牙体和牙髓症状　缺损位于牙体表浅位置（釉质层）可能不会出现明显症状。若缺损进一步加深，累及到牙本质层或接近牙髓，轻则出现牙髓刺激症状，重则发生牙髓炎症、坏死，更严重地将发展为根尖周疾病。

（2）牙周症状　牙体缺损发生在邻面，往往会破坏正常的邻接关系，造成食物嵌塞，引起龈乳头炎、牙周炎症，严重的将导致邻牙倾斜移位，破坏正常的咬合关系，形成创伤𬌗。牙体缺损若发生在轴面，因正常轴面外形被破坏，可引起牙龈损伤及局部牙龈炎症（牙龈增生）。

（3）咬合症状　少量的牙体缺损，可能对咀嚼功能的影响较小。大量的牙体缺损，尤其是咬合面的严重缺损，会直接降低咀嚼效率，甚至导致偏侧咀嚼习惯的形成；对正处于发育期的年轻患者则可能造成面部发育不对称而形成面部畸形。严重者也会通过改变垂直距离，破坏颞下颌关节，引起口颌系统的功能紊乱。

（4）其他不良影响　牙体缺损可能会直接影响到患者的面容、美观、发音和心理状态等。缺损形成的锐利边缘容易刮伤口腔黏膜和舌等软组织，反复破损、迁延不愈可能导致口腔肿瘤的发生。全牙列的重度磨损、残冠、残根则会降低垂直距离，影响颞下颌关节的健康，同时残冠、残根也会成为病灶而影响全身健康。

考点提示　牙体缺损的病因和影响。

三、牙体缺损修复体的种类

1. 根据牙体缺损修复体的应用类型分类

（1）嵌体和高嵌体　嵌体是一种嵌入牙体内部，用以恢复缺损牙体的形态和功能的冠内修复体。根据覆盖牙面的不同，嵌体可分为单面嵌体、双面嵌体和多面嵌体；也可以根据制作的材料不同，分为合金嵌体、树脂嵌体和瓷嵌体。

高嵌体是覆盖牙尖，恢复𬌗面咬合关系的嵌体。一般由多面嵌体衍变而来。

（2）部分冠　只覆盖临床牙冠部分外表面，保留至少一个轴面的修复体。

根据覆盖牙冠表面的多少，部分冠可分为3/4冠，7/8冠等。一般部分冠只能用金属制作。

（3）全冠　覆盖临床牙冠全部外表面的修复体。可以用来修复缺损牙体的形态和功能，也可以作为固定义齿的固位体。

根据制作全冠的材质不同，可以分为金属全冠、非金属全冠以及混合全冠。

（4）桩核冠　修复大面积牙体缺损的一种常用的修复方法。是在残冠或残根上，利用插入根管内的桩固位，形成桩核，然后再制作全冠的修复体。

可以根据制作桩核的材料不同，分为金属桩核、树脂桩核以及瓷桩核等。分开制作的桩核及全冠具有便于维护基牙安全、调整就位方向、方便维护等作用。

2. 根据修复材料的类型分类　分为金属修复体、树脂修复体、瓷修复体、复合修复体等。主要根据固位、抗力和美观的需要进行选择。

考点提示　牙体缺损修复体的种类及修复材料的选择。

第二节　牙体缺损修复的基本原则

各类牙体缺损修复体是重塑缺损牙体或牙列的功能和形态的唯一来源。评判恢复好与坏的标准，主要是看制作的修复体能否符合生物学、机械力学和美学的三大原则。而这三大原则可以通过修复体的形态功能、牙体预备、龈边缘的设计方案、固位和抗力等几个方面体现出来。

一、形态与功能

1. 轴面形态　通过修复体轴面形态恢复原有牙体的轴面外形，可以维护牙龈组织的健康，便于修复体自洁作用的发挥。

部分咀嚼过的食物沿着修复体的正常突度表面接触牙龈表面，可以起到按摩作用，促进血液循环，有利于牙龈的健康。若制作的修复体牙冠轴面突度过小甚至平直，食物将直接冲击进入龈沟内，容易引起局部强刺激，破坏牙龈附着，促使牙龈机械性萎缩；反之，若制作的修复体牙冠轴面突度过大，食物快速越过突出轴面进入口腔前庭沟，很少或不再接触牙龈，最终导致牙龈因为缺少食物适当刺激产生的生理性按摩作用，而发生失用性萎缩。

修复体具有适当的轴面突度和光滑的表面，在咀嚼肌活动时易于保持清洁，也便于洗刷，清除附着的菌斑。

2. 邻接关系　正常的邻接面接触紧密，可防止食物嵌塞，同时使邻牙相互支持，维持牙位、牙弓形状的稳定和分散咀嚼压力。

随着年龄的增大，邻接处的点接触关系伴随磨耗变为面接触关系，此时更加容易出现食物嵌塞的现象。良好的修复体邻面形态，包括邻接点、邻面边缘嵴等的恢复，应该能够防止患者在佩戴义齿后出现的垂直向食物嵌塞。而位于邻接区的龈乳头在修复时不能很好地保护，可能也会因为萎缩导致水平向食物嵌塞。

不论何种形式的食物嵌塞，都会慢慢地产生龈乳头炎、牙周炎，最后导致龈乳头的萎缩，于是在邻间隙处就会形成所谓的“黑三角”，影响美观（图 4-1）。所以，制作修复体恰当地恢复邻接关系也是相当重要的。

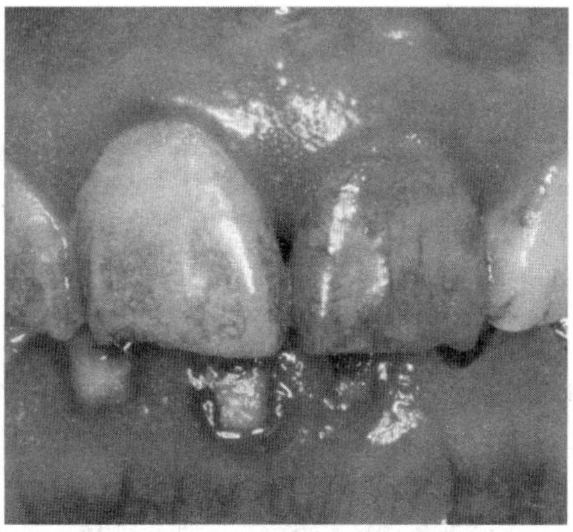

图 4-1　牙龈黑三角

3. 咬合关系　上下牙列具有稳定而协调的咬合关系，可以有利于各种口腔功能运动的协调与稳定。不恰当地恢复修复体咬合形态，除了可能会影响发音和美观，可能也会因𬌗力分布不均匀减低咀嚼效能或者早接触、𬌗干扰形成创伤性咬合，甚至通过限制下颌的咀嚼运动，从而使牙周组织发生病理性改变，加重颞下颌关节的负担。

因此，固定修复体咬合关系的恢复应尽可能地保持原有的𬌗关系，牙齿的大小比例以及咬合、磨耗面的大小数量，都要达到与邻牙或者对颌牙原有的接触关系。尽量使上下牙列的颌位关系协调稳定，咬合力能够沿着近长轴方向传递，咬合功能恢复的程度应与牙周条件相适应。

二、牙体预备

牙体缺损的患牙预备应尽可能地保存、保护牙体组织。保留了足够的牙体组织，既可以保护牙髓健康，也可以增加修复体的固位作用。

1. 牙体预备必须达到的要求　为了使修复体达到良好效果，必须按设计要求对患牙作必要的预备。彻底去除软化牙本质等病变组织，磨除轴面倒凹，使轴面的最大外径位于修复体的龈向边缘区。在保持修复体最小磨除量的基础上，为达到修复体的必要强度和适当外形需要预备出足够的间隙，可以通过制作硅橡胶导板指导牙体预备。预备完的基牙应具有良好的抗力形与固位形，满足义齿固位和使用的要求。预备的边缘线应最好处于易清洁的区域，以防止继发龋的发生。

2. 牙体预备时应尽量避免对牙髓产生不良影响 喷水降温条件下，尽量选择未磨耗的金刚砂车针，使用高速涡轮手机轻压式、间断性磨切，并保证车针插入手机后不发生抖动。局麻下进行活髓牙的预备，牙体预备应尽量一次完成，使用刺激性弱的药物消毒，加强术中保护，避免损伤邻牙及软组织。若预备过程中发生穿髓，应在严格隔湿、消毒的前提下，行盖髓治疗。活髓牙的牙体预备完成后，务必制作临时冠桥加以保护，建议死髓牙也同样制作，除了有保护牙体、牙髓健康的作用外，也可以防止牙龈增生覆盖肩台，影响义齿的佩戴。

知识拓展

牙科放大镜

牙科放大镜一般分为头戴式和眼镜式两种，放大倍数为2.5~5.0倍。在口腔预防、种植、牙体牙髓、修复、技工制作等临床方向上均有应用。牙科放大镜主要具有放大作用，也可以提供照明作用（增加头灯）。正确使用牙科放大镜可以纠正口腔科医生的坐姿，有效避免或减轻颈椎病、腰椎病等职业病，减缓视疲劳，提高诊疗操作的精准度。而且无论操作者是近视、远视或者散光，均可以个性化配镜使用。

目前在口腔修复领域应用的放大镜倍数主要以3.5倍为主，可以方便操作者在术中，及时准确地检查基牙牙体预备的颈部肩台是否光滑、完整，轴面的粗糙度是否符合修复粘结需要，洞型制备是否去尽腐坏牙体组织、线角是否圆钝处理等。

也可以在临床中使用口腔内窥镜代替放大镜，但操作的便捷程度会相应下降。

三、修复体龈边缘的设计

天然牙的牙冠外形是连续一致的曲面，这一生理特点有利于发挥牙齿各个表面的自洁作用并便于洗刷。修复缺损牙体的固定修复体的龈边缘也应如此，在与天然牙交接处也应成为连续一致的曲面，不应有任何微小的台阶。否则在修复体的龈边缘处，容易聚集菌斑，而引起龋病和牙周炎。

1. 龈边缘的位置类型 根据修复体龈方边缘距离龈缘的远近不同分为三种类型：龈上边缘、齐龈边缘以及龈下边缘。

一般情况下，需要通过考虑修复体种类、制作材质、临床牙冠长度、龋损位置、美观要求等诸多因素来综合判断，确定龈边缘的位置。如果确定边缘放置在龈下，需要考虑到为了保护龈方牙周组织的健康，深度不能超过牙周生物学宽度（约2mm）。同时，边缘密合性检查也会比较困难，一旦形成悬突或是不密合，就容易对牙龈产生机械性和细菌性刺激，导致牙周炎症的发生。

2. 边缘预备类型 修复体龈边缘预备的类型与修复体的边缘强度的大小、封闭性的好坏等息息相关，选择不当的预备类型，也会影响修复体使用的持久性。主要用于在基牙颈部预备合适形态的肩台（台阶状结构），以获得对修复体的支持作用和边缘密合效果。

常见的基牙颈部预备形式有刃状肩台、凹面肩台、90°肩台、带斜面肩台、135°肩台等（图 4–2，表 4–1）。

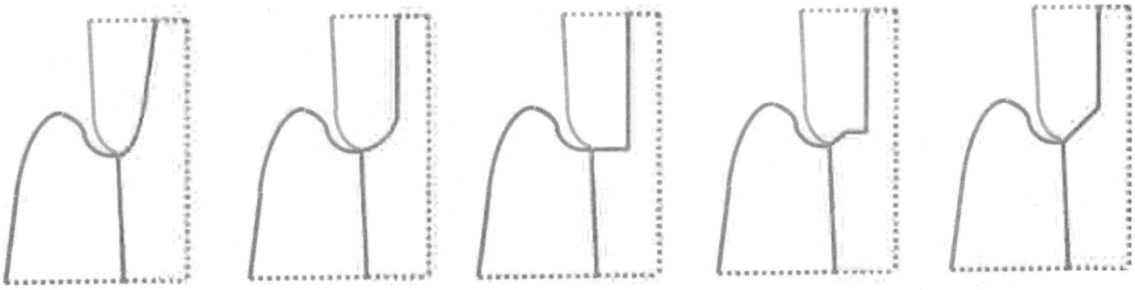

图 4–2　基牙颈部肩台预备形式

应当防止修复体龈边缘做得不密合，与基牙之间形成一个明显的台阶；或者修复体龈方边缘的厚度与设计预备的肩台宽度不一致，在交接处形成台阶，防止龋病和牙周炎。另外需要尽量减少修复体金属边缘的暴露，更好的维持美观。

表 4–1　修复体龈边缘预备形式优缺点对照表

修复体龈边缘预备形式	修复体边缘强度	修复体边缘密合度	牙体切割	修复体用的材料
刃状肩台	弱	良	少	金属
凹面肩台	较强	较好	较多	金 – 瓷
90°肩台	强	差	多	瓷、树脂
带斜面肩台	较弱	较好	多	金 – 瓷
135°肩台	较强	较好	较多	金 – 瓷

四、修复体的固位与抗力

1. 抗力形　使患牙能抵抗咬合压力，修复体不因咬合压力而折断、破裂。

增加抗力的措施：牙体预备时去除无釉柱支持的无基釉，降低高尖陡坡，修整尖锐的边缘嵴及轴面角。鸠尾峡不能超过两牙尖间距的 1/2，根管内径不能超过根径的 1/2。牙体缺损大者，应采用辅助增强措施，如做成桩核结构，选择适宜的修复体种类和材料，预备出足够的修复空间。

2. 固位形　固位力是指修复体在行使功能时，能抵御各种作用力而不发生移位或脱落的能力。具有增强固位力的几何形状称为固位形。

增加固位力的措施：尽可能地增加基牙与修复体之间的接触面积。尽可能保证足够的基牙临床牙冠高度，如有高度上的不足，可以增加辅助固位形来限制脱位的路径。基牙预备体轴壁的聚合度一般为 2°~5°。基牙的肩台和切角等部位需要精细抛光，其他部位不能过度抛光。预留足够的预备体修复空间，增加修复体强度。

考点提示　牙体缺损修复的治疗原则。

第三节　牙体缺损修复体的固位原理及临床应用

一、约束和约束反力

约束是指物体位移时受到一定条件的限制的现象。约束加给被约束物体的力称为约束力或约束反力。约束力是约束与被约束物体之间相互接触而产生，故与接触面的物理性质和约束的结构形式有关。

为了使人造冠只在某一方向就位与脱位，可以通过合理设计沟、洞、钉洞等辅助固位形来增大约束力。

二、摩擦力

摩擦力是两个相接触而又相对运动的物体间所产生的相互作用力。摩擦力的大小与接触面积和压力成正比，与两接触物体材料的性质及表面粗糙程度有关。

接触面积越大，压力越大，摩擦力也越大；接触越密合，摩擦力越大。接触的形式不同，所产生的摩擦力也不同。例如在垂直方向，长方形的摩擦力比梯形的大；在水平方向，聚合小的比聚合大的好（图 4–3）。

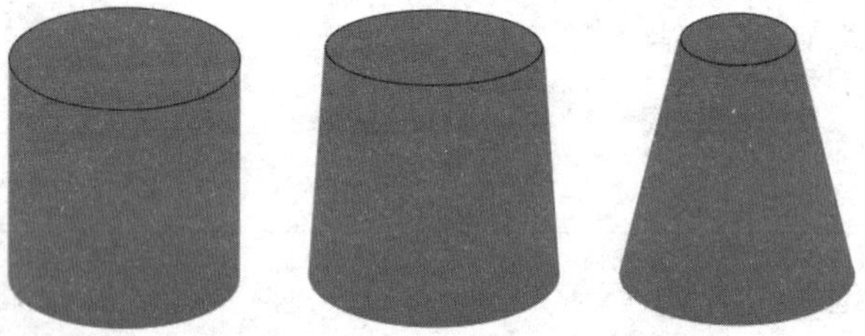

图 4–3　牙冠聚合度与摩擦力关系

可以利用摩擦力来增强修复体的固位。如修复体与制备牙的接触面要密合，越密合越好。尽可能增大接触面积，冠高度应足够大。患牙制备时轴面应近于平行，越平行固位也越好。但为了便于修复体的取戴，各轴面可向𬌗方聚合 2~5°，过大则会大大减小固位力。也可以设计各种固位形状，以增大摩擦力，并加强抵抗侧向外力，如设计箱状、鸠尾、针道、沟形等辅助固位形。

三、粘固力和粘接力

粘接是指两个同种或异种的固体物质，通过介于两者表面的另一种物质的作用而产生牢固结合的现象。能够将一种或数种固体物质粘接起来的材料，称为粘接剂。

粘接强度的大小和两方面的因素有关，即机械固位力和化学固位力。其中，如磷酸锌水门汀等无机水门汀与牙面及修复体表面的粘接，只通过表面粗糙的凸凹结构发生机械固位，此时产生的力称为粘固力，相对粘接强度较低。而树脂水门汀等有机水门汀，可以通过离子交换或树脂浸润层的方式与牙表面发生化学结合、与修复材料表面发生分子结合，这时产生的力又称为粘接力，大大提高了水门汀和牙表面及修复材料之间的粘接强度。

粘固力或粘接力的大小往往与很多的因素相关，比如粘接面积、粘接厚度、粘接面的清洁和粗糙程度、粘接剂调拌的黏稠度等。

一般而言，粘接力与粘接面积成正比，与粘接剂的厚度成反比。修复体或制备牙的粘接面或调拌器材上有水分、氧化物、油脂类等异物，都会影响粘接力。粘着面适度的粗糙可增强粘接力，可加强机械嵌合和扣锁作用。而粘接剂的黏稠度应适当，过稀、过稠都影响粘接力。稠度以调和刀蘸起粘接剂时，呈长丝状为宜，并因遵循粘接剂的产品使用说明调拌。过稀了，其粘接力及抗压力差；过稠了，则不但凝固快，且涂布不匀，增加了粘接剂的厚度，影响修复体的准确就位。

四、牙体缺损修复体常用的固位形

1. 环抱面固位形　该固位形是冠修复体的最基本固位形式。主要具有固位力强、牙体切割表浅、对牙髓影响小、提供的粘接面积大等特点。固位力的大小主要取决于患（基）牙的𬌗龈高度、各轴壁的平行度（聚合度）、修复体与牙面的密合度等。

2. 钉洞固位形　该固位形主要利用固位钉或修复体的一部分，深入到牙体内部而发挥固位作用。特点是牙体磨除少，固位力较强，一般常和其他固位形合用。

钉洞固位形预备一般要求如下。

（1）深度　穿过釉牙本质界到达牙本质内，一般为 2mm。

（2）直径　辅助固位钉的直径一般为 1mm 左右。

（3）位置分布　避开髓角或易损伤牙髓的部位。

（4）钉洞的方向　钉洞之间应相互平行，并与修复体的就位道一致。

3. 沟固位形　该固位形多为凹入牙体表面的半圆形固位沟。常见于 3/4 冠的邻轴沟，可以抵抗修复体的水平向脱位和𬌗向脱位。具有牙体磨除少、切割表浅、可根据需要改变沟的方向和长度等优点。

沟固位形的一般预备要求如下。

（1）深度　一般为 1mm。

（2）长度　一般其长度不应超过邻面的片切面。

（3）方向　2 条以上的沟预备应相互平行，而且应和修复体就位道一致。

（4）外形　横截面呈近似的半圆形。

4. 洞固位形　又称箱状固位形，是利用凹入基牙表面、外形规则的洞来辅助修复体固位的固位形。洞固位力的大小与洞的形状、洞壁的平行性、洞的深度等有关。

洞固位形一般预备要求如下。

（1）洞壁　所有轴壁应与就位道一致，相互平行，不存在倒凹。

（2）深度　洞深应该在 2mm 以上。

（3）洞缘　可预备鸠尾形态和 45° 斜面。

考点提示　牙体缺损修复的固位原理。

第四节　比　色

固定修复想要获得较好的美学效果，特别是树脂、瓷等材质的修复体，需要尽可能地恢复患牙原本的形态和色泽。而比色是体现出患牙原始色泽的一项重要操作步骤。医生往往通过对患牙、邻牙或对照牙进行迅速而准确的比色，获得义齿最终的修复颜色。

一、常用比色板的使用方法

通过比色获取义齿颜色的途径有很多种，临床上主要是通过肉眼使用 16 色、26（29）色比色板来确定的。除此之外，尚有数码摄影比色和电脑比色仪等比色方法。

1. 16 色比色板　16 色比色板（图 4–4）使用的历史相对悠久，是国际通用的牙齿和牙科材料比色标准。比色板根据色调、饱和度二维排列，共分 16 个色块，根据色调的不同分为 A（红棕）、B（红黄）、C（灰色）、D（红灰）等 4 组。其中每组根据饱和度的不同标为 1、2、3、3.5、4 等几个级别，并未根据明度再进行下一步的分类，比色结果的准确性相对较差。

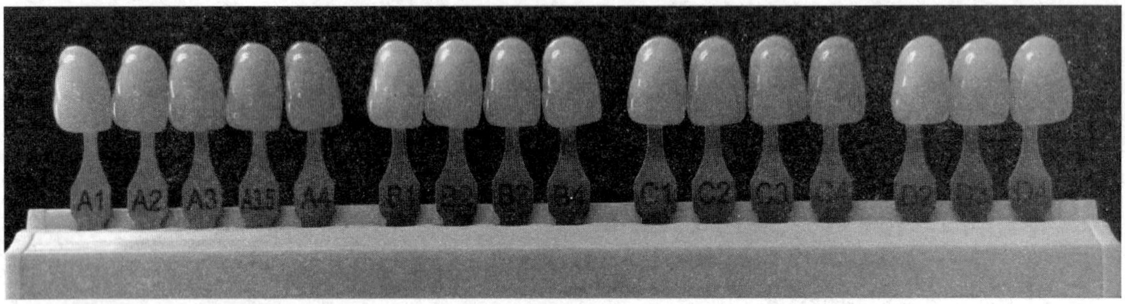

图 4–4　16 色比色板

该比色板的操作流程：首先对比患牙或相邻牙，在比色板中选择适当的色调（色相）；然后根据饱和度的不同，在该组色调中选择恰当的饱和度，此结果将作为比色的最终选择，传递给技师。如果需要较为准确地进行颜色对比，也可以按照明度的次序将比色板色块重新排列，顺序将变为：B1、A1、A2、D2、B2、C1、C2、D4、D3、A3、B3、A3.5、B4、C3、A4、C4，然后再与患者口内牙齿进行比对。

2. 26（29）色比色板（3D 比色板）　26 色比色板（图 4–5）主要是根据明度（亮度）的不同分为 1~5 组，每组中根据饱和度（彩度）的不同分为 1、1.5、2、2.5、3 等几个级别，根据色调（色相）的不同分为 M（正常）、L（偏黄）及 R（偏红）三类。此类比色板与 16 色比色板相比较，构成系统与肉眼比色的孟塞尔比色系统更协调，比色顺序也更加符合人的感知系统，比色结果相对更加科学准确。而 29 色比色板另外多包含了 3 个漂白色，仅用于科学、准确地评价牙齿漂白的效果。

以下为 26 色比色板的一般操作流程。

第一步，确定亮度（明度）。比色时，在柔和的光线下，尽量选择背景为灰色或白色的场所，选择冷色灯光，避免阳光直射，确保可以明确的分辨出比色板上的五组不同颜色。

从比色板中抽出所有 M 组的牙色，以一个手臂距离将比色板置于患者唇边进行比较，同时将比色板的切缘部分接近患者相邻牙或对照牙的切缘，方向一致。如果患者的牙色很深，就从第 1 组开始比色；相反，如果患者的牙色很浅，就先从第 5 组开始比色。然后将已选出的组别（1~5）记录下来。

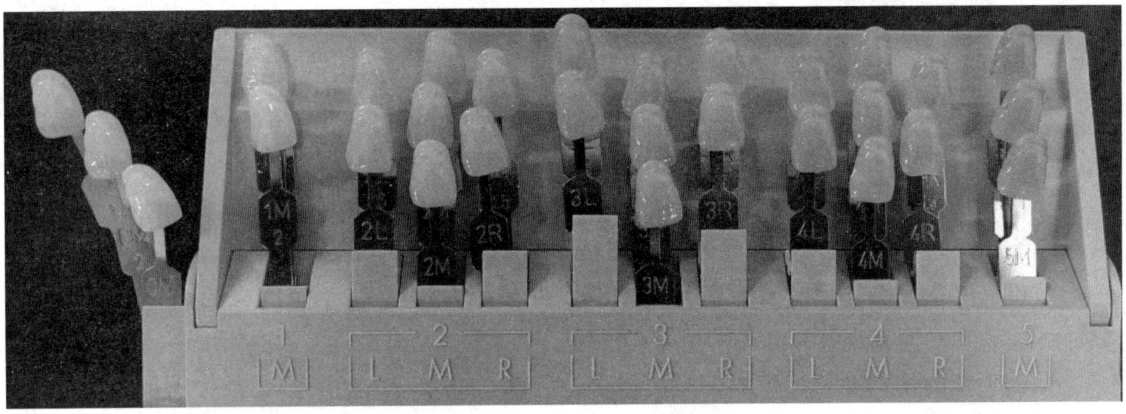

图 4-5　26（29）色比色板

第二步，确定饱和度（浓度）。在充足的光线下选择。从第一步骤已选定的亮度组别中，取出中间的色标组"M"并把它的几个色块分别打开，然后将其一一放在牙体旁。从比对饱和度的角度下，选出最接近的色标（淡—中—浓）。然后把已选出的饱和度记录下来（1，2，3）或中间度（1.5，2.5）。

第三步，确定色调（色相）。在充足的光线下选择。天然牙齿色值的范围是从强黄色，淡黄色到啡红色。留意患者的牙体部分是否明显带有黄色或啡红色，如果没有，就选择中间组别 M 组。然后把选出的色值记录下来（L，M，R）。

最后综合三次所测出的数值，可以得出最终的比色颜色。

3. 数码摄影比色　部分比色装置可以直接与数码摄像装置或手机相连，将拍摄的完整牙面的照片，通过计算机软件或手机应用程序进行光谱分析等定量分析，得出比色结果。此种比色方法能覆盖牙齿的各个区域，可以分区段的对整个牙列进行摄影，因为目前数码摄影的分辨率很高，可以将接近两点的细微差异表达出来，能够最大限度地减少医技交流中颜色信息的损失。同时，数码摄影也可以真实地传递预备的基牙表面结构、特殊染色带、色斑、形态及切端的半透性，可以更精准地帮助技师进行个性化模仿，再现基牙的色彩以及牙体形态细节，达到与医生直接观察患者非常接近的效果，使修复体达到最大限度的个性化仿真。虽然数码摄影比色的准确性高于目测法和色度计，是医生和技师量化色彩时的重要辅助工具。但是使用数码摄影技术存在颜色失真等问题，而且获取颜色的准确性与相机的质量和摄影者的技术也有很大关系，目前仍存在一些争议。

4. 电脑比色仪　很难用肉眼准确定位、用色标号也难以描述的颜色，可以利用电脑比色仪将其图形化、形象化地描述出来，是一种最快速、最准确、最可靠、最容易理解的方法。通过此种比色方法，可以克服肉眼比色中存在的部分盲区，使更多的颜色能够相对准确的描述出来。电脑比色仪的使用也大大降低了因为比色条件不理想、肉眼辨色准确性较差时，视觉系统产生的比色误差等情况。但是目前偏高的价格和有待深入研究的信息采集有效性等问题，制约了其在临床上的广泛使用。

一般操作流程：首先启动设备，并将比色探头置于设备上的防干扰覆盖面上进行校准。

校准成功后才能将比色探头垂直置于牙面上，保证探头平面与牙面平齐。按动测试按键，可从比色仪的显示屏上直接读取结果。测试中，探头一般应分别与牙齿的切缘、牙龈缘保留 2mm 以上的距离。

二、比色的要求

1. 最好是应用与口腔修复技师所使用的瓷粉品牌相匹配的比色板。或使用通用比色板。

2. 比色应在修复基牙牙体预备前进行。或参照对侧的同名牙，兼顾近远中邻牙。尽量在牙齿湿润的时候进行比色。

3. 比色前去掉周围环境中颜色鲜艳的物体，尽量在自然光线下或者合适的日光灯下比色。背景最好为冷色调。

4. 患者端坐（尽量不要穿着鲜艳衣服，女性应擦去口红），距离医生约一臂距离，并与医生眼睛平齐，迅速观察。

5. 将色片的切端贴于牙齿的切端进行比较。确定患者牙齿的明度、浓度和色相。

6. 比色的每一步骤都不能用时过长，最好不要超过 5 秒，在完成比色的每一步骤之后，可以适当地调整一下，防止视觉疲劳。可以通过半闭眼来提高辨别亮度的能力。

7. 如牙齿表面的色彩构成较为复杂，应在唇面三等分（九等分）的基础上，在设计单上标记出每个等分中的色彩以及其他所有相关信息。并将记录的信息传递给技师。

虽然在比色的操作过程中有诸多的干扰因素，人眼对于色彩的认知程度存在不同的差异，但是，如果可以将比色的技巧、比色工具、对照影像等巧妙地有机结合，则会更大地提高比色这一临床操作的成功率。

知识拓展

“另类”比色板

除了文章中提到的比色板之外，临床上目前常用的比色板还有牙龈比色板、美白比色板、树脂比色板、技工比色板等不同种类，可根据实际需要而使用。

例如，牙龈比色板是为了在比色时使选择的牙龈颜色更准确，避免错误的产生灰色或低明度的结果。美白比色板的应用是为了给牙齿在美白前后做对比，便于清楚地记录和观察牙齿颜色的变化。树脂比色板则是应用在直接树脂充填治疗或间接树脂修复体制作上。技工比色板是为了技师在制作烤瓷冠、全瓷冠、氧化锆冠等修复体时，选择遮色瓷、体瓷、切端瓷、边缘瓷、颈部瓷、颜色效果瓷等合适的颜色而使用的。

第五节　口腔修复体的粘固和粘接

一、粘固 / 粘接的原理与材料

修复牙体缺损的各类修复体，均是通过粘接剂填充修复体与基牙牙体之间的间隙，使得修复体能够稳定地固定于基牙上行使各种功能。

1. 粘固 / 粘接原理　粘接作用是粘接剂与被粘物分子在界面区上相互吸引而产生的，包括物理吸附和化学吸附。粘接力是在粘接剂与被粘物的表面之间界面上形成的连续作用力或结合力，一般由化学键力、分子间作用力、静电吸引力、机械作用力等共同产生的。

2. 粘接剂的选择　粘接剂起到了填补并封闭修复体与牙体表面的缝隙、增加修复体对牙体表面的摩擦力的作用，因而增加了两者间的结合强度。

对于各种不同类型的修复体的临时性或永久性粘接，临床上有很多种的粘接剂可以选择，但是每种粘接剂都各有优缺点。目前尚未出现各项性能均很优越的粘接剂，所以只能根据临床的实际需要进行选择。

（1）磷酸锌水门汀　由粉剂和液剂组成。粉剂主要是氧化锌等，液剂主要是正磷酸等。作为传统的水门汀之一，因其存在酸性成分，调拌固化后的 pH 呈酸性，可能对健康牙髓有刺激，故目前在临床上的使用较少，仅用于死髓牙上牙冠或固位体的永久性粘固，使用较为局限。为避免水门汀变色，建议调拌时不要使用金属调刀。

（2）聚羧酸锌水门汀　常见为粉剂和液剂的包装。与磷酸锌水门汀相比，该粘接剂溶解性低、没有酸性、不刺激基牙、术后无敏感；液剂中的聚丙烯酸分子较大，不易渗入牙本质小管中，因此对牙髓的刺激很小，常用于活髓牙的永久性粘接。这种水门汀与牙面之间可形成化学性粘接，对牙釉质和牙本质具有中等强度的粘接力，粘接强度较高，封闭性好。聚羧酸盐也能粘接金属（除了贵金属金），特别适用于金属与牙本质、牙釉质的粘接。

调拌时，应严格控制粉液比，粉、液剂混合迅速，为速调剂型，工作时间较短。抗压强度较低，粘性较大，操作不方便，承受过大𬌗力易使粘接层破裂。也存在致敏的可能，对聚羧酸锌水门汀曾有过发疹、皮肤炎等过敏症的患者请勿使用。为避免水门汀变色尽量不使用金属调刀。

（3）氧化锌/丁香酚水门汀　由粉剂和液剂组成。粉剂主要成分为氧化锌，液剂主要为丁香油。由于在口腔中被溶解破坏的速度快于其他水门汀，一般在牙体修复中只是作为牙冠和冠桥的暂时粘接剂使用。该水门汀具有凝固较快、对牙髓有安抚作用及刺激性小的特点，可以保护活髓，只要不直接接触牙髓就不会引起牙髓的炎症。也可以在氧化锌/丁香油中添加正乙氧基苯甲酸、并用氧化铝及聚甲基丙烯酸甲酯加强，可以制作生物相容性更好的永久性粘接剂。调和时最好使用非金属材质的调刀，防止水门汀变色。对丁香酚过敏者应当禁用。

另外，还有一类不含丁香酚的氧化锌水门汀，主要是在原料中去除了丁香油成分，大多为基质和催化剂的双糊剂包装。因为不含丁香酚，所以对于树脂型材料没有化学影响。对于选择树脂水门汀作为永久粘接剂的固定修复而言，能够确保固化完全。相较于氧化锌 / 丁香酚水门汀，不含丁香酚的氧化锌水门汀的粘接性和可去除性都大大提高，术后敏感性也相对降低。该水门汀特别适用于对丁香酚过敏的患者，但是对于有严重过敏史的患者，建议慎用。

（4）玻璃离子水门汀　一般多为粉剂和液剂的双包装。具有理想粘接剂的许多特性。其粉剂主要由氟铝硅酸钙盐玻璃粉及比重占 10%~16% 的氟化物组成，液剂一般为含聚丙烯酸的共聚物水溶液，部分品牌将聚丙烯酸等聚合物干化后混入粉剂中，液剂仅由水组成。主要适用于由金属、金属 – 陶瓷等制成的嵌体、高嵌体、桩、固定钉、冠和桥的粘接。

玻璃离子水门汀的抗压强度和抗拉强度均非常好。与牙齿组织的粘接力与聚羧酸锌水门汀相当。溶解度低于磷酸锌水门汀，能够确保修复体边缘的良好封闭。较小的成膜厚度能够确保修复体精确就位。

玻璃离子水门汀因含有氟化物，在固化期间和固化后能持续性释放氟离子，有抑菌作用，促进牙本质的矿化和再矿化，从而抑制继发龋的产生。

玻璃离子水门汀中的聚丙烯酸等分子较大，相对磷酸而言，不易渗入到牙本质小管中去，但是固化时的pH甚至比磷酸锌水门汀还要低，其粘接后容易导致牙齿敏感，所以不宜直接覆盖在牙本质上，如临近牙髓或露髓的嵌体的粘接。可以在取印模前，在临近牙髓的区域用硬质氢氧化钙材料垫底。

玻璃离子水门汀在使用时，应严格隔湿，避免水和唾液进入工作区域。为防止该水门汀过早暴露于潮湿环境中，防止水化后导致其强度减弱，可以在冠边缘的水门汀上涂上凡士林或洞漆来进行保护。玻璃离子的透明度比磷酸锌要大，这一特性常常使金属铸件，尤其是部分冠，邻近的牙釉质看起来轻度发灰。

目前随着材料学的发展与进步，单纯的玻璃离子水门汀应用已经在减少，而树脂改性（改良）的玻璃离子水门汀的应用则在逐渐增加。

树脂改性（改良）的玻璃离子水门汀有手工调拌和胶囊等不同类型。通过在玻璃离子水门汀中增加树脂基质，可以提高水门汀的粘接性能，获得更低的溶解度；也扩大了粘接的适应证范围，树脂、陶瓷、氧化锆及全瓷的嵌体、冠等修复体都可以更好地进行粘接。此类新型玻璃离子水门汀不能和含有丁香酚的产品共同使用，因为丁香酚可能会阻碍水门汀的固化和粘接效果。若成分中含有2%氯化铁的，则不建议和含有肾上腺素的产品共同使用，否则可能污染口腔组织。

（5）树脂水门汀　一般为基质和催化剂的糊剂双组份装，根据固化形式的不同又可分为自固化型、光固化型和双固化型三种类型。是由树脂基质（如双酚甲基丙烯酸缩水甘油酯或二氨基甲基丙烯酸酯）以及微细的无机填料组成的复合物。它与修复性复合树脂的不同主要表现在填料的含量低和粘滞度小。树脂粘接剂几乎不溶于水，而且比常规粘接剂的粘接力要大得多。其抗拉强度高，多用于酸蚀后的预备体牙釉质上，微机械粘接蚀刻后的瓷贴面和具有小孔隙的固定义齿的固位体，可以产生其他常规粘接剂难以达到的固位力。

该水门汀适用于金属或金属－陶瓷（烤瓷）、玻璃陶瓷类、增强型全瓷材料（氧化锆、氧化铝）、树脂或纤维增强型树脂（纤维桩）等间接修复体（嵌体、高嵌体、全冠、桥、根管桩）永久性粘接。能够在所有表面都有极高的粘接强度，可自由灵活地选择固化方式，部分产品因为可以无需酸蚀、前处理和涂布粘接剂而节约了临床操作时间。在粘接瓷类等透光性能良好的修复体时，使用不同颜色，透明、半透明或不透明，颜色与修复体协调一致的树脂水门汀是达到美观要求所必需的。

树脂水门汀粘接修复体时也会存在一些问题，如粘接层过厚，由于固化收缩而产生边缘渗漏引起继发龋；在活的牙本质上使用时，严重的牙髓反应以及冠边缘以下残余不易去除，固化后树脂刺激牙龈组织，导致牙周炎症的发生。

研究表明，在活体牙齿表面使用树脂粘接材料，树脂能进入牙本质小管约10μm，并在牙齿上形成树脂和牙本质的混合层。若树脂渗透不充分，则混合层中容易产生降解的裂隙，当暴露于口腔环境中时，水和微生物可以渗透到粘接界面间，进一步破坏粘接界面的完整性，可能形成微漏，引起修复后的继发龋、牙齿敏感和牙髓坏死。

为了改善部分不足之处，增强树脂水门汀与牙齿的结合力，预备体表面通常需要酸蚀。

通过去除玷污层（牙齿预备过程中在牙本质上形成的1~1.5μm厚的碎屑层）、开放牙本质小管、以及增加牙本质的渗透性来改变牙本质的表面结构。如果要去除玷污层，必须使用有效的牙本质粘接剂，在修复材料与牙齿之间形成真正的粘接。同时，也可以通过牙本质粘接剂封闭牙本质小管、减少微渗漏，进一步减少牙髓反应，所以树脂水门汀比磷酸锌水门汀具有更好的边缘封闭性。

使用该水门汀作为永久性粘接剂时，注意不要使用含丁香酚的氧化锌水门汀作为临时修复体的暂时性粘接，避免抑制自固化树脂粘接剂的固化。同时也应避免在粘接面周围使用过氧化氢，防止残留物会影响粘接和固化效果。为降低发生过敏反应的风险，应尽量避免皮肤直接与未固化的产品接触。

二、粘固/粘接面的处理

为了使修复体和基牙之间能够更好地粘接在一起，除了选择合适的粘接剂，还需要对被粘物的表面进行相应的预处理，这样才能更好地提高粘接效果。处理的目的之一去除被粘物表面的杂质等，其二是改变表面的物理化学性质。

1. 基牙表面的处理　一般应在去除软垢、牙结石及色素的基础上，冲洗牙体，以棉球或橡皮障隔湿，用75%酒精消毒，以热空气干燥牙面。

（1）釉质粘接面的处理　使用30%~50%的磷酸酸蚀剂处理恒牙釉质表面30秒后，彻底用水冲洗10秒，然后进行隔湿等后续的常规操作。如有无釉柱层，应当事先均匀磨去。

（2）牙本质粘接面的处理　使用35%~37%的正磷酸酸蚀牙本质，去除其表面玷污层，或者使用含酸性功能成分的偶联剂，部分溶解玷污层，形成粘接剂渗入的通道。

2. 义齿组织面的处理　根据修复体的不同材质和类型，组织面的处理方式略有差别。

（1）粘固前一般处理　修复体在试戴完成后，及时清洗，去除唾液、油污、残留的抛光剂及切割碎屑，用75%酒精消毒、吹干，有条件者可用超声清洁器处理5分钟。

（2）金属表面的处理　主要通过喷砂、打磨、化学蚀刻、电解蚀刻等方法，在金属表面形成网格、微孔，增强树脂与金属之间的机械固位作用。再用蒸汽清洁其表面。也可以在金属表面使用激活剂、偶联剂（是指在特定条件下产生活性基团，能与粘接界面两侧的粘接物发生化学结合，从而提高界面结合强度的一类化合物）等，以改善粘接剂对金属的粘接力。例如可以用胶布保护冠边缘，用80目石英砂在0.2~0.4MPa压力下喷砂，使粘接面粗糙，彻底去除金属表面污染物。也可以简单地使用金刚砂车针或钨钢车针进行打磨修整。

对贵金属而言，其表面的非贵金属化（贱金属化处理）或是通过活性物质的涂抹使表面活性化而改性，可以改进贵金属的粘接效果。

（3）瓷表面的处理　用50μm的氧化铝微粒喷砂，粗化瓷表面，去除污染物。或用5%~9%的氢氟酸（HF）酸蚀瓷表面，形成多孔的微表面结构，利于粘接剂的渗入。一般需要在被粘接面涂布硅烷类偶联剂。如果是氧化铝瓷，常规可以用110μm的氧化铝微粒喷砂，产生活化的粗化表面，而后也可以表面做二氧化硅涂层，配合硅烷类偶联剂的使用。而对于氧化锆瓷而言，有研究表明，直接使用自固化的树脂粘接剂可以获得较大的粘接力，或是在110μm的氧化铝微粒喷砂后使用含磷酸酯类单体的树脂粘接剂，以形成较大的粘固力。

（4）树脂（塑料）表面的处理　采用机械打磨、喷砂和溶剂溶胀法进行处理。打磨或喷砂可粗化树脂（塑料）表面，去除玷污层。溶剂可以使树脂基质外层表面溶胀，并使来自粘接剂的单体渗透进入已存在的聚合物分子链的间隙中。固化时，新旧聚合物分子链就能交织在一起，获得相对较大的粘接力。

本章小结

本章节对牙体缺损的概念、病因、修复体种类等内容进行了总的概述。特别是关于牙体缺损修复体的制作要求上，从安全性、稳定性、美观性等方面作了说明，这也是口腔医学和口腔医学技术专业的学生都应掌握、熟悉的内容。

比色操作是口腔修复专业重要的操作之一，是获得修复体美学要求的基础，这部分的内容对于医生和技师而言，都是应该熟悉并且通过临床实践达到熟练应用的。

口腔医学专业学生应该通过了解固定修复体的粘固/粘接原理，可以在临床上合理地选择适当的粘接剂进行应用。而口腔医学技术专业的学生了解即可。

习　题

扫码“练一练”

一、选择题

1. 牙体缺损除产生牙髓、牙周及咬合等不良影响外，还包括
A. 尖锐边缘可损伤舌及口腔黏膜
B. 前牙牙体缺损直接影响美观、发音
C. 全牙列严重磨损，可使垂直距离变短
D. 残冠、残根可成为病灶影响全身健康
E. 以上均为不良影响

2. 与正常牙冠轴面突度的生理意义无关的是
A. 维持牙颈部牙龈组织的张力　　B. 维持牙弓形态，分散𬌗力
C. 保证食物正常排溢　　D. 保证食物流对牙龈的生理刺激
E. 有利于提高自洁作用

3. 修复体轴面突度过小可引起
A. 牙龈增生　　B. 牙龈坏死
C. 牙龈萎缩　　D. 牙髓炎
E. 食物嵌塞

4. 不是天然牙牙冠表面自洁区的是
A. 𬌗面　　B. 颊面
C. 舌面　　D. 邻接触区
E. 外展隙

5. 牙冠修复体的邻面与邻牙紧密接触的目的不是为了
A. 防止食物嵌塞　　B. 维持牙位、牙弓形态的稳定
C. 与邻牙相互支持、分散𬌗力　　D. 保持每个牙的生理运动
E. 防止对𬌗牙伸长

6. 牙体缺损修复时，牙体预备应达到的要求错误的是
A. 去除病变组织　　B. 牙体预备尽量多次

C. 保护软组织　　D. 防止损伤邻牙
E. 保护牙髓
7. 有关牙体缺损患牙预备保护牙髓的说法错误的是
A. 牙体预备可分次完成
B. 局麻下操作时应注意保护牙髓
C. 用高速切割器械做牙体预备时，应有水雾冷却
D. 牙体预备后，避免用刺激性药物
E. 活髓牙牙体预备后应做临时冠
8. 龈上边缘的主要优点是
A. 边缘密合　　B. 美观　　C. 牙周刺激小
D. 不易菌斑附着　　E. 适宜于老年患者
9. 龈下边缘不适用于
A. 金瓷冠的唇侧边缘　　B. 牙冠短者　　C. 缺损至龈下
D. 牙体较小者　　E. 龈沟浅者
10. 以下边缘类型中密合度最差的是
A. 刃状　　B. 90° 肩台　　C. 带斜面肩台
D. 凹槽形　　E. 135° 肩台
11. 与修复体的固位力无关的因素是
A. 制备牙轴面聚合度　　B. 粘接剂的厚度　　C. 接触面积
D. 制备牙的松动度　　E. 修复体与制备牙的密合度
12. 临床上固定修复常用的固位形是
A. 环抱固位形　　B. 钉洞固位形　　C. 沟固位形
D. 洞固位形　　E. 以上都有
13. 关于烤瓷比色时的环境，说法正确的为
A. 强日光灯下　　B. 白炽灯下　　C. 弱日光灯
D. 自然光下　　E. 均可以
14. 关于比色过程的某些细节，以下说法正确的是
A. 进行牙体预备之后进行比色效果较好
B. 天然牙面及比色板牙面要吹干
C. 比色前医生眼睛先注视浅黄背景物体数秒钟
D. 对比色结果无十分把握时，应选用比同名牙或相邻牙明度偏低、色彩偏淡的比色片
E. 以上说法都正确
15. 为增加粘接力，粘接前预备体表面的处理中不包括
A. 清洁　　B. 干燥　　C. 去油污
D. 酸蚀　　E. 涂硅烷偶联剂
16. 全冠粘接后出现牙龈炎，其可能的原因，除外
A. 咬合早接触　　B. 冠边缘过长
C. 嵌塞食物压迫　　D. 试冠、戴冠时对牙龈损伤
E. 轴壁突度不良

17. 活髓牙牙体预备后，粘接临时冠时最好选用

A. 玻璃离子水门汀　　B. 磷酸锌水门汀　　C. 聚羧酸锌水门汀

D. 氧化锌 / 丁香酚水门汀　　E. 以上均可

18. 树脂类粘接剂的优点不包括

A. 难溶于唾液　　B. 粘接力强　　C. 牙髓刺激小

D. 可与牙本质粘接　　E. 可与金属粘接

（19~20 题共用题干）

女性，40 岁。46 金属烤瓷冠修复，试戴时发现修复体非常密合，经调粩无早接触后，选择聚羧酸粘接剂粘接，调拌粘接剂时严格按照粉、液比例，按就位道方向就位，粩面垫一棉卷，让患者紧咬 5 分钟，粘接完成后再次检查发现咬合过高。

19. 最可能导致咬合过高的原因是

A. 患者咬合过分用力　　B. 粘接剂排溢困难　　C. 粘接剂选择不当

D. 粘接剂调拌不当　　E. 棉卷垫置过少

20. 在粘接前可采取的预防措施是

A. 将冠组织面均匀磨去一小层　　B. 将牙体组织面均匀磨去一小层

C. 将粘接剂调稀一些　　D. 在牙体轴壁上预备一纵向小沟

E. 在粘接前将冠调至低粩

二、思考题

某患者，男性，43 岁。自诉近 1 个月来进食时，右上后牙时有疼痛感，经口腔内科诊断为 16 隐裂牙，拟到口腔修复科继续治疗，思考一下该患者目前的最佳治疗方案应是什么？

第五章

铸造金属全冠

扫码“学一学”

学习目标

口腔医学专业：

1. **掌握** 金属全冠的适应证与禁忌证、金属全冠牙体预备的要求及方法。
2. **熟悉** 金属全冠印模制取、金属全冠的试戴与粘固。
3. **了解** 铸造全冠的制作工艺流程。
4. 能够进行铸造金属全冠的牙体制备及试戴与粘固。
5. 要考虑患者的主观意愿，尊重患者的权利。

口腔医学技术专业：

1. **掌握** 铸造全冠的制作工艺流程。
2. **熟悉** 金属全冠牙体预备的要求及方法、金属全冠印模制取、金属全冠的试戴与粘固。
3. **了解** 金属全冠的适应证与禁忌证。

案例分析

【案例】

患者男，40 岁

主诉：要求全冠保护。

现病史：47 牙经牙体科治疗后，建议其全冠保护。

家族史：无家族遗传病。

专科检查：47 牙远中𬌗面大面积水门汀充填体，松（–），叩（–），牙周袋（–），X 线片示根管充填术后，根尖无明显阴影。咬合过紧，修复空间过小。

【讨论】

假设你是修复科医生，请给出诊断以及治疗计划。

铸造金属全冠是由铸造工艺完成的，覆盖整个牙冠表面的金属修复体。自 20 世纪初将精密铸造技术用于牙科固定修复后，铸造金属全冠得到了长足的发展和广泛的应用。经过一个世纪的研究和应用，熔模精密铸造的质量已足以满足修复体精度和复杂形状的要求。与其他冠修复体相比，铸造冠固位力强、自身强度高，可根据需要灵活地增加沟、洞、钉洞等辅助固位形。由于人们对美学要求的提高，铸造金属全冠目前主要用于后牙。

第一节　铸造金属全冠的适应证与禁忌证

一、适应证

1. 后牙牙体严重缺损，固位形、抗力形较差者。或者充填完成后，牙体和充填物的固位形、抗力形较差者。

2. 后牙存在低殆、邻接不良、牙冠短小、位置异常、牙冠折断或半切术后需要以修复体恢复正常解剖外形、咬合、邻接及排列关系者。

3. 后牙作为固定义齿的固位体。

4. 后牙隐裂，牙髓活力未见异常，或者已经牙髓治疗无症状者。

5. 牙周固定夹板的固位体。

二、禁忌证

1. 无足够固位形、抗力形者。

2. 无足够的修复空间者。

3. 龋坏牙的致龋因素未控制者。

4. 金属过敏的患者。

5. 要求不暴露金属的患者。

扫码“看一看”

第二节　铸造金属全冠的牙体预备

后牙铸造金属全冠的牙体预备可分为六个步骤进行，在牙体预备前，需要对余留牙特别是对颌牙的不均匀磨损、伸长、殆曲线异常进行调整。牙体预备的主要车针见图 5–1。

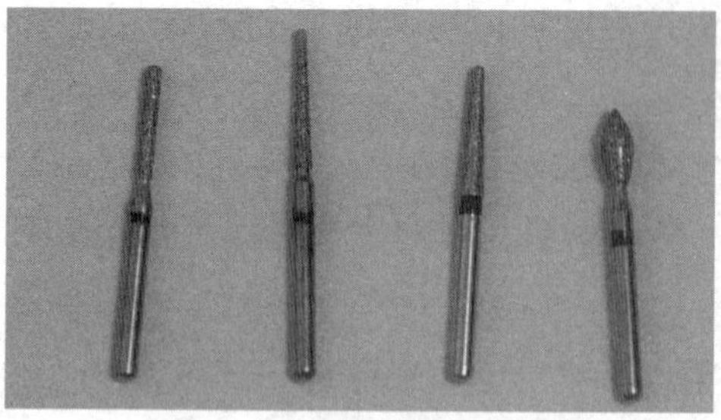

图 5–1　牙体预备的主要车针

一、殆面预备

1. 殆面预备的目的　为铸造金属全冠提供殆面间隙，一般为 0.8~1.5mm；并为修复体建立正常殆关系提供条件。为防止牙体预备过多或不足，必要时用软蜡或咬合纸检查；注意在正中殆、前伸殆及侧方殆均应为修复体预留足够的间隙。殆面形态与应力有关，陡坡会增加牙冠的侧向力，从而影响冠的固位与稳定，应予以调磨。如殆面因缺损已有间隙，应按照铸造全冠𬌗面厚度的要求检查预留间隙大小，不足则再做适当预备。

2. 𬌗面预备的方法

（1）首先用球钻在近远中和中央窝各磨出一个1mm深的洞，将洞连成引导沟（图5-2），并延伸至近远中边缘嵴。

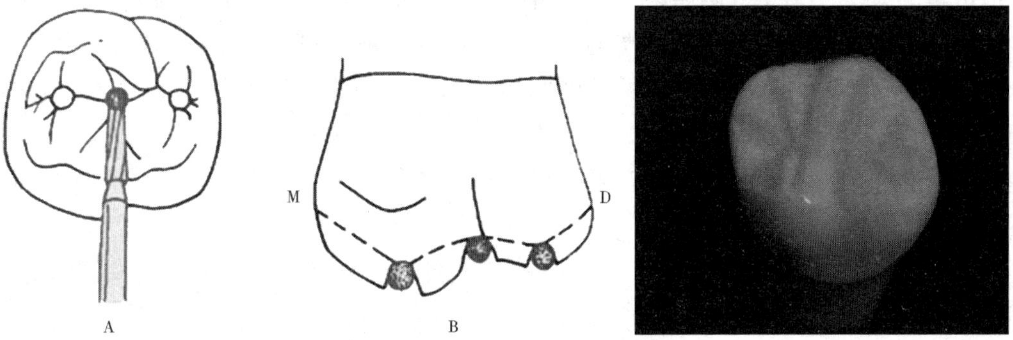

图5-2　𬌗面引导沟的预备

（2）用蓝标柱状金刚砂车针，在颊舌侧发育沟、牙尖三角嵴处，制备出1mm深的引导沟，并与上述预备的引导沟相连，将𬌗面切割成岛状。

（3）磨除引导沟之间的岛状凸起，功能尖要预备出1.5mm𬌗面间隙的短斜面（图5-3），为修复体预留足够的修复空间。功能尖保持1.5mm间隙，非功能尖保持1.0mm尖隙，可用咬蜡法检查（图5-4）。

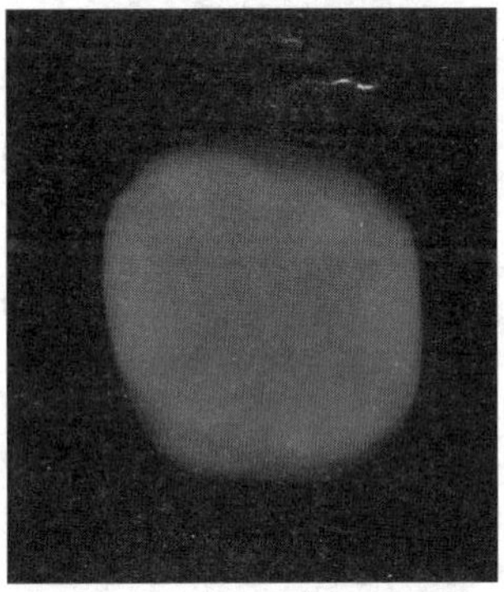

图5-3　颌面预备完成

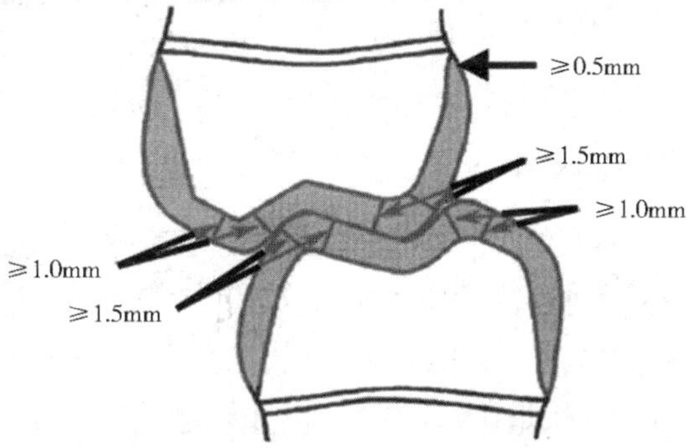

图5-4　𬌗面预备间隙

（4）检查各种咬合状态下，是否均有足够的间隙，如上颌后牙舌尖的舌斜面与下颌后牙颊尖的颊斜面预备后，在正中𬌗和侧方𬌗运动时均应使修复体有足够空间。如果预备不足，会导致修复体局部薄弱或外形过凸及𬌗接触不良（图5-5）。

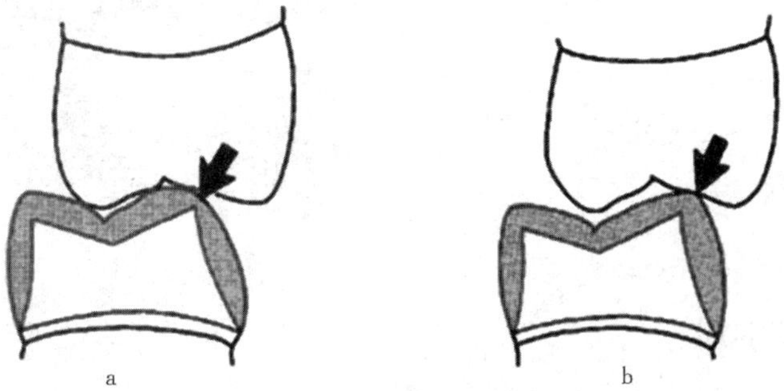

图5-5　𬌗面预备不良

注：a. 缺乏功能尖斜面的制备，可导致铸件存在薄弱区或穿孔；b. 缺乏功能尖斜面的制备，可导致外形过凸及𬌗接触不良

二、颊舌面预备

1. 预备的目的 消除倒凹，将轴面最大周径降到全冠的边缘处，并预备出金属全冠需要的厚度，约1mm。

2. 预备的方法 预备分两阶段进行，即先从颊舌面外形最高点到龈缘处消除倒凹，使轴壁与就位道平行，并保证冠边缘处预留应有的修复间隙。然后再从外形高点处到龈缘，顺着这部分牙冠外形预备出修复体足够的间隙，保持牙冠的正常外形，并注意咬合运动所需要的间隙。轴壁正常的聚合度一般为2°~5°。

（1）用蓝标鱼雷状金刚砂车针在颊舌侧的近远中和中间各预备出三条平行引导沟（图5-6），使基牙轴面向𬌗方聚合2°~5°。

（2）用蓝标鱼雷状金刚砂车针去除引导沟中间的岛状结构，并且去除倒凹使表面光滑连续。

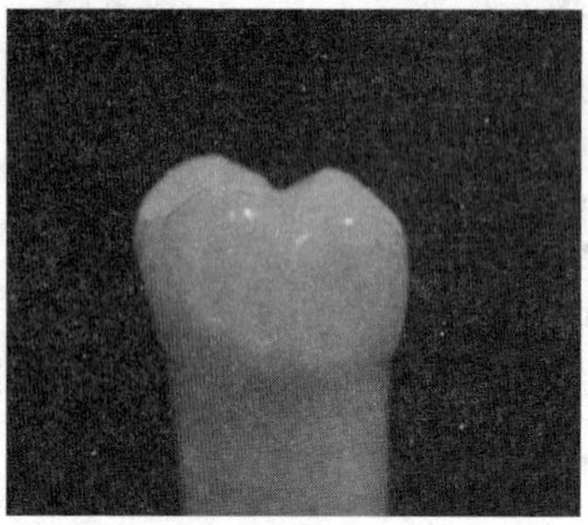

图5-6 引导沟的预备

三、邻面预备

1. 预备的目的 消除患牙邻面的倒凹，与邻牙完全分离，形成协调的就位道，预备出全冠修复材料所要求的邻面空隙。

2. 预备的方法 磨切时应注意邻面方向与就位道一致，邻面向𬌗方聚合度以2°~5°为宜（图5-7），并采用间断磨切手法，防止因磨切产热而损伤牙髓。同时在磨切时，应该避免损伤邻牙。

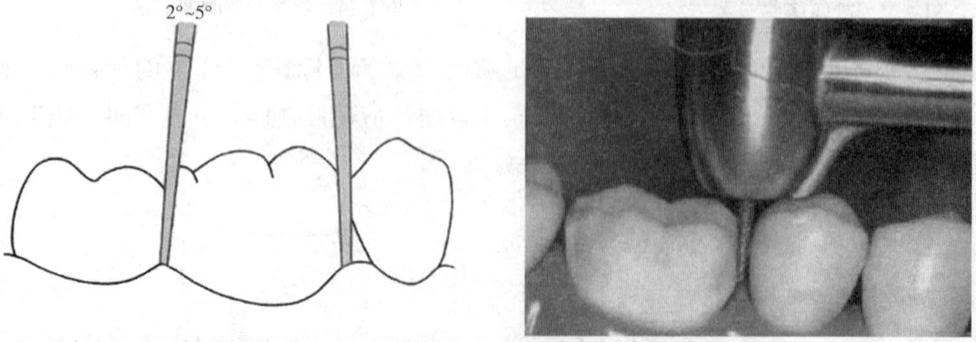

图5-7 邻面预备

四、颈部肩台预备

铸造金属全冠的颈部预备关系到冠的固位、美观、牙周、牙体组织的健康及修复的长期效果，因此铸造全冠颈部牙体预备应严格而细致。颈部肩台预备是以轴壁无倒凹为前提，然后再预备出肩台。通常基牙颈缘线的位置有平齐龈缘、龈缘线以上 1mm（即龈上肩台）、龈缘线下以下 0.5~1mm（即龈下肩台）三种设计形成。临床上根据修复体固位、牙冠𬌗龈高度、缺损或充填物与牙龈的位置关系、美观等因素而定。

铸造金属全冠牙体预备边缘形式最常见的为浅凹型肩台，根据设计要求选择不同形式的肩台做相应的预备。一般非贵金属全冠颈部肩台通常为 0.5~0.8mm；贵金属的颈部肩台宽度通常为 0.35~0.5mm。边缘应连续一致、平整、无锐边。为保证肩台预备的质量，可在排龈后再修整，视野清楚，避免损伤牙龈组织。

五、轴面角预备

轴面角的预备直接关系到全冠外展隙的外形、食物的排溢和全冠的自洁作用，也与全冠铸件收缩的均匀性有关。在𬌗面、邻面、颊舌面分别预备后会留下明显的线角，轴面角预备就是消除所有线角，将各个面连成一个整体。方法是用金刚砂车针切割消除四个轴面角，使轴面角处有足够的修复空间。

六、精修完成

各个面预备之后，用粒度小的金刚砂车针（如黄标鱼雷状金刚砂车针）将轴面角、边缘嵴处的线角磨圆钝，去除尖锐线角和局部粗糙面。最后用磨光细砂片或橡皮轮、橡皮尖以低速将所有预备的牙面磨光滑，点线角圆钝，完成牙体预备（图 5–8）。

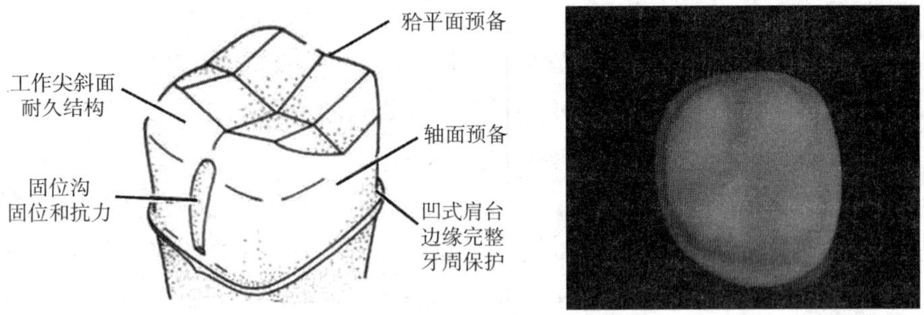

图 5–8 铸造金属全冠预备体完成

知识拓展

牙体预备注意事项

1. 保护牙髓组织。
2. 保护牙龈组织。
3. 保护牙体组织，不要过多的磨除。
4. 正确使用切割工具及辅助工具。
5. 暂时冠的应用。
6. 注意固位体的固位和抗力。
7. 适应证的选择要正确。
8. 预备结束后注意咬合的检查。

考点提示 1. 铸造金属全冠牙体预备的步骤与要求。
2. 牙体预备的数值要求，为执业医师考试考点。

第三节 印模的制取

固定修复中冠、桥等修复体的边缘往往到达牙龈下以达到预期的美观效果，因此制取印模时如何能够很好地复制颈缘的形态是印模技术最关键的一步。颈缘印模的不完整会影响到修复体的边缘密合度，从而影响到修复体的长期寿命和牙周组织的健康。

一、排龈

临床中排龈技术的正确使用是协助取得完整准确印模的关键。排龈的目的在于暂时可将牙体预备后牙颈缘线周围的牙龈向侧向推移，从而使一定量的低黏度印模材到达龈沟，复制基牙预备体终止线处的颈缘细节。正确的排龈技术应该不会造成牙龈萎缩和牙周组织的永久性伤害。当然，好的印模也基于牙龈组织的健康和基牙预备后终止线的连续、平滑、清晰的位置，要实现牙齿预备过程中对牙龈组织的最小损伤。牙体预备终止线（龈边缘）应该在龈下约 0.5 mm，并且不违反牙周组织的生物学宽度不受侵害的原则。

（一）排龈技术分类

机械排龈、化学药物排龈、手术排龈或者三者结合使用。临床上常用的方法是机械和药物排龈结合使用，即排龈线和止血药物结合使用，手术一般只作为辅助措施使用。

（二）排龈线的选择

排龈线有不同的直径，一般来说，在不损伤牙龈附着的前提下，推荐使用尽可能粗的排龈线，以达到牙龈组织被侧方推移（displacement）的目的。选择细线的缺点在于不能有效的排龈，没有足够厚度的印模材料到达龈沟，容易产生气泡，而且印模取出时容易变形或折断。排龈线粗细的选择与牙龈的生物学厚度、健康状况以及龈沟的深度等有关。龈沟较深，牙龈组织相对较厚的健康牙龈，可以选择相对较粗的排龈线；相反，龈沟较浅，牙龈组织薄或受过创伤的牙龈，排龈的程度受限，如果过度排龈有可能造成牙龈组织的不可复性损伤，因此应该选择相对较细的排龈线。另外，如果选择双线法排龈的话，首先应该用相对较细的排龈线（如：000 号排龈线）置于龈沟中，然后再选择相对较粗的排龈线，从而起到有效的排龈效果，而且不至于损伤牙龈组织。

（三）化学药物的选择

辅助用的化学药物也有不同的选择，研究表明硫酸铝钾（明矾）、硫酸铝、氯化铝和肾上腺素对牙龈组织比较安全，不会造成牙龈组织的永久性伤害。然而，对于有心血管疾病的患者，肾上腺素的选择要慎重，因为肾上腺素可以通过牙龈组织被人体吸收。

（四）排龈方法

1. 单线法 牙体预备后，选择合适长度和直径的排龈线，在止血液中浸泡并吸去多余的浸泡液，然后沿着龈缘逆时针方向用排龈器或薄的树脂刀沿牙齿表面纵向往龈沟内压置排龈线，排龈线应该放置 8~10 分钟，以达到有效的排龈效果。然后在注射印膜材前取出排龈线，取出时要重新将排龈线浸湿，以免取出时造成牙龈组织的撕裂出血。在取出排龈线后尽快干燥牙齿表面并将印模材注射到龈缘和牙齿周围，防止牙龈组织反弹。排龈线的留置不要超过 10 分钟，否则有可能造成牙龈的退缩或永久性移位。

2. 双线法　虽然单线技术简单、节约时间，但是在取复杂印模时，双线法更为有效。首先选择直径较小的排龈线，在不浸泡止血液的情况下置于龈沟中，达到初次排龈效果。排龈线的长短应该正好可以包绕基牙一圈。这时候可以根据需要对基牙的颈缘做适当调改，然后选择直径较大的排龈线，浸泡于止血液中，按照上述方法排龈。放置 8~10 分钟后，取出第二次放入的排龈线，留直径较细的排龈线在龈沟内，干燥牙齿，取印模。印模采取后立即取出所有牙龈线。相对单线法来说，双线法排龈效果更好，取印模较为准确。但是缺点在于，排龈需要时间相对较长，而且对于龈沟浅和牙龈组织薄的情况操作比较困难。

3. 间隔排龈法　取多个基牙印模时，有时因为牙齿之间距离近而使有效排龈比较困难，有可能会造成牙龈乳头的过大压力，而发生牙龈乳头吸收，造成黑三角的可能性。有这种顾虑的时候，可以选择隔牙排龈法，取两次印模，最后在试基底冠时，在基底冠全部就位的状态下取全牙列的 pick-up 印模，从而获得包括所有牙齿的工作模型。

4. 浸注排龈法　这种方法是用专用注射头在龈沟内注入 20%硫酸铁止血液，当止血效果得到确认后，再放置在硫酸铁内浸泡过的排龈线，然后取出排龈线后取印模。这种方法的缺点在于，由于硫酸铁对于牙龈有永久伤害的可能性，排龈线不应该留在龈沟内过长时间，一般建议不超过 3 分钟，可能不能有效达到机械排龈的效果。另外，由于硫酸铁有暂时牙龈着色的副作用，在美学区使用要慎重。

5. 无线排龈法　近年来也有新的排龈技术不断推出，比如直接在龈沟内注射一种复合体，复合体在凝聚过程发生膨胀，从而达到排龈的效果。这些试剂的有效成分是 15%~25%的氯化铝，可以起到较好的止血作用，因而对于出血较多而不好控制的区域，有一定的帮助。但是其物理排龈效果有待进一步研究。

二、印模的基本要求及印模材料的选择

制取准确无误的印模是固定义齿修复的关键。印模材料的选择和正确的使用方法、牙龈等软组织的控制以及印模技术对于印模的准确度有着至关重要的作用，直接关系到固定修复体的就位和边缘密合度，从而影响修复体的长期寿命。修复医生应该使用有效而不伤害牙龈组织的排龈技术，针对个体病例采取有效的印模技术，从而获得准确的口腔硬软组织的工作模型。

三、铸造金属全冠的印模制取

（一）托盘的选择

按照制作方法的不同，托盘分为普通托盘和个别托盘。按照制作材料的不同，托盘可分为不锈钢托盘、铝托盘、塑料托盘等。根据覆盖牙列情况，托盘分为全牙列托盘和部分牙列托盘。制作单个磨牙的全冠，并且咬合关系稳定时，可以使用部分牙列托盘制取预备牙的印模，取模区应包括患牙近远中向各至少两个邻牙，并记录咬合关系。多个磨牙全冠或者上下颌咬合关系不稳定时，必须使用全牙列托盘。当使用橡胶类印模材料时，应当使用不易变形的不锈钢托盘。

（二）非橡胶类印模材料的印模制取方法

琼脂藻酸盐印模材料的联合印模：加热琼脂印模材料，同时选择合适的托盘，准备好藻

酸盐，按琼脂厂商说明的温度及加热时间，完成琼脂的加热过程，形成液溶胶。吹干预备体，将适宜温度的琼脂材料注入龈沟内和预备体周围，同时将藻酸盐印模材料放入托盘并且放入患者口中就位，待藻酸盐凝固后，取下印模，检查合格后，灌注工作模型。

（三）硅橡胶印模材料的印模制取方法

取模方法可分为一步法和两步法取印模。

1. 一步法　优点是简便易行，节约时间，获得印模准确，但技术要求高。

方法如下：将混合好的油泥型硅橡胶放入托盘或低流动性硅橡胶注入托盘，同时在预备过的患牙及周围注射高流动性硅橡胶印模材料，然后将托盘就位，一次制取出印模。也可以将混合好的油泥型硅橡胶放入托盘或低流动性硅橡胶注入托盘，直接在口内就位，一次制取出印模。前者因含两种流动性的组分，被称为双组分印模；后者因含有一种流动性的组分，被称为单一组分印模。

2. 两步法　优点是利于多个牙位修复体印模的制取，便于获得龈缘印模，缺点是取两次印模耗费时间，初印模二次就位时易影响准确性。

方法如下：先将混合油泥型硅橡胶放入托盘，并制取初印模，待印模硬固后，用修整刀修去印模中患牙周边 1~2mm 范围的印模材料，以及阻碍印模二次复位的部分，并形成排溢沟，然后放入适量高流动性精细硅橡胶印模材料到修剪过的印模区。同时在预备过的患牙及周围注射高流动性硅橡胶印模材料，再将托盘重新在牙列上就位，印模材料凝固后取出即获得更精细的终印模。

第四节　咬合关系的转移

转移咬合关系是制作铸造金属全冠不可缺少的步骤之一。由于缺牙的数目和位置不同，确定𬌗位关系的难易程度和操作方法也不一样，但必须在模型和𬌗架上准确地反映出上下颌牙的关系，确定正中咬合关系的方法有以下几种。

一、在模型上利用余留牙确定咬合关系

此方法简单易行，适用于少数牙缺失，余留牙的上下𬌗关系正常者。只要将上下颌模型相对咬合，即能看清楚上下颌牙的正确位置关系，用红蓝铅笔在模型的相关位置画线，标出𬌗关系即可作为制作全冠时校对𬌗关系的参考。

二、利用蜡和硅橡胶记录确定咬合关系

在口内仍有可以保持上下颌垂直关系的后牙，但在模型上却难以准确确定𬌗关系者，可用蜡或硅橡胶记录确定。将一到两层宽约 1cm 的软蜡片或硅橡胶置于患者口内的上下颌牙列咬合面，让患者做正中𬌗位咬合，校正无误后，待其变硬，从口内取出后放在模型上，对好上下颌模型，即可获得正确的𬌗关系。

三、利用𬌗堤记录咬合关系

单侧或双侧游离端缺失，每侧缺失两个牙以上，或者上下牙列所缺失的牙无对颌牙相对，余留牙有牙体缺损需修复，但无法直接取得稳定咬合关系时可以在模型上制作暂基托

蜡堤，放入患者口中，嘱其做正中位咬合，取出𬌗堤记录放回到模型上，依照𬌗堤提供的咬合印记，对准上下颌模型即可取得正确的𬌗位关系。

第五节 暂时冠的制作

暂时修复体的功能和作用是暂时修复各种变色牙、牙体缺损及缺失牙的常规修复方法，因最终修复体的制作需要一定时间，不能马上戴入，而这段时间因基牙牙体预备后无邻接、咬合关系，易产生倾斜、伸长、移位等，对于活髓牙还可能会出现牙髓刺激症状甚至是牙髓炎，易影响修复体的就位及密合程度而造成严重不良后果，故必须制作暂时修复体。

一、暂时性修复体的功能和作用

1. 保护作用 保护被制备的活髓牙免受冷、热刺激及酸性等食物的刺激。在局麻下做牙体制备，特别是冠桥牙体切削量大时，若不做暂时冠加以保护，患者将无法正常进食，甚至引起日后牙髓病变。保护被制备的死髓牙，免承受过硬食物的咀嚼力。防止牙龈长入到肩台上，特别是对于肩台位于龈下者，从而防止引起冠桥就位困难。

2. 维持与稳定作用 阻止制备过的基牙移位，包括基牙、邻牙及对颌牙近、远、中向移位和𬌗向移位，这种移位将导致冠桥就位困难和咬合干扰。还具有维持𬌗面、轴面修复间隙，保持牙弓外形，保持组织丰满度，防止牙龈增生，保持咬合关系以及垂直距离稳定性的作用。

3. 恢复功能作用 恢复咀嚼、美观、发音功能。

4. 自洁作用 防止被制备基牙邻面的食物嵌塞，以及由此伴发的牙龈组织退缩和炎症。

5. 诊断信息作用 提供形态、位置和美学等信息。

二、暂时修复体的分类

1. 按照是否在患者口腔内直接做分类 可分为直接法和间接法。

2. 按照材料分类 可分为金属暂时修复体和非金属暂时修复体。包括金属冠（后牙）、非金属冠（前牙或后牙）、成品冠（单冠）和个别制作暂时冠（冠或桥）。

三、制作方法

（一）直接法

1. 成品预成冠成形法

2. 成品树脂牙面成形法

（1）牙齿选择、调改塑料牙面。

（2）调自凝树脂。

（3）基牙与对颌牙涂液体石蜡。

（4）牙面自凝树脂口内成形、做正中咬合。

（5）自凝树脂快凝固时取出（注意自凝树脂的凝固放热）。

（6）调改、试戴、调𬌗。

（7）粘接暂时冠。

3. 印模成形法

（1）牙体预备前取基牙印模。

（2）牙体预备后利用第一步取好的印模，注入调制好的自凝塑料，在口内成形、固化。

（3）调改、试戴、调殆。

（4）粘接暂时冠。

4. 真空薄膜印模直接成型法 牙体预备前先制取研究模型，要求模型边缘无空泡、倒凹及尖锐区域。如果有缺牙间隙，可用成品树脂牙或自凝树脂在模型上缺牙区恢复牙的形态，但不要用蜡。将一片0.2mm厚的树脂薄膜固定在真空压缩成型机的机架上，并逐渐加热烘软，然后将研究模型放在成形机圆盘中，再将烘软的薄膜移至模型上，抽真空压缩成形，制成薄膜印模。牙体预备完成后，将薄膜印模戴入口腔内检查是否合适，由于此薄膜为透明材料，因此亦可检查牙体预备是否足够，将调制好的自凝树脂或双丙烯酸树脂缓慢注入薄膜印模所需牙位中，注意避免气泡。然后将印模置入口中就位，待树脂固化后取出。最后修整、调殆、抛光、暂时粘固。

（二）间接法

间接法的优点是在模型上完成临时冠的制作，制作质量较高，椅旁操作时间短；缺点是操作较复杂，增加就诊次数。主要方法如下。

1. 使用热凝树脂制作 牙体预备前制取研究模型，在模型上按照牙体预备的要求进行预备，可适当减少牙体的磨除量。在模型上制作修复体的蜡型，常规装盒、冲蜡、装胶、热处理，然后开盒、打磨、抛光。在口内试戴、调改、自凝树脂重衬，完成最终的临时修复体。

2. 直接法的各种方法 上述直接法均可用于间接法制作暂时修复体，不同之处在于直接法是在牙体预备后的口内直接操作，而间接法操作是在牙体预备后的模型上进行。间接法制作时，需在模型上的预备牙及相邻牙上涂布分离剂，其余步骤同直接法。口外制作完成的暂时修复体，需要在口内进行试戴、调改、调殆、抛光后，才能暂时粘固于预备牙上。

第六节　铸造金属全冠的制作工艺简介

一、制作可卸模型代型

在制作全冠熔模之前，必须将工作模型做成可卸模型代型。目的是确保制作出的熔模冠边缘与工作模型和预备牙的颈缘线完全吻合，与预备牙密合无间隙，与邻牙有良好的接触关系。

二、熔模制作

在制作熔模前，在工作模型的代型上均匀涂布一层薄薄的间隙涂料，厚度约为20 μm。注意在颈缘附近约1 μm宽的区域，不要涂布，以保证颈缘的精度。间隙涂料为粘固剂预留出间隙，间隙涂料的厚度大约是粘固剂的厚度。在代型上用蜡雕刻出相应的牙体形态后，将做好的蜡的熔模从工作模型上取下来，等待包埋。

三、包埋

包埋是指用包埋材料包埋熔模形成铸型，使其成为具有一定外形，便于熔模料熔化外流、燃烧、挥发、熔化的液体合金注入的铸型腔。

四、铸造

铸造是将金属加热熔化，浇铸入预备好的铸型内成为铸件的过程。

五、铸件的清理与磨光

1. 铸件的冷却。
2. 铸件的清理。
3. 铸件的表面处理。
4. 铸件的研磨前的检查工作、调整邻接关系和研磨。
5. 铸件的抛光。

知识拓展

铸造全冠常用材料

镍铬合金、钴铬合金、18-8 不锈钢、金合金、银合金、铜合金、钯合金、银钯合金、钛合金等。

第七节　铸造金属全冠的试戴和粘固

一、试戴、调整

（一）初步处理

1. **检查全冠完整性**　有无缺损、砂眼、缩孔。

2. **确认在代型上完全就位**　全冠仅边缘与代型接触，其余内表面与代型表面间隙大小为 30~40μm。

3. **调整邻接关系**　在模型上调整邻接关系。

4. **𬌗架上调𬌗**　先调正中𬌗早接触，再调非正中𬌗早接触。

5. **表面处理**　初步抛光外表面，喷砂内表面并且清洗干净。

（二）口内试戴与调磨

1. **问诊**　上次治疗后患牙有无异常。

2. **检查患牙**　牙周检查，活髓牙要查牙髓状态。

3. **清洁患牙**　清洁患牙表面。

4. **人造冠就位**　人造冠内表面与患牙面间隙不大于 50μm，人造冠龈边缘达设计位置、咬合基本合适、就位后稳定无翘动。

阻碍冠就位因素及处理方法：当有过锐的点线角时，要适当调磨。铸造缺陷或者邻接过紧时，要适当磨除。遇到牙龈阻挡时，要去除过长牙龈。

5. 就位后调改顺序

（1）邻接　在人造冠就位的基础上调改。

（2）固位　固位要良好。

（3）边缘密合度　冠边缘与颈缘间要密合。

（4）咬合　患牙能咬紧 13μm 厚的薄层咬合纸。

1）调改正中𬌗早接触：双侧牙同时咬紧，若下颌偏向人造冠一侧，人造冠在上颌调舌尖颊斜面，人造冠在下颌调颊尖舌斜面；若下颌偏向人造冠对侧，人造冠在上颌调颊尖舌斜面，人造冠在下颌调颊尖颊斜面；人造冠在上颌也可能要调舌尖舌斜面，人造冠在下颌可能要调舌尖颊斜面。

2）调改工作侧早接触：设计尖牙保护𬌗者，磨除上牙颊尖舌斜面和下牙颊尖颊斜面早接触点；组牙功能𬌗者，则保留这些接触点，并调改至与尖牙间的接触一致。

3）调改非工作侧早接触：上颌舌尖颊斜面或下颌颊尖舌斜面的早接触点应被消除。

4）调改前伸𬌗早接触：人造冠在上颌调其牙尖的远中斜面，人造冠在下颌调其牙尖的近中斜面；人造冠在前牙，正中咬合时前牙不接触，下牙前伸时前牙有接触。

（5）外形　符合生理要求及解剖特点。

（6）美观　位置、形态、排列、色彩与邻牙及整个牙列协调。

二、粘固完成

（一）抛光

粘固前先将试戴时调磨过的部位，依照初步抛光顺序磨到与其余牙面一致后用湿砂布轮磨光，再用干抛光布轮加上抛光剂高度抛光至镜面样。

金合金用氧化铁抛光剂，其他金属用氧化铬抛光剂。

（二）粘固

1. 理想粘固剂的要求

（1）粘固力强，自身强度高。

（2）不溶于唾液，对牙髓无刺激。

（3）操作简便，流动性强，易于在修复体与预备过的牙体表面间形成薄膜。

（4）修复体粘固后溢出的多余粘固剂容易去除。

2. 不同粘固剂的性质

（1）磷酸锌　抗压强度较高，粘固力很强，对牙髓有刺激，不宜用于活髓牙。

（2）聚羧酸锌　抗压强度低，粘固力较高，对牙髓无刺激。

（3）玻璃离子　有抑菌作用，可释放氟化物，适用于龋易感者。

（4）树脂粘固剂　粘结强度高，不溶于水，分为化学固化、光固化、双重固化。

3. 粘固方法　金属全冠粘固前应先清洗患牙，患牙隔湿、干燥后选择适当的粘固剂，按粘固剂的使用要求，调和后均匀涂布于全冠内表面，将全冠在预备牙上就位，紧咬棉卷加压粘固。粘固剂在凝固前尚有一定的流动性，此时应再次认真检查全冠就位情况，确定冠边缘达到设计位置后，让患者正中咬合。咬紧加压棉卷五分钟左右，待粘固剂凝固，然后清除龈沟内残留的粘固剂。

粘固后应结合患者的主观感受和口内的咬合情况，再次进行调𬌗，粘固后再次检查冠边缘是否光滑，必要时用抛光车针做颈缘抛光处理。并且对患者进行口腔卫生宣教，保持全冠清洁，定期复查。

第八节　修复后可能出现的问题及处理

一、牙髓问题

如果牙髓出现问题，经临床检查、拍片确诊后，必要的情况下要进行牙髓治疗（如根管治疗术）。

二、形态问题

如果在调磨时，导致全冠有损坏（如有漏洞），要重新制作全冠。

三、龈缘问题

如果边缘不密合，要检查两个方面：

第一，要看牙体预备的颈部肩台是否连续。

第二，要看全冠的就位以及边缘高点的问题。如果是修复体缺陷，要重新制作修复体。

四、粘固剂残留

粘固剂未去除干净，导致牙龈炎的发生。要去除多余的粘固剂，必要时局部牙周用药。

五、异种金属导致疼痛

若对颌牙为异种金属，可导致活髓基牙出现疼痛。应及时更换对颌牙的充填材料，换为非金属材料或者同种金属材料，避免微电流的产生。如有牙髓炎症状，应及时进行牙髓治疗。

本章小结

金属全冠是常用于后牙的全冠修复体。本章介绍了铸造金属全冠的定义，适应证和禁忌证，牙体预备的要求、方法及步骤，铸造冠的制作流程，印模的制取，临时冠的制作、试戴与粘固。其中牙体预备的要求、方法及步骤是重点掌握内容。

扫码"练一练"

习 题

一、选择题

1. 以下可以用铸造金属全冠修复的为

A. 残根　　B. 变色前牙　　C. 牙体无足够修复空间者

D. 后牙邻接不良　　E. 对金属不过敏的前牙

2. 金属全冠肩台预备的要求错误的是

A. 以轴壁无倒凹为前提

B. 宽度通常为 0.5~0.8mm

C. 为了保证美观，要设计为龈下肩台

D. 肩台边缘要连续一致，平滑无锐边

E. 肩台一般设计为平龈肩台

3. 铸造金属全冠预备时，𬌗向聚合角是

A. 2°~5°　　B. 6°~10°　　C. 10°~12°

D. 12°~15°　　E. 无任何要求

4. 修复体与牙体的固位力与下列哪项无关

A. 密合度　　B. 接触面积　　C. 粘接剂

D. 聚合度　　E. 是否为活髓牙

5. 患者 26 牙缺失多年，要求做义齿修复。检查：余牙牙冠形态正常，无松动。但咬合紧，𬌗龈距离短，患者适合做哪种修复

A. 铸造金属全冠（固定修复）　　B. 可摘局部义齿

C. 覆盖义齿　　D. 总义齿

E. 即刻义齿

6. 为了避免𬌗创伤，牙体缺损的修复体要求

A. 颌面颊舌径应小于天然牙的 1/2

B. 只要求正中𬌗有接触

C. 颌面颊舌径应等于天然牙的宽度

D. 咬合应有正中𬌗以及非正中𬌗平衡

E. 去除全部骨突

7. 为了使铸造全冠既便于取戴，又能获得良好的固位，牙齿各轴面的预备要求

A. 各轴面完全平行　　B. 向轴方聚合 5°　　C. 向轴方聚合 2°~5°

D. 向轴方聚合 10°　　E. 将牙的最大凸度降在颈缘处

8. 塑料全冠最常用于

A. 前牙永久性修复　　B. 后牙永久性修复　　C. 美学修复

D. 暂时性修复　　E. 固定桥固位体

9. 铸造金属全冠牙体预备提供的颌面间隙一般为

A. 0.8~1.5mm　　B. 1~1.5mm　　C. 1.5~2.0mm

D. 2.0~2.5mm　　E. 2.5~3.0mm

10. 制作铸造金属全冠常用的金属材料有

A. 金合金　B. 钴铬　C.18-8 不锈钢

D. 镍铬合金　E. 以上材料全部正确

11. 对于殆龈距离短，牙体小，轴壁缺损大，牙为天然牙，殆力大，牙周支持组织差的患牙，进行铸造全冠设计，以下说法不正确的是

A. 全冠边缘设计到龈缘以下

B. 适当减小殆面面积

C. 将殆面磨平

D. 适当加深食物排溢沟

E. 如果为固定桥，注意两端固位体的殆力平衡

12. 对于固位力差、殆力大的患牙进行铸造金属全冠修复，可做下列哪些处理

A. 使用高强度的树脂类粘接剂

B. 全冠粘接前做喷砂电解蚀刻处理

C. 适当缩窄颊舌径

D. 以上都不对

E. 以上说法全对

13. 全冠邻面牙体预备应达到的要求是

A. 消除患牙邻面的倒凹

B. 与邻牙完全分离

C. 形成协调的戴入道

D. 预备出全冠修复材料所需要的邻面间隙

E. 以上说法全正确

14. 增强铸造金属全冠固位力的方法有

A. 在殆面制备针道　B. 轴壁制备轴沟

C. 降低牙尖高度　D. 降低牙尖斜度

E. 以上措施都正确

15. 下列有关铸造金属全冠颈部预备的说法中不正确的是

A. 肩台 0.5~0.8mm　B. 肩台连续

C. 边缘一致、平滑　D. 预备前进行缩龈

E. 无倒凹为前提

16. 龈下边缘的主要缺点是

A. 有导致牙龈退缩的风险　B. 固位不好

C. 不够美观　D. 边缘不密合

E. 以上都不是

17. 与全冠咬合面形态设计无关的因素是

A. 固位因素　B. 抗力因素

C. 牙周情况　D. 邻牙颌面形态

E. 牙颌面形态

18. 下列情况，不适宜进行铸造金属全冠修复的是

A. 后牙存在低殆、邻接不良、牙冠短小、位置异常、牙冠折断或半切术后需要以修复体恢复正常解剖外形、咬合、邻接及排列关系者

B. 后牙固定义齿的固位体

C. 后牙隐裂，牙髓活力未见异常，或者已经牙髓治疗无症状者

D. 牙周固定夹板的固位体

E. 对美观要求比较高的患者

19. 患者男，45 岁，26 牙经牙体科治疗后，想做全冠保护。经检查 26 牙远中颌面大面积水门汀充填体，松（–），叩（–），牙周袋（–），X 线片示根管充填术后，根尖无明显阴影。咬合过紧，修复空间过小，该患者应该选择什么冠修复

A. 铸造金属全冠　　B. 全瓷冠

C. 烤瓷熔附金属全冠　　D. 桥体修复

E. 全口义齿修复

二. 简答题

1. 铸造金属全冠牙体预备步骤？

2. 固定修复体修复时正确恢复轴面形态有何生理意义？

第六章

烤瓷熔附金属全冠

学习目标

口腔医学专业：

1. 掌握 烤瓷熔附金属全冠的定义、适应证和禁忌证；金－瓷结合机制；金－瓷冠的设计与牙体预备。

2. 熟悉 烤瓷熔附金属全冠修复后可能出现的问题及处理。

3. 了解 烤瓷熔附金属全冠的制作工艺。

4. 能够进行烤瓷熔附金属全冠的牙体制备及试戴与粘固。

5. 具有尊重和保护患者权利的素质以及关爱患者的意识。

口腔医学技术专业：

1. 掌握 烤瓷熔附金属全冠的定义；金－瓷结合机制；烤瓷熔附金属全冠的制作工艺。

2. 熟悉 金－瓷结构的设计；烤瓷熔附金属全冠的牙体预备。

3. 了解 烤瓷熔附金属全冠修复后可能出现的问题及处理。

扫码“学一学”

案例分析

【案例】

女性，38 岁，要求修复门齿，来诊。

专科检查：患者全口卫生状况良好，11 冠折 2/3，咬合紧，叩痛（－），无明显松动。牙片示已行完善根管治疗，恰充。

【讨论】

1. 此病例应给予何种修复治疗方案？

2. 如何进行临床修复？

扫码“看一看”

第一节 概 述

烤瓷熔附金属全冠（porcelain-fused-to-metal，PFM）也称金属烤瓷冠或金瓷冠，是由低熔烤瓷粉在真空条件下熔附到铸造金属基底冠上形成的金－瓷复合结构修复体。由于它是先用合金制成金属基底，再在其表面覆盖与天然牙相似的低熔瓷粉，在高温真空烤瓷炉中烧结、熔附而成，因而金瓷冠兼有金属全冠的强度和全瓷冠的美观。

一、烤瓷熔附金属全冠的适应证与禁忌证

（一）适应证

1. 因龋坏或外伤等造成牙体缺损较大，而充填治疗无法满足要求的患牙。

2. 因氟斑牙、四环素着色牙、锥形牙、釉质发育不全等，不宜用其他方法修复或患者要求美观而又永久性修复的患牙。

3. 根管治疗后经桩核修复的残根残冠。

4. 烤瓷固定桥的固位体。

5. 不宜或不能做正畸治疗的前后错位、扭转的患牙。

6. 牙周病矫形治疗的固定夹板。

（二）禁忌证

1. 青少年恒牙因尚未发育完全，牙髓腔宽大者。

2. 牙体过小无法取得足够固位形和抗力形者。

3. 对前牙美观要求极高者。

4. 患者严重深覆合、咬合紧，在没有矫正而且无法预备出足够的间隙者。

5. 对金属过敏者。

6. 有夜磨牙症者。

7. 身心无法承受修复治疗或不能配合治疗者。

二、烤瓷熔附金属全冠的基本结构与材料

（一）基本结构

烤瓷熔附金属全冠是由低熔烤瓷粉在真空条件下熔附到铸造金属基底冠上形成的金 - 瓷复合结构。金属结构最常见的制作方法是铸造，但也有利用电沉积原理将纯金离子沉积在石膏代型上形成纯金基底，后者因成本昂贵使用不是很普遍，本教材不做详细介绍。瓷结构是将瓷粉与水或者其他液体混合形成瓷粉糊，然后致密堆积在金属基底上，吸干水分后将金属和瓷外层结构一起置于烤瓷炉内，真空下烧结完成。金属和瓷层结构的分布及厚度可大致描述（图 6–1）。

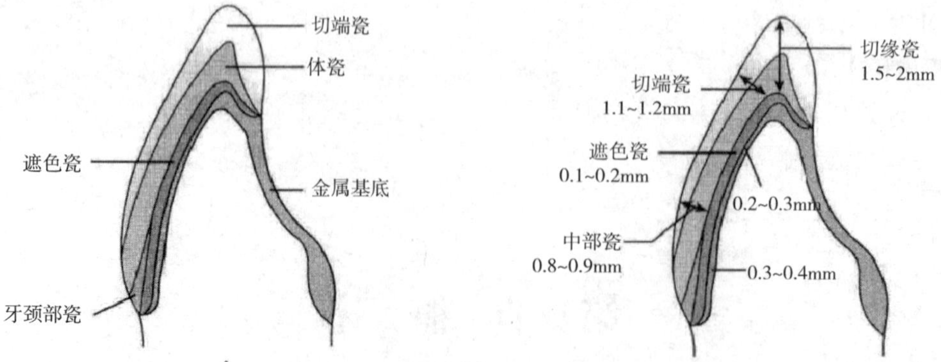

图 6–1　烤瓷熔附金属全冠结构示意

（二）制作材料

制作烤瓷冠的材料包括瓷材料和金属材料（烤瓷合金）。

1. 瓷材料　瓷材料又可分为遮色瓷、牙本质瓷、牙釉质瓷等。

（1）遮色瓷　是直接与金属接触的瓷层，它既要将金属颜色遮住，又必须考虑到与牙体部瓷颜色的一致性。遮色瓷层是决定金－瓷结合的关键瓷层。

（2）牙本质瓷　在遮色瓷表面覆盖的相当于天然牙本质部分的瓷，又称体瓷。它是金属烤瓷冠的基本颜色，是再现牙本质色泽的半透明瓷层。

（3）牙釉质瓷　相当于天然牙牙釉质的瓷。在牙本质瓷完成后其表面涂上的能够再现牙釉质透明特点的，几乎没有什么颜色的瓷层。

（4）其他　如牙颈部瓷、切端瓷、模仿折裂纹、着色区瓷等均是为了达到逼真效果的瓷材料。

2. 烤瓷合金　大体上，可以将烤瓷用合金分为三大系列：贵金属系（Au–Pt）半贵金属系（Ag–Pd）及非贵金属系（Ni–Cr 或 Co–Cr）。根据组成成分的差异，贵金属系合金又包括含金（Au）量在 88%以上的合金和含金量在 50%左右的合金。含金量为零的银钯类合金及钯合金属于半贵金属系。在这些合金中，含金量 88%以上的合金常被临床和实验研究采用，但由于黄金价格昂贵，具备良好机械性能的镍铬合金也常常被用于烤瓷冠的制作。镍铬（Ni–Cr）系列的合金具有良好的机械性能，然而合金中的高含量的铬（Cr）使得合金极易发生氧化，并在合金表面形成一层氧化薄膜。与薄而致密的贵金属系列合金的氧化膜相比，镍铬合金的氧化膜显得较厚，这层厚氧化膜的存在使金瓷结合受到影响。有人提出，镍铬合金所做的前牙烤瓷修复冠崩瓷与这层过厚的氧化膜相关。因此，有评论认为镍铬合金没有达到金属结合的基本要求。所以，含金量在 50%左右的金合金及银－钯系列的合金（即半贵金属合金系列）的应用逐渐普及。

银－钯系列合金与含金量 88%以上的金合金相比，具有的明显优点是：机械强度高。在与瓷烧结时，其金属表面也能像金合金一样，可形成以 SnO_2、In_2O_3 为主要成分的金属氧化物，因此可获得较好的金瓷结合。然而银钯系列合金（Ag–Pd）因银成分的存在，可引起瓷体变色。因此不含银的高钯合金正在研究开发中，并期待这种合金能够达到不使瓷体变黄的效果。

另外，对于非贵金属系列合金，不含 Ni 元素的钴铬（Co–Cr）合金逐渐被采用。特别是最近有关于 Co–Cr 合金对瓷有非常好的湿润性的报道，当合金中添加了钛元素成分可在金属表面形成致密可靠的氧化膜。纯钛作为烤瓷金属基底也在临床被采用。

（三）制作材料要求

烤瓷熔附金属全冠兼有金属的强度和瓷的美观，但如果金属与瓷的界面结合不良或形态设计不合理，会造成瓷层破裂或脱落；色泽调配不当、修饰不良或牙颈部处理不当，会引起烤瓷修复体美观问题等。临床上遇到的失败病例，往往涉及烤瓷材料的生物学匹配、金瓷匹配和色彩学匹配这三个方面。其中金瓷匹配是影响修复体成功的关键因素之一。因此，对烤瓷合金和瓷粉应有如下要求。

1. 烤瓷合金与烤瓷粉应具有良好生物相容性，符合口腔生物医学材料的基本要求。

2. 两种材料应具有适当的机械强度和硬度，在正常𬌗力和功能情况下不致变形和磨损。烤瓷合金应具备较高的弹性模量，铸造性能好，收缩变形小，并具有良好润湿性，以便与瓷粉牢固结合。

3. 两者的化学成分应各含有一种或一种以上的元素，在烤瓷炉熔融时发生化学变化，促使两种材料能紧密地结合成为一个整体，实现化学结合。

4. 烤瓷合金与烤瓷粉的热膨胀系数应在一定的范围内严格匹配。

5. 烤瓷合金的熔点应大于烤瓷粉的熔点。烤瓷合金熔点范围为 1150~1350℃。烤瓷粉采用低熔瓷粉，其熔点为 871~1065℃。合金的熔点必须高于瓷粉的熔点 170~270℃，以保证在金属基底上熔瓷时不发生金属基底熔融或变形。

6. 烤瓷粉的颜色应具有可调配性，且色泽长期稳定不变。

三、金－瓷结合机制

认识金－瓷结合机制和使用材料的要求是实现烤瓷修复的基础。

（一）金瓷结合的理论

1. 金－瓷界面残余应力 是烤瓷合金与瓷在烤瓷炉内冷却到室温时，永久保留在材料内部及界面上的应力。这种应力大到一定程度会引起瓷层破坏。在金属烤瓷修复体制作过程中，金瓷结合界面要经历炉温－室温间大温差的变化。因此，金属－瓷材料的热膨胀系数（coefficient of thermal expansion，CTE）的匹配性是十分重要的。

2. 金－瓷结合机制 烤瓷合金与瓷之间的结合力可高达 397.0~632.7MPa。其主要由三种结合力组成：即化学结合力、机械结合力、范德华力。

（1）化学结合力 烤瓷合金在预氧化处理过程中表面会形成一层氧化膜，该氧化膜与瓷产生化学结合，是金－瓷结合力的主要组成部分（占 52.5%）。

（2）机械结合力 金－瓷结合面上经过氧化铝喷砂处理后，会产生一定程度的粗糙面，这既增加瓷粉对烤瓷合金的润湿性，又增了接触面积，也大大提高了机械结合力（占金－瓷结合力的 22%）。

（3）范德华力 从理论上分析，烤瓷合金与瓷之间熔融结合后，会产生紧密贴合后的分子间的引力，即范德华力，该力在二者结合中起多大作用有待进一步研究证实。

（二）金－瓷结合的重要影响因素

1. 界面润湿性的影响因素 金－瓷结合的润湿性，是瓷有效而牢固熔附到金属表面的重要前提。影响这一性质的可能因素有：①金属表面的污染；②合金质量差，基质内含有气泡；③铸件内混入气泡；④金－瓷结合面预氧化排气不正确等。

2. 金－瓷热膨胀系数的影响因素 金属和瓷粉的热力学匹配性即热膨胀系数，涉及界面残余应力的大小，是瓷裂和瓷层剥脱的重要原因。

影响热膨胀系数的主要因素有：①烤瓷合金和瓷材料本身的热膨胀系数值匹配不合理，或使用不匹配的产品；②产品自身质量不稳定；③瓷粉调和或铸瓷时污染；④烧结温度、升温速率和烧结次数变化，如增加烘烤次数，可提高瓷的热膨胀系数；⑥环境温度的影响，如修复体移出炉膛的时间，炉温、室温温差大小、冷却速度等。

第二节 烤瓷熔附金属全冠金－瓷结构的设计

金－瓷修复时瓷覆盖面、金属基底冠、颈缘、合面和邻面的设计是保证金－瓷冠修复质量和成败的关键步骤。良好的设计应根据患者口腔的具体条件和金－瓷冠结构特点进行。

一、瓷覆盖面的设计

金－瓷冠全冠瓷面覆盖有两种设计形式，即全瓷覆盖和部分瓷覆盖。

1. 全瓷覆盖　金属基底表面全部为瓷覆盖。适用于咬合关系正常的前牙。上下前牙咬合接触应距金瓷衔接线 2mm 以上，以保证瓷层不致因殆力而破碎。

2. 部分瓷覆盖　金属基底的唇颊面用瓷覆盖，而殆面及舌面暴露出金属。适合于咬合紧、覆盖小、殆力大的前牙或作为固定桥的固位体。

二、金属基底冠的设计

金属基底冠是瓷层的支架，具有传递殆力及固位作用，同时还涉及美观，咬合及金瓷结合质量。其设计要求如下。

1. 以全冠形式覆盖患牙牙冠表面，能提供足够固位。

2. 金属基底部分应具有一定厚度和强度、通常要求贵金属基底厚度为 0.3~0.5mm；非贵金属基底最低厚度为 0.5mm，而且应为瓷层提供适当空间，保证瓷结合强度和美观。

3. 金属基底表面形态要求无尖锐棱角、锐利边缘、各轴面呈流线型，以免出现应力集中破坏金瓷结合。

4. 尽可能保证瓷层厚度均匀，避免厚度突变。

5. 颈缘处连续光滑，无毛边。

三、金－瓷结合部的设计

1. 金－瓷结合部的位置要求避开咬合功能区，以防止发生瓷裂。

2. 金－瓷结合部的位置要求避开直接暴露于唇颊侧，以免影响美观。

3. 保证瓷层有足够厚度，避免锐角引起应力集中，有利于金属肩台承受瓷层传导殆力。

四、冠边缘的设计

按冠边缘与龈边缘的关系可分为龈上冠边缘、龈下冠边缘和平牙龈冠边缘。按照金瓷结构分为三种形式：金属颈环、瓷颈环和金瓷混合颈环。这些不同的设计形式均有各自的适应证和制作要求。

1. 瓷颈环　又称全瓷颈缘，优点是美观，不会因金属氧化而出现氧化物龈染色或透金属色。适用于前牙，前磨牙唇颊侧龈沟浅，要求不显露金属的患者。瓷颈环要求颈部肩台宽度在 0.8mm 以上，以保证瓷层的厚度。

2. 金属颈环　又称金属颈缘，优点是密合性和强度均较好，不易发生瓷裂。但是显露金属不美观。适用于后牙及前牙舌侧全瓷覆盖型金瓷冠。金属颈环通常设计成 0.5mm 宽的肩台，1.0mm 的殆龈高度，以保证冠边缘的强度。

3. 金瓷混合颈环　在牙体能保证足够的肩台厚度、金瓷冠的颈缘位于龈沟内时常采用此设计，既保证美观，又确保瓷层有足够的金属支撑。此设计要求颈部肩台有足够的宽度，否则会因冠边缘厚度不足、瓷层过薄而出现遮色瓷外露、透明度差、金属色外露出现暗灰色冠边缘、非贵金属的氧化物龈染色等并发症。因此，设计为金瓷混合颈环要求金属基底冠采用贵金属、有牙龈退缩倾向者慎用此设计。

考点提示　烤瓷熔附金属全冠的设计。

第三节　烤瓷熔附金属全冠的牙体预备

一、牙体预备形态的基本要求

牙体预备是实现设计、体现修复学原则、制作合格烤瓷熔附金属全冠的基础，也是关键的临床技术操作。牙体预备的目的是开辟修复设计中要求的材料、咬合和美观所必要的间隙。牙体预备技术操作中应遵守口腔修复的基本原则。

烤瓷熔附金属全冠牙体预备的基本要求与方法类似于铸造全冠和全瓷冠。在达到一般牙体预备的基本要求基础上，还应根据不同设计进行牙体预备，基本要求和方法如下：

1. 前牙牙体预备的要求　前牙牙体预备一般应达到如下要求（图 6–2）。

（1）切缘　切缘预备出 1.5~2.0mm 间隙，上前牙切缘预备成与牙长轴呈 45° 且向腭侧形成小斜面，下前牙切缘要求同上牙，但切缘斜面斜向舌侧。近远中方向与牙弓平行。

（2）唇面　除颈缘外，从牙体表面均匀磨除 1.2~1.5mm 的牙体组织，但牙冠切 1/4 向舌侧倾斜 10°~15° 保证前伸殆不受干扰，并在牙冠唇面切 1/3 磨除少许以保证切缘瓷层厚度和透明度。

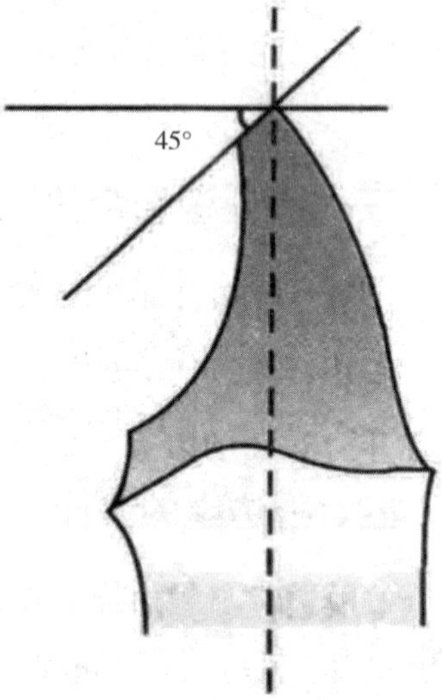

图 6–2　前牙切缘部牙体预备

（3）邻面　除去邻面倒凹，预备出金 – 瓷修复间隙保证颈部肩台预备外，还应保持邻面适当的切向聚合度 2°~5°。一侧邻面切割量通常前牙为 1.8~2.0mm 以上，下前牙为 1.6~1.0mm。但有时牙冠的近远中径较小时，也可设计成邻面无瓷覆盖，在颈部预备出 0.35~0.5mm 肩台，并保持肩台以上无倒凹，切向聚合 2°~5°。此种情况下邻面可相应减少切割量。

（4）舌面　若设计舌侧不覆盖瓷，只预备出金属的修复间隙并保证颈部肩台及肩台以上无倒凹；若设计金瓷层覆盖，则要求在保证金属厚度的基础上增加瓷层的空隙。通常舌侧预备均匀磨除 0.8~1.5mm。但颈 1/3 部应保持 2°~5° 切向聚合的颈圈，以增加全冠的固位力。

（5）唇面颈部肩台　修复体的边缘一般放在龈下 0.5~0.8mm 的位置。金 – 瓷冠特别重视美观性，边缘形态要在考虑到会话、微笑时能见到的范围，龈缘的厚度和颜色，牙的部位等条件下选择：肩台型、斜面肩台、斜面型、浅凹型、浅凹 – 斜面型等形式（图 6–3）。

1）肩台型：肩台与长轴呈直角，这种形态磨切牙体组织较多，但颈部瓷较厚，故能恢复美观。对美观要求较高的人，用瓷形成颈缘能达到理想的效果，但与其他各型相比，边缘适合性稍差。

2）斜面肩台：在肩台的外缘形成45°~60°的0.3mm左右的小斜面，可以提高边缘适合性，这种方式不能形成瓷颈缘。

3）斜面型：与牙长轴形成135°~150°的斜面，这种方法磨切牙体组织较多，但边缘密合性好。

4）浅凹型：肩台型或斜面肩台是带角度的面与轴相交，并形成台阶，而此型是浅凹形肩台与轴面呈斜坡移行过渡，边缘适合性好。金－瓷冠唇面的浅凹是深浅凹型。

5）浅凹－斜面型：深浅凹的外侧形成斜面，边缘适合性好，但形成困难，实际中并不采用。

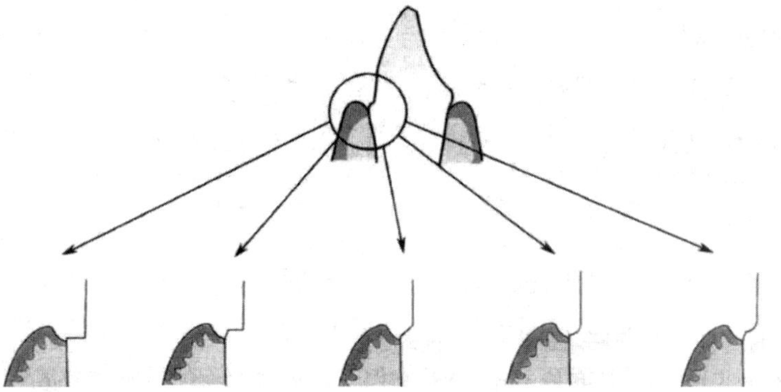

图6–3　颈部肩台类型

2. 后牙牙体预备的要求　后牙烤瓷熔附金属全冠牙体预备的要求与铸造全冠及前牙烤瓷全冠相近。应按照设计满足固位、金瓷修复材料空隙和美观方面的要求。前磨牙殆面通常设计为瓷覆盖，故殆面降低厚度2.0mm，磨牙视患者要求或美观需要或为瓷覆盖或为部分瓷覆盖，少数情况下也可设计成瓷颊面，根据修复设计降低牙殆面的高度也不同。颊侧实现颈缘肩台0.8~1.0mm，舌、邻面0.7~1.0mm。殆面在正中、前伸殆、侧殆时各牙尖嵴和斜面，特别是功能尖应保证足够的修复间隙。

二、牙体预备的基本步骤

1. 牙体预备前的准备工作

（1）进行牙体预备前，对待修复的烤瓷熔附金属全冠设计及牙冠各部分预备量和边界有一明晰的概念。因牙体切割后不可逆转，因此预备的量、方法、顺序应严格而周密，做到心中有数。

（2）椅位调整好，手机、车针的型号、规格、数量等应准备好，保证达到牙体预备的标准。

（3）为保证活髓牙牙体预备时无痛操作，提高工作效率，减轻患者不适，牙体预备前应在患牙颊舌侧黏膜返折处实施局部浸润麻醉法；也可行患牙龈沟内以专用压力牙科注射器注射局麻药液，前牙在唇舌沟各1针，后牙在颊侧近远轴面角处及舌侧龈沟内共3针，每针0.2ml，数分钟后即可开始牙体预备。

（4）为保证牙颈部肩台预备得更准确和取得高质量的印模，可用专门含龈收缩剂的排龈线预先置于沟内，借助药物及机械压迫作用使龈沟敞开（图6–4）。

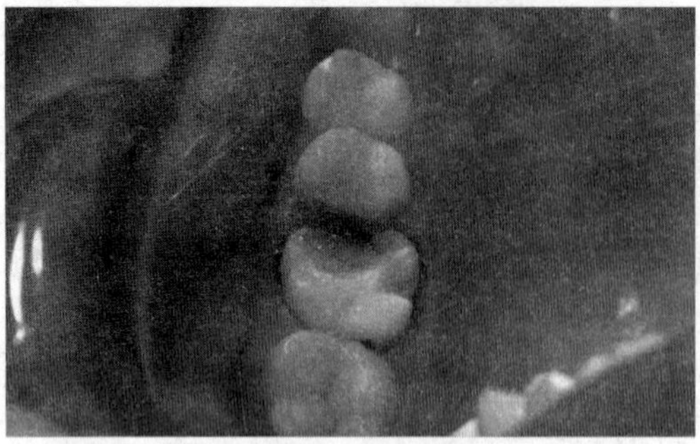

图 6-4　排龈图

2. 基牙的预备步骤　烤瓷修复基牙预备方法和步骤与金属全冠基本相似，但因为烤瓷冠的厚度比金属冠要厚，所以基牙预备量更大、肩台预备要求更高。下面以上颌中切牙为例。前牙金瓷冠牙体预备分为五个主要步骤：预备引导沟、磨切切端、磨切唇面、磨切邻轴面及舌面、精修完成。

（1）预备引导沟

1）唇面引导沟：用蓝标平头柱状金刚砂车针在唇面预备三条引导沟，深度约为 1.3mm，一条在唇面的中央，另两条约位于近中及远中线角的位置（图 6-5）。按照正常前牙的牙面解剖外形，这些沟均应在两个面内：平行于牙体长轴的颈部面和方切端面。如果仅依照颈部一个平面制备引导沟，则将会导致切端面磨切量不足，造成修复体切端面前突，覆盖其上的瓷层薄、色彩差。如果仅依照切端面一个平面制备引导沟，则会造成颈部面和切端面交界部位的磨切过大，而接近牙髓。

2）切端引导沟：在制备颈部面及切端面前或后磨切切端引导沟均可。用蓝标平头或鱼雷状金刚砂车针在前牙的切端预备三条 1.8mm 深的沟，可用牙周探针检查沟的深度。制备时，金刚砂车针在前牙上的位置应与牙体长轴垂直（图 6-6）。

3）颈部面及切端面：用蓝标平头或鱼雷状金刚车针形成颈部面及切端面。切端面引导沟通常可以从切端延展到牙面的 1/2~2/3。颈部面引导沟一般平行于牙体长轴。体积小的牙齿近颈缘处的沟可适当浅些（图 6-7）。

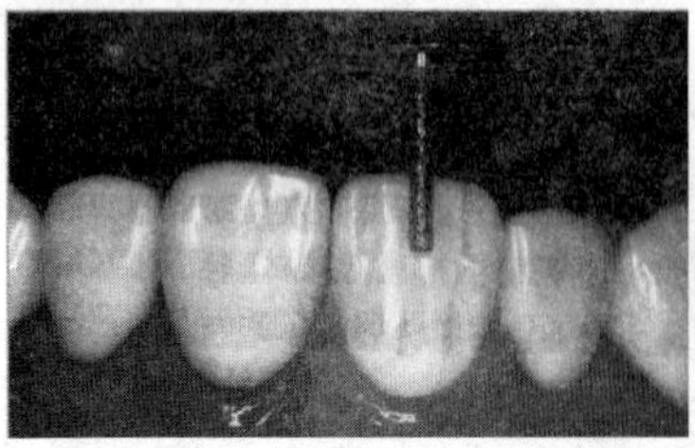

图 6-5　制备引导沟

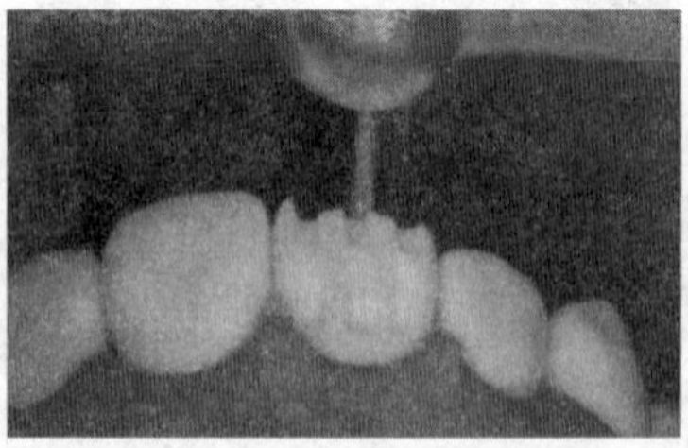

图 6-6　磨切切断引导沟

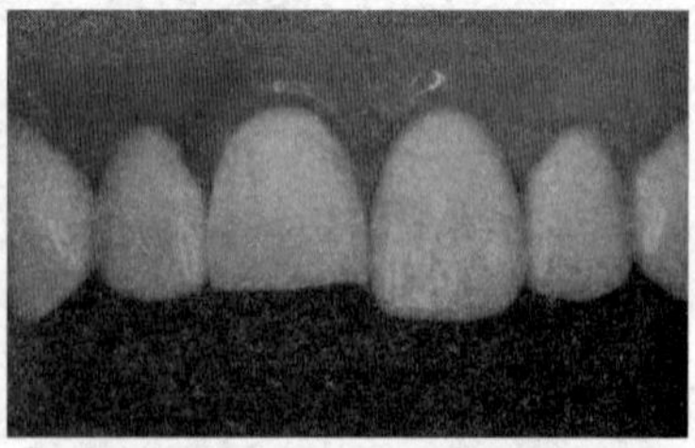

图 6-7　形成颈部面及切端面

（2）磨切切端　切端的预备应在前牙切缘产生 2mm 间隙，以保证修复材料的厚度，使切端瓷具有透明度。上前牙切端形成向舌侧倾斜 45° 的切斜面（图 6-8）。

（3）磨切唇面

1）磨除沟间的牙体组织：用蓝标平头或鱼雷粗颗粒的金刚砂车针磨切，唇面至少需要备出 1.2mm 间隙，能备出 1.5mm 最好，初步形成浅凹形肩台。

2）制备颈缘肩台：局麻下排龈，用红标或黄标圆头状金刚砂车针备出浅凹形肩台，肩台宽约 1mm（图 6-9）。最好从邻间龈顶向唇面中央备肩台，以免损伤上皮附着，注意不可残留无基釉。最合适的唇面颈缘肩台的位置应在游离龈内，但影响位置的因素有以下几个方面：所选择的金瓷修复体类型，患者的美观期望和术者的喜好。

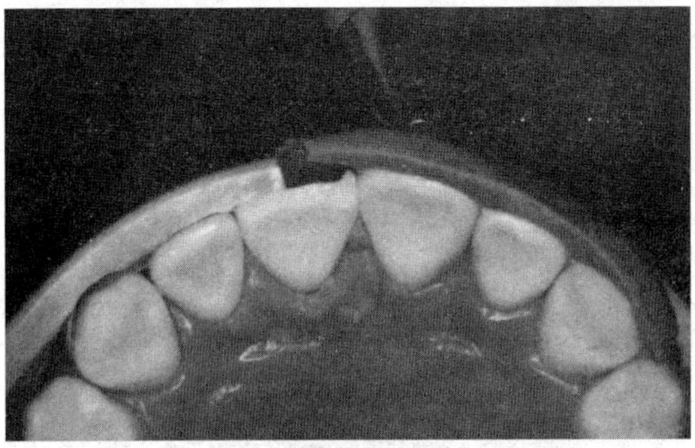

图 6–8　切端形成的切斜面

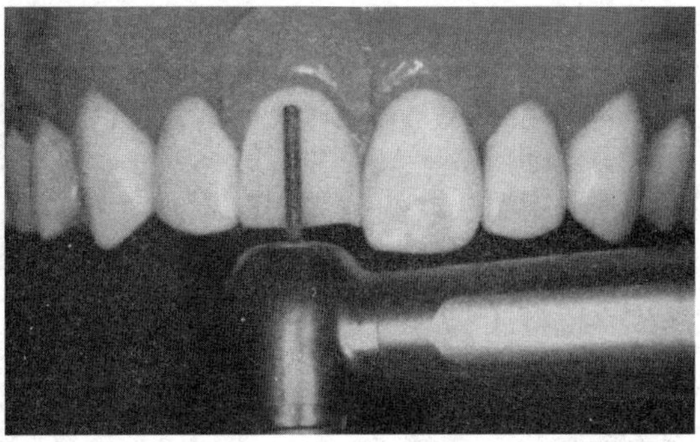

图 6–9　制备颈缘形成浅凹形肩台

（4）磨切邻轴面及舌面

1）用蓝标细长鱼雷状金刚砂车针平行于修复体脱位道预备邻轴面和舌轴面。两邻轴面轴壁方向切向聚合 2°~5°（图 6–10）。

2）通过口镜的反光镜像，用蓝标鱼雷状金刚砂车针制备平行于唇颈部面的舌隆突至龈缘的定位沟（图 6–11），用红标或黄标鱼雷状金刚砂车针，从沟的位置沿着舌轴面向邻轴面进行磨切。

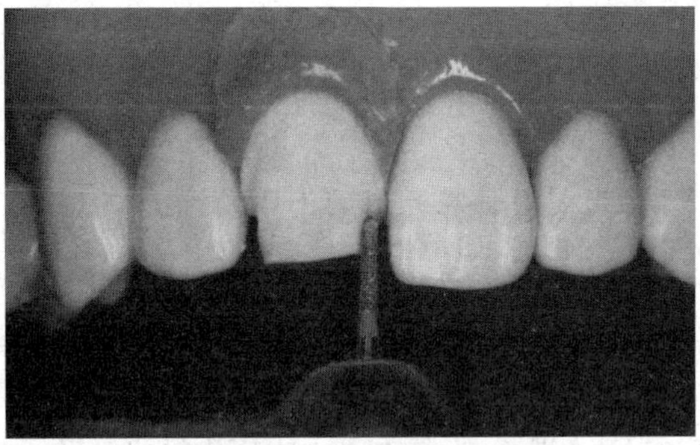

图 6–10　制备邻轴面和舌轴面

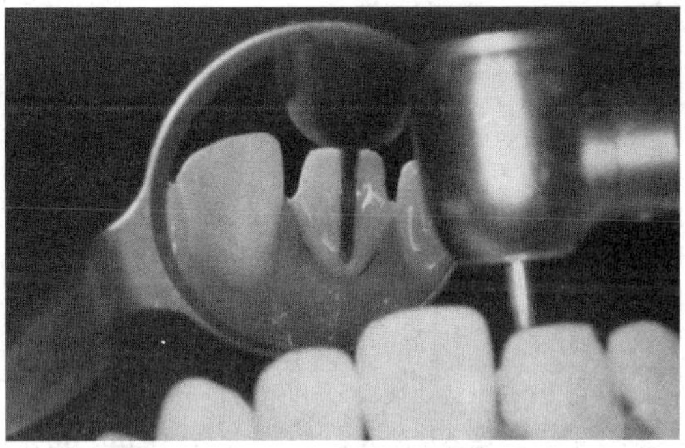

图 6–11　制备舌隆突定位沟

3）当舌轴面预备完成后，将它与邻轴面肩台相连续（图 6–12）。初预备邻面时可用长的细金刚砂车针磨切，待间隙拓展开后，在舌侧及邻面颈缘用圆头状或鱼雷状金刚砂车针备出明显、光滑和连续的 0.5mm 宽的凹形（图 6–13）。

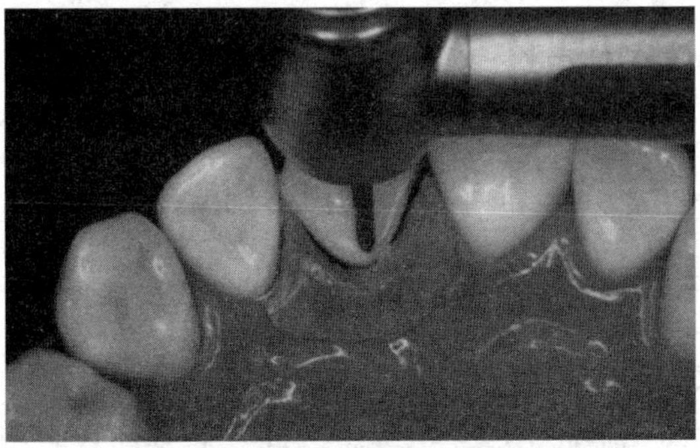

图 6–12　将舌轴面与邻轴面肩台相连续

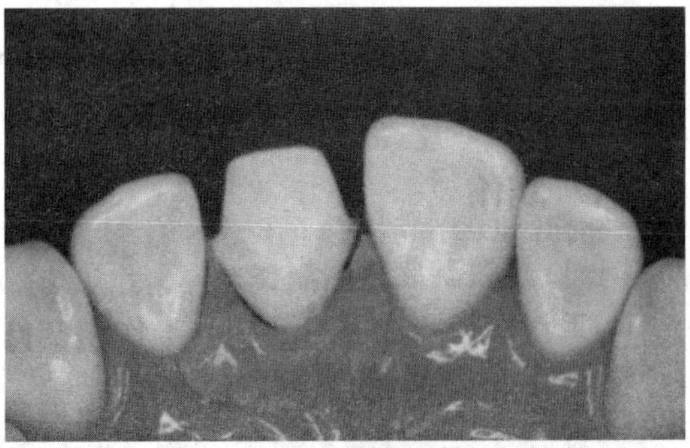

图 6–13　颈缘形成光滑和连续的凹形

4）用圆头状或鱼雷状金刚砂车针在舌侧窝备出一条或多条 1mm 深的引导沟，再用红标成黄标火焰状金刚砂车针，参照沟的深度预备舌面（图 6–14）。

（5）精修完成　线角应圆钝，完成的各个面应没有明显的金刚车针磨切的痕迹。磨光应使用低速手机和颗粒细、直径大的金刚砂车针，最后用橡胶轮磨光预备的各面（图6–15）。

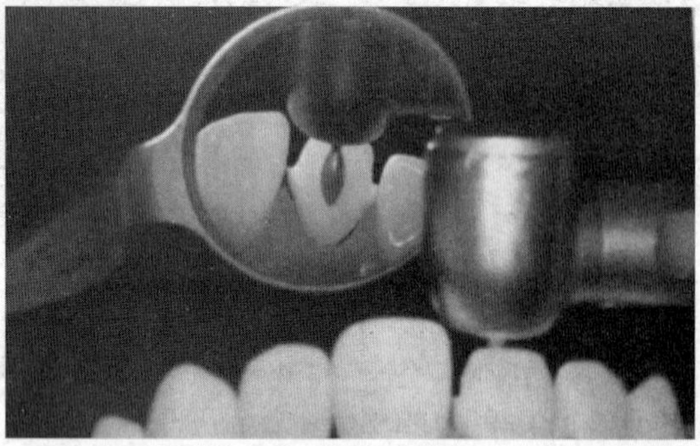

图6–14　预备舌面

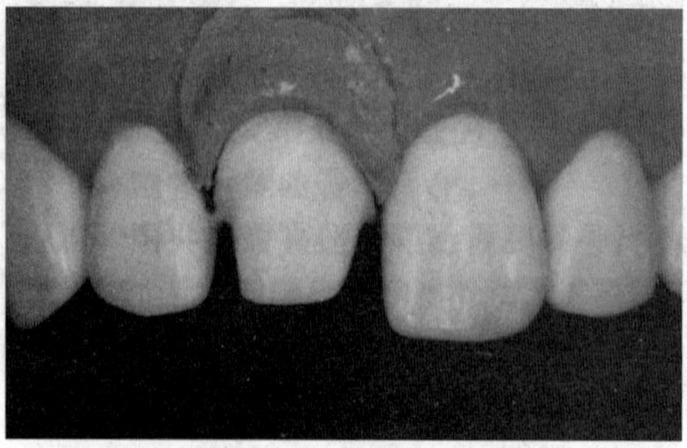

图6–15　磨光唇侧预备面

考点提示　烤瓷熔附金属全冠的牙体预备。

知识拓展

基牙边缘和牙龈的关系

当前关于将基牙的边缘设计在牙龈的下方，还是设计在牙龈的上方的讨论，还未得出结论。如果把基牙的边缘设计在牙龈以上，对于视觉的直观性、印模采集，以及术后牙周组织的维护都有好处。有报道对修复体的边缘设计在牙龈上、齐牙龈以及在牙龈下这3种设计，共计389个病例进行了10年临床追踪，对牙周组织的状态进行了调查。结果显示：牙龈指数（gingival index，GI）随修复体边缘设计在牙龈的上方、等高以及在牙龈下方而变差。而且也报道了将修复体的边缘设计在牙龈上方、齐牙龈和牙龈下方并不会影响基牙继发龋发生率。

第四节　印模的制取、暂时冠的制作和咬合关系的转移

一、印模的制取

（一）印模材料的选择

用于固定修复的印模材料主要包括弹性橡胶印模材料、藻酸盐印模材料和琼脂印模材料。硅橡胶及聚醚橡胶弹性好、精度高、变形小、流动性好，是理想的固定修复印模材料。根据材料的流动性不同，橡胶印模材料分为高流动性、中流动性、低流动性及油泥型橡胶。临床上不同类型橡胶印模材料的配合应用，可以获得精细的印模。琼脂印模材料与藻酸盐印模材料的联合使用，也可获得较精确的印模。而单纯的藻酸盐印模材料因其表面清晰度

和尺寸稳定性较差，只能用于研究模型的制取。

（二）印模方法

1. 托盘的选择　按照制作方法的不同，托盘分为普通托盘和个别托盘。按照制作材料的不同，托盘可分为钢托盘（有孔或无孔）、铝托盘等。根据覆盖牙列情况，托盘分为全牙列托盘（图 6–16）和部分牙列托盘（图 6–17）。制作单个磨牙的全冠、咬合关系稳定时，可以使用部分牙列托盘制取预备牙的印模，取模区应包括患牙近远中向各至少两个邻牙，并记录咬合关系。多个磨牙全冠或者上下颌咬合关系不稳定时，必须使用全牙列托盘。当使用橡胶类印模材料时，应当使用不易变形的钢托盘。

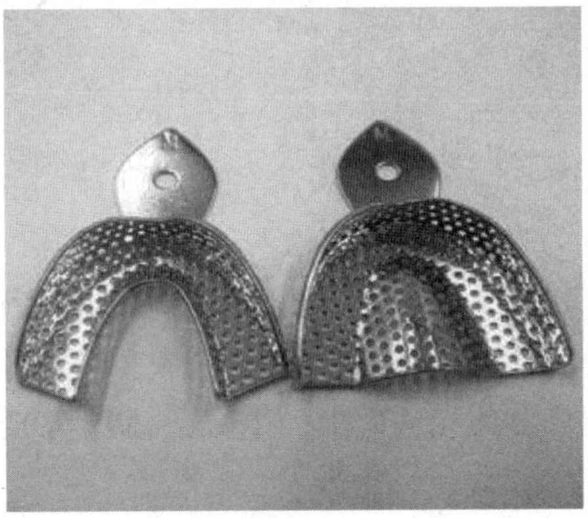

图 6–16　全牙列托盘

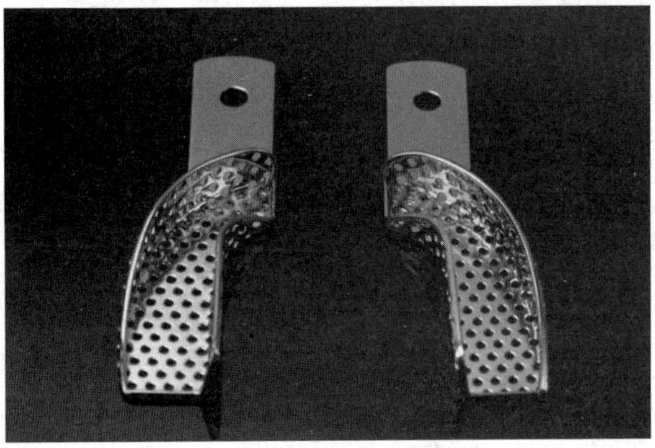

图 6–17　部分牙列托盘

2. 非橡胶类印模材料的印模制取方法　琼脂与藻酸盐印模材料的联合印模：加热琼脂印模材料，同时选托盘，准备好藻酸盐。按厂商说明的温度及加热时间完成加热过程形成溶胶，取出装入注射器内备用。同时吹干预备体，将适宜温度的琼脂材料注入龈沟内与预备体周围，同时将藻酸盐放入托盘，在口中就位，待藻酸盐凝固后取下联合印模，检查合格后灌注工作模型。

3. 橡胶类印模材料的印模制取方法　目前常用的橡胶类印模材料主要有硅橡胶和聚醚橡胶。其取模方法主要是根据橡胶印模材料的流动性不同，分为一步法取印模和两步法取印模。

（1）一步法取印模　将混合好的油泥型硅橡胶放入托盘，或将低流动性硅橡胶注入托盘，同时在预备过的患牙及周围注射高流动性硅橡胶印模材料，然后将托盘就位，一次制取出印模；也可将中流动性橡胶材料（如聚醚橡胶）注入托盘，同时在患牙及周围注射中流动性橡胶材料，然后将托盘就位，一次制取出印模。

前者因含两种流动性的组分被称为双组分印模，后者因含有一种流动性的组分被称为单一组分印模。

一步法取印模简便易行、节约时间，获得印模准确，但技术要求高。

（2）两步法取印模　先混合油泥型硅橡胶放入托盘并制取初印模，待初印模结固后取出，用修整刀修去印模中患牙周边 1~2mm 范围的印模材料以及阻碍印模二次复位部分，并形成排溢沟，然后添加适量高流动性精细硅橡胶印模材料到修剪过的印模区，同时在预备过的患牙及周围注射高流动性硅橡胶印模材料，再将托盘重新在牙列上就位，印模材料凝固后取出，即获得更精细的终印模。两步法印模均为双组分印模。

该方法的优点是利于多个牙位修复体印模的制取，便于获得龈缘印模；缺点是取两次印模耗费时间，初印模二次就位时易影响准确性。

二、暂时冠的制作

暂时冠是在固定修复的牙体预备后至最终固定修复体完成前，患者不能自由取戴的临时性修复体。

（一）暂时冠的作用

它具有以下作用。

1. 保护作用。
2. 维持与稳定作用。
3. 恢复功能作用。
4. 自洁作用。
5. 诊断信息作用。

（二）暂时冠的制作方法

根据是否在口腔内直接制作，暂时冠可以被划分为直接法和间接法两种制作方法。

1. 直接法 在患者口腔内直接制作暂时冠，适用于单个或少数牙的暂时修复体制作。其优点是快速、方便，可即刻恢复患牙形态，减少就诊次数。其缺点是当预备牙及邻牙有较大倒凹，或多个预备牙就位道不同时，易造成暂时修复体无法取出；用自凝树脂塑形时不易控制外形等。具体方法又分为以下几种。

（1）成品预成冠成形法。

（2）成品树脂牙面成形法。

（3）印模成形法。

（4）真空薄膜印模直接成形法。

2. 间接法 暂时修复体在口外模型上制作。该方法操作方便，且不受时间限制，制作质量较高；当多个牙需制作暂时修复体时，容易塑造良好的轴面及𬌗面形态，不受就位道不同的限制。缺点是较为费工费时。

（1）上述直接法均可用于间接法制作暂时修复体。不同之处在于，直接法是在牙体预备后的口内直接操作，而间接法操作是在牙体预备后的模型上进行。间接法制作时需在模型预备牙及相邻牙上涂分离剂，其余步骤同直接法。

（2）热凝树脂成形法适用于多个暂时修复体的同时制作，尤其适用于合重建暂时修复体的制作。

（三）暂时冠的试戴与粘固

暂时修复体经口内试戴、调改合适并抛光后，需用暂时粘接水门汀将其粘固在预备体上。暂时粘接水门汀一般为氧化锌丁香油水门汀，它有良好的安抚、镇痛、封闭作用。但由于丁香油可以阻碍树脂的聚合，凡对于今后将采用树脂类粘接剂的情况，在暂时粘固时须选择不含丁香油的暂时粘接水门汀。目前，很多暂时粘接水门汀均由两份膏剂（基质和催化剂）组成；使用时通过适当比例混合，操作非常简便；同时它还具有易就位、易凝固、易清理等优点。

三、咬合关系的转移

转移咬合关系是制作金瓷冠不可缺少的重要步骤之一。由于缺牙的数目和位置不同，确定颌位关系的难易程度和操作方法也不一样，但必须在模型和𬌗架上准确地反映出上下颌牙的关系。确定正中咬合关系的方法有以下几种。

1. 在模型上利用余留牙确定上下颌牙的关系。

2. 利用蜡或硅橡胶记录确定上下颌关系。

3. 利用𬌗堤记录上下颌关系。

第五节　烤瓷熔附金属全冠的制作工艺简介

一、金属基底冠的制作

1. 工作模型和代型的制备　工作模型修整，打孔加钉，灌注底座，锯代型，修整代型，涂石膏硬化剂、间隙剂、分离剂。

2. 蜡型制作　用蜡恢复所需要修复牙的理想解剖形态和凸度；回切蜡型，在保证基底冠蜡型足够厚度的同时留出瓷修复空间；精修蜡型，使蜡型表面光滑连续，各线角和交界圆钝、边缘清晰连续；最后完成的蜡型在瓷覆盖区，除对牙体组织缺损较大区的外形恢复外，其余区域厚度均应为0.4mm；封闭边缘；在舌侧非瓷覆盖区制作长蜡线，以供烤瓷夹持基底冠使用；安插铸道和底座。

3. 包埋、铸造、开圈、喷砂、在工作模型上试戴基底冠（图 6–18）。

4. 打磨、完成。

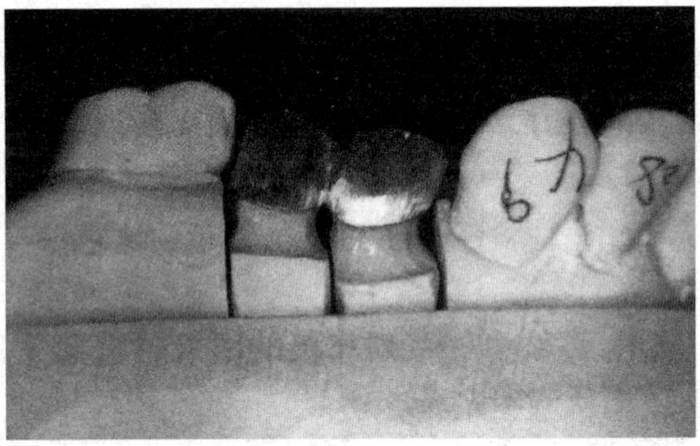

图 6–18　试戴基底冠

二、涂瓷和烧结

1. 遮色瓷的涂塑　在基底冠的表面涂布的一层不让合金的颜色透出、与修复体颜色一致的不透明的遮色瓷。烧结后成均匀的一薄层覆盖，一般不透明瓷总厚度不超过 0.2mm（图 6–19）。

2. 牙本质瓷的堆筑　在遮色瓷上从牙颈部向切端方向堆筑薄薄的一层，堆瓷一般以弹性好的貂毛毛笔进行，在铺瓷过程中应随时用夹持钳或止血钳夹持基底冠舌侧的夹持柄将基底冠从代型上取下，用有齿雕刻刀柄来回拉锯振动，使瓷粉中水分析出，然后用吸水纸巾吸除表面水分。这些过程是为了使瓷粉堆筑致密，以减少瓷粉烧结时的收缩，并增加金瓷面结合（图 6–20）。

3. 釉质瓷的堆筑　釉质瓷的应用需要根据患者牙齿的切端、邻面的透明度特征进行堆筑。将釉质瓷调成糊状，同时在上述回切斜面上铺轴质瓷，振动，吸除水分，用小毛刷刷出唇侧解剖外形并刷光滑。此时堆筑完成的结构应比实际烧结最终完成的全冠厚，并且长度至少长 1.0~1.5mm（图 6–21）。

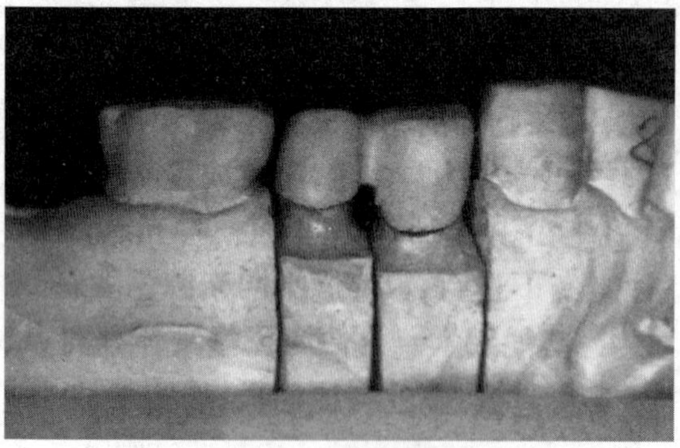

图 6–19　烧结后的遮色瓷

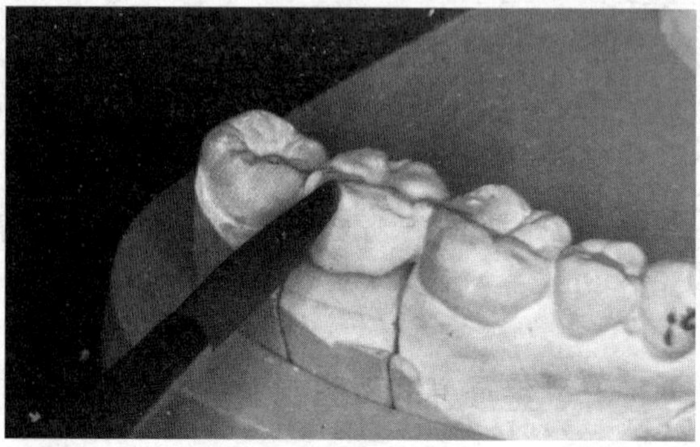

图 6–20　堆筑牙本质瓷

4. 调整咬合　调整舌侧咬合至适合。

5. 补牙本质瓷　用夹持钳夹住基底冠舌侧的夹持柄，将堆筑完成尚未烧结的金 – 瓷冠从代型上取下来。将邻面接触区瓷粉缺损处用牙本质瓷铺上，使接触区比烧结后实际接触区突度略突、以弥补烧结收缩，然后用小毛刷刷光滑。

6. 烧结　将最终堆筑完成的烤瓷冠放在烤瓷炉膛边干燥，待水分充分蒸发后，再进行炉内烧结，完成修复体瓷层外形。烧结程序和过程必须依据不同瓷粉系统和不同烤瓷炉的操作说明使用。烧结程序完成后，待烤瓷冠缓慢冷却至室温，即可在代型上试戴（图 6–22）。

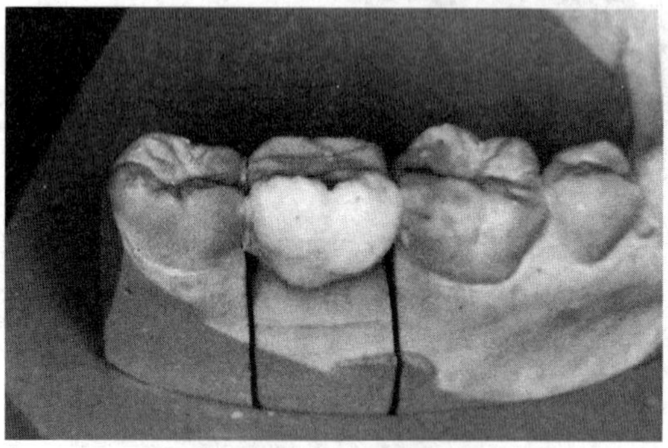

图 6–21　堆筑釉质瓷

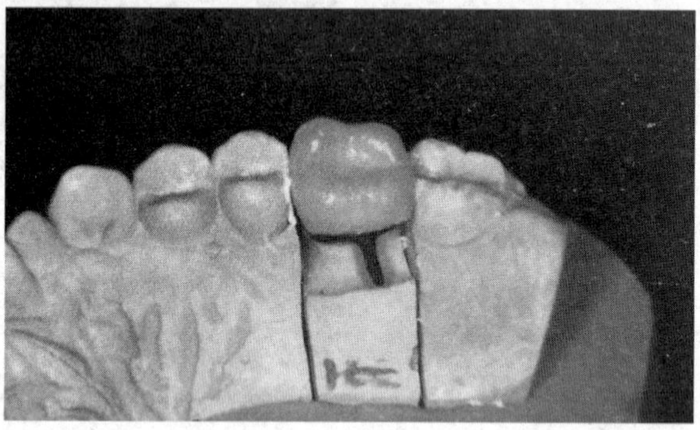

图 6–22　完成的金瓷冠

第六节　烤瓷熔附金属全冠的试戴和粘固

一、试戴、调整

1. 试戴　烤瓷熔附金属全冠的试戴是指金属基底的试戴或烤瓷全冠上釉前的口内试合，是完成修复前的重要环节。试戴有三种情况。

（1）对于固位不良、修复间隙小、金 – 瓷结合面形态复杂、复杂缺损或咬合关系异常等疑难或特殊的极少数病例，筑瓷前安排患者试戴铸造基底。

（2）对于修复体形态、色泽、咬合、邻接、龈边缘等指标要求高的少数病例，为进一步检查烤瓷冠的上述指标，在上釉前安排患者试戴，患者满意后再上釉瓷。

（3）通常情况下，烤瓷冠在完成基底冠筑瓷、上釉、抛光等所有技术工艺后才送到临床试合。

2. 调整　戴金属烤瓷冠的时候，首先需要把临时冠去掉，清理基牙；去除残留于牙面、牙龈沟内的水门汀，杜绝术后医源性龈炎。基牙清理完成后，试戴金属烤瓷冠。

（1）邻接面接触点　最先进行调整的是邻接面的接触点，瓷部分的调节要用碳化硅磨头，不要用钨钢磨头等带有金属的磨头。用咬合纸检测邻接面的接触情况，然后再边检测边调整。下一步是内侧适合性的检查。

（2）颈缘密合性检查　如果不密合很可能是模型变形了，需要重新取印模作修复体。

（3）调节咬合接触　需要用咬合纸从上下颌咬合正位、偏位的顺序进行调𬌗。金属烤瓷冠的制作材料，无论是瓷还是合金都会在行使功能时发生咬合创伤。对于咬合调节必须十分谨慎。

（4）患者评价　要让患者手持镜子，观察修复体的颜色、形态，感受口内试戴的整体情况，判断对修复体是否满意，必要时作进一步外形修整。对于牙的形态、颜色方面不仅仅是获得医生的判断结果，也必须得到患者的了解才可以。

二、粘固完成

金瓷冠全冠上釉后，应放回代型上进一步试邻接。然后把金属舌面、颈袖等抛光部分分步磨光、抛光，用氧化铝砂对粘固面喷砂处理，清洁吹干。患牙作清洗、必要时酸蚀、冲洗、除湿、干燥后，常规粘固。在粘固料未结固前尚有一定流动性时，认真检查冠的就位情况，确信就位后咬棉卷加压直至粘固料结固。然后清理多余粘固料，清除龈沟内残留粘固料，检查冠边缘是否光滑。最后在冠边缘涂碘合剂预防龈炎，完成金瓷冠修复。

第七节　修复后可能出现的问题及处理

一、色彩问题

1. 色相、色度或明度不匹配　其主要原因及常用预防措施为：

（1）比色环境未满足要求　包括工作室大环境和患者周围以及口腔周围小环境颜色的干扰。预防办法是严格按照比色要求净化比色环境，使用比色龈色片作为背景色等减少比色误差。

（2）比色时间、取光方向有误　应尽量选择规定时间，按照比色光线要求比色。

（3）比色者视觉误差　避免在色盲、色弱及视觉疲劳情况下比色。

（4）色标误差　选择与所使用瓷粉相一致的比色色标。

（5）色彩再现有误　比色记录不准，比色结果传递失误，烤瓷修复体制作技术问题。

2. 质感和透明度异常　其主要原因及常用措施为：

（1）色彩呆滞　金属基底过厚，未按照分区比色、分区筑瓷等。应严格控制金属基底厚度，保证瓷层的足够厚度；采取分层分区比色、选瓷、筑瓷，瓷粉烧结时防止因产生气泡而形成明度过高。

（2）透明度低　瓷层过薄，如牙体预备切割量不足，金属基底过厚，遮色瓷过厚，牙体唇舌径过薄，烧结次数过多，上釉时未有效矫正等。

二、瓷崩裂

烤瓷熔附金属冠和全瓷冠都可发生瓷崩裂，致使瓷崩裂的原因很多，包括临床技术、义齿制作、患者及材料等方面的问题。

1. 内冠或冠桥支架设计、制作不合理 金属基底冠表面形成尖锐棱角或粗糙面，造成应力集中点，导致瓷层裂纹传播；金属铸件过薄不足以支持瓷层，可能造成瓷层崩裂；另外，金瓷衔接部与对殆牙有咬合接触；瓷层过厚而无金属支持，如前牙桥体由于桥体的金属支架未正确恢复牙体形态，造成切端瓷层无金属支持等也会引起瓷的崩裂。

2. 金属处理及烤瓷不当 由于汗渍、油污、磨料、粘接剂等造成金属基底冠或冠桥支架表面污染；预氧化处置不当造成氧化层过厚或过薄；由于修改烤瓷形态反复烧结引起金瓷的理化性能改变，并在金瓷界面产生残余应力：材料选择不妥，瓷粉与金属热膨胀系数不匹配；烤瓷烧结时，不当的冷却速度可使金瓷界面残余应力明显增大以及炉温不精确等，均可使不透明瓷烧结不全而引起崩瓷。

3. 咬合问题 切端、殆面瓷层有咬合早接触点，特别是前伸、侧殆时有早接触点；咬合紧、殆力大：有夜磨牙习惯患者戴用烤瓷、全瓷修复体易引起崩瓷。有些患者的不良习惯也易使切端的瓷层崩裂。

4. 临床因素 牙体预备时殆面牙体的磨除量过少，或厚度不均匀可引起瓷层碎裂；牙体预备后牙体倒凹未除尽，导致修复体就位时引发瓷层裂纹；在试戴或粘固时用力过大也可能引起崩瓷。

5. 金－瓷修复体瓷层崩裂的修理 金－瓷修复体崩瓷后，其金属基底很难从口腔中完整取下，而重新制作既费时费力，又给患者带来一定痛苦。因此一些金－瓷修复体瓷崩裂后的修补成为首选的方法。目前金－瓷修复体修理方法包括：

（1）将碎裂的瓷片重新粘接到固定修复体上　如脱落瓷片完整，并无潜在裂纹，与瓷层折断处复位后能完全吻合。

（2）制作瓷饰片，并将它粘接到崩裂的瓷质上　如瓷层崩裂为几个碎片或吻合后有缺损，难以符合直接粘固修理的要求者，可用制作瓷饰片弥补上述不足，但制作工序复杂，精度要求高，需技工室配合才能完成，一般多用于桥体瓷折裂的修复。

（3）使用复合树脂修复崩裂的瓷质　可见光固化复合树脂有多种颜色可选择，操作简便、效果好，常被选为瓷裂的修补材料，尤其适用于脱落瓷面不光滑的小范围缺损，目前应用较广泛。

1）瓷层断裂面处理：瓷层折裂后，暴露的可能是金属基底或仍是瓷面，也可能两者都有。表面处理首先是彻底清洁，去除附着软垢或菌斑等，其次可用喷砂法或砂石进行粗化处理，亦可在暴露的金属表面磨出沟、倒凹等固位形。其中喷砂效果最好，粗化后再用5%~10%氢氟酸或用1.23%氟化磷酸将断裂面酸蚀40~60秒，用清水洗净，气枪吹干。

2）涂布偶联剂：为了增加树脂与金属或烤瓷的粘接作用，必须在金属或烤瓷表面涂布偶联剂，使其表面硅烷化。

3）涂布粘接剂：待偶联剂干燥后涂布一薄层粘接剂。

4）选择颜色合适的光固化复合树脂堆塑成形，光照固化。

5）形态修整后抛光。

三、形态问题

1. 修复体牙冠形态不对称　设计与修复体制作有误，牙体组织过大、过小未采用措施矫正。应根据患牙术前正常自然形态制作，采用视幻觉原理修改牙冠外形。

2. 修复体牙冠形态不自然　牙冠形态缺少个性，如发育沟、釉珠釉纹、点彩等，未参考对侧同名牙雕刻出应有的解剖学形态，如牙面过于光滑、圆突。应在牙面雕刻出有特色的符合患者面形、牙形的自然形态。

四、龈缘问题

1. 龈缘不对称　修复前，牙龈形态因牙槽骨吸收、畸形、牙龈退缩等原因，同名牙颈部不对称，未采用手术矫正就进行了修复。必要时修复前应进行牙槽骨修整、龈成形手术，然后再修复。

2. 牙龈损伤　表现为牙体预备时意外损伤，龈缘肩台预备时损伤，冠的龈缘不合适引起的龈缘炎、龈萎缩等，应在牙体预备时避免意外损伤。颈部肩台预备时先用排龈线排龈，选择合适的肩台车针和手法；合理设计、制作修复体牙冠形态；修复体粘固后，将龈沟内的粘固料清除干净，必要时龈缘抛光处理；及时在龈隙沟内用消炎药物预防龈炎，防止龈退缩。

五、龈染色问题

龈染色是容易出现的修复后并发症，表现为龈缘或龈和黏膜组织青灰色或暗褐色。其直接原因是金属基底的氧化物渗透到龈组织中，可能因为金属基底氧化物未清除干净，或因各种原因引起的腐蚀产生氧化物，或因龈缘炎症诱发。一旦出现龈染色，处理也很困难，因此应尽量采取措施防止其出现。预防办法是：①牙体预备时，保证龈缘肩台有合理厚度和外形；②保证金属基底外形和金属本体的制作质量；③粘固前清除冠内面的氧化物；④选用高质量粘接剂，确保粘接质量；⑤彻底清除多余的粘固料；⑥及时应用控制龈缘炎的药物、保证口腔清洁；⑦有条件时，鼓励使用贵金属烤瓷合金；⑧采用全瓷颈缘，或用瓷层有效遮盖金属基底色等。

本章小结

本章节对烤瓷熔附金属全冠的定义、适应证与禁忌证、基本结构与材料要求、金－瓷结合机制、烤瓷熔附金属全冠的设计、牙体预备、印模的制取、暂时冠的制作和咬合关系的转移、制作工艺、试戴与粘接、修复后可能出现的问题及处理进行了介绍。

扫码“练一练”

习　题

一、选择题

1. 烤瓷熔附金属全冠的遮色瓷厚度应掌握在

A. 越薄越好　　B. 越厚越好　　C. 0.1mm

D. 约 0.2mm　　E. 0.5mm

2. 下列关于烤瓷熔附金属全冠的说法正确的是

A. 制作工艺较简单　B. 瓷层韧性好　C. 牙体切割量较少

D. 不需要专门的设备和材料　E. 兼具金属的强度和瓷的美观

3. 烤瓷熔附金属全冠（PFM）在前牙的切端应磨除

A. 3mm　B. 0.5~1.0mm　C. 1.5~2mm

D. 0.3~0.5mm　E. 1.0~1.5mm

4. 下列何种情况不属于烤瓷熔附金属全冠的禁忌证

A. 不宜做正畸治疗的扭转患牙

B. 未经治疗的牙髓腔宽大的患牙

C. 深覆𬌗、咬合紧，无足够备牙空间的患牙

D. 牙体过小无法取得足够固位形和抗力形

E. 患者不配合治疗

5. 下列关于烤瓷熔附金属全冠基底冠的设计错误的是

A. 可加厚瓷层恢复缺损

B. 表面形态无尖锐棱角、锐边、各轴面呈流线形

C. 颈缘处连接光滑无毛边

D. 非贵金属基底冠最低厚度 0.5mm

E. 尽可能保持瓷层厚度均匀

6. 烤瓷熔附金属全冠戴入后发生瓷崩裂的原因不是以下哪一项

A. 内冠或冠桥支架设计、制作不合理

B. 预氧化处置不当造成氧化层过厚或过薄

C. 有咬合早接触点

D. 咬合面瓷层过厚

E. 患者咬合紧，𬌗力大

7. 前牙烤瓷熔附金属全冠的唇面瓷层厚度一般为

A. 0.5 mm　B. 1 mm　C. 2 mm

D. 2.5 mm　E. 3.0 mm

8. 烤瓷熔附金属全冠中金 – 瓷结合最主要的结合力为

A. 机械结合力　B. 化学结合力　C. 范德华力

D. 分子力　E. 氢键

9. 烤瓷熔附金属全冠采用龈沟内边缘的优点是

A. 易于制备　B. 易于检查　C. 利于密合

D. 利于美观　E. 不刺激牙龈

10. 设计修复体龈缘位置时不必考虑

A. 患牙形态　B. 修复体的固位　C. 患牙的牙周状况

D. 患者的口腔卫生状况　E. 咬合力的大小

二、思考题

1. 金瓷结合的机制有哪些？何种机制最重要？

2. 金瓷冠总体设计原则有哪些？

3. 金瓷冠牙体预备的步骤和方法是什么？

第七章

全瓷冠

学习目标

口腔医学专业：

1. **掌握** 全瓷冠修复的适应证和禁忌证；全瓷冠的牙体预备要求。
2. **熟悉** 全瓷冠的定义；全瓷冠的试戴与粘接；全瓷冠修复后可能出现的问题及处理。
3. **了解** 全瓷材料的种类与全瓷冠的制作工艺。
4. 能够进行全瓷冠的牙体制备及试戴与粘固。
5. 要考虑患者的经济能力，尊重患者的意愿和权利。

口腔医学技术专业：

1. **掌握** 全瓷冠修复的适应证和禁忌证；全瓷材料的种类与全瓷冠的制作工艺。
2. **熟悉** 全瓷冠的定义；全瓷冠的牙体预备要求；全瓷冠的试戴与粘接。
3. **了解** 全瓷冠修复后可能出现的问题及处理。

扫码“学一学”

扫码“看一看”

案例分析

【案例】

女性，14 岁时因外伤致左右上颌中切牙冠折，已行根管治疗 + 纤维桩 + 树脂冠临时修复。现患者 20 岁，复诊正常，要求更换全冠修复体。

【讨论】

1. 有哪几种修复治疗方案呢?
2. 最理想的全冠修复体是哪一种呢?

第一节 概 述

全瓷冠（all ceramic crown）是以陶瓷材料制成的覆盖整个牙冠表面的修复体。早期的全瓷材料机械性能差，易折断，因此未得到广泛使用。近年来，随着全瓷材料学的发展，多种全瓷材料体系相继出现，如玻璃渗透陶瓷、热压铸瓷、氧化铝陶瓷、氧化锆陶瓷等，并已广泛应用于临床。目前，全瓷材料已成为全冠美学修复的首选。

考点提示 全瓷冠的定义。

一、全瓷冠的特点

（一）优点

1. 美学性能明显，半透明感良好，层次感强，因此具有较好的仿真效果。

2. 透明度高的全瓷冠，制作完成后仍可通过改变粘接剂的颜色来改变修复体的颜色，以提高美学、仿真效果。

3. 无金属成分，故不存在金属烤瓷冠的龈染、着色等问题，也不存在金属过敏现象。

4. 生物相容性好，无毒性。

5. 陶瓷为电的绝缘体，热的不良导体，化学性能稳定。在口腔复杂潮湿的环境中，不会因为唾液、龈沟液、食物、微生物及代谢产物的作用而产生腐蚀、溶解或变性等现象。

6. 可避免金属对某些影像学检查（如磁共振成像）的干扰。

（二）缺点

1. 由于陶瓷机械性能的限制，为防止修复体折裂，全瓷冠预备量大于金属烤瓷冠，适应证相对严格。

2. 全瓷冠的修复效果与粘接性能密切相关，对粘接操作技术要求较高，同时对粘接水门汀的颜色选择比较严格。

3. 与金属边缘相比，全瓷边缘强度较差。

二、全瓷冠修复的适应证与禁忌证

（一）适应证

如无特殊，大多数可做金属烤瓷冠修复的患者均可考虑全瓷冠修复。

1. 牙体缺损较大，不宜用充填治疗，需做全冠修复，患者对美观要求高者。

2. 死髓牙、氟斑牙、四环素牙等变色牙，患者要求改善美观，且对美观要求高者。

3. 扭转牙、畸形牙、釉质发育不全等情况，患者对美观要求高者，需要用全冠改善外形和外观。

4. 牙体缺损要求修复，但患者对金属过敏，或不希望口内有金属材料存在，或需做某些临床检查而要求口内不能存在金属。

5. 根管治疗后经桩核修复的残根残冠。

6. 种植修复的上部结构，以修复牙齿缺失。

（二）禁忌证

1. 乳牙及年轻恒牙因尚未发育完全，牙髓腔宽大者。

2. 患牙临床牙冠过短或过细，无法获得足够固位形和抗力形者。

3. 紧咬殆、对刃殆及夜磨牙症者，尽量避免使用。

4. 因牙周病不宜进行固定修复者。

5. 心理或生理因素不能接受或不愿意磨切牙组织者，不宜采用全瓷修复。

以下几种情况应在临床修复治疗中加以重视：①后牙修复应选择强度较高的全瓷系统；②前牙应使用透明度相对较高，仿真效果好的全瓷系统；③透明度较高的全瓷系统不适用于已进行金属桩核修复或颜色较深的基牙；④可摘局部义齿的基牙保护不宜采用全瓷冠。

考点提示 全瓷冠的适应证与禁忌证。

三、全瓷材料的分类与全瓷冠的结构

（一）全瓷材料的分类

当前市场上可供选择的全瓷产品种类和品牌非常多，掌握好这些材料的性能和适用情况，可以使它们的功能得到最大限度发挥。因此，将全瓷材料归类总结并明确各种类之间的异同是十分必要的。将全瓷材料按组成成分、加工工艺进行分类，大致可以分为以下几类。

1. 根据陶瓷主要成分进行分类

（1）玻璃基全瓷材料　透光性好，美学性能突出，但机械强度较其他种类低，适用于贴面、嵌体、单冠的制作。具体可分为以下几类：①长石质瓷；②白榴石增强长石质玻璃陶瓷；③二硅锂增强玻璃陶瓷；④云母系玻璃陶瓷；⑤磷灰石系玻璃陶瓷。

（2）氧化铝基全瓷材料　透光性介于玻璃基全瓷材料与氧化锆基全瓷材料之间，机械强度通常高于玻璃基全瓷材料，但低于氧化锆基全瓷材料，适用于嵌体、单冠、三单位前牙桥的制作。具体分为以下两类：①以氧化铝（Al_2O_3）为主要成分的复相陶瓷；②高纯氧化铝陶瓷，其氧化铝含量大于95%。

（3）氧化锆基全瓷材料　透光性相对较差，但其机械强度是口腔陶瓷材料中最高的，适用于单冠、多单位固定桥的制作。具体分为以下两类：①高纯氧化锆；②氧化钇稳定四方相氧化锆。

2. 根据制作工艺进行分类

（1）烧结类全瓷材料　又称传统粉浆类全瓷材料，采用烧结技术制作全瓷修复体的材料。

（2）铸造全瓷材料　即失蜡铸造工艺成型的材料。

（3）热压铸全瓷材料　又称注射成形全瓷材料，将陶瓷在融化状态加压注入型腔，制作全瓷修复体的材料。

（4）粉浆涂塑与玻璃渗透类全瓷材料　即先制作一多孔陶瓷修复体，随后浸渗上玻璃以填满空隙增加机械强度。

（5）计算机辅助设计与计算机辅助制作（computer aided design/computer aided manufacture，CAD/CAM）全瓷材料　具体分为两种：①直接切削完成修复体外形，通常为玻璃基陶瓷；②用于制作修复体的基底冠或内核，常为氧化铝或氧化锆基陶瓷。

（6）电泳沉积全瓷材料。

（二）全瓷冠的结构

1. 单层瓷结构　透明度较高的玻璃基全瓷材料，可通过常规烧结法、铸造法或CAD/CAM方法一次形成全冠的最终外形结构，再通过上色或染色形成最终修复体。

2. 双层瓷结构　基底冠和饰面瓷双层瓷材料构成。先通过热压铸、粉浆涂塑玻璃渗透、CAD/CAM等方法制作强度较高的瓷基底冠，然后在其外表面常规涂塑烧结饰面瓷或压铸饰面瓷。

第二节　全瓷冠的牙体预备

一、全瓷冠的牙体预备要求

全瓷冠牙体预备的基本要求类似金属烤瓷冠，包括去除倒凹、去净腐质、把握好聚合度、设计好边缘的位置及形态、良好的抗力形与固位形，但由于全瓷材料机械性能的特点，牙体预备形态仍有一些差别。

1. 全瓷冠切端（𬌗面）、邻面、唇（颊）舌面厚度应均匀，切端为1.5~2.0mm，唇舌面及邻面为1.0mm左右。

2. 修复体边缘的形态、厚度等因素既影响修复体自身的边缘强度，也影响𬌗力作用下边缘的应力分布情况。因此，为了不影响全瓷冠的使用寿命，修复体边缘应设计为直角肩台或浅凹形，宽约1.0mm，内线角圆钝。

3. 因咬合接触区承受较大𬌗力，应设计在有基牙牙体硬组织支持的部位。

4. 避免修复后存在前伸和侧方𬌗干扰，尽量设计为多牙接触或形成组牙功能𬌗。

二、牙体预备的具体步骤

1. 切端、𬌗面预备　先预备指示沟，切缘或𬌗面的指示沟深度为1.5mm左右，可预备多条指示沟，确保牙尖交错位以及前伸、侧方𬌗运动时与对颌牙有足够的间隙。

2. 唇（颊）面预备　先预备指示沟，唇（颊）面的深度指示沟为1.0mm左右，唇（颊）面的磨除量为1.0~1.5mm，颈部边缘先终止于龈上或齐龈缘，并同时形成直角肩台或浅凹形肩台，宽0.8~1.0mm。

3. 邻面预备　邻面的磨除量大于或等于1.0mm，颈部边缘与唇（颊）面颈部边缘光滑连续，宽度一致，位于龈上或齐龈缘。

4. 舌面预备　若为后牙，先预备指示沟再行牙体预备，磨除量为1.0mm左右，颈部边缘与邻面颈部边缘光滑连续，宽度一致，位于龈上或齐龈缘。若为前牙，上前牙用火焰状金刚砂车针按正常舌面窝外形磨除0.5~1.5mm，再行舌轴面预备，使预备后的轴面肩台与邻面光滑一致；下前牙舌面窝不明显，根据其外形预备出0.5~1.0mm的均匀空间即可。

5. 颈部预备　对牙冠颈部肩台进行整体形态、宽度的预备，使其宽度一致，连续光滑。

6. 精修完成　用细砂粒金刚砂车针修整预备牙体𬌗面、轴面，使点线角圆钝，用细砂粒平头锥形金刚砂车针或肩台钻修整并光滑肩台边缘，形成清晰连续的边缘。

第三节　印模的制取、咬合关系的转移和暂时冠的制作

同铸造金属全冠，详见第五章第三节、第四节和第五节。

第四节　全瓷冠的制作工艺简介

一、常规粉浆涂塑工艺

常规粉浆涂塑工艺类似于金属烤瓷冠的制作过程。将瓷粉与蒸馏水按一定比例调拌成浆状，涂塑在铂箔基底或耐火代型上，经过高温烧结制成全瓷冠的技术。此工艺美学效果好，但全瓷冠强度低，技术敏感性高，多用于美容性瓷贴面的制作。

二、粉浆涂塑玻璃渗透工艺

采用粉浆涂塑技术将精细的瓷粉与专用液混合形成粉浆，涂塑在复制的石膏代型上，代型上的孔隙能够经毛细管作用吸收粉浆中的水分，使涂塑体致密，然后将其连同代型一起于高温下烧结，通过烧结使瓷粉颗粒表面初步熔接，形成一个稳定的立体多孔的陶瓷基底冠雏形。接着再涂上熔融的玻璃，熔化后的玻璃渗入氧化铝或氧化锆等微粒孔隙中，从而消除了微粒间的孔隙并限制可能的裂纹扩张，增强材料的强度，从而改善陶瓷机械性能，透光性和颜色也得以改善。

三、热压铸瓷工艺

也称为注射成形工艺。该工艺某些方面类似于铸造玻璃陶瓷的加工，同样采用失蜡法技术，先制作蜡型，然后用磷酸盐包埋料包埋，在电熔炉中除蜡，将软化的瓷注射或压铸到蜡型空腔中成形，再进行染色或烧结饰面瓷的过程。热压铸瓷修复体是临床较为常用的一个全瓷种类，其美观性能在众多全瓷产品中尤为突出，目前被广泛应用于前牙的牙体缺损修复和美学修复。

四、计算机辅助设计与计算机辅助制作工艺

计算机辅助设计与计算机辅助制作（CAD/CAM）是将数学、光电子技术、计算机信息处理技术和自动控制机械加工技术相结合用于修复体制作的一种工艺。

知识拓展

CAD/CAM 系统主要由数字化印模、计算机辅助设计、计算机辅助制作三部分组成。数字化印模包括三维扫描、数据处理、三维重建、纹理渲染 4 个步骤。计算机辅助设计是指借助计算机软件生成产品雏形，并运用各种数字和图形信息进行产品的设计，具体可分为技工室 CAD 软件和椅旁 CAD 软件。计算机辅助制作是指由计算机控制的数控加工设备对产品进行自动加工成形的制作技术，具体可分为技工 CAM、椅旁 CAM 和 3D 打印。

目前，椅旁 CAD/CAM 技术应用于牙列缺损的固定修复时局限于 3~4 单位的修复体制作，尚不能进行多牙连续缺失及无牙颌的种植修复、可摘局部义齿和全口义齿修复。

五、电泳沉积类全瓷材料

工作原理为利用电泳沉积技术将瓷材料沉积在工作代型上，形成全瓷基底冠。该技术操作简便、成本低，经电泳沉积后修复体密合度和强度均得到提高。

第五节　全瓷冠的试戴与粘接

一、全瓷冠的试戴

全瓷冠的试戴步骤与金属烤瓷冠大致相同，但以下几点需要注意。

玻璃基类全瓷冠强度较低，试戴时将修复体轻轻地戴入基牙上，切忌用力过大造成修复体的折裂。另外，咬合调整需要放在粘固完成之后进行。

因全瓷冠的透明度高，修复体最终色彩效果受修复体本身颜色及树脂水门汀、基牙等颜色的影响。所以，全瓷冠试戴时需使用与树脂水门汀配套的试色糊剂模拟粘固后的效果，必要时可在粘接环节通过选择恰当颜色的树脂水门汀对修复色彩予以调整。

暂时冠粘接时应尽量避免使用含有丁香油的暂时性粘接水门汀。

建议粘固前使用不含油或氟化物的浮石粉彻底清除残留在基牙上的暂时粘固剂。

二、全瓷冠的粘接

1. 全瓷冠粘接剂的选择　树脂类粘接剂机械强度高、水溶性低、可选色、透明性好、边缘封闭性好，与牙体硬组织和陶瓷的粘接性能好，基于以上特点，全瓷材料首选树脂类水门汀粘接材料进行粘接修复。

2. 全瓷冠的粘接面处理　提高全瓷冠粘接强度的方法有以下几种。

（1）表面粗化　即通过增加陶瓷表面微孔结构，扩大粘接面积，提高表面自由能，增强湿润性。目前常用的表面粗化方法包括喷砂和酸蚀等。喷砂即使用氧化铝细砂，在高压力的气流下蚀刻陶瓷表面，以获得粗化效果。酸蚀即使用氢氟酸或氢氟氨酸，选择性地溶解玻璃基陶瓷表面的氧化硅成分，以获得粗化效果。

值得注意的是，对于玻璃基陶瓷，喷砂与酸蚀均具有粗化作用，两者组合应用可以获得更好的粗化表面；而氧化铝或氧化锆陶瓷由于不含或仅含微量的氧化硅成分，因此酸蚀不能起到粗化表面的作用。

（2）硅烷化处理　在粗化的陶瓷表面使用硅烷偶联剂能够通过形成化学共价键和氢键来提高粘接作用。硅烷还可以提高陶瓷表面的润湿性，以提高全瓷材料的粘接强度。

值得注意的是，因氧化铝、氧化锆基陶瓷中不含或仅含微量的氧化硅成分，硅烷偶联剂无法直接与之形成化学键，因此，可通过在此类陶瓷表面增加硅涂层来提高全瓷材料的粘接强度。

考点提示　最理想的全瓷冠粘接材料是哪一类？

第六节　修复后可能出现的问题及处理

一、瓷崩裂

（一）原因

1. 全瓷冠颈部边缘与预备牙体的接触十分紧密，若预备时最大周径不在龈端，就位时修复体边缘就会产生张力，可导致瓷崩裂。

2. 肩台设计不当，若颈部边缘采取刃状肩台，则全瓷修复体边缘抗力下降，易导致全瓷修复体折裂。

3. 牙体预备未消除锐利的转角和边缘，形成应力集中而发生瓷崩裂。

4. 牙体预备不足，瓷层厚度达不到应有厚度，修复体强度下降，易造成瓷折裂。

5. 瓷层厚度虽足够，但患者𬌗力过大，亦可造成瓷崩裂，常见于紧咬𬌗和夜磨牙症患者。

（二）预防

针对瓷崩裂原因，采取相应措施。

1. 牙体预备时，要为全瓷修复体留出足够的空间，前牙切端在下颌前伸及侧向运动时与对颌牙应有 1.5~2.0mm 的间隙，以保证瓷的强度和美观性能。后牙所有牙尖与对颌牙均应有 2.0mm 的间隙，牙体预备形态符合设计标准要求。

2. 颈部应采用肩台边缘设计，以保证肩台瓷层厚度。

3. 对紧咬𬌗及夜磨牙症患者应避免使用全瓷冠修复。

（三）处理

一般需拆除，重新制作修复体，也可尝试使用树脂材料行临时性修复。制作新修复体前应仔细分析失败原因，以避免再次失败。

二、色彩问题

同第六章第七节。

三、形态问题

同第六章第七节。

四、龈缘问题

同第六章第七节。

考点提示 全瓷冠修复后可能出现的问题及处理。

本章小结

早期的全瓷材料性能较差，不能满足临床需要。后期全瓷材料发展迅速，现已广泛应用于临床，包括后牙单冠及固定桥。本章主要介绍全瓷冠的适应证、禁忌证，全瓷材料的种类与全瓷冠结构，全瓷冠的牙体预备和粘接，以及全瓷冠修复后可能出现的问题及处理。

习　题

扫码“练一练”

一、选择题

1. 不宜做全瓷冠的情况是
A. 前牙邻面缺损大或冠部有多处缺损
B. 前牙氟斑牙、变色牙、四环素染色牙、釉质发育不全影响美观
C. 因发育畸形或发育不良影响美观的前牙
D. 含有活髓的乳牙及青少年恒牙牙体缺损影响美观
E. 错位、扭转牙不宜做正畸治疗者

2. 全瓷冠的适应证为
A. 固定义齿的固位体　B. 修改牙齿外形、恢复咬合殆
C. 后牙牙体严重缺损　D. 牙本质过敏严重伴牙体缺损
E. 以上都是

3. 全瓷冠属于
A. 金属全冠　B. 非金属全冠
C. 混合全冠　D. 核冠
E. 桩冠

4. 全瓷冠可用于
A. 前牙错位牙　B. 前牙畸形牙
C. 前牙牙体缺损　D. 前牙四环素牙
E. 以上都是

（5~8 题共用题干）
男性，15 岁，左右上 1 冠折，已行根管治疗。

5. 该患者拟采用全冠修复，修复方法为
A. 铸造桩核 + 非贵金属烤瓷冠　B. 铸造桩核 + 树脂类冠
C. 铸造桩核 + 全瓷冠　D. 铸造桩核 + 贵金属烤瓷冠
E. 成品桩简单桩冠

6. 选用这种修复方法，主要考虑
A. 年龄　B. 价格
C. 牙根实际情况　D. 材料生物相容性
E. 美观

7. 患者 20 岁时，复诊正常，要求更换全冠修复体，最理想的全冠修复体为
A. 非贵金属烤瓷冠　B. 树脂类全冠
C. 全瓷冠　D. 贵金属烤瓷冠
E. 瓷贴面

8. 取模时最理想的印模材料为

A. 印模膏　　B. 印模蜡

C. 藻酸盐印模材料　　D. 琼脂印模材料

E. 硅橡胶

二、思考题

1. 全瓷冠的适应证有哪些?

2. 玻璃基陶瓷材料的优点和缺点有哪些？

第八章

桩核冠

学习目标

口腔医学专业：

1. **掌握** 桩核冠的定义、组成和分类；桩核冠的适应证和禁忌证；桩核冠对固位形与抗力形的要求；桩核冠的牙体预备；桩核冠的试戴和粘固。

2. **熟悉** 桩核冠印模的制取。

3. **了解** 各种桩核冠优缺点的比较。

4. 能够进行桩核冠的牙体制备及桩核冠的试戴与粘固。

5. 具有尊重和保护患者权利的素质以及关爱患者的意识。

口腔医学技术专业：

1. **掌握** 桩核冠的定义、组成和分类；桩核冠对固位形与抗力形的要求。

2. **熟悉** 桩核冠的牙体预备。

3. **了解** 桩核冠印模的制取。

扫码"学一学"

案例分析

【案例】

女性，40 岁，要求修复上前牙，来诊。

专科检查：患者全口卫生状况良好，11、21 残根，牙根边缘在龈上 2.0mm 左右，叩痛（-），无明显松动。牙片示均行完善根管治疗，恰充。

【讨论】

1. 此病例应给予何种修复治疗方案？

2. 如何进行临床修复？

第一节 概 述

牙体缺损的修复形式要依据牙体组织缺损量的大小来进行选择。当剩余的可利用牙冠部牙体组织明显不足，无法满足全冠的固位形或抗力形要求时，可以利用桩核结构在牙根管内获得固位力，为上部的全冠提供支持和固位，这样的修复系统被称为桩核冠（post-core-crown）。

一、桩核冠的组成

桩核冠修复系统由根管桩、核、全冠共同组成，每部分组件有不同的功能（图 8-1）。

（一）根管桩

根管桩位于已充填的根管内，利用摩擦力和粘固或粘接力与根管内壁之间形成稳定固位，进而为其冠方的核以及全冠提供支持和固位；同时，根管桩还会将牙冠所受到的咀嚼力传导至牙根，甚至影响牙根牙本质内的应力分布。

根据制作材料的不同，根管桩可以分为金属桩、陶瓷桩和纤维桩；根据制作工艺的不同，根管桩可以分为预成桩、铸造桩和 CAD/CAM 切削桩。

1. 金属根管桩　金属根管桩可以是由金属材料通过铸造加工获得的个性化桩（图 8-2），也可以是金属预成桩。铸造根管桩一般采用桩核一体的结构形式，整体铸造完成。金属预成桩为不同直径、不同长度的预制桩钉，同时配有相应的根管桩道成型钻，根管内固位以后，需要在其上部制备核结构。

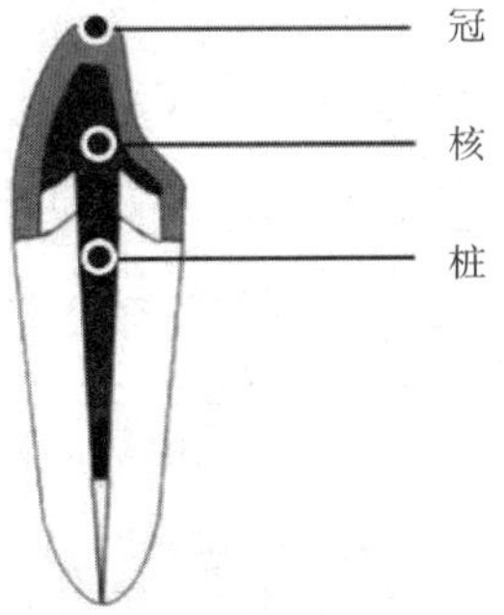

图 8-1　桩核冠的组成

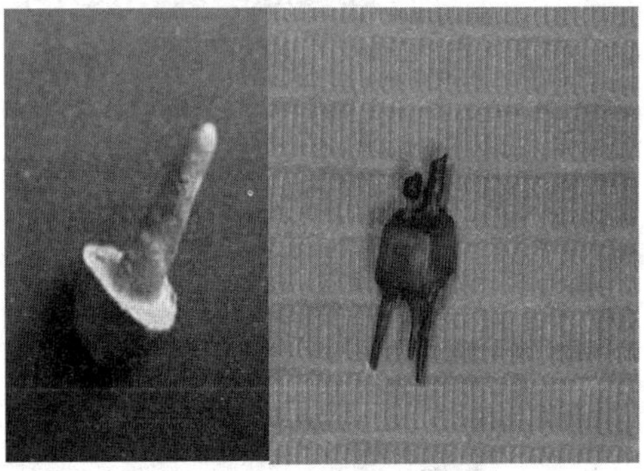

图 8-2　铸造金属桩

金属根管桩的机械强度高，不容易折断。整体铸造桩核的外形与根管壁和根面的形态更加贴合，稳定性高、抗力形和固位形更好。金属预成桩使用方便，无须制取印模，并且可以减少患者的复诊次数。但是金属桩有如下缺点：①金属桩弹性模量远远大于牙本质的弹性模量，容易导致根折；②金属桩会影响磁共振成像，导致图像扭曲变形；③金属桩在 CT 成像时会产生大量伪影；④金属桩不透光，会影响前牙美学修复的效果。

2. 陶瓷根管桩　陶瓷根管桩主要由氧化锆陶瓷材料制作而成（图 8-3），包括氧化锆 CAD/CAM 切削桩和氧化锆预成桩，前者为桩核一体切割而成，后者是在桩的冠部熔附陶瓷烧结成核结构。氧化锆根管桩呈白色，前牙区的美学修复效果较好。与金属根管桩一样，氧化锆根管桩的弹性模量远远大于牙本质的弹性模量，容易导致根折。

3. 纤维 / 树脂复合材料根管桩　纤维 / 树脂复合材料根管桩（图 8-4）属于预成桩，以树脂为基质包埋纤维材料制作而成，根据纤维材料种类的不同可以分为碳纤维桩、石英纤维桩和玻璃纤维桩。碳纤维桩的颜色呈黑色，影响前牙区的美学效果。石英纤维桩和玻璃纤维桩呈半透明白色，前牙区修复的美学效果极佳。纤维 / 树脂复合材料根管桩的弹性模量与牙本质的弹性模量接近，在牙冠受力时，牙根内的应力分布更加均匀，可以有效地避免根折现象的发生。但纤维 / 树脂复合材料根管桩的自身强度不如金属桩和陶瓷桩，容易发生根管桩的折断。

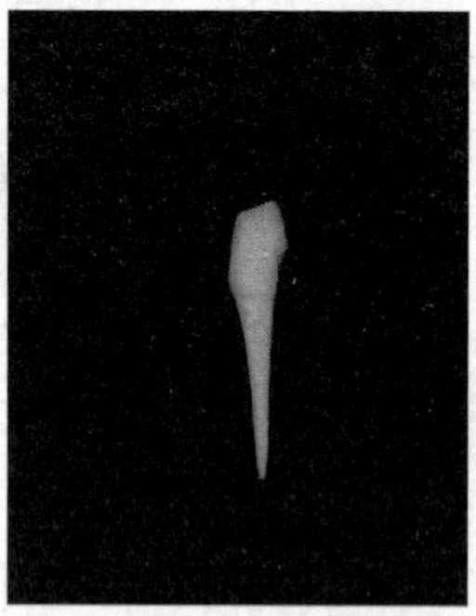

图 8–3　陶瓷根管桩核

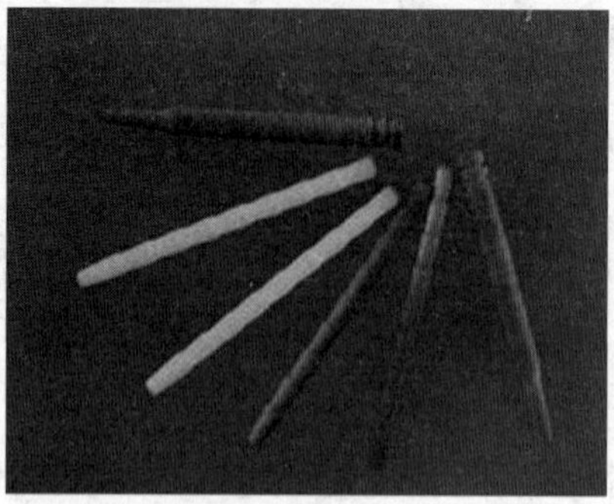

图 8–4　纤维 / 树脂复合材料根管桩

知识拓展

各种桩核冠修复系统承担载荷时的应力分布

健康牙体所受到的应力在牙根牙本质内均匀分布，纤维桩等低弹性模量的桩在牙根牙本质内产生的应力同样会均匀分布，铸造金属桩和金属预成桩等高弹性模量的桩会在桩的末端周围牙本质内产生应力集中，这些应力会成为根折的使动因素。

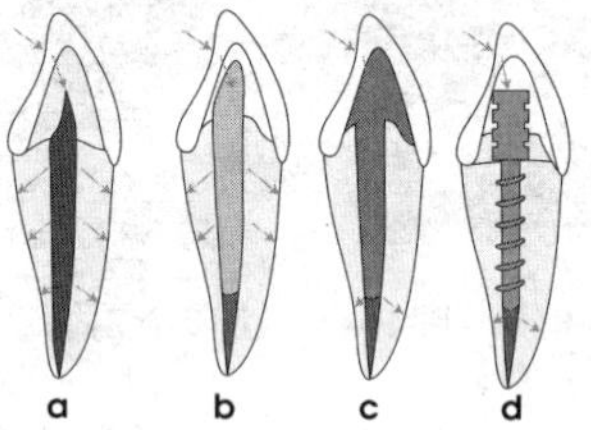

a. 健康牙齿
b. 低模量桩（纤维桩）核修复
c. 高模量桩（铸造金属桩）核修复
d. 高模量桩（金属预成桩）核修复

（二）核

核结构位于根管桩的冠方，与根管桩紧密结合在一起，与剩余的牙冠组织共同形成全冠预备体的形态，为最终的全冠修复体提供固位。根据制作核结构的材料不同可以分为金属核、银汞合金核、复合树脂核、陶瓷核等。

1. 金属核　金属核与金属根管桩整体铸造而成，是桩核一体式结构，强度高、稳定好，其适用范围比较宽泛，但前牙区美学修复效果较差。

2. 银汞合金核　银汞合金核一般与预成金属根管桩联合使用，金属根管桩固位后，直接于口内在桩的冠方堆砌银汞合金，并塑形成核的形态，在磨牙位的应用较多。

3. 复合树脂核　复合树脂核一般与预成金属根管桩或纤维 / 树脂复合材料根管桩联合使用，通过机械嵌合和树脂粘接实现在根管桩上的固位。复合树脂核可以与剩余牙体组织之间形成粘接固位，其固位效果较银汞合金核更加理想。复合树脂核与石英纤维桩或玻璃纤维桩之间也可以通过粘接固位，配合全瓷冠修复，可以在美学区获得满意的美学效果。但是树脂核材料的抗折强度较低，容易折断而导致修复失败，所以需要有更多的剩余牙体，通过全冠覆盖成为整体，才能提高抗折能力。

4. 陶瓷核　陶瓷核可以采用 CAD/CAM 技术与陶瓷根管桩整体切削而成，也可以通过热压铸技术在陶瓷预成桩的冠方压铸可铸陶瓷材料而成型。陶瓷核的透光性和颜色稳定性均较好，配合全瓷冠修复可以达到令患者满意的美学效果。陶瓷核的强度较高，不易折断。但是，热压铸陶瓷的核与氧化锆预成桩之间的结合强度是否理想，尚有待于临床长期观察。

（三）全冠

全冠为桩核冠修复系统中恢复牙体形态和功能的部分，包括本篇前部章节所讲述的所有冠修复体。全冠制作材料的选择要根据牙位和桩核的材料进行匹配，例如后牙金属桩核可以选择金属烤瓷全冠；前牙树脂桩核则选择全瓷冠更为理想。在桩核固位后，要根据所选全冠的牙体预备原则，对核结构进行进一步修改。

二、桩核冠的结构

桩核冠的修复形式比较灵活，可以组合成不同的结构形式，以满足不同牙位、不同牙体情况的需求。

1. 桩核冠一体结构 桩核冠被整体制作出来，也被称为桩冠，如金属烤瓷桩冠。但是桩冠的适应范围比较窄，本身还有很多局限性，所以应用的越来越少。

2. 桩核－冠二体结构 桩核为整体制作而成，固位于根管内后，再制作全冠，如铸造金属桩核－金属烤瓷冠、陶瓷桩核－全瓷冠等。

3. 桩、核、冠三体结构 桩、核、冠三部分按顺序分步制作完成，纤维桩－树脂核－全瓷冠、成品金属螺纹桩－树脂核－金属烤瓷冠等。

二体、三体结构的桩核冠解决了桩道与全冠就位道不一致的问题，修复形式更为灵活，在临床上被广泛使用。

三、桩核冠的适应证与禁忌证

（一）适应证

1. 临床牙冠大部分缺损，剩余牙体组织无法满足充填体的固位条件，或充填后无法满足全冠修复体的固位要求者。

2. 临床牙冠全部缺损，牙根断面虽已达龈下，但牙根在牙槽骨内有足够的长度，经冠延长术或牙根牵引术可暴露至少 1.5mm 的根面高度，磨牙未暴露根分叉者。

3. 错位牙、扭转牙而且无法做正畸治疗者。

4. 畸形牙直接预备后无法为全冠修复体提供足够的固位力者。

5. 根管治疗后的牙，其抗力能力无法满足咀嚼要求者。

此外，患牙可行桩核冠修复的前提条件是：患牙必须已行完善的根管治疗，根管充填严密，根尖封闭良好，根尖区无不良反应。

（二）禁忌证

1. 大范围的牙体缺损深达龈下，且不能通过冠延长术或牙根牵引术暴露足够的根面高度者。部分缺损达龈下，无法暴露足够的根面高度者，桩核冠修复则存在远期的牙周隐患，若患者坚持选择，要充分告知。

2. 牙槽骨内牙根过短，导致冠根比过大者；或根管弯曲，无法获得足够的桩道长度者。

3. 根管充填不严密或欠填，根尖封闭不良，根尖阴影过大，黏膜瘘管未闭，根尖区叩痛明显，出现上述情况之一者，需等到根管治疗效果肯定后再行修复。

4. 牙根发育未完成、根尖孔未封闭的年轻恒牙。

扫码“看一看”

考点提示 桩核冠的适应证与禁忌证。

第二节　桩核冠的设计

一、桩的设计

（一）桩的长度

桩核的固位主要依靠桩与根管壁之间的摩擦力和粘固剂或粘接剂产生的粘着力。因此，根管桩越长，桩与根管壁之间的接触面积越大，固位力越大，但是也要受到一定的限制：

1. 保证根尖区有效的封闭。根管桩的根端距离根尖孔至少保留 4.0mm 的根充材料，以保持良好的根尖封闭，防止根尖周病变的发生。
2. 根管桩的长度应不短于临床牙冠的高度。
3. 牙槽骨范围内根管桩的长度应大于牙根在牙槽骨内长度的 1/2。

考点提示 桩核冠对桩长度设计的要求。

（二）桩的直径

扩大根管桩的直径，就增加了桩与根管壁的接触面积，即提高了桩在根管内的固位力，也提高了桩的抗力性。桩的直径在扩大的同时，根管壁的厚度也在降低，过薄的根管壁在受力时容易发生折断；但是如果桩的直径过细，桩则有发生变形或折断的可能。通常来讲，在保证根管桩具有足够的强度的前提下，桩的直径是牙根直径的 1/4~1/3 即可。

考点提示 桩核冠对桩直径设计的要求。

（三）桩的形态

1. 个性化制作根管桩　个性化制作的根管桩一般为锥形，包括铸造金属桩和切削陶瓷桩，其形态取决于牙根的形态。在牙根的任一横断面上，桩的外形应尽可能地与牙根的外形相接近，在牙根横断面的 360° 方向上，桩的外侧均应有足够厚度的根管壁，桩与根管内壁的密合度高（图 8–5）。

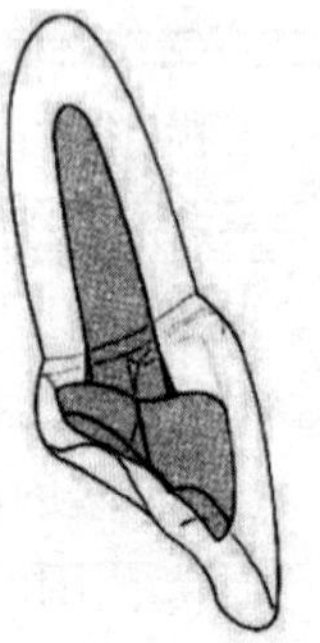

图 8–5　桩的形态

2. 预成桩　预成桩的形态大致有两种，即平行桩和锥形桩。平行桩的固位力较大，但其外形与牙根外形不吻合，在各个断面上，桩外侧的根管壁厚度不一致，牙根变细，其根管壁也随之变薄，薄弱区域存在折断的风险。锥形桩与牙根的形态大致相同，密合度相对较好，但固位力较低，必须借助良好的粘固和粘接来实现稳定固位。

（四）桩的表面结构

个性化制作的根管桩均为光滑表面，而预成桩可以制成各种的表面形态，包括光滑桩、锯齿桩和螺纹桩。然而，除螺纹桩外，表面形态对固位力的提高作用并不明显。桩表面的螺纹结构对根管壁上的应力会产生影响，光滑桩就位属于被动就位，几乎对根管壁不会产生应力；而螺纹桩在旋转就位时会对根管壁产生应力，缓慢旋入并且旋到底后适当回旋可以消除部分应力，同时水门汀不宜过于黏稠，可以适当地设计溢出道。

二、全冠预备体的设计

核与剩余的健康牙体组织共同构建成全冠预备体，全冠覆盖核的同时也要覆盖足够量的剩余健康牙体组织。原则上，核的边缘与冠边缘之间应留有至少 1.5mm 高的健康牙本质，这部分牙本质称为牙本质肩领（图 8-6）。无牙本质肩领设计的桩核冠修复体，在使用过程中容易导致患牙的牙根折裂。因此，当根面位于龈下时，需要通过正畸手段向冠方牵引牙根，或者通过牙冠延长术向根方暴露牙根，从而获得足够量的牙本质肩领。

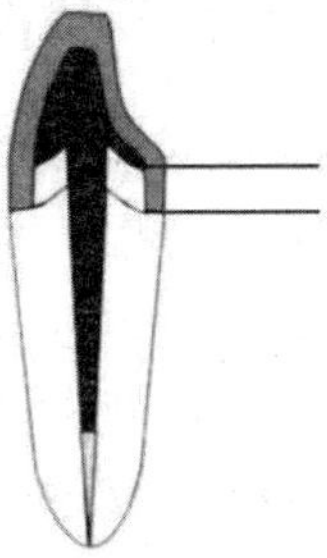

图 8-6　牙本质肩领

考点提示　牙本质肩领的定义。

知识拓展

牙冠延长术

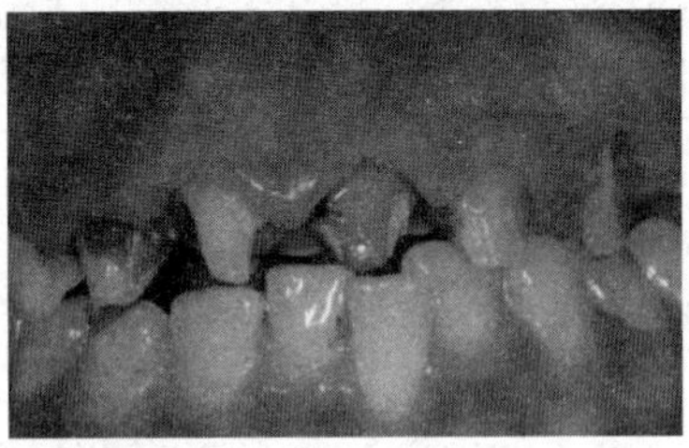

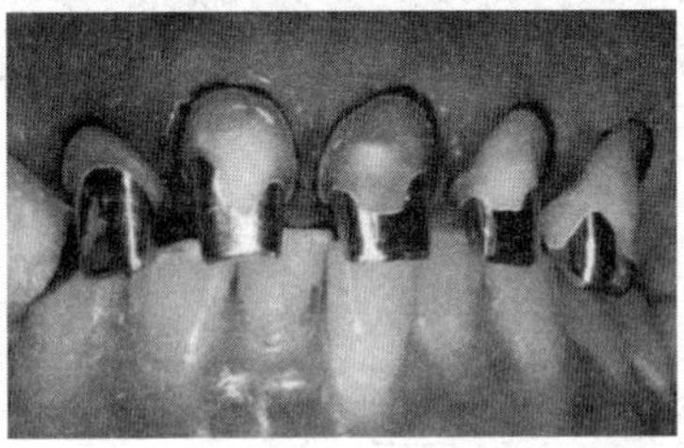

当残根或残冠无法提供足够的牙本质肩领，则可以根据生物学宽度的原理，通过牙冠延长术来延长临床牙冠，从而获得足够的牙本质肩领。

技术原理：切除降低龈缘位置的同时，在牙龈对应的根方，根据生物学宽度的要求，围绕牙根，在牙槽窝的四周相应去除约 3.0mm 高度的骨板，增加牙槽窝骨缘至龈缘的距离，为重建生物学宽度预留空间，在组织愈合后形成生理性的结构关系，获得足够的牙本质肩领，在此基础上进行冠修复，才能够保持牙周组织健康。

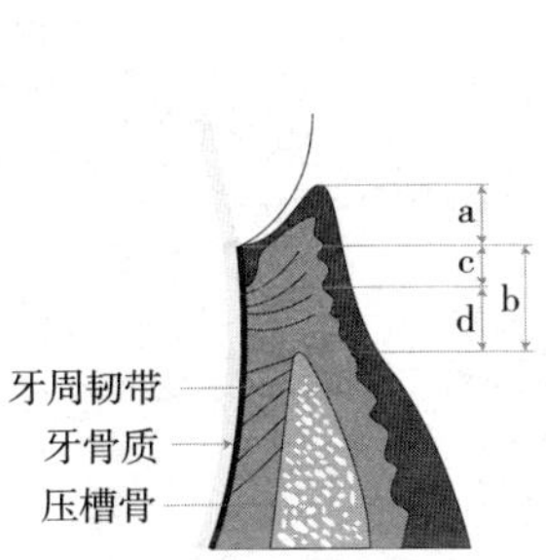

通常将龈沟底到牙槽嵴顶之间的恒定距离称为生物学宽度（b），它包括结合上皮（c）和牙槽嵴顶以上的牙龈结缔组织（d），共约 2.0mm。

第三节　桩核的牙体预备

一、牙冠余留牙体的预备

1. 去除原有充填物及龋坏组织　彻底去除牙冠上原有的旧充填体，同时彻底清除龋坏组织，充分暴露健康的牙体组织。

2. 全冠预备体的初步预备　按照全冠修复要求进行牙体预备，预备出肩台形态，确保牙本质肩领的牙体组织厚度不小于1.0mm，肩台边缘不必向龈下延伸，也不必精修。

3. 磨除薄弱的牙体组织　彻底磨除余留牙体组织中无支撑的薄壁弱尖，打磨平整牙根断面，要确保牙本质肩领的高度达1.5mm以上（图8–7）。

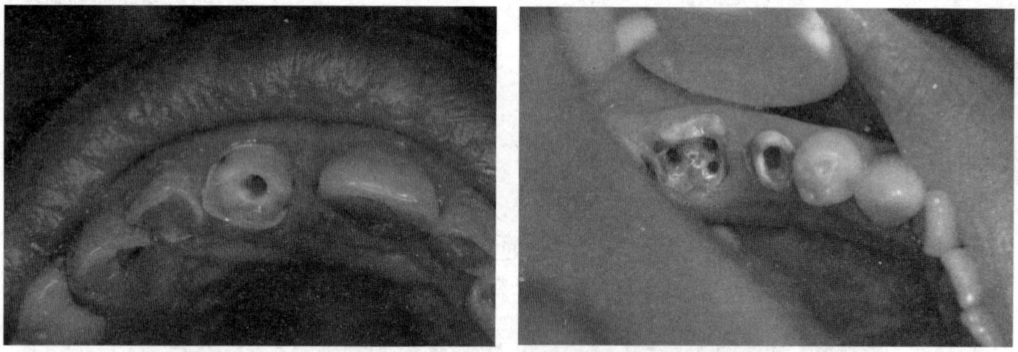

图8–7　牙冠余留牙体的预备

二、根管桩道的预备

（一）桩道深度的确定和预备

1. 桩道深度的确定

（1）根管治疗后　拍摄根尖片，测量并计算余留牙体的最高点到根尖孔的距离，再根据桩长度的设计要求并结合临床需要确定桩道深度。

（2）根管治疗前　先完成牙冠余留牙体的预备，记录根管治疗中测量的工作长度，再根据桩长度的设计要求并结合临床需要确定桩道深度。

2. 桩道预备　先选择直径较小的低速根管钻，沿根管方向逐渐轻压钻入牙胶，到达桩道深度后持续旋钻几秒再小幅度提拉后退，将切碎的根管充填物带出。根据根管的直径，逐渐更换直径较大的根管钻，彻底清除桩道深度范围内的根管充填物（图8–8）。

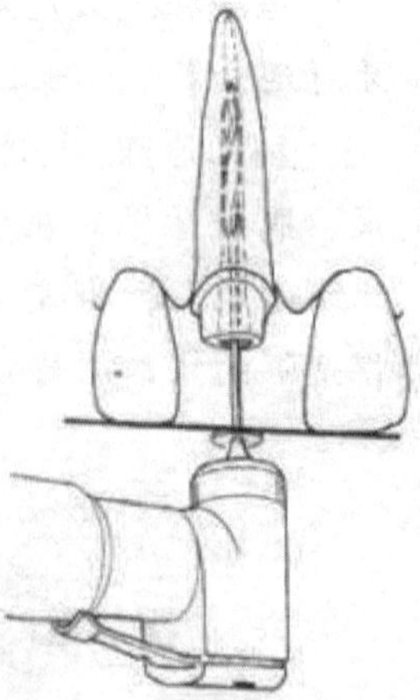

图8–8　桩道深度的预备

（二）桩道的成型

桩道深度预备完成后，要根据所选用的根管桩的不同进行最终的桩道成型。

1. 预成桩的桩道成型　预成桩一般会有多种型号，根据患牙牙根的长度和直径进行选择，使用与预成桩型号相对应的成型钻进行桩道成型，成型钻钻入时不得超过已经预备出的桩道深度。

2. 个性化桩的桩道成型　个性化制作的金属铸造桩和切削陶瓷桩的桩道预备不同于预成桩，桩道的形态是个性化的，要遵循患牙牙根及根管的形态进行预备。预备桩道时，利用根管钻横向逐级扩大根管，预备成根方细而冠方粗的锥形桩道。不要刻意扩大根管，按照桩的直径要求进行预备。不得向根尖区加压钻入，要始终保持已经预备完成的桩道深度不变。

考点提示　桩核的牙体预备。

第四节　桩核的印模制取

个性化制作的桩核需要先制取熔模或印模后体外制作。余留牙体和桩道预备完成以后，用生理盐水彻底冲洗桩道并充分干燥后再开始制取熔模或印模。

一、直接法

直接法是指直接在口内制取出桩核的熔模。在桩道内壁和预留牙体表面涂上一层液体石蜡，吹薄、吹匀。选用适当直径的嵌体蜡条，烤软后插入桩道内，并尽量使其填满桩道。取一段钢丝，表面打磨出锯齿，末端打磨成圆滑的锥形，在酒精灯上烤热后插入桩道内嵌体蜡的中央，直达最底部，手扶并保持稳定。待蜡凝固后，缓慢拉动钢丝取出蜡型，检查是否完整。确认完整后，将蜡型在桩道内复位，继续用嵌体蜡在蜡型桩的冠方，按照全冠预备体的要求堆塑出核的形态。蜡凝固后取下检查，无误后浸入水中，送技工室包埋、铸造。

二、间接法

间接法是指制取桩道与牙列的印模，灌制石膏模型，在模型上完成桩核的制作。在桩道内注入具有高流动性的印模材料，如硅橡胶、琼脂或藻酸盐等，用螺旋充填器将印模材料导入桩道底部，排出气泡并使印模材料充满桩道，将事先准备好的表面带有锯齿的钢丝插入桩道内。再用印模材料完全覆盖牙根断面、邻牙和周围的软组织，用低流动性的印模材料装满托盘压向牙列，手扶并保持稳定，等待凝固。在印模材料凝固后，顺根管方向小心取下托盘，检查印模是否完整（图 8–9），确认无误后，灌制石膏模型（图 8–10），送技工室进行桩核的制作。

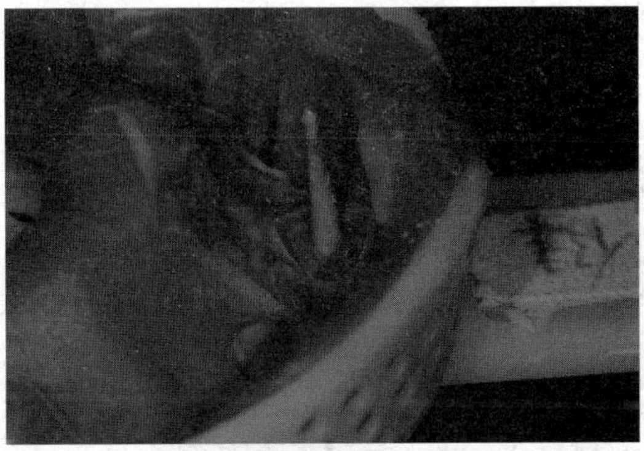

图 8–9　印模的制取

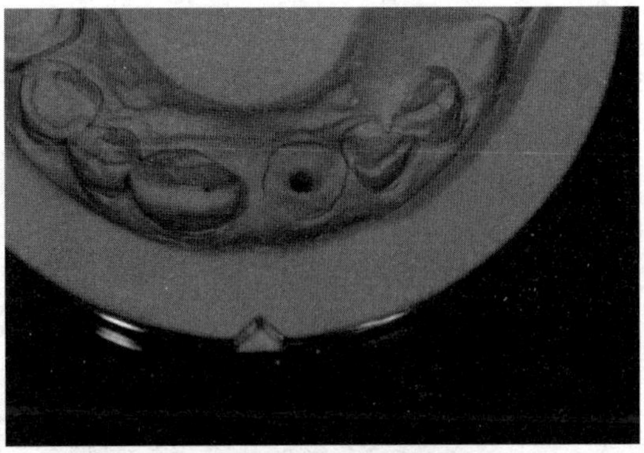

图 8–10　灌制石膏模型

第五节　桩核的试戴与粘固 / 粘接

桩核冠的固位主要依赖于粘固或粘接，上部牙冠的固位同第五章第七节，桩核的固位则根据桩核的形式和材料的不同而采用不同的方法。

一、金属预成桩的粘固及核的制作

金属预成桩及上部的核结构在口内直接完成固位和制作，采用水门汀粘固剂对根管桩进行桩道内粘固，采用复合树脂或银汞合金制作核结构。金属预成桩的表面一般会有螺纹、十字纹等结构，使根管桩与桩道内壁之间实现机械固位，之间的间隙需要用水门汀粘固剂来填满，常用的粘固剂有磷酸锌水门汀、聚羧酸锌水门汀、玻璃离子水门汀、树脂加强型玻璃离子等。粘固时，先将调拌好的粘固剂用螺旋充填器导入桩道，然后再使根管桩就位，待粘固剂硬固后，彻底清除根面及桩上的粘固剂。用复合树脂或银汞合金紧密包绕暴露在冠方的根管桩，并按照全冠预备体的要求，堆塑成核的结构。

二、纤维桩的粘接及树脂核的制作

纤维桩的赋型基质为树脂，内部的纤维起增强作用，所以纤维桩的桩道内固位采用流动树脂进行粘接，可以使用自粘接树脂，也可以使用树脂粘接处理剂配合普通流动树脂进行粘接，具体步骤见第四章第五节，其固化方式可以是化学固化，也可以是双固化。纤维桩粘接完成后，利用专用的树脂核材料包绕暴露在冠方的根管桩，并按照全冠预备体的要求，堆塑出核结构，也可以用充填用复合树脂，但要注意避免内部气泡的产生。

三、铸造金属桩核的试戴与粘固

铸造金属桩核制作完成后，要在口内进行试戴，检查就位情况、边缘的适合性和固位情况，必要时可以在咬合纸的指示下进行调改。当完全就位后，按照全冠预备体的要求，检查核的形态、倾斜角度、聚合度和修复空间等，调试合适后用磷酸锌水门汀、聚羧酸锌水门汀、玻璃离子水门汀、树脂加强型玻璃离子等粘固剂进行桩道内粘固（图 8–11）。

四、陶瓷桩核的试戴与粘接

陶瓷桩核的试戴同金属铸造桩核，氧化锆桩核的粘固同金属桩核，而玻璃铸瓷的桩核需要进行粘接固位，先进行酸蚀、偶联，其后粘接过程同纤维桩的粘接（图 8–12）。

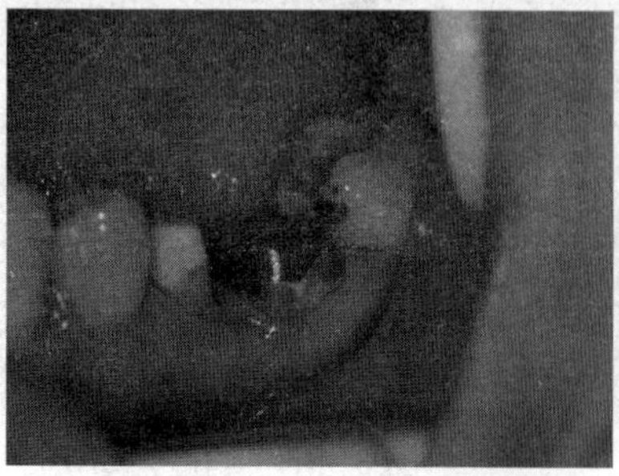

图 8–11　铸造金属桩核粘固

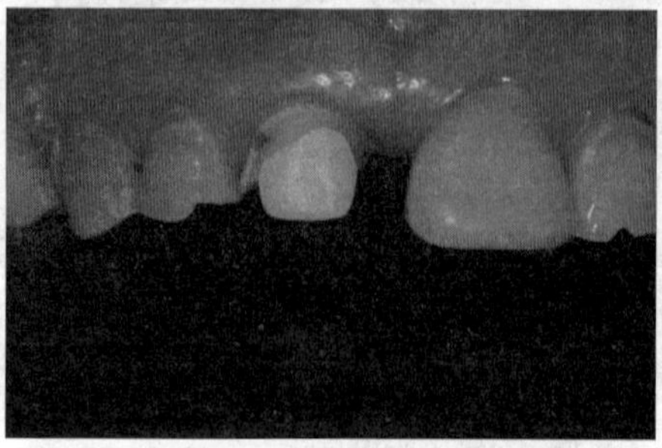

图 8–12　陶瓷桩核的粘接

桩核在根管内粘固或粘接就位后，要按照全冠的牙体预备原则，将预留牙体与核结构视为一体，进行最终的全冠预备体的精修预备。最后，制取印模、灌制石膏模型、全冠加工制作、临床试戴、粘固或粘接，方法同第五章、第六章和第七章中冠修复体的相关内容。

第六节　修复后可能出现的问题及处理

一、疼痛

1. 自发痛　桩核冠的基牙出现自发痛的主要原因可能有：根管治疗失败、桩道预备时根管穿孔、牙根折断等原因导致的根尖周或牙周的炎症。有治疗可能者，拆除桩核冠进行根管治疗，无治疗可能者，拔除患牙。

2. 咬合痛　主要来源于咬合创伤，给予调整咬合。若来自于根尖周炎未愈，则为修复时机选择不当，拆除修复体进行根管治疗，再行修复。

二、食物嵌塞

全冠与邻牙邻接关系不良，龈外展隙关闭不严、对颌充填式牙尖等均可能引起食物嵌塞，一般需要重新制作全冠。

三、牙龈炎

桩核冠的牙龈炎若来自于全冠边缘修复不良，则需要重新制作全冠。若来自于无牙本质肩领的桩核设计，则需要拆除修复体，重建牙本质肩领后再行桩核冠修复。

四、修复体松动

若是根管桩长度不足，则需要重新设计制作。若是粘固或粘接失败，常出现全冠松动，也可出现桩核松动，则需要重新粘固或粘接。

五、修复体折断

根管桩折断，能够去除断桩者，取出断桩重新修复；若无法取出断桩，则需要拔除患牙。

本章小结

桩核冠按照材料和结构有不同的分类，选择时有严格的适应证。桩的长度、直径、形态、冠与根面的关系都会对桩核冠的固位形与抗力形产生影响，在修复设计及牙体预备时需要注意。不同类型的桩核有共同的及特殊的预备要求。

习　题

扫码"练一练"

一、选择题

1. 符合桩冠修复适应证的是

A. 根管壁侧穿

B. 已做根管治疗，瘘管口未闭

C. 做固定义齿基牙的残冠残根

D. 前牙斜折达根中 1/3 者

E. 根管弯曲细小

2. 理想的冠桩外形要求包括

A. 外形近似圆锥体

B. 从根管口到根尖逐渐缩小呈锥形，各部横径保持为根径的 1/3

C. 与根部外形一致

D. 与根管壁密合

E. 以上都正确

3. 下列哪种情况不宜做桩冠修复

A. 牙冠短小，畸形

B. 牙冠大部分缺损，无法进行充填修复治疗

C. 前牙错位牙、扭转牙，没有条件做正畸治疗者

D. 牙槽骨以下斜形根折，伴牙根松动

E. 牙冠缺损至龈下，但牙周健康，牙根有足够的长度

4. 桩在根管内的长度要求是

A. 根长的 1/3

B. 根长的 1/2

C. 根长的 2/3~3/4

D. 根长的 3/4~4/5

E. 以上都可以

5. 上颌磨牙桩冠修复时最可能利用的根管时

A. 近中颊根管

B. 近中舌根管

C. 腭根管

D. 远中颊根管

E. 近远中颊根管

6. 以下关于桩冠的说法错误的是

A. 是一种常用的根管内固位体

B. 固位力取决于摩擦力和粘接力

C. 可做固定桥的固位体

D. 修复前必须行完善的根充

E. 桩冠修复后可以减少根尖组织病变的发生

7. 根管预备时容易出现的错误是

A. 根管口预备过多，呈喇叭形

B. 根管长度，直径预备不足

C. 根管壁预备有倒凹，蜡型无法取出

D. 牙胶尖被推出根尖

E. 以上都是

8. 在桩核冠修复中，与牙根的抗力有关的是

A. 桩材料的弹性模量

B. 牙本质肩领

C. 桩的直径

D. 桩的末端形态

E. 以上皆是

9. 桩核冠桩至少离开根尖部的距离为

A. 1.0mm　B. 1.5mm　C. 2.0mm　D. 2.5mm　E. 4.0mm

10. 桩核舌侧应为金瓷冠留出的最小间隙为

A. 0.1mm　B. 0.2mm　C. 0.3mm　D. 0.5mm　E. 0.8mm

11. 一般条件下，哪一类桩冠固位最好

A. 光滑柱形　B. 槽柱形

C. 铸造桩　D. 螺纹桩

E. 弯制冠

12. 以下哪种叙述不能有效增强桩冠的固位

A. 增加桩的长度　B. 减小根管壁的锥度

C. 增加粘固剂的稠度　D. 增加冠桩与根管壁的密合度

E. 尽量保留残存的牙体组织

13. 桩核冠修复后一年，发生根桩断裂脱落，导致的原因中不可能的是

A. 桩直径细　B. 根桩有铸造缺陷

C. 患者咬合紧　D. 使用的是预成桩

E. 牙根直径细小

14. 患者，男，30 岁。左上 2 冠折 1/2，剩余牙冠变色，已做根管治疗，无不适症状。X 线片未见异常，患者咬合关系正常。最佳修复设计方案为

A. 嵌体　B. 塑料全冠

C. 桩核烤瓷冠　D. 金属塑料联合全冠

E. 铸造全冠

（15~17 题共用题干）

患者，男，45 岁。右上颌后牙食物嵌塞，要求进行冠修复。查：16^{MOD} 大面积银汞合金充填，颊舌侧剩余牙体组织较薄弱，死髓牙，牙稳固，叩（–），近中与 15 接触较差。

15. 该病例的最佳修复设计方案是

A. 进行金属全冠修复　B. 进行 PFM 全冠修复

C. 根管治疗后嵌体修复　D. 根管治疗后铸造桩核 + 全冠修复

E. 根管治疗后银汞合金充填 + 全冠修复

16. 在临床上，造成食物嵌塞现象的常见原因，不包括

A. 对𬌗牙有充填式牙尖　B. 𬌗面解剖外形不良

C. 𬌗平面与邻牙一致　D. 牙间龈乳头萎缩

E. 邻间接触不良

17. 若采用预制桩核，与铸造桩核比较，其最大优点是

A. 固位好　B. 抗力好

C. 操作简单　D. 强度适合

E. 生物相容性佳

（18~20 题共用题干）

患者，男，23 岁。1 个月前因外伤致上前牙折断，于外院做治疗。口腔检查见左上中切牙牙冠横折，断面位于龈上 2.0mm，根管口暂封。叩（–），松（–），牙龈及咬合正常。X 线片显示根尖无暗影，根管治疗完善。

18. 理想的冠桩直径为根径的

A. 1/5　　B. 1/3　　C. 1/2　　D. 2/3　　E. 3/4

19. 桩核预备时，唇侧肩台应为烤瓷冠留出的空间是

A. 0.5mm　　B. 1.0mm　　C. 1.5mm　　D. 2.0mm　　E. 2.5mm

20. 桩核预备时，切端应为烤瓷冠留出的空间是

A. 3.0mm　　B. 2.5mm　　C. 2.0mm　　D. 1.0mm　　E. 以上都不是

二、思考题

患者，女，45 岁，右上 4 残根，行完善根管治疗后桩核冠修复，一年后桩核松动脱落。思考一下临床上桩核冠修复失败的原因及其预防措施？

第九章

嵌体和部分冠

学习目标

口腔医学专业：

1. **掌握** 嵌体的分类；嵌体的牙体预备步骤；部分冠的牙体预备步骤。
2. **熟悉** 嵌体的试戴和粘固、粘接；嵌体修复后可能出现的问题及处理。
3. **了解** 嵌体的制作工艺流程；部分冠的制作工艺流程。
4. 能够进行嵌体和部分冠的牙体制备及试戴与粘固。
5. 具有尊重和保护患者权利的素质及关爱患者的意识。

口腔医学技术专业：

1. **掌握** 嵌体的分类；嵌体的制作工艺流程；部分冠的制作工艺流程。
2. **熟悉** 嵌体的试戴和粘固、粘接；嵌体修复后可能出现的问题及处理。
3. **了解** 嵌体的牙体预备步骤；部分冠的牙体预备步骤。

扫码“学一学”

案例分析

【案例】

女性，30 岁。1 年前右上后牙疼痛，经充填治疗痊愈，但患牙处经常食物嵌塞，要求作相应治疗。

专科检查：患者全口卫生状况尚佳，15 远中邻𬌗面大面积银汞充填，充填物完整，充填物与 16 之间无邻接关系，龈乳头红肿，略萎缩。叩（－），牙髓活力检测正常。

【讨论】

1. 食物嵌塞的产生原因是什么？
2. 最佳的治疗方案是什么？

第一节　嵌体和高嵌体

嵌体（图 9-1）是一种嵌入牙体内部，用以恢复牙体缺损的形态和功能的冠内修复体。牙体缺损是口腔中的一种常见疾病，在临床上，往往主要使用银汞合金、玻璃离子、复合树脂等材料进行充填治疗。早期使用的银汞合金或玻璃离子，虽然椅旁操作时间较短，但是美观性较差；而目前广泛使用的复合树脂等材料可以获得较好的美容效果，但是椅旁的操作时间却又大大延长了。而嵌体作为牙体缺损修复治疗的代表之一，随着材料学的进步及数字化技术的广泛应用，既可以减少椅旁操作时间，又能获得更好的美学效果，因此在临床上，也逐渐被广大医生及患者所接受。

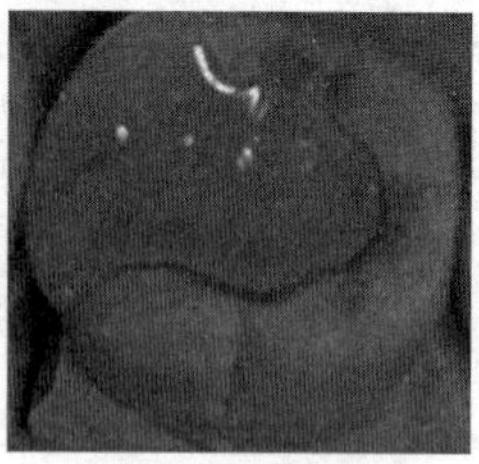
图 9–1　嵌体

一、嵌体的分类

1. **根据覆盖的牙面数分类**　可分为单面嵌体、双面嵌体、多面嵌体。

2. **根据覆盖的部位分类**　可分为𬌗面嵌体、颊面嵌体、邻𬌗面嵌体。

3. **根据制作嵌体的材质分类**　可分为金属嵌体、树脂嵌体、瓷嵌体。

4. **根据有无覆盖牙尖分类**　可分为嵌体、高嵌体。高嵌体是覆盖患牙𬌗面，用来恢复患牙的咬合关系或预防患牙折裂的嵌体。

知识拓展

钉嵌体

钉嵌体是采用钉洞固位形的一种嵌体。一般多用于牙体大面积缺损牙齿，特别是𬌗龈距离短、咬合低的后牙。钉洞固位形的牙体磨除少，固位力较强。活髓牙上制备的钉洞固位形深度一般为 2mm，达到牙本质层内，直径一般为 1mm 左右，制备位置应避开髓腔、髓角。钉洞之间应相互平行，并与嵌体的就位道一致。已经做了完善根管治疗的牙体，钉洞固位形一般可以深入根管内 3~5mm，但是也应当选择合适的根管并注意根管的走向，避免根管侧穿、根折或与就位道不一致等。

二、嵌体的适应证与禁忌证

1. **适应证**　牙体缺损的患者，经过牙体预备，剩余部分的牙体可以耐受功能状态下的𬌗力而不折裂，并且能够继续为嵌体提供足够的固位形，则都可以进行嵌体修复。嵌体的外形线较长，只能在龋坏率低、口腔卫生好的情况下应用。

扫码“看一看”

2. **禁忌证**　牙冠高度低、龋坏率高、缺损大、牙体薄弱等情况都不适合嵌体修复。与全冠类修复体相比，嵌体固位力差，当𬌗力大、磨耗重或有磨牙症时也不适合制作嵌体。

3. **充填体充填与嵌体修复的区别**　充填体靠洞形的倒凹固位，嵌体则依靠粘接力和摩擦力固位。充填体是直接在口内充填而成，只需要医生即可；而嵌体是在口内或口外制作修复体雏形后，再用不同材料在口外加工制作完成，还需要技师的配合。充填体的𬌗面形态靠在口内修整形成；嵌体的𬌗面形态可以在模型上精细雕刻形成，更容易与对颌牙协调。充填体邻轴面不易完全正确恢复外形突度，可能会形成悬突，不能高度抛光，容易菌斑附着；而嵌体可恢复正确的邻面接触关系和轴面凸度，方便检查边缘密合性，可以高度抛光，不易附着菌斑，容易清洁。

相比于银汞充填体，合金嵌体的强度、耐久性能要好得多，可以长期维持准确的形态与完整的边缘。相比于树脂、玻璃离子充填体，瓷、树脂嵌体的性能、美观性能要好得多。但是龋洞较小时，嵌体修复可能会因其固位的要求而多去除一些牙体组织，反而不如充填体充填。

考点提示 嵌体的适应证和禁忌证。

三、嵌体的牙体预备

1. 去尽腐坏牙体组织 根据患牙实际情况，为避免暴露牙髓可以保留少量的脱矿牙本质层。如果在彻底去尽脱矿牙本质的过程中出现穿髓，也可以在无菌的情况下，做直接盖髓治疗。目前临床上可以借助龋齿显影剂或显影笔等装置，将腐坏组织去除的更加彻底，有利于健康牙体的保存。

2. 殆面洞型制备 选择钨钢裂钻或金刚砂平头锥形金刚砂车针，从殆面缺损或龋坏最宽处入手。根据缺损的深度与缺损边缘的位置，形成殆面部分的洞型，同时去除无基釉。颊舌向的扩展应尽量保证颊舌壁的抗力形。如果殆面洞型最深处接近髓腔，应该先使用氢氧化钙类盖髓剂垫底后，再用光固化树脂等材料将洞底填平整。取印模前对外形轮廓边缘进行修整，使各线角圆钝。

洞型的各轴壁应保持平行无倒凹，为方便修复体的制作及粘结，可适当外展 2°~5°。

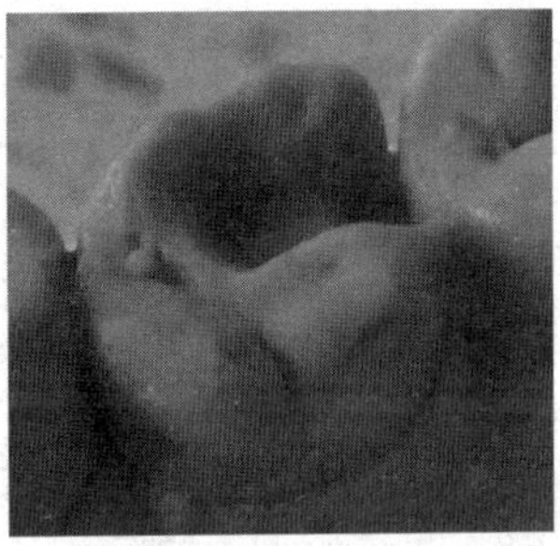

图 9-2 洞缘斜面

在殆面洞型的洞缘处，可预备 45° 洞斜面。一方面通过去除洞型边缘无釉柱支持的牙釉质以防止折裂。另一方面可以使树脂嵌体的边缘厚度逐渐变薄，自然过渡到牙面，更容易获得较好的美观效果。而金属嵌体的边缘覆盖制备的洞斜面，金属边缘较薄但强度较高，不会折裂，也可使边缘位置选择性地避开咬合接触点 1mm（制备前可先用咬合纸仔细检查咬合接触关系）。考虑到瓷嵌体的刃状边缘强度不足和加工的困难，一般可以不预备洞缘斜面（图 9-2）。

为增加邻殆嵌体的固位力，抵抗邻向脱位，可在殆面洞型的制备过程中，预备钉道、鸠尾固位形等。

3. 邻面洞型制备 应在制备时避免伤及邻牙及牙龈乳头，可根据邻面缺损的宽度制备箱状洞型，洞型的殆向宽度应大于龈向宽度。龈阶的宽度不少于 1mm。洞缘的龈阶和颊舌壁应位于邻面接触区外，邻面洞缘应与邻牙保持最小 0.6mm 的间隙以便印模材料可以进入。

邻面的洞缘（包括龈阶）也应制备成 45° 洞斜面，既可以去除无基釉，同时也可使边缘扩展至自洁区。在邻面凸度过小时，45° 洞斜面不足以使邻颊舌边缘位于自洁区，应在邻面制备出一个较大的片切面。

4. 高嵌体的预备

（1）殆面磨除 虽然牙体余留量小，殆面磨除量较小，但也应顺应牙冠原有殆面外形。根据对颌牙的情况，制备出与对颌牙殆面较均匀的间隙。支持尖处磨除量约 1.5mm，非支持尖处磨除量约 1mm，同时制备出支持尖外斜面。制备时可作指示沟，制备后检查制备出的间隙。

（2）制备支持尖外斜面后，在斜面下形成轴壁与肩台，建立边缘终止线。为使支持尖内外斜面与对颌牙有均匀间隙。预备体牙尖位置应位于原牙尖的位置处，不偏颊侧，不偏舌侧。原则上同嵌体一样，也要求将高嵌体（图 9-3）的边缘远离殆接触 1mm。在支持尖上不作类似嵌体洞斜面的处理，为此，在外斜面下沿就位道作轴壁。轴壁的高度根据殆关系情况而设计，覆殆或反覆殆深则轴壁高，反之则低。轴壁下形成约 1mm 宽肩台，这样才能在高嵌体受力时形成良好的支持。

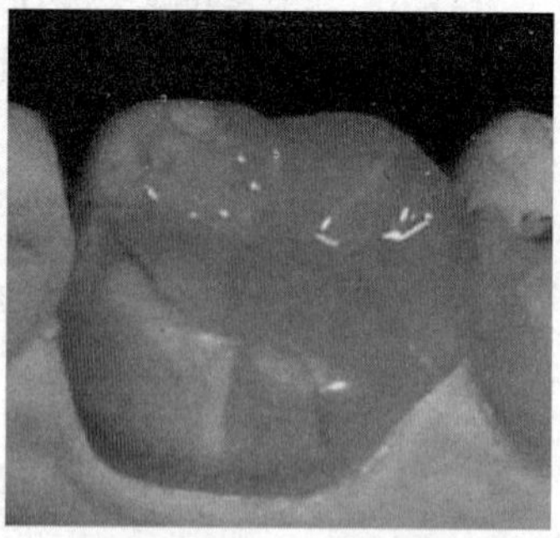

图 9-3　高嵌体

考点提示　金属嵌体的设计与牙体预备。

四、印模的制取、暂时嵌体的制作和咬合关系的转移

1. 制取印模　见第五章第三节。

2. 制作临时嵌体　在取模后，清洗干燥窝洞，直接将临时嵌体材料注入窝洞，若是邻殆嵌体则需要提前安放好邻面成型片。光照固化或自固化后，去除多余材料，抛光完成临时嵌体。若窝洞内有树脂类垫底材料，需要预先涂布分离剂。

3. 转移咬合关系　见第五章第四节。

五、嵌体的制作工艺简介

（一）金属嵌体的制作

1. 熔模制作

（1）直接法　在患者口内预备好的嵌体洞型上，用蜡、树脂等材料直接制作熔模。①清洁牙面及洞型，隔湿、干燥，在牙面及洞型内均匀涂一薄层液状石蜡。②将嵌体蜡用微火烤软，填入洞内，压紧，使其充满洞内各处。③在蜡未硬固前，嘱患者做正中及非正中的咬合运动。④用蜡刀雕出正确和合适的解剖外形。检查蜡型与洞缘之间是否完整和密合。邻殆洞者还需重点检查有无邻面悬突，以及与邻牙的邻接关系。⑤用加热的探针插入蜡型并在冷却后取出，检查蜡型组织面是否清晰、完整。⑥若用树脂材料制作，则需在涂布分离剂后，直接将流动树脂等材料填入预备洞型，加压，雕刻外形，光照固化，用锐器沿洞型边缘取下树脂熔模，并修整飞边。⑦蜡型或印模制作完成后，应及时清洗和消毒牙面及洞型，并以牙胶充填或临时嵌体暂时修复。

（2）间接法　通过制取工作模型，制作代型，在口外制作熔模。①排龈、止血后，清洁洞型及预备体的表面。②选择大小合适的托盘，使用硅橡胶类精细印模材，制取工作及对颌印模。检查印模是否清晰、完整。③用硬质石膏灌注模型。模型应完整，龈缘清晰，无气泡和瘤体。除包含患牙以外，还应至少包括患牙近远中各一个邻牙。④采用滴蜡法或压蜡法在工作模型上制作嵌体熔模，或用树脂材料制作熔模。

（3）间接直接法　在口外的模型或代型上制作熔模，并在患者口内调整的方法。

2. 铸道安放　用直径 2.0~2.5mm 的蜡线条插入或固定在蜡型最厚、最突出的部位。铸道与熔模之间应顺畅相连，并在主铸道上设置补偿金属凝固收缩的储金球，储金球距离嵌

体熔模 1.5~2.0mm，直径不小于 5mm。单面嵌体铸道安置在蜡型中央，双面嵌体安置在边缘嵴处，三面嵌体安置在对称的边缘处。

3. 包埋 选用无圈铸造技术或选择大小合适的铸圈，铸圈底座应围成漏斗状。调拌合适的包埋材料，在去除熔模表面油脂、蜡屑等污物，改善蜡熔模表面张力后，将包埋料涂抹在熔模表面，再慢慢边震荡边灌注整个铸圈。保证储金球位于铸圈的中心位置，熔模应距离铸圈顶大于 10mm，距离铸圈壁大于 5mm。

4. 铸造 待包埋料完全凝固后，将铸圈放入茂福炉内，加热烘烤焙烧，以除去蜡或树脂类熔模及铸道。在茂福炉内，铸圈开口先向下后向上，以方便初加热时的蜡熔化流出、高温下蜡蒸汽的挥发。选择合适的合金，用火焰、感应热能或电弧高能加热至熔化状态时，通过离心或加压的方式注入从茂福炉移入铸造机的铸圈内，完成铸造过程。

5. 铸道切割及研磨抛光 铸造好的铸圈完全冷却（自然冷却或急冷）后，取出铸好的铸件，用酸洗或低压力喷砂等方法去除包埋材料。检查铸件有无缺损、瘤体等。切割铸道，保留小部分连接于修复体铸件上充当把持柄。初步打磨修复体组织面后，置于工作模型上就位，检查邻接关系和咬合关系。进一步打磨，切除把持柄，机械研磨抛光或电解抛光修复体。

（二）树脂嵌体的制作

1. 直接法 在口内患牙制备好的洞型里，涂布分离剂，再分层填入复合树脂，经历成型及初步固化后，取出堆砌好的树脂嵌体进行最终固化（光固化或热固化），完成后取下重新粘接到患牙上。

2. 间接法 牙体预备完成后，制取模型，在口外制作树脂嵌体并终固化后，粘接于患牙上。

知识拓展

可弯曲代型法

在完成牙体预备，高精度印模材料（加成型硅橡胶、聚醚硅橡胶等）取得牙体印模后，用硅橡胶弹性材料在印模中翻制工作模型，最后在可弯曲的硅橡胶代型上制作嵌体的方法。可以通过在印模表面涂布分离剂的方法防止硅橡胶代型和印模的粘连。此方法可以不用灌制石膏工作模型，而且因为代型的可弯曲性，制作好的嵌体可以从代型上容易地取下。

（三）瓷嵌体的制作

1. CAD/CAM 技术 通过口内直接扫描预备完的牙体，或在口外扫描制取的工作模型，将获取的数字化图像在计算机中进行三维成像，利用计算机软件进行瓷嵌体的设计。选择合适颜色的瓷块，放入铣床上进行数字化精密切削，完成品去除固定装置后即可在模型上进行试戴、调𬌗、抛光等。

2. 热压铸瓷法 与金属的铸造方法类似，是将瓷块熔化后，在一定的压力下，压铸成型制作瓷嵌体。

六、嵌体的试戴与粘固、粘接

（一）试戴

1. 检查嵌体组织面有无缺陷，如瘤体等。

2. 清除覆盖洞型的临时充填物，清洗并消毒、干燥。

3. 选用粘棒等工具将嵌体置于预备好的洞型上，避免施加过大压力，检查是否能够顺利就位。

4. 不能顺利就位的嵌体，应使用薄咬合纸或压力指示剂等找出影响就位的部位，并做出适当调磨，直至完全就位。

5. 检查有无翘动、边缘封闭性。对于难以调磨的嵌体，应在检查取模及模型灌制过程有无失误之后，及时返工。

6. 检查咬合关系。嘱患者分别做正中𬌗、前伸𬌗、侧方𬌗等咬合，仔细检查咬合高点，并适当调磨。

7. 用粘棒取下试戴好的嵌体，重新消毒以待粘固。

（二）粘固、粘接

1. 清洁并消毒试戴好的嵌体。

2. 清洁并消毒患牙的洞型。

3. 根据嵌体材质的不同，选择合适的粘接剂。

4. 使用探针及时清除溢出的粘接剂，尤其是邻𬌗嵌体，需要用牙线等仔细清除邻面的多余粘接剂。

5. 最终完成抛光工序。

考点提示 嵌体的试合、磨光、粘固。

七、修复后可能出现的问题及处理

1. 修复体松动、脱落 嵌体粘接过程中，没有按照粘接材料操作的流程进行粘接，或是粘接不严出现继发龋，导致粘接层被破坏。

处理：若是因为操作不规范引起的松动、脱落，应将嵌体取下后，去除义齿组织面上的原有粘接材料，严格按照规范操作的要求，重新粘接。若是因为继发龋导致的松动、脱落，则应在取下嵌体后，仔细检查窝洞内的龋坏组织范围，在去尽腐质以后，重新制备洞型，重新制作嵌体。

2. 基牙疼痛 一般为基牙的牙髓或根尖周发生炎性病变，可做咬合检查，检查修复体上有无咬合高点存在；或是洞型预备近髓后未做牙髓保护处理；或者意外穿髓后未及时治疗；原有的牙髓治疗不够彻底；戴用嵌体后导致剩余牙体组织折裂。

处理：原有治疗不彻底的，需要在去除修复体、原充填材料后，重新根管治疗，待观察炎症消退后，再重新粘接。若是牙髓在制备洞型的过程中受到激惹或直接损伤，则应及时去除修复体后进行牙髓治疗。若存在咬合高点，应给患者重新调𬌗。若导致牙体折裂后，发生基牙不适，则应根据缺损的范围及有无影响牙髓，进行牙髓治疗、重新考虑其他类型的固定修复。

3. 瓷体破裂　咬合有高点，且嵌体边缘位于直接承受𬌗力的区域。

处理：可在拆除修复体后，略微增加𬌗面的局部磨除量，并拓宽原有洞型，使𬌗力不直接作用在嵌体边缘。

4. 树脂变色、磨耗　树脂老化，硬度不够。

处理：可在变色、磨耗树脂的表面，重新打磨，选择适当颜色的光固化树脂进行口内直接修复。也可以将原有嵌体拆除后，重新制作。

考点提示　嵌体戴入后的问题及处理。

第二节　部分冠

部分冠是覆盖于部分牙冠表面的冠外修复体。

与全冠修复相比较，部分冠可以使更多的牙体组织保留下来，是针对少量牙体组织被破坏而采取的保守性修复方法。在不影响固位形与抗力形时，部分冠比全冠更加符合保存修复的原则。

由于前牙的部分冠不覆盖唇面，上后牙的部分冠暴露颊面的全部或部分，可以较好地维护美观效果。所以在金属烤瓷修复体出现之前，部分冠曾被广泛地应用于牙体缺损的修复及用作固定义齿的固位体。

一、部分冠的分类

部分冠可分为前牙的开面冠、3/4 冠，后牙的 3/4 冠、7/8 冠、半冠等。开面冠多为锤造法制作，其余为铸造法制作，部分冠只能用金属制作。

二、部分冠的适应证与禁忌证

通过完整地保留唇颊面，可以使自然真实的牙体外观得以保留，使医生及技师不用再考虑制作出的义齿如何精确地恢复天然牙的颜色、形态等。而且，在牙体牙髓疾病的诊断治疗中，保留唇面的部分冠也更易获得准确的牙髓活力测试结果。相对于全冠而言，部分冠的颈缘线较短，粘接剂的排溢较为方便，所以不易刺激牙周组织，不易引起局部炎症的发生。

虽然部分冠的牙体预备量相对全冠要小，但是较弱的固位能力使得部分冠的牙体制备又要比全冠的牙体制备更复杂些，需要额外增加更多的辅助固位形来增强修复体的固位力。与此同时，延长的边缘线又增加了牙体边缘发生继发性龋病的可能性。因此，临床上的部分冠修复就需要根据患者实际的口腔状况进行严格选择。

（一）适应证

1. 有牙体缺损但不适合嵌体修复。
2. 保留某完整牙面（多为唇颊面）后不会降低修复体的固位能力与抵抗力。
3. 牙体各部位的周径较大（尤其唇舌径），且龋坏率较低。
4. 用作基牙牙位正常且间隙较小的三单位固定桥的固位体。

（二）禁忌证

1. 患者有较高的美学要求，尤其是希望改变唇颊面的形态或色泽者。

2. 牙体缺损较多，唇颊面可能形成薄壁弱尖或者已经缺损者。

3. 作为多单位长固定桥的固位体者。

考点提示 部分冠的适应证和禁忌证。

三、部分冠的牙体预备

本节分别以前牙 3/4 冠、后牙 3/4 冠和后牙半冠为例，介绍牙体预备的具体步骤。

（一）前牙 3/4 冠

前牙 3/4 冠主要是保留唇面，预备舌面、邻面及切端，具体要求如下。

1. 舌面（舌隆突至切缘）预备 一般选择橄榄形、轮形或球形金刚砂车针，磨除量不少于 0.7mm。前伸殆时，牙尖交错位与前伸殆位之间的间隙应比较均匀；不宜在舌隆突与舌面连接区磨除过多组织；尖牙的舌面预备应沿着舌轴嵴分为近远中两个斜面；舌壁过短会降低固位，影响义齿使用。

2. 切缘预备 选择长针状或轮状金刚砂车针，在切缘的舌侧均匀磨除约 0.7mm 牙体组织。车针应与未磨除的切嵴斜面平行；尽可能不磨除唇切线角，避免从唇侧暴露义齿；尖牙也可做成近远中的两个平面。

3. 舌面（舌隆突至颈缘）预备 选择锥形鱼雷状或圆头柱状车针，消除倒凹，与轴壁与唇面的切 2/3 平行；预备凹形肩台；舌隆突过短者，可考虑制作钉道固位形。

4. 邻面轴沟预备 选择平头锥形金刚砂车针或 169L、170L 钨钢车针，不小于 1mm，左右两侧相互平行，且平行于唇面切 2/3（非长轴）；龈端在边缘线 0.5mm 以上；邻面充填体或龋洞，可用箱状固位形代替轴沟。

5. 切端沟预备 选择火焰形金刚砂车针或 171L 钨钢车针，在切端斜面偏舌侧 1/3 处预备，深约 0.5mm，宽约 1mm，顶角约为 90°，平行于切嵴并且沟的两端要与轴沟相连。

6. 修整抛光 去除过锐的线角，使之圆钝。检查各轴壁及肩台，均应连续光滑。一般选用细颗粒金刚砂车针或抛光钨钢车针。

（二）后牙 3/4 冠

1. 殆面预备 一般选择圆头锥形车针，按照殆面的形态均匀磨除 1~1.5mm 的牙体组织，维持预备后的牙尖形态及位置，颊殆线角处磨除不超过 0.5mm。

2. 舌面预备 选择短针状车针，舌面磨除量应可以形成约 0.5mm 的凹形肩台，肩台止于龈上或齐龈缘。轴壁应与牙长轴（就位道）平行。

3. 邻面预备 一般可使用针状、鱼雷状或圆头柱状金刚砂车针，需与舌面自然过渡，肩台相延续，宽约 0.5mm，操作中不得伤及邻牙或牙龈。

4. 邻面轴沟预备 可使用平头锥形金刚砂车针或 171L 钨钢车针，在靠近颊面的邻面上，沿肩台上 0.5mm 开始预备轴沟，深度不小于 1mm，应左右两侧相互平行且平行于长轴（就位道），轴沟的舌侧壁应与邻面轴壁成直角或略小。

5. 殆面沟预备 使用平头锥形短金刚砂车针或 171L 钨钢车针，在非功能尖的颊尖舌斜面上预备深约 1mm 的“V”形殆面沟，此沟与两侧轴沟相连呈“M”形增力环，可以增强固位。

6. 修整抛光　选择细粒度的金刚砂车针或抛光钨钢车针，去除较锐的线角，并使之圆钝，肩台也应光滑连续。

（三）后牙半冠（近中半冠）

后牙半冠是后牙 3/4 冠的一种变异形式，相当于将后牙 3/4 冠旋转 90°，覆盖牙冠的颊舌面及一侧的邻面。一般多用于近中倾斜的、远中邻𬌗面无缺损的下颌第三磨牙。此种修复方法可作为第二磨牙缺失后不愿正畸扶正的第三磨牙上的固位体。

1. 𬌗面预备　选择圆头锥形车针，按照𬌗面的形态均匀磨除 1~1.5mm 的牙体组织，远中一般止于𬌗面的 1/2 处或略靠近远中边缘嵴处（根据近中缺损的大小）。

2. 轴面预备　可使用针状、鱼雷状或圆头柱状金刚砂车针，按照牙体长轴方向或平行于相近基牙的就位道方向，均匀磨除牙体组织，以形成约 0.5mm 的凹形肩台。

3. 轴沟预备　使用平头锥形金刚砂车针或 171L 钨钢车针，在颊舌面靠近轴面预备的边缘处，沿肩台上 0.5mm 预备深度不小于 1mm、相互平行且平行于长轴（就位道）的轴沟。

4. 𬌗面沟预备　选择平头锥形短金刚砂车针或 171L 钨钢车针，将两侧轴沟在𬌗面上相连，平行于远中面预备，形成深约 1mm 的"V"形𬌗面沟，此沟与两侧轴沟相连呈"M"形增力环，可以抵抗修复体向近中向脱位。若原有近中邻𬌗面的充填体，可在除去原充填体之后，将鸠尾的远中扩大与两侧轴沟相连。

5. 修整抛光　选择细粒度的金刚砂车针或抛光钨钢车针，去除较锐的线角，并使之圆钝，肩台也应光滑连续。

考点提示　部分冠的牙体预备。

四、试戴与粘固

试戴与粘固参照嵌体部分，因未完全包绕牙体的轴面，故多余粘固材料容易从非龈端的位置溢出，清洁干净，可以避免形成悬突刺激牙龈。

本章小结

嵌体（高嵌体）是临床上常见的冠内修复体，常与充填治疗相比较。如何根据患者牙体缺损的实际情况进行选择，是口腔医学专业学生所必须掌握的知识。部分冠的设计也是临床上体现保存修复的重要内容。本章节详细介绍了嵌体的牙体预备、试戴、粘接、修复后问题处理等临床知识，供口腔医学专业学生学习掌握、熟悉。而嵌体的制作则是口腔医学技术专业学生重点掌握的技能操作知识。

习　题

扫码"练一练"

一、选择题

1. 下列不是嵌体主要存在的问题的是

A. 机械性能差　　B. 固位欠佳　　C. 界面线长

D. 牙体切割多　　E. 制作不便

2. 下列哪种情况可用嵌体修复
A. 青少年恒牙
B. 牙𬌗面缺损范围小而且表浅
C. 牙体缺损范围大，残留牙体组织抗力形差，固位不良者
D. 心理素质不良的患者
E. 因牙体缺损的邻接不良或食物嵌塞严重而需要修复的牙
3. 嵌体修复时，牙体预备要求哪一项不正确
A. 去除腐质　B. 洞型底平、壁直无倒凹
C. 预备出 30° 斜面，宽为 1.5mm　D. 邻面可做片切形
E. 可利用辅助形固位
4. 关于𬌗面嵌体洞型制备的说法正确的是
A. 一般深度应 >2mm，内收 2° ~5°
B. 一般深度应 <2mm，内收 2° ~5°
C. 一般深度应 >2mm，外展 2° ~5°
D. 一般深度应 <2mm，外展 2° ~5°
E. 以上说法都不正确
5. 关于嵌体邻面片切形的叙述中错误的是
A. 对邻面缺损表浅，突度小，邻接不良的患牙，适当做嵌体片切形
B. 片切面应达到轴角
C. 片切面的颊舌边缘应达到自洁区
D. 片切形的目的是恢复缺损及连接，改善其邻面突度
E. 需要时可在片切面制备箱状洞型，邻沟或小肩台
6. 常用的蜡型制备方法有
A. 直接法　B. 间接法　C. 间接直接法
D. 都正确　E. 都不正确
7. 嵌体洞型要求轴壁间的外展不超过
A. 1°　B. 3°　C. 5°　D. 7°　E. 9°
8. 下列关于邻𬌗嵌体牙邻面制备片切面优点的说法中错误的是
A. 易达到自洁区　B. 切割牙体组织少　C. 避免无基釉
D. 利于恢复咬合关系　E. 利于恢复牙体外形和接触点
9. 下列关于高嵌体的说法中不正确的是
A. 可用做咬合重建　B. 主要靠钉洞固位
C. 磨牙常用 4 个钉洞固位　D. 支持尖、非支持尖制备斜面
E. 𬌗面应至少预备出 0.5~1.0mm 间隙
10. 与铸造全冠相比，3/4 冠的主要优点不包括
A. 强度好　B. 龈缘刺激小　C. 粘固时易就位
D. 可保留一个牙面　E. 美观
11. 后牙 3/4 冠与前牙 3/4 冠邻面轴沟的主要不同之处是
A. 邻沟的作用　B. 邻沟的方向　C. 邻沟的深度
D. 邻沟的形态　E. 邻沟的位置

12. 与银汞合金充填比较，铸造嵌体的优点是

A. 机械性能优良　　B. 固位好　　C. 边缘线短

D. 牙体切割少　　E. 制作方便

13. 不宜用作嵌体修复的材料是

A. 复合树脂　　B. 自凝塑料　　C. 贵金属

D. 铸造陶瓷　　E. 普通金属

14. 嵌体洞壁必须有牙本质支持目的是

A. 增加固位力　　B. 防龋　　C. 增加摩擦力

D. 增加抗力　　E. 增加覆盖面积

15. 铸造 3/4 冠与铸造全冠比较，其优点是

A. 牙冠的边缘显露金属　　B. 边缘线长

C. 磨除的牙体组织较少　　D. 必须作邻轴沟

E. 固位力强

16. 前牙 3/4 冠邻面轴沟预备的主要目的是

A. 增加 3/4 冠的强度　　B. 增加 3/4 冠的厚度

C. 防止 3/4 冠舌向脱位　　D. 保证与邻牙接触紧密

E. 有利于冠就位

17. 下列关于前牙 3/4 冠切沟预备的说法中正确的是

A. 在斜面舌 1/3 处做顶角为 90° 的沟

B. 在斜面唇 1/3 处做顶角为 90° 的沟

C. 在斜面舌 1/3 处做顶角为 60° 的沟

D. 在斜面唇 1/3 处做顶角为 60° 的沟

E. 以上说法都不正确

18. 上后牙 3/4 冠邻沟的方向为

A. 与颊面 2/3 平行　　B. 与颊面龈 1/3 平行　　C. 与轴壁平行

D. 与舌面平行　　E. 以上说法都不正确

19. 男性，30 岁。36 近中邻面浅龋，舌尖缺损，牙冠短小。拟 3/4 冠修复。除轴沟外，增加固位作用，阻挡舌向脱位的有效措施是

A. 轴壁龈端肩台　　B. 舌侧制成两个斜面　　C. 𬌗面沟

D. 轴壁倒凹　　E. 减小邻面聚合度

20. 女性，25 岁。46 牙冠大面积龋坏，已做过根管治疗，无法行充填治疗，残留牙体组织尚可。最佳的修复方法是

A. 高嵌体　　B. 钉嵌体　　C. 部分冠

D. 铸造金属全冠修复　　E. 烤瓷熔附金属全冠修复

二、思考题

女性，20 岁。右下后牙大面积缺损，要求治疗。临床检查可见 46 远中邻𬌗面大面积深缺损，可探及穿髓孔。叩（–），冷（+）。近、远中颊尖，近中舌尖均完整，远中尖、远中舌尖部分缺如。请为该患者制定治疗及修复计划。

第十章

贴　面

扫码“学一学”

学习目标

口腔医学专业：

1. 掌握　贴面的定义和分类；贴面的适应证和禁忌证；贴面对固位形与抗力形的要求；贴面的牙体预备；贴面的粘接。

2. 熟悉　贴面印模的制取。

3. 了解　各种贴面优缺点的比较。

4. 能够进行贴面的牙体制备及贴面的粘固。

5. 具有尊重和保护患者权利的素质以及关爱患者的意识。

口腔医学技术专业：

1. 掌握　贴面的定义和分类；贴面对固位形与抗力形的要求。

2. 熟悉　贴面的牙体预备。

3. 了解　贴面印模的制取。

案例分析

【案例】

女性，26 岁。上前牙颜色不理想，要求修复治疗恢复美观。

专科检查：患者全口卫生状况良好，全口牙列唇面有程度不等的白垩色斑点，其中 11、12、13、21、22、23 白垩色斑点较严重，牙体和牙根情况均良好，无龋坏、牙髓病及根尖周病。叩痛（-）。

【讨论】

1. 此病例应给予何种修复治疗方案？

2. 如何进行临床修复？

第一节　概　述

贴面（veneer laminate）修复是针对牙体表面着色、变色、缺损和畸形等异常情况，在保存活髓、少磨牙或不磨牙的情况下，采用粘接技术把美容修复材料直接或间接粘接覆盖在牙体组织上，已达到恢复牙体的正常色泽和形态的一种修复技术。随着口腔医学修复技术的不断发展，各种贴面修复材料和粘接材料的广泛普及和应用，最重要的是因为在牙体预备过程中贴面修复技术能够较好地保存自然牙体的正常组织，有效减少修复体边缘的长度，有利于保持牙周组织的健康。由于以上各原因，贴面修复技术已经逐步被大众广泛接受，并且已经成为临床牙体缺损修复的常用技术。

一、贴面的种类

（一）根据材料分类

可分为瓷贴面（porcelain laminate veneer）和树脂贴面（resin laminate veneer）。

（二）根据制作方式分类

分为直接贴面和间接贴面。

1. 直接贴面 利用光固化复合树脂材料在口腔内的牙体组织上直接塑形、分层固化、打磨外形、抛光表面进而完成牙体缺损的修复方法。

直接贴面方法的优点是简便能够一次完成修复，最常用于较小的牙体缺损和个别牙。此方法的缺点是受口内环境和操作受限制等因素的影响，边缘密合性、表面光洁度以及耐磨性等都有一定的限度。

2. 间接贴面 操作步骤与全冠的修复方式相类似，第一步，都是需要制取预备牙体的印模，然后灌制模型，在模型上完成贴面修复体；第二步，将完成的贴面粘接于口内牙体上。根据方法和材料的不同，间接贴面可以分为烤瓷贴面、热压铸瓷贴面、树脂间接贴面以及椅旁 CAD/CAM 瓷贴面等。

间接贴面修复技术的优点是在牙预备体模型上制作，操作很方便，可以进行充分磨修，完成的贴面质量高。烤瓷贴面和热压铸瓷贴面是常用的间接贴面，而树脂间接贴面强度较烤瓷贴面低，目前临床上已经很少使用。尽管椅旁 CAD/CAM 瓷贴面价格较高，但是随着国人收入水平的提高和修复技术的发展，椅旁 CAD/CAM 瓷贴面也已经逐步被人们接受。

知识拓展

超薄瓷贴面与传统贴面的区别？

超薄瓷贴面是微创修复开展后出现的一种修复方法。它以改变基牙的形态和颜色为主要目的，特别是改变颜色。以微创为目的，通过不预备或者微预备的方式完成贴面修复。

1. 超薄瓷贴面的厚度仅为传统贴面的十分之一，甚至达到 0.2mm。

2. 超薄瓷贴面的强韧度超过 400MPa，折痕烈度超过真牙。

3. 超薄瓷贴面的手术速度快，无须麻醉，只需就诊两次，仅需 2 小时。

4. 超薄瓷贴面轻松可靠，基本不磨牙或微量磨牙极少数情况下也比同类贴面少 70% 以上，对于牙龈无刺激性，对于牙龈缘刺激小。

5. 在治疗过程中，无须麻醉、无痛治疗，而且超薄瓷贴面对于牙齿之间的邻接关系、咬合关系无破坏。

6. 超薄瓷贴面的美观度好。

二、贴面的适应证与禁忌证

（一）适应证

1. 牙体缺损 包括前牙切角缺损、唇面小面积或大面积浅表缺损等。

2. 牙体颜色异常 包括氟斑釉质牙、四环素染色牙、死髓变色牙、染色牙等。

3. 牙体形态异常 如畸形牙、过大牙、过小牙等。

4. 牙体排列异常 如轻度的舌、腭侧错位牙、扭转牙、牙间隙轻度增大，轻度的中线偏移等。

因长期使用等原因导致牙冠轻度磨耗而变短的牙，当垂直距离重新恢复后，也可以采用贴面来恢复牙冠的长度，但应该严格控制适应证。

（二）禁忌证

1. 严重的上颌唇或舌向错位牙。

2. 上颌前突、牙唇面严重磨损无间隙。

3. 反𬌗、中线过度偏移、牙间隙过大、牙列重度拥挤、排列不齐等。

考点提示 贴面的适应证与禁忌证。

第二节　贴面的牙体预备

扫码“看一看”

一、贴面基牙预备体的设计

（一）检查、诊断

牙体预备开始前必须进行仔细的检查、诊断，设计并制定完整的治疗计划。

1. 全面了解和检查患者的一般情况和牙体情况，如主诉、病史、年龄、牙周情况、咬合状态、患者的肤色、牙冠色泽等情况。另外，还要密切关注患者的心理因素及对修复体的期望值等。

2. 制取并保存相关的检查材料，如口内术前照片、研究模等。便于进行术前、术后的对比，有利于患者对修复体的接受和认可。

3. 建议患者进行必要的治疗前处理，如口腔洁治，龋的处理，牙髓炎、牙周炎等疾病的治疗。

（二）颜色的选择设计

对于贴面修复技术来说，颜色的选择是贴面基牙预备体的设计中非常关键的一个环节，变色牙与非变色牙在颜色的选择上有很多不同。

1. 非变色牙贴面修复前的颜色选择 可采用通常的比色方法，参照邻牙及对𬌗牙的颜色等选色调。具体见牙体缺损修复总论中颜色的选择部分。

2. 变色牙贴面修复前的颜色选择

（1）变色牙仅限于修复的个别牙时，如个别死髓变色牙，仍按常规方法来选择颜色。

（2）变色牙为多个牙，如四环素牙、多个重度变色牙，制定治疗计划时就必须要确定贴面的修复范围，同时，要根据患者的要求、年龄、皮肤颜色、着色程度等作出综合的判断。根据不同的情况决定是否对基牙的颜色进行遮色。

（三）牙的磨切量的设计

贴面的牙体磨切量的设计要同时兼顾到以下两点：

1. 牙体制备应尽可能止于牙釉质内，尽量少磨除牙体组织；此设计要求是为了实现贴面与牙体形成牢固的粘接、防止牙过敏甚至继发龋等症状的产生。

2. 基牙的磨切量应该考虑自然牙结构特征，考虑到能保证贴面有一定的厚度进而实现贴面的适合性、美观性等因素。

考点提示 贴面的牙的磨切量的设计要点。

（四）边缘位置形态及切缘形态设计

1. 边缘的位置设计 颈部边缘一般设计在平齐龈缘或在龈缘以上，但对于严重变色的基牙，为了更好地恢复牙颈部的美观，可将边缘设计在龈缘的稍下方。邻面的边缘通常设计在邻接点的稍前方，但对于存在严重变色牙、邻面大面积龋坏、牙间隙过大等情况的牙体，需要借助贴面来恢复邻接关系，这时贴面必须超过邻接点终止于舌侧，并注意防止形成倒凹。

2. 边缘的形态 边缘应设计成光滑的凹线形，避免设计成刃状边缘以避免形成应力集中区。

3. 切缘形态 切缘是否磨切以及磨切量的多少是由多种因素综合决定的，如咬合关系、美观要求、牙冠外形等（图 10-1）。如果切缘较薄，残余切缘牙体组织非常薄时应磨切薄而锐利的切缘部分，用贴面材料来修复。考虑到贴面的强度以及审美，切缘应磨除 1~1.5mm 厚的牙体组织较为合适，贴面厚度应按照从颈部到切缘逐渐变厚的原则进行设计。

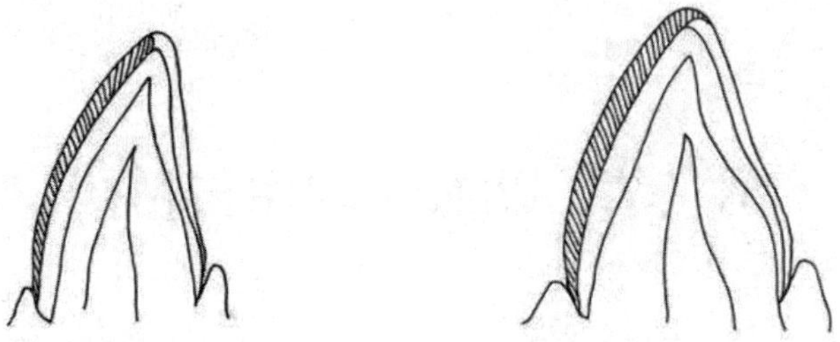

a. 唇面开窗式　　b. 对接式预备

图 10-1 间接贴面切缘预备形式

注：a. 基本保持牙齿切缘长度，在切缘处形成浅凹边缘；b. 唇侧预备与开窗式近似，但切缘处磨切牙体组织 1~1.5mm 形成小斜面或平面，瓷贴面在此处与牙体组织形成对接关系

二、贴面基牙的牙体预备步骤

上文已经讲述了贴面修复时基牙制备原则上是局限在釉质范围内。此外，如果需要将颈缘放在龈缘下时，在基牙预备前原则上应该用排龈线压排牙龈缘。具体制备步骤如下。

1. 定深沟的形成 用直径 1mm 的球形金刚砂车针在牙釉质切端、中央、颈部分别磨出 0.7mm、0.5mm 和 0.3mm 三条定深沟（图 10-2）。如果要形成纵向的定深沟，则必须按从切端到颈部逐步降低深度的原则进行磨切。

2. 肩台的形成 用金钢砂车针的圆形末端在基牙邻面和颈部肩台形成光滑的浅凹形外

形（图 10–3）。如果颈部肩台设在龈缘以下，应在制备前进行排龈处理，然后在进行颈部肩台的制备。

3. 唇面的磨切　以定深沟为参照，从颈部到切端分两部分进行制备（图 10–4）。从颈部到切端贴面逐渐增厚的形态要求是唇面预备过程中需要特别注意的地方。

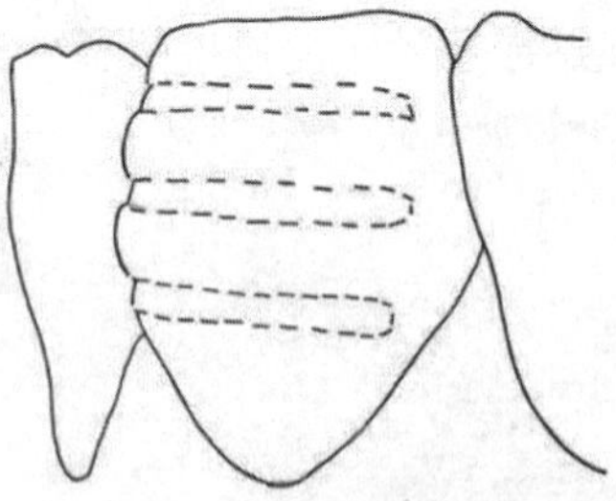

图 10–2　定深沟的形成

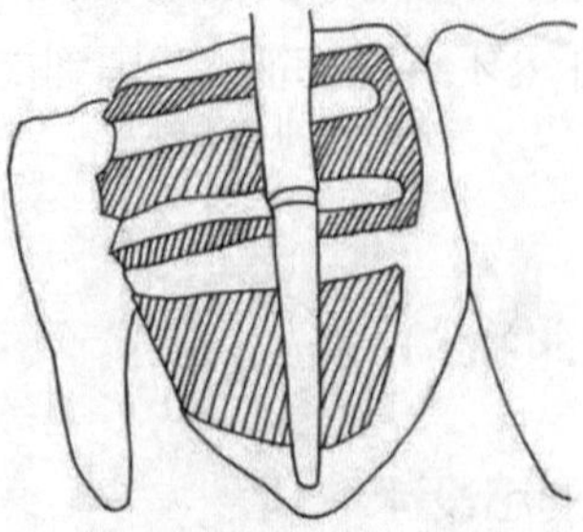

图 10–3　肩台的形成

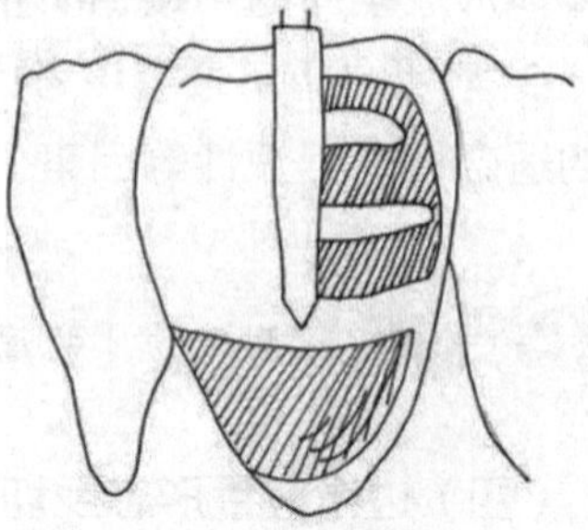

图 10–4　唇面预备

4. 精修完成　用细粒度的金刚砂车针对牙磨切面进行修正研磨，研磨的同时去除一些尖锐的部分，修整凹凸不平的部分。

5. 制取模型及记录咬合关系　制取模型之前，龈缘作排龈处理。最好能用个别托盘和硅橡胶印模材料制取模型。用常规方法进行牙列咬合关系记录。具体印模方法见前面印模相关章节。

6. 暂时修复　因为贴面牙体的制备通常仅限于牙釉质范围内，因此，一般情况下可不做暂时修复。但是，特殊情况下比如有部分牙本质暴露或有特别要求时，可用复合树脂粘接临时贴面，也可用光固化树脂口内直接成形。具体制作方法见前面相关章节临时冠的制备。

考点提示　贴面的牙体预备过程。

第三节　贴面的制作与粘接

一、直接贴面

直接贴面修复技术（direct veneer technique）是利用光固化复合树脂材料在口腔内的牙体组织上直接塑形、分层固化、打磨外形、抛光表面进而完成牙体缺损的修复方法。直接贴面方法的优点是简便能够一次完成修复，最常用于较小的牙体缺损和个别牙。此方法的缺点是受口内环境和操作受限制等因素的影响，边缘密合性、表面光洁度以及耐磨性等都有一定的限度。因此，直接贴面现多用于小范围、个别牙的修复，有时也用于一些临时性贴面修复。直接贴面修复操作由三个阶段构成：牙体处理、贴面成形和修整、抛光完成。

（一）牙体处理

1. 牙体预备　彻底清除、磨切牙釉质表面。对于牙结构、排列均正常的着色牙，原则上只做表面磨光或少量的釉质表面磨切，厚度一般在 0.5mm 以内。对中度以上龋坏缺损的牙本质暴露敏感区，应首先进行垫底；牙龈炎症者应待消炎消退后再修复。

2. 酸蚀处理 在完全隔湿的条件下，用小毛刷蘸酸蚀剂涂敷牙体粘接面酸蚀 30 秒左右，氟斑牙可延长至 1 分钟，然后用蒸馏水或去离子水彻底冲洗 20 秒，再用不含油和水的空气吹干牙面。酸蚀干燥后的牙体粘接面应呈现白垩色。

（二）贴面成形

1. 涂布粘接剂或遮色剂 涂层要尽量做到薄并且均匀（可借用气枪吹匀吹薄）。涂粘接剂可不给予光照固化或光照固化 20 秒左右。

2. 覆盖复合树脂 可根据需要选用不同的颜色。唇面应进行套色，具体操作方法为：首先用雕塑刀按实际需要取一小块较深色复合树脂，将其覆盖于牙颈部，用雕塑刀使复合树脂贴于整个牙体预备区域，再修整外形，使复合树脂不进入龈沟、不覆盖牙龈，并向切端渐薄，形成斜面。然后，再用颜色较浅的复合树脂，从切端向颈部依次进行覆盖，使色泽从浅至深自然过渡。最后，进行光固化。

（三）修形、抛光

用金刚砂车针修整不够理想的颈缘、邻间隙以及消除早接触点。用磨光轮或抛光轮将修复体表面磨光、抛光。必要时表面还可涂上一层上光剂。

二、间接贴面

间接贴面修复技术（indirect veneer technique）主要采用陶瓷或硬质复合树脂类材料在模型上制作完成。间接贴面修复技术的优点是在牙预备体模型上制作，操作很方便，可以进行充分磨修，完成的贴面质量高。其修复效果优于直接贴面。

（一）瓷贴面的制作与完成

瓷贴面（porcelain laminate veneer）目前可通过铸造、粉浆涂塑及 CAD/CAM 三种方式来完成，其制作过程需要有专门的铸瓷配套设备；粉浆涂塑法是在耐火包埋料模型上直接涂瓷烧结的方法制成，只需常规烤瓷设备即可。椅旁 CAD/CAM 瓷贴面修复是在完成贴面的牙体预备后，通过采集牙体表面图像、数据，利用计算机来进行修复体设计，并进行修复体的精密机械加工，抛光表面完成修复体。

涂塑成形法制作瓷贴面方法如下。

1. 模型的准备

（1）常规取模、灌注石膏模型。

（2）用硅橡胶印模材料翻制耐火包埋料的印模，然后用专用的耐火包埋料料灌注模型。

（3）为了防止在贴面烧结的过程中对贴面产生污染，耐火模型干燥后要先放在烤瓷炉内预烧结，其目的是排除模型中的杂质和可燃物。

2. 瓷贴面的烧结成形

（1）遮色瓷的形成 是否使用遮色瓷是根据变色牙的程度来决定的。一般采用两种方法来处理烤瓷贴面的颜色，一是用遮色瓷，二是用带遮色剂的粘接树脂进行粘接。

（2）贴面的形成 按常规烤瓷制作方法分别成形颈瓷、体瓷和切瓷，并烧结成形。

3. 瓷贴面的最后处理 瓷贴面烧结后要经过修形、试合、磨光、上釉四个步骤。

（1）用喷砂机去除组织面上黏附的耐火包埋料。

（2）用砂石轻磨贴面外形，然后，在工作模型上进行试合，检查适合性。

（3）修改完成后仔细打磨，抛光并上釉，上釉时一定要防止釉料流入贴面的组织面而影响贴面的适合性。

（4）用 2.5%~10% 的氢氟酸溶液酸蚀贴面组织面 2~3 分钟，彻底冲洗并吹干。

4. 瓷贴面的粘接 一般选取粘接性树脂水门汀来粘接。其中，不透明瓷贴面可采用化学固化或化学 – 光固化复合树脂进行粘接。

（1）首先，粘接前要在贴面的组织面上涂布含有硅烷类化学偶联剂的结合剂，然后一个一个的分别粘接。

（2）将一薄层粘接性树脂水门汀置于贴面的组织面，然后，轻轻加压使贴面紧贴牙体，光照固化 40~60 秒。

（3）检查咬合关系，并进行必要的调殆。

（4）最后检查抛光贴面的颈缘，切缘及邻接等部位的情况是否良好。

考点提示 瓷贴面的粘接方法。

（二）硬质树脂类贴面的制作与完成

硬质树脂类贴面的制作过程比瓷贴面简便，只需在工作模型上进行成形、固化、修形、抛光即可完成。

本章小结

贴面按照材料和结构有不同的分类，选择时有严格的适应证。基牙边缘的设计以及切沟的预备方式都会对贴面的固位形与抗力形产生影响，在修复设计及牙体预备时需要注意。不同类型的贴面有共同的及特殊的预备要求。

习　题

扫码“练一练”

一、选择题

1. 关于全瓷贴面牙体预备的原则，以下说法错误的是

A. 牙体预备可达牙本质深层　　B. 边缘线应位于釉质层

C. 预备体无倒凹影响贴面就位　　D. 牙体预备一般在牙釉质层内进行

E. 邻面边缘通常放置在邻面接触区的稍前方

2. 关于瓷贴面的牙体预备正确的是

A. 牙体唇面磨切量为 1~1.2mm

B. 只能把颈部边缘放置在颈缘以下

C. 邻面边缘通常放置在邻面接触区的稍后方

D. 贴面厚度应遵从颈缘到切断逐渐变厚的原则

E. 牙体预备必须要深达牙本质

3. 患者，女性，25 岁，因重度四环素牙，欲行切牙贴面修复。临床检查发现：除牙齿颜色呈深褐色外，无明显牙体缺损，在制作树脂贴面形成上颌中切牙唇面外形时，下列说法哪个是正确的

A. 近中边缘嵴和远中边缘嵴一样，比较直

B. 切缘与近远中边缘嵴都成直角

C. 颈缘成直线形
D. 切缘与远中边缘嵴所成的角度比与近中边缘嵴所成的角度要圆钝
E. 切缘与近中边缘嵴成直角

4. 贴面修复不适用于
A. 前牙四环素牙　B. 前牙发育不良
C. 前牙切角缺损　D. 上颌侧切牙反𬌗
E. 上颌中切牙间隙过大

5. 对于前牙四环素牙的中年患者，牙体情况良好，其最佳的修复
A. 铸造金属全冠　B. 桩核冠
C. 全瓷冠　D. 光固树脂贴面
E. 全瓷贴面

6. 为避免贴面戴入后引起医生和患者的分歧，修复前需了解和评价的内容不包括
A. 修复动机　B. 对修复的期望值
C. 具体要求　D. 社会医学的有关因素
E. 患者的家庭关系

7. 贴面定深沟在牙釉质切端的深度分别为
A. 1.2mm　B. 1.0mm　C. 0.7mm　D. 0.6mm　E. 0.8mm

8. 贴面定深沟在牙釉质中央的深度为
A. 0.5mm　B. 0.4mm　C. 0.6mm　D. 0.7mm　E. 0.3mm

9. 贴面定深沟在牙釉质颈的深度为
A. 0.5mm　B. 0.3mm　C. 0.6mm　D. 0.7mm　E. 0.8mm

10. 贴面牙体唇面磨切量为多少
A. 0.5~1mm　B. 1~1.2mm　C. 0.8~1mm　D. 1~1.5mm　E. 0.8~1.3mm

二、简答题

1. 简述贴面的定义及分类。
2. 简述贴面的适应证及禁忌证。
3. 简述贴面的预备过程。
4. 在贴面预备之前需做好哪些检查及处理？

第十一章

牙列缺损的概述

学习目标

口腔医学专业：

1. **掌握** 牙列缺损的定义、牙列缺损的修复体种类。
2. **熟悉** 牙列缺损后可能产生的影响。

第一节 牙列缺损的定义

牙列缺损是指（上和 / 或下颌）牙列中的部分牙齿缺失的状态。引起牙列缺损的主要原因有龋病、牙周病、颌面部肿瘤、外伤以及先天性发育疾病等。牙列缺损在中国人群中是常见病和多发病，多见于中老年，可能严重危害人类的身体健康和生理健康。

（一）牙列缺损后没有及时修复可能对人体产生的影响

1. 美观的影响 牙齿缺失，因牙列完整性破坏，尤其是前牙缺失会严重影响患者的形象。多颗牙齿缺失后，因牙槽骨萎缩，唇、颊部软组织失去支持而内陷，面下部的垂直距离亦可能变短，鼻唇沟加深，面部皱纹增加，容颜更显苍老。

2. 语音的影响 前牙缺失可造成不同程度的发音功能障碍。尤其是多颗前牙缺失往往导致发音不清，使得患者的社会交际受到严重影响，生活质量明显下降。

3. 牙齿移位的影响 若牙齿缺失后未及时修复，两侧邻牙会向缺牙间隙倾斜并移位，同时对殆牙若没有较好的支持，则容易发生伸长。从而使其与邻牙失去正常接触关系，易引起食物嵌塞，进一步可能导致牙龈炎，甚至牙周炎，同时由于牙列畸形的出现又可能引起创伤性牙周问题等，进而加重病情（图 11–1）。

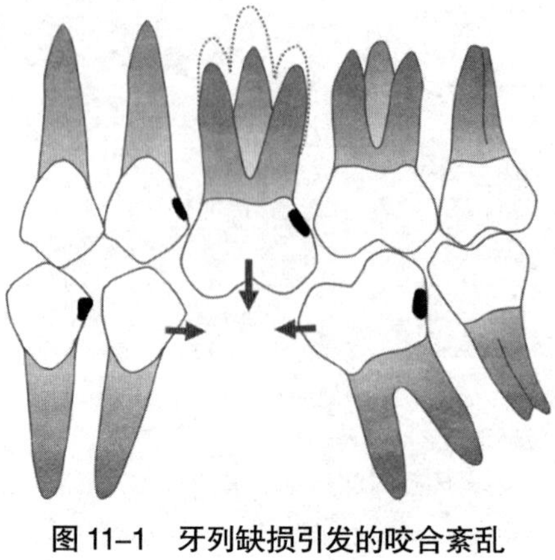

图 11–1 牙列缺损引发的咬合紊乱

4. 咀嚼功能的影响 根据缺失牙的数目，会在不同程度上影响前牙切割和后牙的研磨功能。因食物的咀嚼效率降低，使胃肠道的消化功能也受到一定程度的影响。

5. 颞下颌关节的影响 因个别牙齿或多颗牙齿缺失导致余留牙的倾斜移位、伸长，可能会引起咬合关系紊乱、下颌前伸、侧方运动受限，造成咀嚼肌群张力不平衡。临床可能表现为张口受限、关节弹响、疼痛等颞下颌关节相关疾病。

（二）牙列缺损修复的需求

在人们生活水平获得显著提升的同时，人们针对牙列缺损表现出的关注度已呈现出较为显著的增加。根据第四次全国口腔健康流行病调查报告的数据显示：目前我国 65~74 岁有牙列缺损的老年人中，进行缺损修复的比例为 63.2%，城市多于农村；与十年前相比，修复比例增加了 29.5%，但仍有三分之一以上的老年人没有及时修复缺失的牙齿。

考点提示 牙列缺损的定义。

第二节 牙列缺损修复体的种类

1. 种植义齿修复 种植义齿（图 11–2）是由牙种植体及其上部结构组成的修复体。①优点：支持、固位、稳定功能好；减少或避免固定义齿需做的基牙预备及其可能发生的不良后果和给患者带来的心理负担。体积小，异物感小，舒适度好。对于戴用常规义齿有困难的患者有明显的优越性。②缺点：种植义齿需要进行有创性手术，植体会不同程度的影响 CT、MR 等检查结果及放射治疗，费用相对较高。

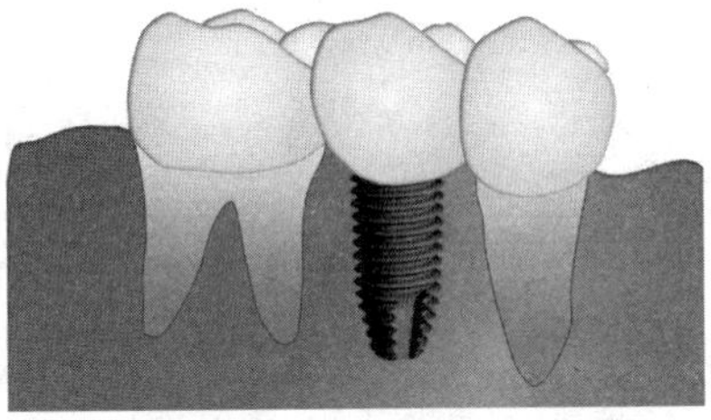

图 11–2 种植义齿

2. 固定义齿修复 固定义齿（图 11–3）又称固定局部义齿、固定桥。是利用缺牙间隙两侧或一侧的天然牙或牙根，在其上制作固位体，并与人工牙连接成为一个整体，通过粘固剂将义齿粘固在基牙上，患者不能自行摘戴的修复体。①优点：义齿所接受的𬌗力通过基牙传导至牙周支持组织，其𬌗力传导方式接近天然牙；支持良好，稳固，咀嚼效率高；体积小，近似原缺失牙，异物感小，舒适，不影响发音，容易适应；②缺点：牙体组织切割较多，不能自行取出清洁，故设计上自洁功能要求较高；修理困难，对基牙要求高，适应证窄。

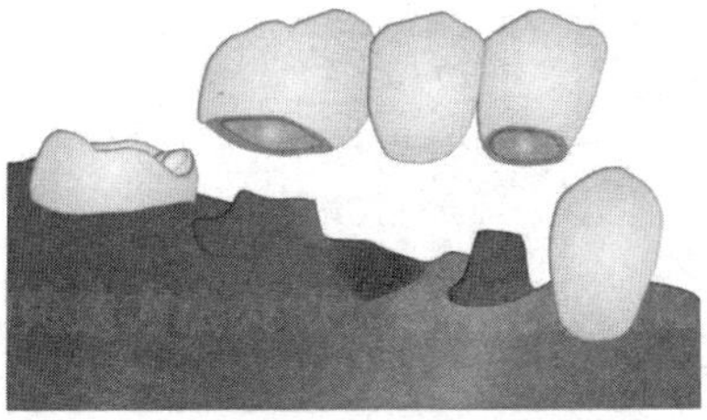

图 11–3 固定义齿

3. 可摘局部义齿修复 利用缺隙相邻的天然牙及其他余留牙和黏膜作为支持，通过固位体和基托将义齿固定在口腔内，用以修复牙列缺损以及相邻组织缺损，患者可以自行摘戴的一种修复体。①优点：磨牙少、适应证广泛、易于保持口腔清洁。②缺点：恢复的咀嚼功能较差，体积大，异物感强，舒适度差。

4. 固定－可摘联合修复 该方法不仅有可摘局部义齿可以摘戴、修理方便、对基牙要求较低的优点，还有固定义齿美观咀嚼效率高的优点。常见的修复形式有套筒冠义齿，附着体义齿，具体制作过程与要求见相关章节内容。

考点提示 牙列缺损的修复方法。

本章小结

本章主要介绍的是牙列缺损修复的基本状况，具体修复形式在其他章节介绍。

知识拓展

20世纪60年代，瑞典科学家Per-Ingvar Brånemark教授创立了骨结合理论：即人体活的骨组织与钛种植体之间发生牢固、持久而直接的结合。该理论奠定了现代口腔种植学的基础。骨整合界面是确保种植体周围骨组织能长期保持稳定，并承担功能负荷的基础。达到和保持骨整合界面有赖于种植材料和植入外科手术，以及正确设计和精密制造的修复体。

第十二章

牙列缺损的固定义齿修复

学习目标

口腔医学专业：

1. 掌握 固定义齿的组成和类型；固定义齿的适应证；固定义齿的生物力学分析；固定义齿的固位原理；基牙数目确定；基牙共同就位道；固位体设计的注意事项；桥体的分类和设计；连接体的类型；临床操作的步骤；基牙疼痛、冠周软组织炎症、基牙和固定义齿松动、固定义齿破损的原因。

2. 熟悉 牙周储备力的意义；固定义齿的机械力学原理；固定义齿的稳定及影响固位、稳定的因素；固定义齿设计的原则；桥体的类型；修复前的检查；金属烤瓷固定桥的制作过程；基牙牙周健康的维护。

3. 了解 固位体的类型；全瓷固定桥的制作过程。

4. 要具有尊重患者、关怀患者的人文思想。

口腔医学技术专业：

1. 掌握 固定义齿的组成和类型；固定义齿的生物力学分析；固定义齿设计的原则；固定义齿的固位原理；基牙共同就位道；固位体的类型及设计注意事项；桥体的分类和设计；连接体的类型；金属烤瓷固定桥的制作过程；全瓷固定桥的制作过程。

2. 熟悉 固定义齿的适应证；固定义齿的机械力学原理；固定义齿的稳定及影响固位、稳定的因素；基牙数目确定；修复前的检查；临床操作的步骤；基牙疼痛、冠周软组织炎症、基牙和固定义齿松动、固定义齿破损的原因。

3. 了解 牙周储备力的意义；基牙牙周健康的维护。

第一节　固定义齿的组成与类型

扫码“学一学”

一、固定义齿的组成

固定义齿是通过粘接作用，使修复体与两侧的牙齿连接成为一个功能整体，从而恢复缺失牙和基牙预备后牙齿的解剖形态和生理功能的修复体。固定义齿通常由固位体、桥体和连接体三个部分组成（图 12-1），因为固定义齿的结构在工程学上类似桥梁结构，故亦称固定桥。所以，基牙又称为桥基或桥基牙，是支持固定桥的天然牙、牙根或牙种植体。在行使功能时，基牙需要额外分担缺失牙齿的咬合力，从而增加了自身的负担，因此基牙是固定桥修复的关键因素。甚至曾经有学者将基牙作为固定桥的组成部分之一。

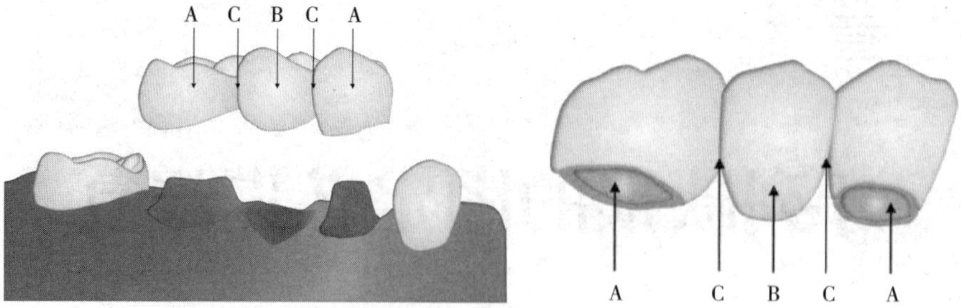

图 12-1　固定义齿的组成

注：A. 固位体；B. 桥体；C. 连接体

1. 固位体　固位体（retainer）是指固定在基牙上的义齿部分，固定桥借助固位体与基牙相连接并获得固位。固位体通过连接体与桥体相连接，使固定桥和基牙形成一个功能整体。因为固位体是义齿最主要的承力部分，所以其必须具备良好的固位力和抗力性能，在行使咀嚼功能时充分发挥其功能，不发生松动和破裂等情况。固位体可分为三类：冠外固位体、冠内固位体和根内固位体，常见的有全冠、桩核冠、部分冠、嵌体、翼板等。

2. 桥体　桥体（pontic）亦称人工牙，是固定桥修复缺失牙的形态和功能的重要部分。桥体与固位体是通过连接体连接为一个整体。必须指出的是，桥体只能在一定程度上恢复缺失牙齿的咀嚼功能，尤其是多颗牙缺失时。要同时保证桥体在咀嚼时不会发生变形，甚至折断，以及桥体的美学效果。

3. 连接体　连接体（connector）是固位体与桥体之间的连接部分。根据不同的连接方式，可分为固定连接体（rigid connector）和非固定（活动）连接体（nonrigid connectors）

（1）固定连接体　一般通过整体铸造法而成型，有时也通过焊接的方法将固位体与桥体相连，还可以通过整体切削而成，以及近些年兴起的 3D 打印技术等成型。连接体必须有足够的强度，才能够承担咬合力以及将力量传导到固位体上。

（2）非固定（活动）连接体　连接体是可活动的，常见形式为附着体，分为阴性和阳性两部分，多为栓体、栓道形式进行活动连接。

二、固定义齿的类型

固定义齿有以下几种不同的分类方法。

1. 按照结构分类　这是最常见的一种固定桥分类方式。

（1）双端固定桥　双端固定桥（图 12-2）又称为完全固定桥，固位体位于缺隙的两端，固位体和桥体之间的连接形式为固定连接。当固定桥制作完成后，用粘固剂将固位体粘固于基牙上，如此基牙、固位体、桥体、连接体成为一个整体，此时可将这个整体看作一个多根“巨牙”，行使多种口腔功能。双端固定桥所承受的咬合力主要由两侧的基牙分担，由于两侧都有牙齿存在，所以整个固定桥的受力相对比较均衡。目前双端固定桥是固定桥临床设计中被广泛采用的一种形式。

（2）半固定桥　半固定桥（图 12-3）顾名思义有一半是固定形式的固定桥，具体是指桥体的一侧为固定连接体，而另一侧为非固定连接体，即可动式连接。常见为栓体栓道形式，通常在远中基牙上制作栓体，在桥体侧制作栓道，栓体栓道结合后形成可微动的连接。该设计常用于一侧基牙倾斜度大，或者两侧基牙倾斜方向差异较大，双端固定桥常规牙体预备很难取得共同就位道时，或者患者不愿进行大量牙体预备，以及为了保存牙体的活髓状态等情况。

（3）单端固定桥　单端固定桥（图12–4）又称为悬臂梁固定桥（cantilever fixed bridge）。单端固定桥只有一侧有固位体，固位体和桥体之间为固定连接体，另一侧则为游离的悬臂，没有基牙进行支持。悬臂端如有邻牙，可与邻牙维持正常的接触关系。这种设计使咬合力完全由单侧基牙进行承担，形成典型的杠杆力，对基牙极为不利，尤其容易引起基牙的牙周创伤。单端固定桥的牙体预备较容易，通常不用过多考虑共同就位道。但是杠杆力的存在限制了其临床应用。其适应证必须谨慎把握，只有在缺牙间隙小、咬合力较轻、牙冠完整、牙周健康的情况下才考虑使用单端固定桥进行修复。

（4）复合固定桥　复合固定桥（图12–5）是由以上两种或两种以上的固定桥形式联合使用。常见的复合固定桥设计是1个双端固定桥连接1个单端固定桥，或者是连接1个半固定桥。所以复合固定桥通常包含至少4个牙单位。因为涉及的基牙较多，所以牙齿的受力情况较为复杂，同时修复时，基牙间的共同就位道相对也比较难预备。

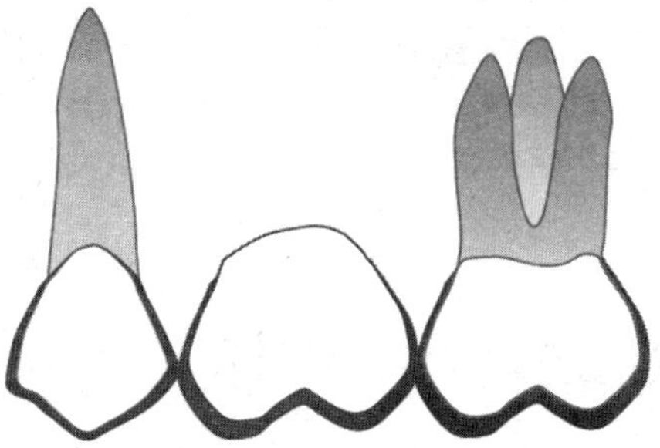

图12–2　双端固定桥

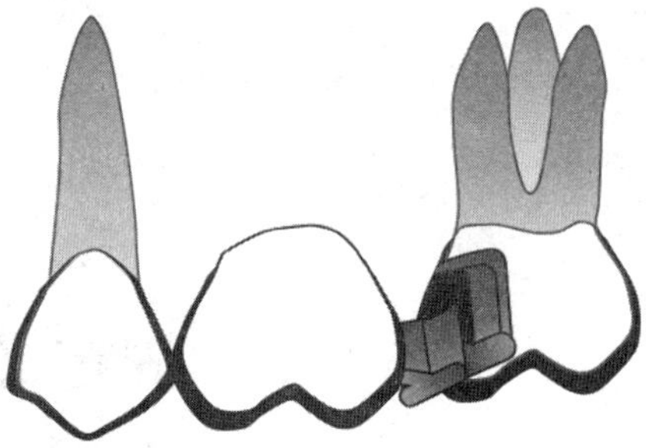

12–3　半固定桥

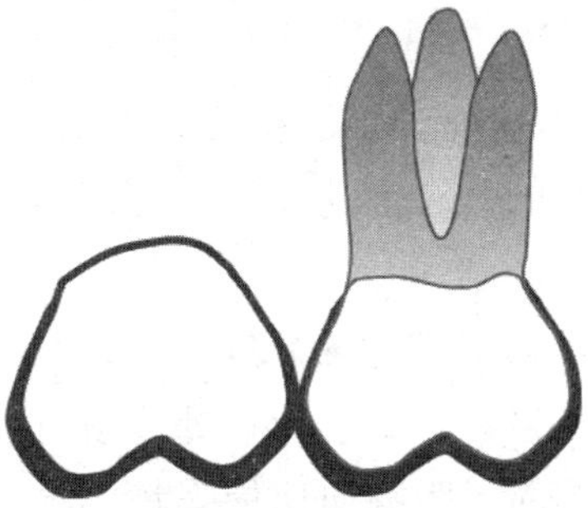

图12–4　单端固定桥

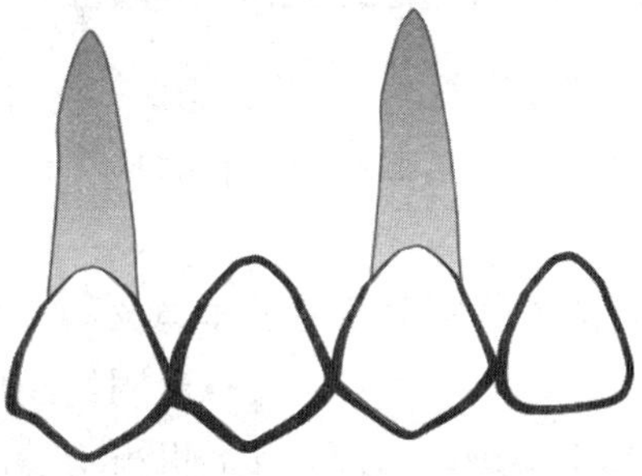

12–5　复合固定桥

2. 按照材料分类　可分为金属固定桥、金属烤瓷固定桥、金属树脂固定桥和全瓷固定桥。

3. 按照加工方式分类

（1）铸造式固定桥　最常见的是金属铸造式的金属桥或金属烤瓷固定桥。

（2）切削式固定桥　利用切削仪器对金属或全瓷材料进行直接切削成型，优点是加工过程不经过高温处理，所以精密度比铸造式更高。

（3）3D打印式固定桥　通过专门的3D打印机使用金属材料进行打印成型，是数字化加工与治疗的发展方向。优点为节省成本、节省空间、精密、快速、复杂成型等。

4. 按照桥体龈端与牙槽嵴黏膜接触关系分类　可分为桥体接触式固定桥和桥体悬空式固定桥。

5. 其他分类

（1）种植支持式固定桥　近些年由于种植义齿的技术日趋成熟，为越来越多的患者接受，使以前只能进行可摘义齿修复的患者，可以通过植入不同数目的种植体，包括种植体支持式固定桥（图 12-6）来解决牙齿缺失问题。

（2）粘接固定桥　粘接固定桥是在缺隙两侧的基牙上进行少量预备形成固位形，但该固位形仅起辅助的固位作用，最主要是通过酸蚀加复合树脂的粘接技术将固定桥的固位体直接粘接在基牙上。近些年金属翼板粘接桥逐渐减少，而全瓷固定桥的使用在增加。粘接固定桥优点为牙体预备较少，美观较佳，尤其是全瓷粘接桥（图 12-7）。

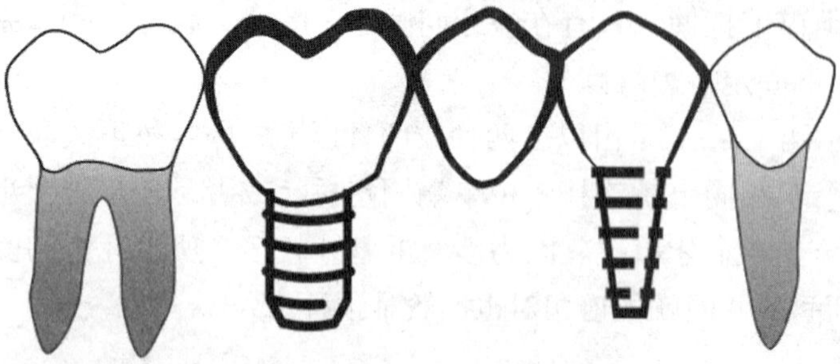

图 12-6　种植体固定桥

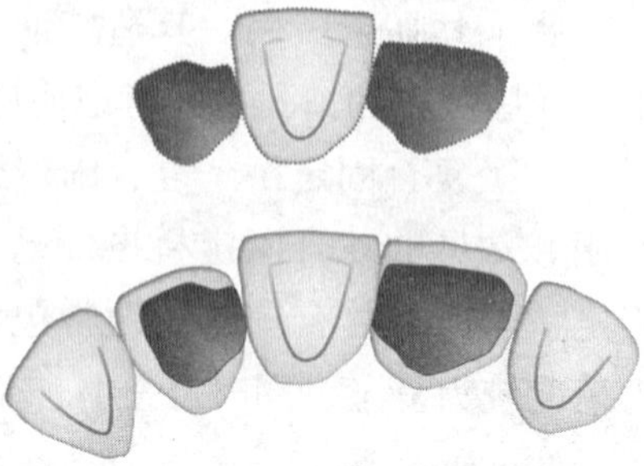

12-7　粘接固定桥

考点提示　固定桥的分类。

扫码"学一学"

第二节　固定义齿适应证的选择

一、固定义齿修复的生理学基础

固定桥的基牙在行使功能过程中不仅自身要承担咬合力，还要分担来自桥体的𬌗力，在长期的使用过程中，基牙是否能够持久保持健康的状态？这就涉及到固定桥修复的生理学基础。

1. 牙周储备力的概念及生理学意义　牙周储备力又被称为牙周潜力，是指在正常咀嚼运动中，咀嚼食物的𬌗力大约只有牙周组织所能支持力量的一半，那么就有剩余的一半支持力储存在牙周组织中。咀嚼力是指当咀嚼肌收缩时，咀嚼肌所能发挥的最大力量。而在日常的咀嚼运动中，咀嚼力受牙周组织内痛觉感觉器的调控，只有部分肌纤维参与收缩运动，此时形成的𬌗力小于咀嚼力。影响𬌗力的因素包括参与咀嚼的牙齿数目、咀嚼肌的横断面积、患者年龄、性别、咀嚼习惯、牙周健康以及全身健康等。根据文献报道，用𬌗力计对健康人的咀嚼力或最大𬌗力进行测量，咀嚼力的平均值是 22.4~68.3kg，而日常咀嚼时的𬌗力只有 10~23kg，大概为牙周潜力的一半。因此正是因牙周潜力的存在，固定桥基牙在增加了来自桥体的咬合力后，仍然能够长期保持健康状态。

2. 牙周膜面积与牙周储备力的关系　牙齿是通过牙周膜固定并悬吊在牙槽骨内，所以牙周储备力是通过牙周膜和牙槽骨体现的。健康基牙的牙周储备力与牙周膜面积呈正比例关系，即牙周膜面积越大，牙周储备力越大，基牙的支持力越强。

国内外学者对不同人种的牙周膜面积进行了系统性测量，数据见表 12-1。结果显示：在上、下颌里皆是第一磨牙的牙周膜面积最大，第二磨牙次之，再次是尖牙，牙周膜面积最小的是上颌侧切牙和下颌中切牙。

表 12-1 不同人种的牙周膜面积

牙位		Boyd	魏治统牙周膜面积（mm^2）	Tylman	Jepsen
上颌	8	205. 3	—	194	—
	7	416.9	290	272	431
	6	454.8	360	335	433
	5	216. 7	177	140	220
	4	219.7	178	149	234
	3	266. 5	217	204	273
	2	177.3	140	112	179
	1	204.5	148	139	204
下颌	1	162.2	122	103	154
	2	174.8	131	124	168
	3	272.2	187	159	268
	4	196.7	148	130	180
	5	204.3	140	135	207
	6	450.3	346	352	431
	7	399.7	282	282	426
	8	372.9	—	190	—

基牙的牙根形态与牙周支持力也有密切关系。首先，牙根的形态决定了牙周膜的面积；其次，牙根的不同形态使其受力后的反应也不一样。牙根越多其支持力也就越强，如多根牙的支持力比单根牙强。

另外，在人的一生中牙周膜面积也是在不断地变化，包括生理性变化和病理性变化。①生理性变化：有增龄性改变、牙槽骨吸收、牙龈萎缩等引起临床牙冠变长而伴随牙周膜面积逐渐减少。②病理性变化：包括牙周炎或其他病变造成骨吸收和牙周袋等，引起牙周膜面积变小。

应该注意的是，牙周膜面积的减小程度受牙根的形状和数量的影响，通常单根牙颈部区域的牙周膜面积最大，而多根牙在牙根分叉处的牙周膜面积最大，颈部次之，根尖处最小。文献报道的牙周膜面积分段测量的结果见表 12-2。

表 12-2 牙槽骨不同程度吸收后牙周膜面积的变化

牙位	牙周膜面积（%）					
	上颌牙吸收			下颌牙吸收		
	1/4	1/2	3/4	1/4	1/2	3/4
1	62.85	35.13	13.50	64.24	37.54	14.67
2	62.21	34.42	13.78	65.24	36.81	14.25
3	61.84	33.44	12.28	63.64	33.00	11.44
4	64.94	36.00	16.26	63.96	36.91	16.22
5	63.84	35.59	14.69	61.91	34.14	13.45
6	74.16	38.88	13.88	72.07	39.46	15.01
7	73.44	33.10	10.34	69.50	36.84	12.76

二、选择适应证需考虑的因素

在牙列缺损修复治疗的方法中，固定桥修复对牙体的损伤是最大的，而牙齿硬组织损伤的特点是不可再生性。除非患者明确拒绝种植义齿或可摘义齿修复，否则，目前固定桥修复并不作为牙列缺损修复的首选方式。固定桥的适应证比较窄，应该严格进行选择，以免造成不良的医源性损害。主要应该考虑以下问题。

1. 缺牙数目 缺牙数目决定了桥体的跨度。通常来说桥体长度为连续缺失 1~2 颗牙为宜。当 1 颗牙缺失时（除了尖牙缺失或第二磨牙的游离缺失外），基牙健康的情况下可以考虑进行固定桥修复。特殊情况下，4 颗切牙缺失也可考虑固定桥修复。

2. 缺牙部位 通常情况，在两侧基牙健康的条件下任何部位的牙列缺失均可考虑固定桥修复。然而也存在一些例外的情况，如尖牙缺失，因其处于牙弓的转角处，扭力较大，固定桥修复风险较高；第二磨牙游离缺失，通常不建议固定桥修复，应考虑种植或可摘局部义齿修复，尤其是对𬌗的第二磨牙也缺失，可考虑上下颌均不进行修复。

3. 基牙的条件 固定桥的基牙应具备如下的条件。

（1）牙冠 正常形态，有足够高度，若有牙体缺损，要求其剩余牙体组织能满足抗力形和固位形的需要。

（2）牙根 单根牙越长、越粗越好，多根牙的根分叉越大越好，冠根比例小于 1。

（3）牙髓 无病变或经过完善的根管治疗。

（4）牙周 牙龈及牙周组织健康、牙齿不松动，骨吸收不超过 1/3。

（5）位置 牙齿位置正常，若有倾斜度，一般不超过 30°。

（6）咬合关系 正常的覆𬌗覆盖、咬合接触好、磨耗度正常、对𬌗牙无明显伸长。

（7）剩余牙槽嵴 黏膜正常，被覆足够的角化牙龈，形态丰满最佳，骨吸收稳定。

（8）口腔卫生 口腔卫生的健康状态对固定桥的长期稳定有非常大的影响。卫生良好则修复体边缘不易发生龋坏，否则可能引起牙髓炎、根尖周炎、牙龈炎甚至牙周炎等疾病。

4. 其他余留牙 其他余留牙最好是健康状态，或者是经过积极治疗在中短期内不需进行修复及拔除的情况下可考虑固定桥修复。

5. 年龄 年龄方面没有绝对禁忌证。但年龄较小需考虑牙的萌出高度、咬合稳定性、髓腔形态等；年龄较高则需考虑整体健康状态，能否耐受牙体预备等长时间临床操作。

考点提示 牙周储备力。

第三节 固定义齿的机械力学原理和生物力学分析

固定义齿在行使功能过程中会受到不同的咬合力，所以有必要对固定义齿进行受力分析。力学分析通常分为简化的机械力学分析和更接近真实受力的生物力学分析。

一、固定义齿的机械力学原理

将固定义齿复杂的受力简化为机械力学分析会更有助于理解固定义齿的受力特点，因此，研究固定义齿的力学性能有重要的临床意义。

（一）固定义齿的受力

固定义齿的受力分析主要考虑应力和应变因素。当物体发生形变时，内部产生了大小相等但方向相反的反作用抵抗外力，单位面积上的反作用力即为应力。当物体在外力作用下不能产生位移，但它的几何形状和尺寸将发生变化，这种形变称为应变。

当外力均匀且垂直作用于受力面上时，应力（δ）可用 δ（MPa）=F/S 进行计算，F 为外力（N），S 为受力面积（mm^2）。

物体在不同外力作用下可产生不同的形变，例如拉伸或压缩、剪切、扭转、弯曲等，这些变形产生的应力可被看作是两种基本力的结合作用，即轴向力和剪切力。物体受到的轴向力包括拉伸力和压缩力，其在物体内部产生相应的拉应力和压应力。当外力为剪切力时，产生的是切应力（图 12-8 至图 12-10）。

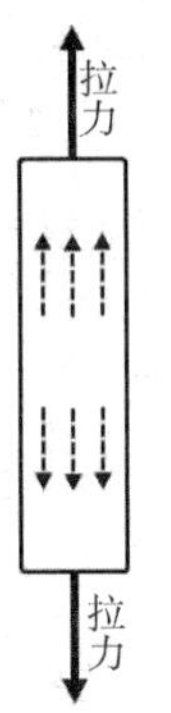

图 12-8　拉应力

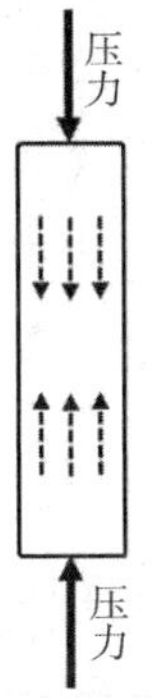

图 12-9　压应力

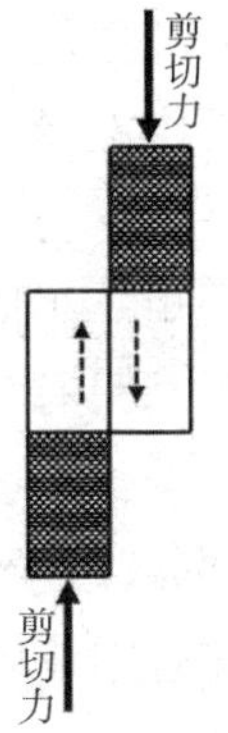

图 12-10　剪应力

屈应力是指杆状物体受力时，会产生弯曲变形，在杆的内部产生压缩区和伸张区，形成两种完全相反的压应力和张应力，即产生屈应力和屈应力反应（图 12-11）。应变是描述物体在外力作用下形状变化的量，通常研究的是线应变。

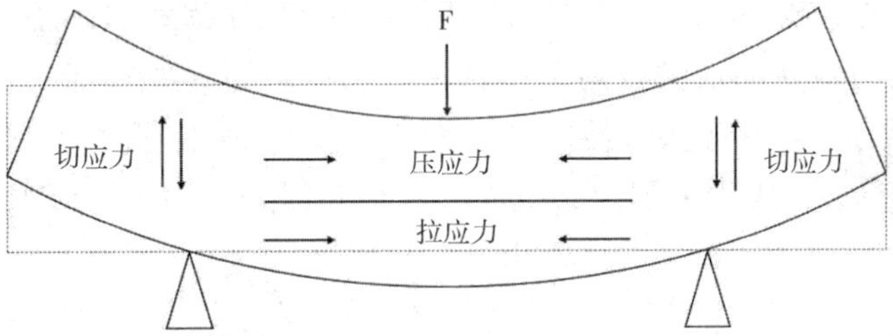

图 12-11　弯曲材料内部的应力分布

（二）固定义齿的简化受力分析

固定义齿的受力可以简化为简单固定支持梁来近似地分析其受力情况。简单固定梁常见三种形式：①固定梁的两端都固定不动，近似于双端固定桥；②固定梁的一端固定不动，另一端搭在桥基上，可以移动，近似于半固定桥；③固定梁的一端固定不动，另一端完全游离，近似于单端固定桥（图 12-12 至图 12-14）。

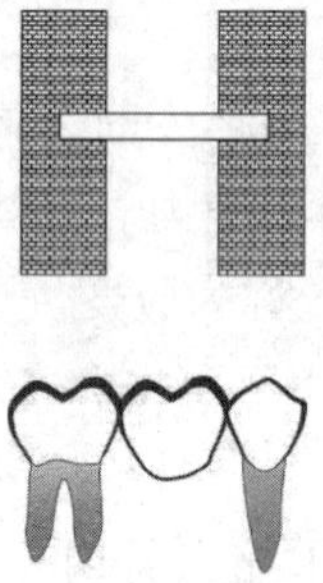

图 12-12　双端固定桥

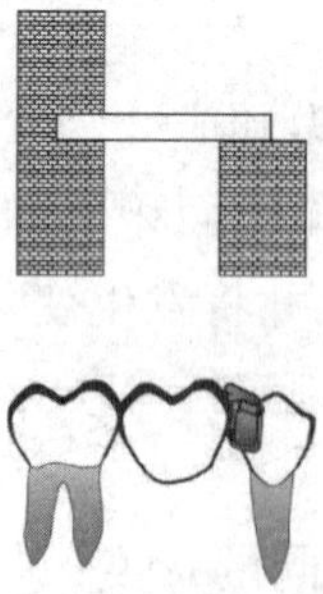

图 12-13　半固定桥

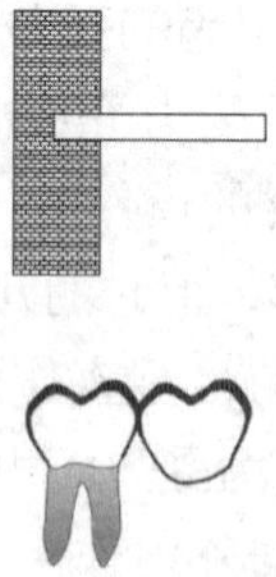

图 12-14　单端固定桥

当双端固定梁受力时，在梁内部会产生如图 12-11 的压应力和拉应力，即产生屈应力和屈应力反应。当压力不足以破坏屈应力平衡时，两侧桥基表现为单纯的负重反应。如果压力继续增加，固定梁内的屈应力加大，会发生固定梁弯曲变形。而在患者口腔内，因为固定桥的两侧有固位体固定在基牙上，不能如图 12-11 产生向上弯曲变形。因此固定桥受力时，基牙不但有负重反应，还有抵抗或防止两侧向上的力矩反应。这种桥基内由屈应力所产生的力矩反应称为屈矩。半固定梁的受力特点是固定侧的桥基既有负重又有屈矩，而另一侧的未完全固定的桥基只有负重而无屈矩。单端固定梁在固定侧有负重和屈矩，另一侧为完全游离无力学作用。

（三）固定桥的具体机械力学分析

1. 双端固定桥两侧都有固位体，固位体与基牙完全粘固不动，所以双端固定桥将基牙、固位体、连接体和桥体连接为一个功能整体，进行整体运动。当固定桥受力时其作为整体可以将力量进行比较有效的分担和分散。所以双端固定桥是固定修复中比较较理想的一种设计和应用形式。当双端固定桥的桥体𬌗面近中央区接受垂直向压力时，所有基牙的牙根被压向牙槽窝，使大部分的牙周膜纤维及其相应的牙槽骨受到向根方的牵引力，根尖部受到压应力（图 12-15）。如果压力作用在固定桥的一侧𬌗面时，固定桥作为一个整体产生旋转运动，其旋转中心（支点）位于两基牙之间的缺牙区牙槽骨内，相当于根尖 1/3 和中 1/3 交界处。受压力侧的基牙向根尖方向下沉移动，另一侧基牙则向𬌗方向上移动，受力侧基牙接受压应力，而另一侧基牙接受拉应力（图 12-16），两端基牙的牙周膜纤维和牙槽骨均接受牵引力，只要应力在生理范围内，就能够维护和促进牙周支持组织的健康。

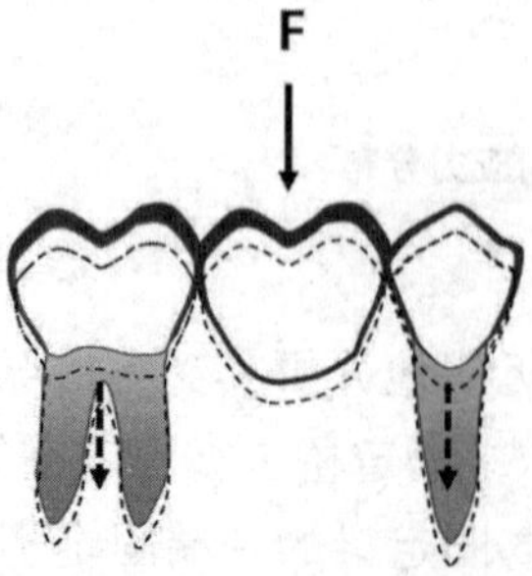

图 12-15　双端固定桥桥体受力

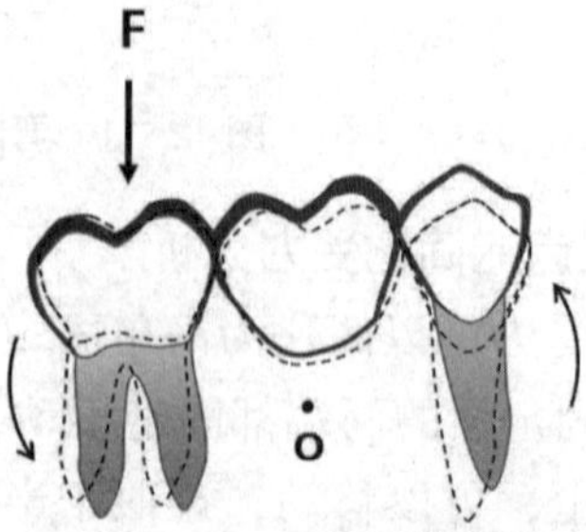

图 12-16　双端固定桥一端基牙受力

2. 半固定桥的一侧为固定连接体，另一侧多为栓体栓道式连接的活动结构。早期普遍认为活动连接体对应力有一定的缓冲作用，可以减轻活动连接端基牙的负担，对此观点目前仍有一定的争议。主要是随着加工工艺技术的提高，栓体和栓道之间的精密度越来越好，嵌合作用明显增大，使两者之间的相对运动越来越小，所以其缓冲作用也变得越来越小。同双端固定桥相似，当半固定桥的桥体中心附近接受压力时，两侧基牙上的应力分布比较均匀（图 12-17）；但是当固定侧的基牙受力时，固定侧受力较大，而活动连接侧可能发生运动，其基牙受力则会减轻。此时半固定桥两侧基牙的受力差距就会比较明显，活动侧的基牙可能有殆向移位（图 12-18）。一般认为半固定桥的活动侧端有一定的应力缓冲作用，但不一定能够减轻活动连接端基牙的受力。

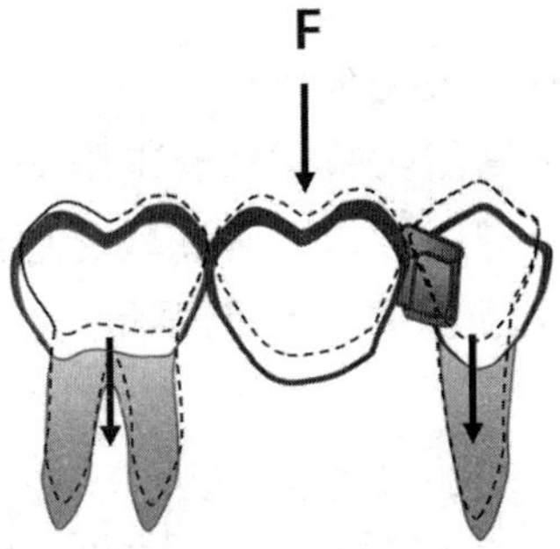

图 12-17　半固定桥桥体受力

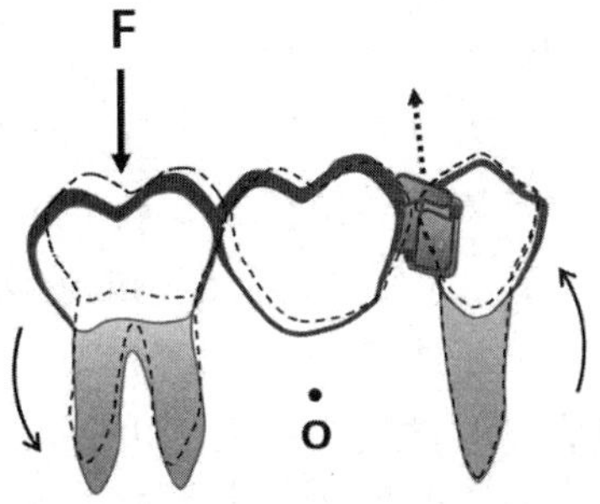

图 12-18　半固定桥固定侧基牙受力

3. 单端固定桥的特点是只有一侧有固位体，而另一侧为完全游离没有支撑。当单端固定桥的桥体接受压力时，会以基牙为旋转中心产生杠杆作用，长期作用下会导致基牙发生扭转和倾斜（图 12-19）。进行半固定桥的设计时一定要注意减轻杠杆作用对基牙产生的不良后果。

4. 复合固定桥以上两种或以上固定形式的组合，其应力反应更复杂些。复合固定桥的多基牙中，各基牙有时可能相互支持，有时相互影响，其中应该特别注意中间基牙的受力情况，因为中间基牙要承受来自两侧不同固定形式的不同应力的叠加，因此对基牙的支持和固位能力提出了更高的要求。另外，复合固定桥常是沿牙弓呈弧形的长桥，容易受到以远端基牙连接线为中心轴产生的转动力影响，该连线与固定桥唇颊边缘的垂线即为弦高，其高度即表示旋转力的大小（图 12-20），设计中应尽量减小弦高以减小杠杆力。

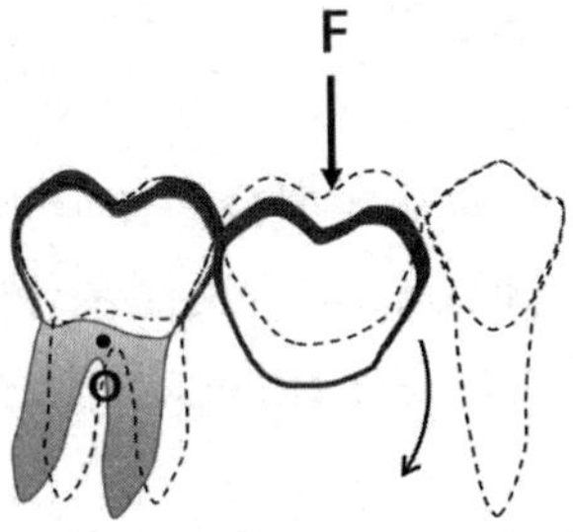

图 12-19　单端固定桥桥体受力

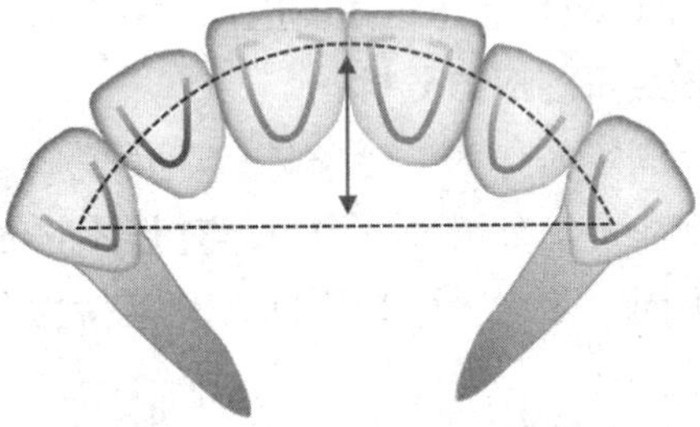

图 12-20　弧形桥体的旋转轴

以上是将固定义齿简化为简单固定梁进行受力分析，虽然在一定程度上可以反应固定桥的受力情况，但是在患者口腔内的固定桥在咀嚼时的受力会更加复杂，同时固定桥的基牙是通过牙周膜的悬吊固定在牙槽骨内，具有一定的生理动度。所以在固定桥受力分析时必须考虑以上特点才能接近真实的情况。

二、固定桥修复的生物力学研究

患者的口腔情况远比机械的力学分析复杂，由于食物的软硬程度的不同，形态各异，作用于固定桥上的力的大小和方向更为复杂。另外，不同基牙包括牙根的形态不同、位置不同、倾斜角度不同、支持力不同、牙周的健康程度不同等，都会增加固定桥受力分析的复杂程度。所以必须考虑口腔局部和全身生物学因素的影响，以生物力学的角度去分析固定桥的受力情况会更加合理，使固定桥的受力尽量在基牙的可接受的生理范围内，尽可能将对基牙及支持组织的不利的咬合力降至最低，从而更好的保护口腔软硬组织的长期健康，有利于更为精准的进行修复治疗的预后判断。

（一）生物力学的常用研究方法

生物力学的研究方法主要有实验应力分析法和理论应力分析法。实验应力分析法是对构件或模型进行应力分布、应力传导、应变分析，常用的实验方法有电阻应变测试法、光测力学应力法和光测力学位移法。理论应力分析法是利用材料力学和数学理论来分析模型或构件的应力分布和应变分析，常用的方法有三维有限元法和三维无限元法。

1. 实验应力分析法

（1）电阻应变测试法　是采用电阻应变仪测定应变的 - 种实验方法，主要是靠一种传感器，把应变转换为电量的变化，利用电子仪器进行放大并读数，并借助记录仪、计算机进行记录及数字处理，这种把非电量（应变量）的变化变为电量的变化而进行测定的方法称为非电量的电测法。

（2）光测力学法　光测力学法主要有光测力学应力法和光测力学位移法。光测力学应力法包括二维及三维透射式光弹性法、光弹性贴片法、全息光弹性法；光测力学位移法包括全息干涉法、散斑法、云纹法。

2. 理论分析法　是运用材料力学、光弹性理论研究应力分布，比较常用的为有限元分析法，它属于力学分析中的数值计算法。

有限元分析法的基本原理是，将连续的弹性体分割成有限个单元，以单元的结合体来代替原弹性体，并逐个研究多个单元的性质，从而获得整个弹性体的性质。其解题思路可简述为从结构的位移出发，通过寻找位移与应变、应变与应力、应力与内力、内力与外力的关系，建立相应的方程，从而由已知的外力求出结构的位移状况和内部应力。

（二）固定桥及其支持组织的应力分布规律

1. 双端固定桥的应力分析

（1）双端固定桥作为一个整体，当承受咬合力时所有的基牙都会参与分担，因此总体来说应力通过基牙分布相对更均匀，对基牙的健康有益。但是固定桥两侧基牙的牙根大小、形态、数量不同，牙周膜面积不同，其支持力和支持方式存在差异，不可能达到咬合力的绝对平均分配。

（2）双端固定桥基牙中，如果有一侧基牙支持力较弱则应该在这一侧增加基牙。人类牙齿的特点是能够承受较大的垂直向咬合力，而对水平向载荷的承受能力最小，所以在固定桥设计时应注意减小非轴向力。

2. 半固定桥的应力分析

（1）半固定桥接受垂直向咬合力时，由于有一侧是活动连接，所以两侧基牙的应力分布不如双端固定桥均匀。微动现象的存在使活动连接端基牙的应力相对减弱。

（2）半固定桥活动连接侧常为栓体栓道式连接，此处屈矩不等于零，尤其是栓体栓道结合的越来越精密，其对抗栓体殆向移位的能力也越来越强。所以在活动连接侧的基牙受力时也有可能出现应力集中的现象。

3. 单端固定桥的应力分析

（1）如果单端固定桥只有一颗基牙，当桥体承受咬合力时，由于杠杆力的作用使基牙的倾斜和旋转量较大，对基牙的损伤大，应该尽量避免采用这种设计。单端固定桥的最大应力集中于基牙的颈部和根尖区（图 12-21），所以应该注意减轻桥体的咬合力。

（2）如果单端固定桥有两颗基牙，当桥体承受咬合力时，瞬间转动中心位于两基牙间的骨间隔内，其倾斜和旋转量要比一颗基牙的单端固定桥变小（图 12-22）。在旋转运动过程中，近缺隙侧的基牙承受的是压应力，并且随其倾斜度增加压应力会显著增加；相反在远缺隙侧基牙主要承受拉应力。

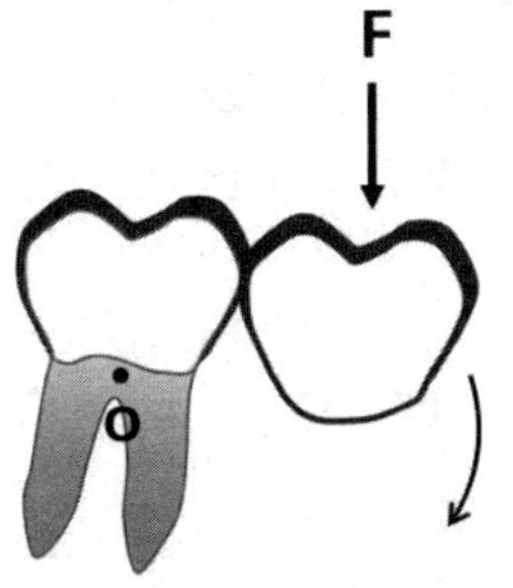

图 12-21　单基牙单端桥

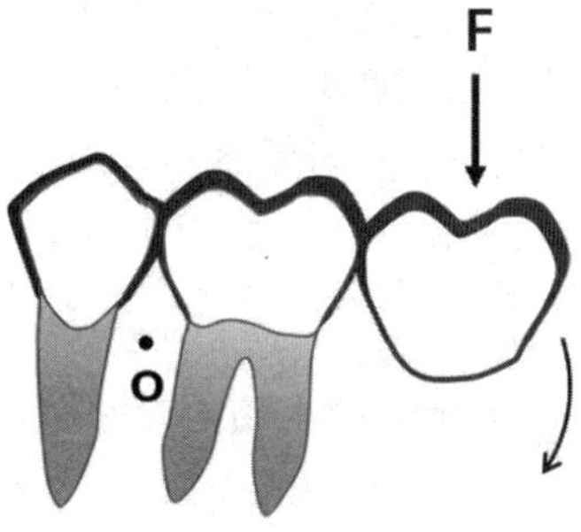

图 12-22　双基牙单端桥

4. 倾斜基牙固定桥的应力分析

（1）由于基牙倾斜，导致其接受咬合力时产生的非轴向力相对变得更大，所以应该考虑减轻非轴向力，如在基牙预备时尽量减小其倾斜度（图 12-23）。

（2）如果固定桥基牙的倾斜度较大时，会产生较大的向近中的推力，所以应该考虑增加基牙数目，以对抗不利的侧向力。

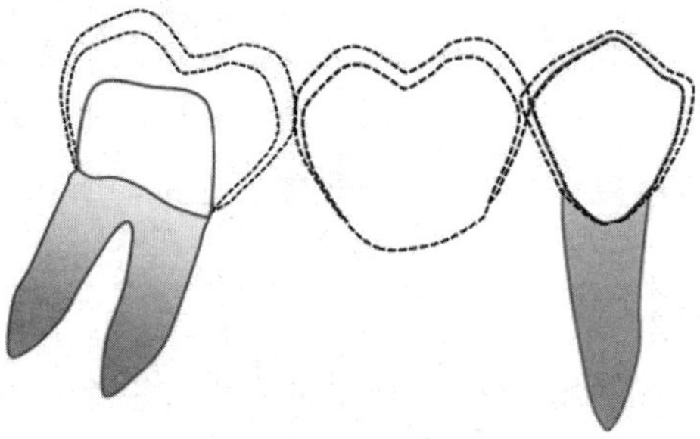

图 12-23　倾斜基牙双端桥

5. 牙周组织支持组织的应力分析

（1）当基牙牙槽骨发生吸收变低时，其支持力会逐渐变弱。通常基牙的牙槽骨高度降低小于等于根长的 1/5 时，可考虑选作基牙。而当基牙牙槽骨吸收达根长的 1/2 时，应该谨慎选做基牙。在真实的临床工作中，很难碰到非常标准和理想的基牙，所以可以通过增加基牙数目、优化固定桥设计方式、合理处理咬合面等方式尽量减轻牙周组织的不利应力。

（2）进行固定桥修复的基牙的牙周组织应力均值与修复前比较，其应力值相对降低，分布较均匀。当咬合力不变时，基牙的牙根数目多、牙根粗长，牙周骨吸收少，牙周组织的应力值较低，分布也比较均匀。固定桥基牙颈周区是应力集中区。

（3）固定桥在承受垂直向咬合力，基牙牙周组织以压应力为主。当咬合力变为非垂直向时，基牙牙周组织会同时接受拉应力和压应力。

（4）固定桥两侧存在正常邻接接触的牙齿时，在一定程度上可传递部分非轴向应力，对基牙的牙周组织有一定的保护作用。

（5）固定桥的龈端接触式桥体和其下牙龈应力分析表明，双端固定桥和半固定桥的咬合力几乎全部由基牙牙周组织承担，桥体下的牙龈组织分担了极少量的力量。而单端固定桥的桥体通常设计为接触式，桥体下的组织承载了一定的应力。

6. 应力集中固定桥的应力集中区最主要的是在连接体处，尤其是单端固定桥的连接体处最为明显。另外，在咬合力加载点附近也是应力集中区。基牙的应力集中区通常在基牙颈部、牙根尖处。周围的支持组织的应力集中区主要在基牙颈部周围骨皮质处和牙槽嵴顶处。牙和骨组织内固定桥旋转运动中心等都是应力集中的区域。在固定桥的应力集中的地方，固定桥的结构应该加强，以防可能产生的破损或折断。基牙及牙周组织的应力集中区通常和其本身的结构有密切关系，比如牙槽嵴顶通常是应力集中区域，而牙槽嵴顶为骨皮质，是相对致密的区域，此处可以承受较大的应力。

考点提示 固定义齿的生物力学分析。

第四节 固定义齿的固位和稳定

扫码“学一学”

在选择合适的固定桥修复的适应证之后，重要的就是患者能够佩戴修复体在长期行使各种功能时保持稳定、不脱落。良好的固位是固定桥必备的也是首要的条件。

一、固定义齿的固位原理和影响因素

1. 固位原理 固定桥的固位原理与嵌体和冠修复体的固位原理一样，其固位力主要依靠摩擦力、粘接力和约束力（详见第四章第三节）。有必要指出的是，固定桥的固位体需要的固位力比牙体缺损的冠修复体所需要的固位力要高，所以在基牙选择和预备时要特别注意。

2. 影响固定桥固位的因素

（1）基牙受力的运动方式　基牙的受力方向主要有三个：颊舌向、近远中向和垂直向。不同方向的力会使基牙向不同方向移动或扭转，产生不同的杠杆力（图 12–24，图 12–25）。但是口腔内情况更为复杂，基牙或固定桥可能会同时受到不同方向力的作用，所以固定桥的实际受力很复杂，尤其是复合固定桥的中间基牙。该基牙会承受来自两种不同类型固定桥的力量，当咬合力作用于中间基牙上时，中间基牙就会向牙槽窝内下沉，而固定桥本身因刚性大，在回弹时速度较快，如此反复容易使固位体与基牙脱离而松动（图 12–26）。所以，中间基牙的固位体必须要有足够大的固位力，如此才能对抗这种运动形式。总之，固定桥的基牙选择要比较谨慎。

（2）下颌牙的排列关系　因为上下颌牙列存在着正常的覆𬌗、覆盖关系，所以上颌牙齿相对来说会承受更大的唇颊向非轴向力，从而可能导致上前牙唇向移位，引起牙间隙增大。但是上颌后牙为多根牙，更为稳固，并且覆𬌗、覆盖较小，只要固位体设计适宜，可以将非轴向力对固位的影响降至最小。下颌牙的长轴更接近垂直，同时由于是被覆盖的关系，牙齿受内收的力量，所以对固定桥的固位影响较小。

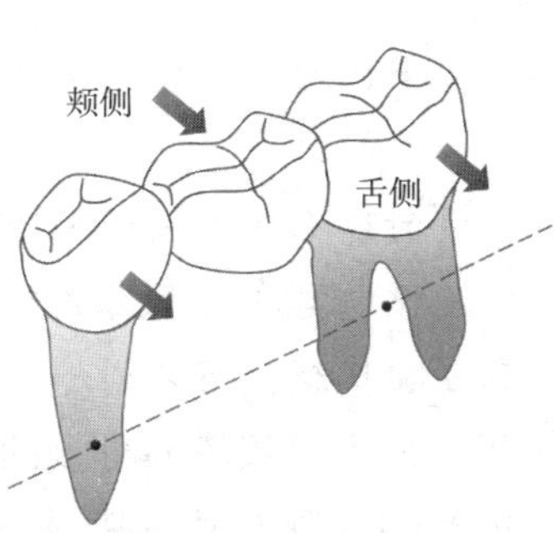

图 12-24　固定桥的整体运动

注：固定桥的桥体颊侧水平向受力时，固定桥出现整体运动

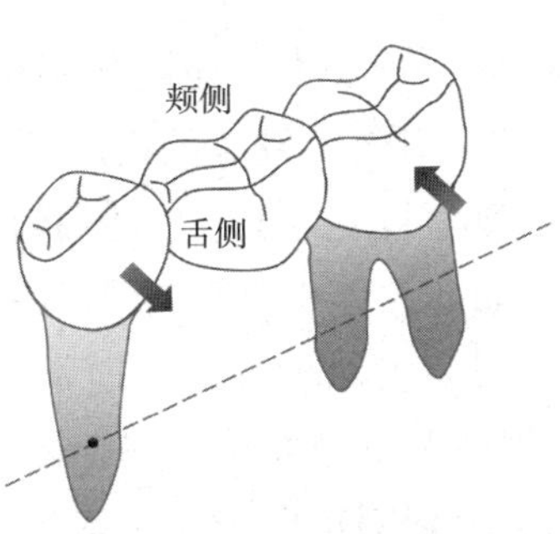

图 12-25　固定桥的旋转运动

注：固定桥舌侧一端基牙水平向受力时，固定桥出现旋转运动

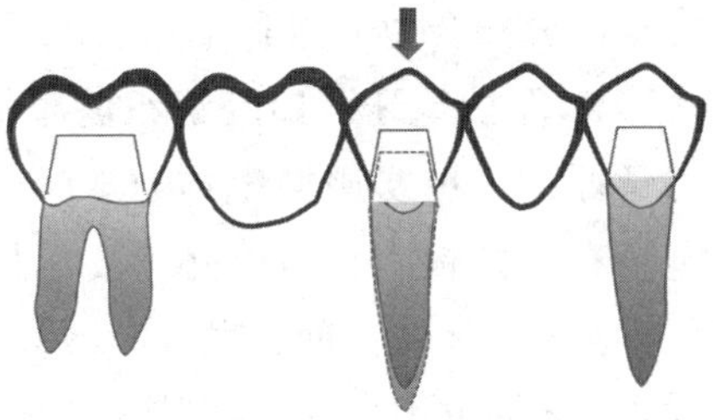

图 12-26　固定桥的下沉运动

注：固定桥中间基牙垂直向受力时，固定桥会下沉运动，冠易脱位

二、固定义齿的稳定性及影响因素

固定桥的稳定性和固位力互为因果关系。也就是说，固位力强大时固定桥就不容易出现翘动、松动甚至脱落；反之，当义齿的稳定性很好时，固定桥也不容易脱位。固定桥的稳定性主要与其受力的方式有密切的关系。

1. 双端固定桥　当受力的支点线通过固定桥的中线时，稳定性最好；而当固定桥呈一定弧度时，也就是受力不能在支点线上，义齿容易发生旋转。根据力学原理显示弦高距离越大产生的杠杆力就越大，固定桥的稳定性就越差。

2. 单端固定桥　该设计特点是一侧为游离端，受力时很容易产生杠杆效应。长时间单侧受力比较容易损伤基牙，同时会破坏义齿稳定性。建议增加基牙和/或减少桥体近远中径来降低杠杆力，增加稳定性（图 12-27）。

3. 复合固定桥　由单端和双端组成的两基牙固定桥，其稳定性好于单端固定桥，对于前牙和后牙组成的多基牙固定桥，当咬合力作用于桥体某一位置时，桥体会受到其他基牙的制约，从而有利于保持固定桥的稳定性。

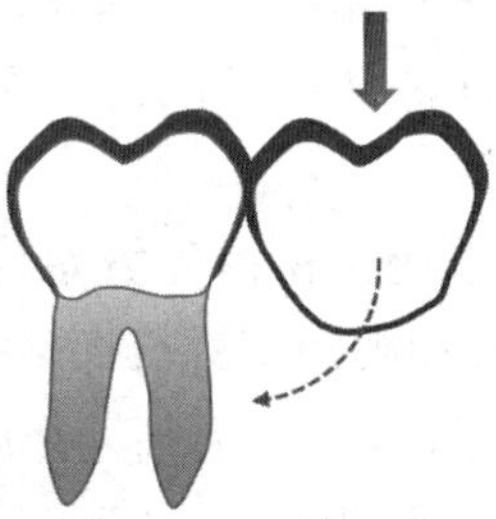

图 12-27　单端固定桥

注：单端固定桥最易产生明显的杠杆旋转力，基牙易损伤

考点提示　固定义齿固位原理。

扫码“学一学”

第五节　固定义齿的设计

在固定桥的临床应用中，问题最常发生在牙体预备环节，其次就是设计环节。

一、固定义齿设计的基本原则

1. 恢复形态和功能的原则　应该最大限度的恢复固定义齿在美学和发音方面的功能，

适当恢复咀嚼功能。毕竟基牙不仅要承受咬合力，还要分担桥体的力量，所以固定桥通常恢复部分咬合力，以利于固定桥的长期、有效、健康的使用。

2. 保护基牙及口腔组织健康的原则 固定桥作为人体器官的一部分，不仅要符合机械力学原理，更要遵循生物力学原则。如此才能保证基牙和口腔组织的长期健康。基牙是固定桥存在的根本，所以必须要尽最大努力去保护基牙。通常要考虑牙髓状态，备牙时尽量保存活髓；牙体方面，尤其是牙体缺损情况下，要尽量保存牙体组织，而不仅仅依靠桩核的加强；牙周方面，从选择基牙的牙周情况到固定桥受力对基牙牙周的影响，皆要考虑基牙的牙周组织健康对保证修复体长期存在并行使功能的重要性。固定桥的设计还应该注意在形态设计、材料选择等方面对口腔软硬组织无不良刺激。

3. 严格把握适应证 从前面的分析可以看出，固定桥的适应证比种植义齿、可摘局部义齿等更窄。如果不严格把握适应证就很容易发生不良设计，从而导致固定桥的修复失败，不仅会给患者带来经济上的损失，更重要的是机能的丧失，甚至是心理上的创伤。

4. 维护患者身心健康的原则 口腔疾病不仅会引起牙痛、咀嚼功能下降、发音障碍、影响美观，还对人的社会交往和心理行为产生影响。口腔疾病的病菌还会引发或加重多种全身性疾病，成为引发全身性疾病的重要危险因素。口腔健康是世界卫生组织确定的人体健康十大标准之一。只有遵循设计的基本原则，才可能给出合理的设计，从而最大限度地避免不良设计和不良修复体给患者带来的身心伤害。

二、基牙的设计

1. 基牙的选择 选择基牙最常考虑的因素是牙周膜面积，如前所述，牙齿的支持力与牙周膜面积关系最为密切。而牙周膜面积与基牙牙根的数目、大小、长度、形态及牙槽骨的健康密切相关。牙根越多、越长、越粗，其支持力越好；另外，牙根的横截面形态，如椭圆、扁圆或哑铃型支持力更好；冠根比为1∶2或2∶3较为理想，最低限度为1∶1，否则应增加基牙。

2. 基牙的固位作用 固定桥的固位基础就是基牙，所以基牙的牙冠必须有足够的固位形和抗力形，对于各种原因引起的牙体缺损可以通过充填、根管治疗后桩核冠等治疗方法保证基牙的固位形和抗力形。

3. 基牙的数目确定 在确认需要固定桥修复方案后，接下来就是基牙数目的选择。那么如何进行数目的确定？目前根据牙周膜面积进行评估是常用的方法。

（1）Ante法则 1926年，Ante IH医生认为基牙牙周膜面积的总和应等于或大于缺失牙牙周膜面积的总和。Johnston等人将其称为“Ante's law”（Ante法则）。

例如下颌第一磨牙缺失，考虑下颌第二磨牙和下颌第二前磨牙作为基牙进行固定桥修复是否合理？根据表1（Tylman数据）查询出下颌第一磨牙牙周膜面积为352mm^2，下颌第二磨牙为282mm^{2}和下颌第二前磨牙135mm^2，那么下颌第二磨牙牙周膜面积加上下颌第二前磨牙牙周膜面积为282mm^2 + 135mm^2 = 417mm^2 > 352mm^2（第一磨牙牙周膜面积），所以该设计是合理的。

（2）Tylman根据𬌗力、牙位、牙体形态总结出了选用基牙顺序表（表12-3）。

表 3　Tylman 选择基牙顺序

上颌牙位	顺序	下颌牙位	顺序
1	7	1	8
2	8	2	7
3	4	3	6
4	3	4	4
5	5	5	5
6	1	6	1
7	2	7	2
8	6	8	3

若单颗牙缺失，一般选择缺牙间隙的两侧的各一颗邻牙做基牙，如果一侧基牙支持力过小，应该在较弱的一侧增加一颗基牙。若连续两颗牙非游离缺失，通常选择三颗基牙进行支持，第三颗基牙一般位于支持力较弱的一侧。若为间隔牙齿缺失，通常选择缺隙两侧牙齿和中间牙齿作为基牙。当然如果要选择的基牙间差别较大，如前要考虑增加基牙数目。

三、基牙的共同就位道

固定桥通常是固定于多颗基牙上的一体式修复体，所以多个固位体只能沿着同一角度戴入。这就意味着各个基牙之间必须形成一样的角度，才能保证固定桥沿着这个角度就位，即共同就位道（图 12–28）。

扫码“看一看”

形成共同就位道对于固定桥是非常重要的，如果基牙间没有共同就位道，不调整模型就无法制作义齿；相反，若调整模型就意味着完成的义齿与口内的基牙不会完全匹配，产生缝隙等会带来一系列的不良的医源性后果。所以必须重视基牙牙体预备时形成共同就位道。

对于倾斜基牙，若倾斜角度小于 30°，则可以大量磨除倒凹较大一侧牙体组织，来适当改变就位方向，以获得共同就位道（图 12–29）。若倾斜角度大于 30°，可考虑先通过正畸立直牙齿后作为基牙，或者改变颈缘线位置，甚至先进行根管治疗后再进行牙体预备。需要关注的是，如此的牙体预备会丧失大量的牙体组织，对于固位和牙齿的长期使用会有一定的影响。

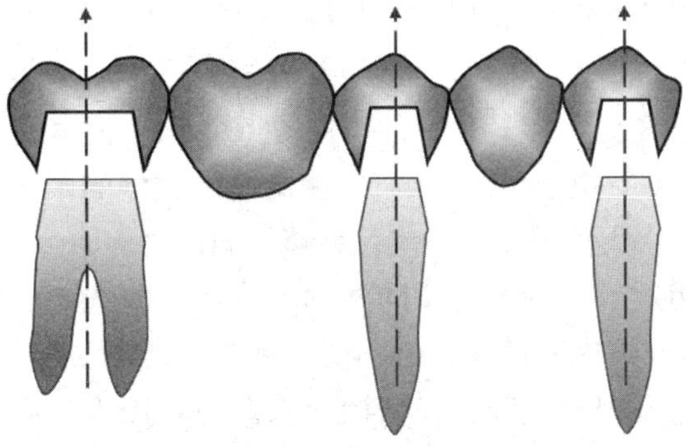

图 12–28　共同就位道

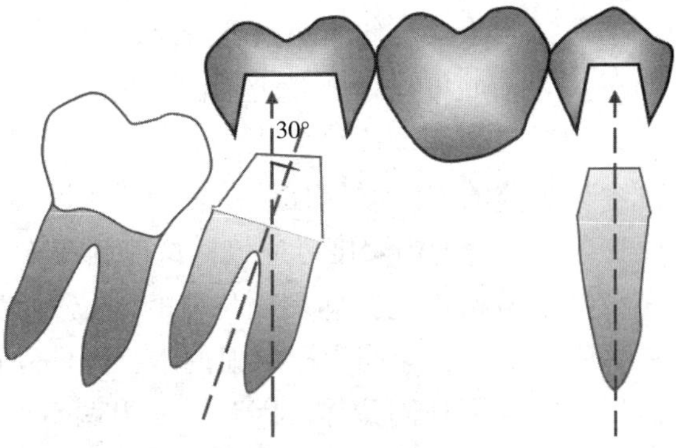

图 12–29　倾斜磨牙共同就位道

注：大量磨除倾斜磨牙近中面才能形成共同就位道

四、固位体的设计

1. 固位体的设计原则 为了能够完成固定桥稳定、长期、健康地在患者口腔内行使各种生理功能，通常需要达到以下要求：

（1）具有良好的固位形与抗力形，能够抵抗咀嚼过程中产生的不同大小、不同方向的力量，而不发生形变、破损、松动甚至脱落。

（2）必须具有良好的就位道，就位顺利，不对基牙产生矫治力，修复体边缘适合性良好。

（3）尽量保护、保存基牙的牙体组织，从而减少过敏、折断和继发龋等的发生。

（4）能够恢复基牙的解剖形态外观，尤其是前牙的美观效果，适当恢复其咀嚼功能。具有良好的自洁作用。

（5）材料的机械强度高、耐磨损、热导率低、不刺激牙髓、化学稳定性和生物相容性要好，不易腐蚀变性。

2. 固位体的类型 固定桥的固位体通常分为三种类型：冠内固位体、冠外固位体、根内固位体。

（1）冠内固位体 常见形式有邻𬌗嵌体与高嵌体。20 世纪 80 年代以前，冠内固位体比较常见，目前临床很少用。主要问题是嵌体的外形线长易龋，固位力、抗力相对较弱，对活髓牙损伤较大。只有在缺牙间隙小，咬合力不大，同时两侧基牙正好有龋坏的情况下方考虑这种设计。

（2）冠外固位体 常见形式有部分冠与全冠。全冠是目前临床上应用最广，固位力、抗力最好的一种形式，包括金属全冠、金属烤瓷全冠、金属树脂全冠和全瓷冠。部分冠多采用 3/4 冠，后牙也可使用 7/8 冠或近中半冠。部分冠的牙体预备量比全冠少，固位力介于全冠和嵌体之间。部分冠的牙体预备要求较高，共同就位道的确定比全冠要难。

（3）根内固位体 早期根内固位体多为桩冠，因为根管的方向是唯一的，所以其对整体固定桥的共同就位道的要求较高。目前临床最常用的桩核冠则可避免桩冠的问题，核的部分相当于形成了一个新牙冠，可以很容易地通过预备新牙冠与其他基牙形成共同就位道。

3. 固位体设计的注意事项

（1）增强固位体的固位力 固位力是固定桥修复的第一要素，即必须在有足够固位力的前提下，固定桥才能够正常行使功能。而固位力的强弱通常由基牙的形态、固位体的类型与牙体预备的质量决定。基牙的形态各异，通常选择正常形态的牙冠做基牙。对于牙冠短小，锥形牙以及牙体缺损等情况，应该通过改变牙冠形态或增加基牙等方法改善固位力，如在基牙轴面可设计 2~4 个轴沟以增强固位。固位力的排序为全冠＞部分冠＞嵌体。牙体预备的质量是保证固位体固位力的重要手段。冠修复体容易脱位的方向是颊舌向，而固定桥容易脱位的方向不仅有颊舌向，还有近远中向（受扭力矩的影响）。因此基牙轴壁的聚合度在各个部分的内聚度皆应该尽量控制在 6° 以内，从而保证固位体有足够的固位力。

（2）双端固定桥两端固位体的固位力应该相近 双端固定桥的两侧固位体应该选择同一种固位形式，如同为冠内固位体、冠外固位体或根内固位体，但不能一侧为冠内固位体，而另一侧为冠外固位体。因为，如果两侧的固位力相差悬殊，在长期的咬合力作用下，固位力较差的一侧固位体容易松动，并且早期不易发现，容易在冠边缘发生继发龋，引发炎症、疼痛等症状，给患者带来不必要的伤害。

（3）单端固定桥通常使用双基牙 单端固定桥设计的最大弊端就是形成典型的杠杆力，

桥体的受力全部由一侧基牙承受，对基牙很不利，所以单端的设计要极为谨慎。单端固定桥通常使用双基牙（图 12–30），注意第二基牙的固位体应比第一基牙固位体的固位力大，因为第二基牙会承受以第一基牙为支点的杠杆力，所以第二基牙固位体会承受更大的脱位力。

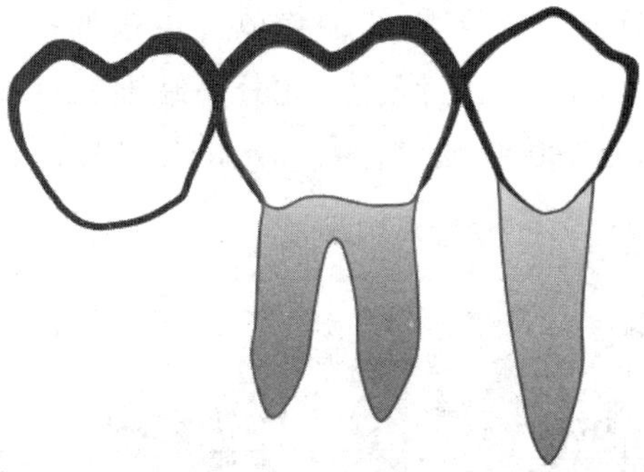

图 12–30　单端固定桥的双基牙设计

（4）倾斜基牙的固位体设计　因各种原因无法采用正畸复位的基牙，可以通过改变固位体的设计来降低牙体的预备量，形成共同就位道。为了减少倾斜基牙的预备量或者保护牙髓，通常可考虑通过 3/4 冠固位体，在颊舌侧轴面预备出平行轴沟，以增强固位。如果倾斜严重，还可以设计为附着体固位体或者套筒冠固位体等方法。近些年，因为粘接技术的迅速发展，对于严重倾斜的基牙有采用少磨牙体组织的粘接固定桥进行修复，即采用金属翼板固位体，由颊舌方向分别就位，并与桥体𬌗面部分组合而成。然而，此种粘接桥设计需要注意邻间隙的自洁作用。

五、桥体的设计

牙列缺损的恢复是由桥体部分来实现的。缺失部分的形态与功能决定了桥体的具体设计，通常需要考虑以下几方面内容。

1. 桥体设计的基本要求

（1）能够恢复牙列缺损部分的正常形态和适当的生理功能。

（2）有良好的自洁作用，桥体表面足够光滑并有良好的外形凸度。

（3）桥体的长度、宽度及形态设计要考虑基牙的固位能力。

（4）桥体要有足够的机械强度，行使各种功能时不变形、翘动和断裂等。

（5）桥体材料的化学稳定性好，不易腐蚀、变色等。

（6）桥体的龈端形态合适，不压迫牙槽嵴黏膜。

2. 桥体的类型

（1）按照制作的材料分类

1）金属桥体：优点为强度高，基牙预备量相对较少，但美观性差。

2）非金属桥体：多为全瓷桥体，也可见全树脂桥体，但多用于临时冠桥修复。全瓷桥体优点为强度较好，化学性能稳定，组织相容性良好，美观，舒适，对 CT/MR 检查及放射治疗等影响较小。但是瓷材料的脆性与金属材料相比仍然偏大。

3）金属非金属联合桥体：通常是金属与树脂或是金属烤瓷联合制成。金属烤瓷桥是目前应用最广泛的一种桥体类型。金属部分可增加桥体的机械强度，并加强桥体与固位体之间的连接，桥体的非金属部分能恢复与天然牙相协调的形态和色泽，满足美观的要求。金属树脂桥体目前在临床上应用较少，主要问题是其强度相对较低。

（2）按照桥体龈端与黏膜接触形式分类

1）桥体接触式：在大多数情况下皆采用该形式，尤其是前牙区，因其可以完全封闭缺牙间隙达到美观要求，并可以在一定程度上起到按摩牙龈的作用，而且有利于发音。

2）桥体悬空式：即桥体龈端与下面的黏膜离开一定的空间（图 12–31），此间隙通常≥3mm，该设计较少使用，多见于后牙修复，尤其是缺隙的骨及软组织丧失比较多的情况。桥体下保留间隙的意义在于方便食物通过，有一定的自洁作用，故又称作“卫生桥”。但该设计的缺点是舌体感觉不适，美观性较差。

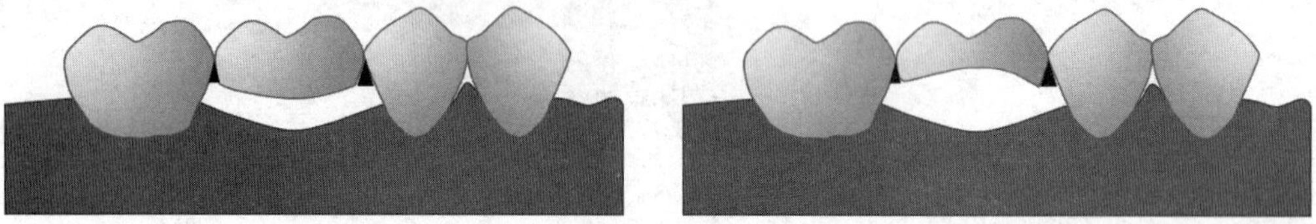

a　　　　b

图 12–31　悬空式桥体的龈面形式

（3）按照桥体龈端形态分类

1）鞍式桥体：桥体的龈端形态为马鞍形骑跨在牙槽嵴顶（图 12–32），多用于后牙，尤其是牙槽嵴顶形态较狭窄的情况下使用。但该设计缺点是桥体龈端与黏膜接触面积大，不易清洁，若清洁维护不好的话，当拆除桥体后多可见下面的黏膜糜烂充血状态。

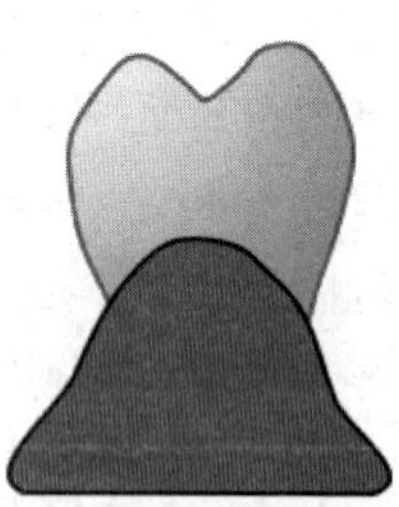

图 12–32　鞍式桥体

2）改良鞍式桥体：桥体与黏膜的接触面积较鞍式明显减少，在桥体唇颊侧接触形态不变的情况下，舌腭侧桥体扩大外展隙并逐渐减小与黏膜的接触面积（图 12–33）。该形态不影响美观，同时舌腭侧形态的变化又有利于桥体的自洁。是一种比较理想的桥体设计。

3）盖嵴式桥体：又称偏侧型桥体，桥体的唇颊侧龈端与黏膜呈线性接触，舌腭侧则尽量开放（图 12–34）。该设计多用于上前牙区软硬组织缺失较多的情况，舌腭侧会有食物滞留，但易于清洁。

4）改良盖嵴式桥体：又称改良偏侧型桥体，其龈端接触面积较盖嵴式增加，但是向舌腭侧延伸不超过剩余牙槽嵴顶颊舌向中分线（图 12–35）。主要是用于防止食物嵌塞，自洁作用较好。

5）船底式桥体：桥体的龈端与船底的形态相似，多用于牙槽嵴顶较狭小的患者（图 12–36a）。该设计在桥体龈端的颊舌（腭）侧会留有狭小的空间导致食物滞留，但比较容易清洁。还有一种船底式桥体设计，桥体龈端接触的牙槽嵴黏膜呈卵圆形凹陷状，桥体与之嵌合即牙龈凹陷状船底式桥体（图 12–36b）。尤其是前牙的美学修复，常采用该设计，可在桥体龈端形成自然的牙龈颈缘形态。

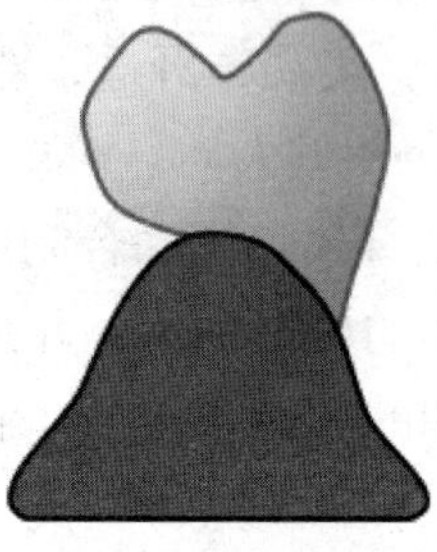

图 12–33　改良鞍式桥体

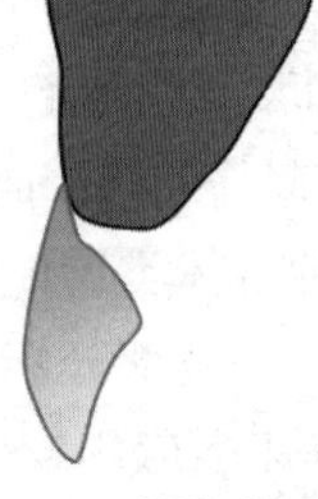

图 12–34　盖嵴式桥体

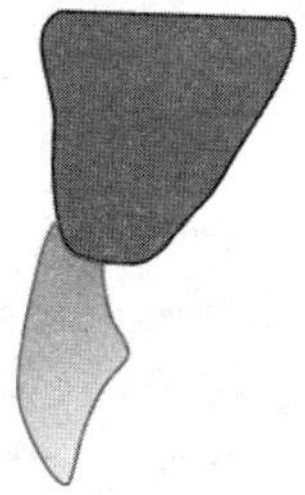

图 12-35　改良盖嵴式桥体

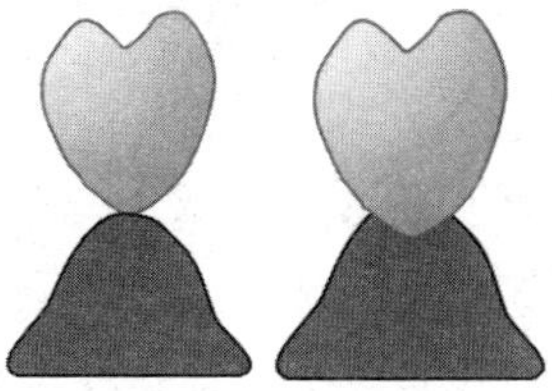

图 12-36　船底式桥体

3. 桥体形态设计

（1）桥体𬌗面的设计　桥体𬌗面形态必须考虑缺牙区的牙齿数目，两侧基牙的健康状态，对𬌗牙、同名牙的𬌗面外形以及患者的年龄等，不能仅根据缺失牙齿的原有解剖形态进行恢复。通常要做到以下几点。

1）适当降低桥体的非功能尖高度，减小侧向力。

2）咬合接触点尽量在桥体近远中向的𬌗面连线附近。

3）如果两侧基牙条件好，单颗桥体大约可恢复该牙原面积的 90%，两颗桥体大约可恢复原面积的 75%，三颗桥体大约可恢复原面积的 50%。

4）为了降低咬合力，还可以增加𬌗面的溢出道，加大舌腭侧外展隙。

（2）桥体的唇（颊）舌（腭）侧面设计

1）轴面外形：修复时必须考虑缺失牙齿原来的解剖形态特点和缺牙区的具体情况。比如美观的恢复，唇颊面生理突度的恢复，使食物的排溢流动对牙龈组织产生生理性按摩作用。在非美观区可加大颊、舌腭侧的外展隙，以利于清洁。要特别注意单端固定桥体的游离侧，应该与邻牙保持良好的接触关系，防止食物嵌塞。

2）缺牙区的宽度：当缺牙区宽度大于原天然牙齿的宽度时，可适当扩大唇颊面近远中邻间隙，加大桥体唇面突度，增加轴向发育沟纹等措施，利用错觉达到改善美观的目的（图 12-37）。

若缺牙区宽度明显大于对侧同名牙，可考虑额外增加一颗小的人工牙。假设上颌第二前磨牙缺失而缺牙间隙较大，可将第二前磨牙桥体颊面的颊嵴向近中移动，使近中面至颊嵴的宽度与第一前磨牙相对应的宽度相等。反之，假设第二前磨牙的缺隙小于同名牙，可将颊面颊嵴偏向远中，使颊嵴近中颊面的宽度与第一前磨牙相等，改善美观（图 12-38）。当缺牙间隙小于同名牙时，可适当多磨除缺牙区两侧基牙的近缺隙面，加宽间隙，也可将桥体适当扭转或与邻牙重叠，或者减小桥体唇向突度，增加近远中向横沟纹，使桥体的大小和形态接近同名牙。

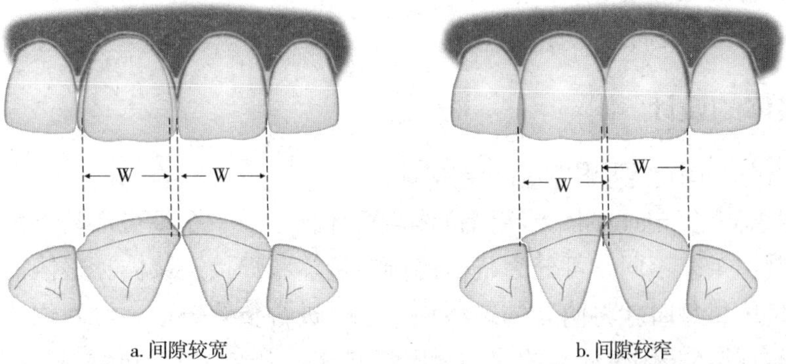

a. 间隙较宽　　b. 间隙较窄

图 12-37　右上中切牙不同间隙视觉效果协调的处理设计

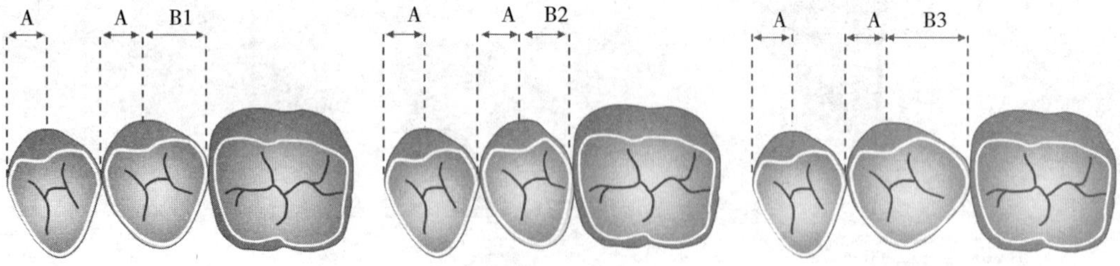

图 12–38 上颌第二前磨牙不同缺隙处理

注：A 为近中面大小；B_1 为正常大小的远中面；B_2 为较窄的远中面；B_3 为较宽的远中面

3）唇颊面的颈缘线：桥体唇颊面颈缘线的位置应该和邻牙相协调，以达到美观要求。当缺牙区牙槽嵴吸收较多，常规桥体恢复会导致该牙高度较邻牙明显增长，影响美观，可考虑将桥体颈 1/3 适当内收，加大唇面龈 1/3 至中 1/3 的突度，同样利用视觉误差达到一定程度的美观要求。

（3）桥体的比色　桥体的比色要求同第四章第四节。要考虑牙齿的位置、与邻牙及对𬌗牙的颜色过渡、同时也要考虑患者的性别、年龄、性格、肤色等来进行比色。在后牙区当咬合空间不充足的情况下也可考虑做金属桥体，优先满足咀嚼功能的实现。

（4）桥体的强度　任何物质在受到压力作用时都会产生不同程度的弯曲变形，固定桥在行使功能时同样会产生形变。目前的固定桥基本采用两类材料，金属和全瓷（二氧化锆常见）。具体影响桥体弯曲变形的因素有：

1）桥体材料的强度：用作固定桥的牙用合金材料的强度是足够的，如镍铬合金、钴铬合金、金钯合金等。二氧化锆材料硬度仅次于金刚石，抗弯曲强度能达到 900MPa 以上，有些报道能达到 1200MPa 左右，抗断裂韧性可以达到 150MPa 左右。做三到六单位固定桥的桥体强度也是足够的。

2）咬合力的大小：𬌗力是导致桥体变形的直接原因，𬌗力越大则要求桥体抗弯能力越强。

在相同情况下，桥体弯曲变形的量与桥体厚度的立方成反比，与桥体长度的立方成正比。在有限的空间内，桥体金属梁的截面外形受很多限制，如𬌗龈距、瓷层厚度等。常规情况下，应至少保证桥体在 2/3 最大𬌗力时不变形，可采取减小𬌗面颊舌径宽度、增加舌外展隙、加深𬌗面颊舌沟等措施来减轻𬌗力。

3）桥体的结构：桥体的结构形态对抗弯强度有较大的影响。在不影响咬合的前提下，按照材料力学理论，应选择合理的横梁截面外形。桥体截面形态为平面形者，比截面为工字形、拱形者更易发生弯曲变形。横梁截面的面积越大，其抗弯强度越好，但消耗的材料越多，在应用贵金属修复时应该考虑。

六、连接体的设计

连接体通常分为固定连接体和活动连接体。

1. 固定连接体　固定连接体是将固位体与桥体连接成一个不可活动的整体。金属类的固定桥根据其制作工艺不同，可分为整体铸造连接体和焊接连接体。整体铸造连接体即在制作固位体与桥体蜡型时就将两者的蜡型相连接，进行整体铸造，使固位体与桥体连接成一个整体；焊接连接体将固位体与桥体的金属部分分别制成后，通过焊接把固位体与桥体连接成一个整体。

2. 活动连接体　活动连接体是将固位体与桥体通过栓体－栓道式连接体相连接，常用于半固定桥的活动连接端和复合固定桥的中间基牙远中。活动连接体由栓体和栓道组合而成，多为预成件或预成蜡型，根据𬌗龈距离与颊舌径选择相应的型号，制作时通常将栓体放置于桥体上，栓道位于固位体上，栓道的就位道方向与另一端固位体的就位道方向完全一致，戴入时栓体嵌入栓道内。前牙区的活动连接体的设计，受限于唇舌径与𬌗龈距的限制，是其薄弱环节。

七、不同类型牙列缺损的固定桥设计

固定桥修复的适应证较窄，应严格把握适应证，根据患者的具体情况，如缺牙数目、缺牙部位、基牙条件、余留牙情况、缺牙区牙槽嵴条件等，进行综合分析，确定是种植义齿、可摘局部义齿修复，还是固定桥修复。个别情况下，选择固定修复还是可摘修复并没有绝对的界限，医生应充分介绍不同修复的优缺点，请患者谨慎选择。

另外，在临床上，不同的患者条件对应不同的固定桥设计，应与患者充分沟通，选择一种适合于患者的固定桥修复设计。下面将以金属烤瓷固定桥为例，进行病例的设计讨论，仅供参考。

1. 单颗牙缺失

（1）11 缺失　如果缺隙正常，21 和 12 的支持、固位情况较好，可以 12 和 21 为基牙设计双端固定桥。若缺牙间隙较大，而 12 的支持力较弱，应该在 12 侧增加基牙，即 13、12、21 固定桥，该设计缺点是磨除的牙体组织较多。

（2）12 缺失　常规可以设计 13、11 做基牙的双端固定桥。若 12 的缺牙间隙小，咬合力低，尤其是下前牙为可摘义齿修复，并且 13 牙体条件好的情况下，可以设计以 13 为基牙的单端固定桥。

（3）13 缺失　尖牙位于牙弓转弯处，承受的𬌗力较大，而 12 的支持力相对较弱，通常建议以 14、12、11 为基牙进行固定桥设计。当缺牙间隙较小，12、11 支持力较弱（如：松动Ⅰ度～Ⅱ度），而 15、14 健康的前提下可考虑 15、14 做基牙的单端固定桥设计。

（4）14、15、16 单颗牙缺失　常规设计双端固定桥，但需要注意固定桥的两侧基牙固位力存在一定的差异。

（5）17 缺失　若 18 存在且牙冠正常，可以常规设计双端固定桥。如果 18 缺失或 18 不适宜做基牙，可以考虑 16、15 为基牙的单端双基牙固定桥，但是必须减小 17 的颊舌径和近远中径，增加排溢道等来减轻咬合力。

（6）若 16 缺失　同时 17 向近中倾斜移位，可考虑设计半固定桥修复。

2. 两颗牙连续缺失

（1）11、21 缺失　若缺隙较小，咬合力较轻，12、22 健康，可以考虑以两端侧切牙为基牙进行固定桥修复。若缺隙正常或偏大，则应该以 13、12、22、23 为基牙设计双端固定桥。

（2）12、11 缺失　常规 13、21 为基牙的双端固定桥设计。

（3）31、41 缺失或 34、35 缺失　常规应用两侧基牙行双端固定桥设计。

（4）36、37 缺失　此种情况通常不建议进行固定桥修复。可考虑种植义齿或可摘局部义齿。

3. 两颗牙的间隔缺失

（1）14、12 缺失　可以考虑 15、13、11 为基牙的常规固定桥设计，若缺隙小、咬合力轻，也可以 15、13 为基牙行复合固定桥设计。

（2）15、13 缺失　常规 16、14、12 为基牙固定桥修复。若 12 支持力较弱，可以增加 11 为基牙进行复合固定桥设计。

4. 三颗及以上牙齿缺失

（1）通常来说，三颗牙齿连续缺失的情况一般不考虑设计固定桥修复。

（2）12、11、21、22 缺失时，若缺隙不大，咬合力较轻，覆𬌗覆盖正常，13、23 健康且支持力足够的情况下可考虑以 13、23 为基牙的双端固定桥设计。

考点提示　Ante 法则、共同就位道、桥体的类型和活动连接体。

扫码"学一学"

第六节　固定义齿的临床修复程序

一、修复前的检查

对于一名医者，治疗前的检查非常重要，不仅要清楚患者究竟要什么，同时全面、严谨、细致的检查可能会对愈后有重大影响。固定修复前的检查亦然，除了要做好常规的全身检查外，还要详细的进行口腔专科检查，包括缺失牙的部位和数目及缺牙区牙槽嵴情况，余留牙的情况包括余留牙的部位、数目、排列、咬合关系、磨耗或磨损、牙体或牙周病变等，还要注意颞下颌关节和肌肉情况等。

二、修复方案的确定

正确和适宜的修复方案一定是基于全面和严格的检查。完善修复前检查后，接下来可能会涉及其他口腔专科的会诊意见和进一步的治疗，可能包括口腔外科的处理，如拔牙、牙槽骨修整，口腔黏膜科治疗黏膜病，口腔正畸科矫治倾斜移位的牙齿，牙体牙髓科进行牙体缺损充填、预防性牙髓治疗（对于位置异常的活髓牙又必须作基牙时，牙体预备可能会牙髓暴露，征得患者同意后，应先做根管治疗处理，但原则上应该尽最大努力保护牙髓的活力），牙周科进行牙周病的治疗等。经过根管治疗的牙齿，尤其是经过牙体预备会导致牙体更加薄弱而易于牙折，可考虑桩核加强。

三、临床操作的步骤

1. 比色　比色通常是容易被临床医生忽视的一步，前牙的比色尤为重要。正确的比色应该是在基牙预备之前，如此更有利于还原基牙的自然色泽。具体比色的注意事项见第四章第四节。

2. 牙体预备基本原则　基牙的牙体预备原则基本与全冠、嵌体的牙体预备相同。特别强调的是：①固定桥是多基牙，通常情况下各个基牙之间必须形成共同就位道；②若事先设计无法取得共同就位道时，需要根据半固定桥的附着体式基牙预备要求，套筒冠预备要求或者 3/4 冠等的要求进行牙体预备；③基牙预备时体连接要预留足够的空间，以防行使功能时发生连接体断裂。

3. 基牙预备方法　基牙预备的方法基本上与单冠修复相同，需要强调的有以下几点。

（1）牙体预备时必须要同时兼顾其他基牙的位置、形态和治疗状态等，而不能像单冠牙体预备只需考虑一颗牙的情况。该基牙的整体牙备量或不同轴面位置的牙备量都可能会发生改变。

（2）固定桥基牙的固位体的固位力要求比单冠的要求要高，所以牙体预备时更需要注意控制轴面的聚合度。

（3）共同就位道的预备，尤其是多基牙跨度大的共同就位道的预备比较困难，有时需要取研究模型，并置于观测仪上进行分析，确定戴入方向及各个基牙磨除量，然后在模型上进行牙体预备，确认设计的共同就位道后再进行临床牙体预备。或者在牙体预备过程中取研究模型，进行分析、确认和调整。

（4）印模和灌注模型及颌位关系记录　过程基本与冠修复相同，相对来说单冠取印模比较简单，多基牙的固定桥要求每颗基牙的印模都要同时取得非常精确，只要有一颗牙位印模有问题都需要重新制取，所以难度大。另外，固定桥的多基牙牙体预备后大多无法准确恢复咬合位，所以必须重视咬合记录。用于记录的材料包括：蜡、红膏、石膏、自凝树脂、咬合记录用硅橡胶等。如果使用面弓和半/全可调式𬌗架转移颌位关系，则可以进行更为精准的固定桥制作。

（5）暂时固定桥的制作

1）制作暂时固定桥的目的：①防止活髓基牙预备后出现过敏现象，使其免受各种刺激和污染。②防止基牙意外折裂。③恢复后牙咀嚼及前牙语言功能。④恢复前牙美观。⑤维持缺牙间隙的位置，保持牙弓的稳定性。⑥让患者适应固定桥修复后的形态和功能，很容易接受最终的固定桥修复体。

2）暂时固定桥的制作方法：分直接法和间接法。①直接法：在没有进行牙体预备时，在缺牙区用烤软的蜡恢复缺失牙齿的基本形态及咬合关系，然后取印模，记录患者原基牙和蜡牙的形态。待预备完成后，将暂时桥材料调拌后注入印模，然后将印模复位回口内，等材料凝固后即可形成暂时桥，取出后进行少量外形修整、调𬌗、抛光，即可用暂时性粘接材料粘固。也可以在患者口腔内直接用暂时材料制作，而没有事先制取印模。②间接法：预备后取印模灌石膏模型，在模型上制作暂时桥。

（6）固定桥的试戴　对就位道无把握时，可试戴桥架，检查就位是否顺利、固位是否良好、边缘是否密合等，完全合适后，比色、送技工室烤瓷，下次再戴。如对就位道完全有把握时，可一次完成，即取印模后比色，下次直接戴。

试戴的内容基本同冠类修复体，不同处是桥体外形、龈端外形应合乎要求，修改完成后，上釉、抛光，根据牙髓情况选择相应的水门汀粘固。活髓牙要考虑消毒剂、水门汀对牙髓的刺激。不要涂酒精，要用温热的风吹干或干棉球擦拭，选择刺激小的水门汀粘固。

扫码“学一学”

考点提示　暂时固定桥的目的。

第七节　固定义齿的制作工艺简介

在固定桥修复的病例中，金属－烤瓷固定桥目前比较多见。随着口腔修复材料的发展、患者经济条件的改善和对生活品质要求的提高，在固定桥修复中选择全瓷桥的比例也在增加。但必须指出的是，目前牙列缺损的首选修复方法仍然是种植义齿。

一、金属－烤瓷固定桥

金属烤瓷桥是烤瓷熔附金属固定桥的简称，是用金属或合金制作固定桥的基底桥架，然后用低于金属桥架熔点的瓷粉进行烧结熔附于桥架上，用以恢复缺失牙的形态和生理功能的修复体。优点包括美观、硬度高、耐磨损、化学性质稳定、不易变色和染色、生物相容性好、不刺激口腔软组织等。目前，金属－烤瓷固定桥的制作工艺成熟，制作过程如下（详细内容参见第六章第五节及修复工艺学）。

1. 模型、制作可卸代型和上𬌗架 灌注人造石工作模型并制作可卸代型。固定桥的制作必须在𬌗架上进行，最好通过面弓转移颌位关系，使用全可调𬌗架进行制作。

2. 制作金属桥架 整体铸造法制成的金属桥架强度高，操作相对简单，是国内常用形式。但必须注意防止熔模变形和铸金收缩补偿不足对铸件适合性的影响，多适用于单位少的短固定桥。

（1）制作金属桥架熔模 按照金属烤瓷全筑金属基底的要求，在模型上完成固位体金属基底的熔模，固位体与桥体的接触面需用金属恢复，以便通过连接体与桥体相连接。制作桥体金属桥架熔模时应该注意以下几点。

1）在不影响桥体强度的前提下，桥体支架应尽可能小，应预留均匀充足的瓷层，至少1~1.5mm。桥体支架过大，容易导致铸造缺陷。

2）桥体和牙槽嵴黏膜接触的部位应覆盖瓷层，桥体金属龈端与黏膜之间至少有1mm的空间。由于金瓷交界处表面相对粗糙，所以应该避免将金瓷衔接区放在黏膜区域，防止黏膜发炎。

3）采用部分瓷覆盖桥体设计时，金瓷衔接区应避开咬合功能区，避开邻面接触区。

4）连接体的美观要求：在不影响咬合情况下，前牙连接体应尽可能向舌侧龈方增厚，以保证瓷层空间。同时，为增加立体感在唇侧牙间间隙处切人较深时，应避免暴露连接体金属而影响美观。

5）连接体自洁和易清洁性：连接体龈方的邻间隙应预留充足的空间，易于清洁和能够自洁。连接体龈端呈圆缓的U形凹面，而不是呈V形狭缝（图12-39、图12-40）。

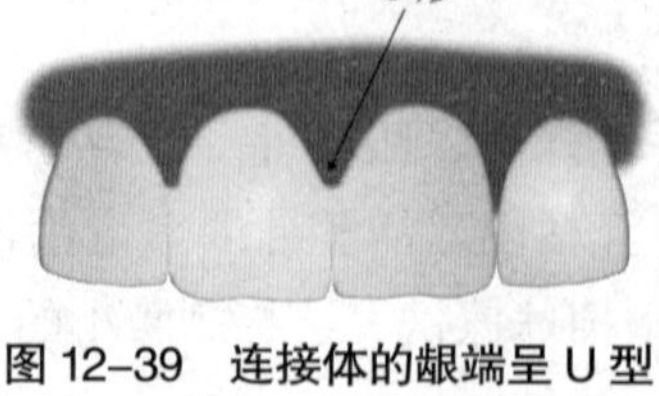

图12-39 连接体的龈端呈U型

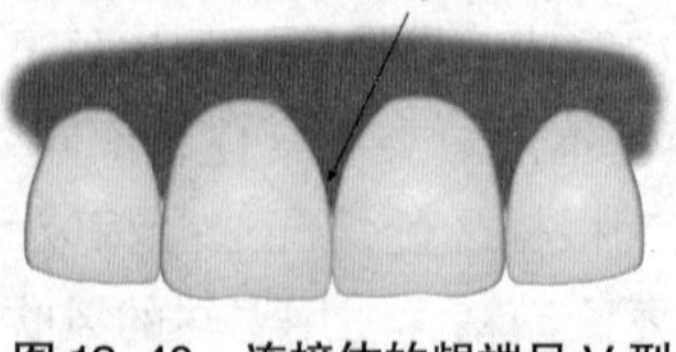

图12-40 连接体的龈端呈V型

（2）铸造及完成金属桥架 烤瓷固定桥的金属桥架熔模完成后，按常规法包埋和铸造。铸件经初磨后，先在模型上试戴，检查桥架的适合性、咬合关系以及是否留足瓷层厚度间隙，并进行必要的调磨。对于共同就位道较为困难的多基牙复合固定桥桥架，可以在口内试戴，直接进行必要地调改。

（3）分段焊接法 该方法多用于跨度较长的的固定桥制作。即将固定桥完成固位体、桥体、支架分段进行包埋、铸造，然后再通过焊接使各段连接成一个整体金属桥架。此方法可尽量避免长桥架的收缩变形。随着烤瓷修复材料性能的提高、加工精度提高，分段焊接法也逐渐减少。

1）前焊接法：在筑瓷以前，先将分段的金属桥架焊接成一体，再行筑瓷。该方法操作比较困难。另外，若使用焊料焊接，其抗腐蚀性差，容易腐蚀变色，影响美观。激光焊接法不需要焊媒和焊料，更精确，但是要求焊接面的缝隙小、密合度好，焊接的深度有一定的限制。

2）后焊接法：先将分段制成的固位体金属基底与桥体支架分别筑瓷、烧结完成烤瓷后，再置烤瓷炉内将各段焊接成一个整体固定桥。此方法焊接强度更好，但是焊缝容易暴露，可能使瓷层透明度降低而影响美观。

3. 金属桥架表面处理、塑瓷烧结　金属桥架的表面处理包括表面喷砂粗化、清洁、除气和预氧化，塑瓷烧结与金属烤瓷冠的金属基底表面处理相同。

4. 试戴及完成固定桥　金属烤瓷固定桥初步完成后，确认达到制作质量标准，修复体无缺陷，边缘适合性好。在口内试戴时，固定桥应该达到以下要求：①固位体边缘与牙体适合性好；②桥体龈端与牙槽嵴黏膜无间隙；③与对颌有正常咬合关系，没有早接触和𬌗干扰；④修复体形态与邻牙以及对侧同名牙协调。试戴后必要时可以再着色，最后上釉。

二、全瓷固定桥

全瓷固定桥（full ceramic fixed bridge）是以铸瓷、渗透瓷、切削等瓷加工工艺制作的全部瓷材料的固定桥。全瓷材料优点明显，如美观、生物相容性好、对特殊的放射性检查影响较小等。目前，全瓷固定桥可用于前牙和后牙的缺失修复，甚至可以用于后牙四到六个单位的固定桥制作。

全瓷固定桥修复的制作与全瓷单冠基本相同。主要区别在于全瓷基底桥架的制作。

全瓷基底桥架的制作包括固位体的全瓷基底、全瓷桥体支架和连接体的整体制作。然后在桥架上筑饰面瓷，制作全瓷固定桥。全瓷桥架按制作方法主要包括：粉浆涂塑渗透烧结、热压铸陶瓷铸造成型、机械加工切削成型三种方法。

1. 粉浆涂塑渗透烧结法　在主模型的缺牙区，用蜡恢复缺失牙预备体的形态，涂布隙料后复制石膏专用代型；利用超声振荡将氧化铝微粒与专用液调拌形成均匀浆质，涂塑于代型上形成桥架初形，带模烧烤，轻轻调磨外形，使固位体基底冠的厚度至少为 0.5mm。然后用玻璃料渗透烧烤，完成渗透陶瓷桥架。

2. 热压铸陶瓷铸造成型法　制作可拆卸代型的主模型，在代型表面涂布隙料，注意颈缘肩台处不要涂隙料；制作桥架的熔模，使固位体基底冠的厚度至少为 0.7mm，注意连接体和合面的强度。按规定包埋铸造，喷砂打磨，完成热压铸陶瓷桥架。

3. 机械加工切削成型法　在主模型的缺牙区，用蜡恢复缺失牙预备体的形态，涂布隙料后复制代型，其后的步骤视材料不同而略有差异。如用 Cercon 系统，先制作桥架熔模，然后进行数字化扫描，数控机床按照扫描结果切削多孔氧化锆陶瓷，复制桥架，再做热处理，完成机切削陶瓷桥架。而 Clay/Inceram 系统则是用光固化树脂制作桥架，复制系统切削多孔氧化铝陶瓷块，获得桥架，再用玻璃料渗透烧结，完成机械加工切削渗透烧结的陶瓷桥架。

考点提示　金属桥架熔模应该注意的事项。

扫码“学一学”

第八节　固定义齿修复后可能出现的问题及处理

任何修复治疗之后都可能发生各种各样的并发症，固定桥的修复也一样。从诊断、治疗计划、牙体制备、印模、固定桥制作到固定桥的调整、粘固，某一个或某些环节出问题都会引起不同程度的医源性并发症。同样，患者的使用情况、口腔卫生的维护和定期复查等因素也会引起不同程度的并发症。针对不同的并发症，处理方法亦不同。从最轻的口腔卫生的改善到固定桥基牙的拔除都可能发生。

一、基牙疼痛

1. 牙髓源性疼痛　活髓牙的牙体预备通常是在麻醉状态下进行，然后制作暂时冠桥保护，最后永久粘固正式冠桥。在以上过程中均可能产生疼痛，主要表现为冷热刺激痛，引起冷热痛的原因主要有以下几种。

（1）多是由于牙体预备后近髓腔，引起牙髓充血，表现为冷热刺激痛。

（2）基牙发生继发龋。

（3）牙龈退缩或者牙周创伤。

（4）固位体松动，边缘不密合。

（5）异种金属修复体之间产生的微电流引起自发痛。

（6）粘固剂质量差或粘固剂溶解等原因。

早期冷热刺激痛，通常嘱患者勿进食过冷过热的食物，观察一段时间，症状可能会逐渐减轻直至消失。若症状加重，并出现了自发痛、阵发痛与放射痛，表明已转为急性牙髓炎，此时通常需要拆除固定桥后进行牙髓治疗。

2. 牙周源性疼痛

（1）咬合痛　常见于粘固固定桥的早期，原因是早接触点引起创伤性牙周膜炎，调䧳后疼痛会很快消失。若长期使用后出现咬合痛，则怀疑是否是创伤性牙周炎或根尖周炎等。此时应进行调䧳并进行牙周治疗，严重者可能需要根管治疗，甚至需拔除患牙。

（2）嵌塞性疼痛　最常见的原因是邻接点接触不良导致食物嵌塞，进而引起牙龈牙周组织的创伤性变化甚至炎症等。通常需要拆除修复体重新制作以恢复良好的邻接关系。另外，修复的䧳面与邻牙䧳面之间形成台阶或对颌牙的楔状牙尖也可能导致食物嵌塞，一般通过调䧳解决嵌塞问题。

二、固定义齿周围软组织炎症

软组织炎症在戴用固定桥一段时间后时有发生，常见以下三类情况。

1. 冠周软组织炎症

（1）冠边缘的多余粘固剂没有完全去净。

（2）冠边缘过长或边缘不密合，类似悬突、食物残渣和菌斑附着等刺激。

（3）固位体和桥体的轴面未恢复生理形态，不利于自洁和对牙龈的按摩作用。

（4）固位体和邻牙的接触关系不佳，引起食物嵌塞，刺激牙龈。

2. 桥体龈端软组织炎症

（1）桥体龈端与牙槽嵴黏膜之间存在间隙，不易清洁引起炎症。

（2）桥体龈端过度压迫牙槽嵴黏膜。

（3）桥体龈端抛光不足，菌斑容易附着。

（4）桥体龈端存留粘接剂对牙槽嵴黏膜的刺激和压迫。

3. 口腔卫生保持不好　以上各种情况都可能会导致牙龈或牙槽嵴黏膜发炎，出现充血、红肿、疼痛等症状。

可针对不同的临床表现进行治疗，简单的可去净多余的粘接剂，调改外形。冠边缘不密合、过长、邻接偏松等情况，通常只能拆除原固定桥，待症状消失后重新进行制作。

三、基牙松动

固定桥基牙的松动多见于局部因素，可能是患者自身原因，也可能是医生的设计问题。

1. 选择桥基牙时适应证放宽，基牙条件差，在较大咬合力或长期咬合力作用下加速松动。

2. 设计桥体跨度过大，选择基牙数目不够。

3. 桥体殆面外形过宽或牙尖斜度过大导致基牙负荷过重。

除了以上局部因素外，患者的全身健康状况下降，机体的代偿功能失调等都可能会引起基牙牙周组织的耐受力降低，导致牙周的炎症、骨吸收等，而出现基牙松动。

发现基牙松动，首先要明确原因。一般情况下可先考虑保守治疗，如调殆等。若是设计问题、牙周严重损伤等，通常就需要拆除固定桥，治疗甚至拔除患牙，然后重新进行设计修复。

四、固定义齿松动或脱落

在临床上固定桥的松动、脱落时有发生，可能与修复设计、牙体预备、材料选择、粘接操作及口腔卫生维护等因素有关。

1. 材料选择（包括粘接材料）问题

（1）选择的金属材料强度不够、耐磨性差等导致固位体穿孔，粘固剂溶解引起桥体松动。

（2）选择的桥架材料强度不足，在制作或戴用时变形，导致固位力降低。

（3）粘固剂质量差或粘固操作不正确。

2. 设计问题

（1）桥架设计不正确，引起桥体弯曲变形，导致固位力下降引起松动脱落。

（3）设计的两侧基牙支持力相差较大，受力时桥体易产生翘动或旋转。

（3）两侧固位体的固位力设计相差较大，一侧容易先松动，而后逐渐引起另一侧松动而致脱落。

3. 临床操作问题

（1）基牙牙体预备不正确，使其固位体固位力不足。如轴面聚合度过大，殆龈距太短，或 3/4 冠固位体的邻面轴沟的长度、深度不足等。

（2）没有预备出的合理的就位道，使固位体和基牙不密合，降低了固位体的固位力。

（3）固定桥试戴时，有轻微翘动但没有发现，长期受力后也容易引起松动。

4. 基牙问题

（1）基牙继发龋　可能是患者的清洁问题，也可能是冠边缘不密合或基牙原龋坏部分清除不彻底等原因。

（2）基牙牙周病　可能是创伤性的牙周病，也可能是患者自身问题引起或加重原牙周问题。

当发现固定桥出现松动、脱落时，同样应该先分析原因，最简单的是重新进行正确粘固，或者调𬌗后粘固；更多的情况是调整或治疗原基牙后重新制作固定桥。

五、固定义齿破损

固定桥戴用一段时间后，可能会发生破损，常见如下表现。

1. 固位体𬌗面穿孔　可能是𬌗面的牙体预备量不够，或者材料耐磨性较差等。

2. 桥体变形　多因金属桥架材料机械强度差，或桥架设计不正确，如跨度较长。

3. 连接体断裂　连接体设计不正确，如位置、厚度等。还有因焊接技术或焊料有问题。

4. 崩瓷、树脂脱落　可能是瓷层过薄，或者是制作时金瓷结合不好，如瓷粉的选择、基底冠的处理，烧结技术等。目前树脂多采用光固化或热压固化，树脂本身的强度较瓷差，尤其前牙切缘，若舌侧无金属背板支持，容易折裂。另外树脂边缘易出现微渗漏，长时间后金属树脂间容易出现剥脱现象。

固定桥破损后，通常都需要拆除后重新制作。也有利用高粘接性能的粘接剂对崩瓷部分进行粘接修复，但远期效果不好预测。

六、基牙牙周健康的维护

固定桥基牙是固定桥存在的基础，所以基牙自身和牙周的维护是至关重要的。

1. 在不考虑美观的情况下，固位体的冠边缘尽可能地设计在龈上，如此可以最大程度地避免因修复体引起的牙周问题。即使如此，若患者不注重牙周的卫生维护也可能导致牙周问题。

2. 如果冠边缘设计在龈下，一是要注意控制进入龈下的深度；一是要使冠边缘的适合性尽可能的好，尽量减少冠边缘对牙周的刺激或影响。

3. 注意患者的不良口腔习惯，如经常咬过硬、过韧食物，夜磨牙症等。

4. 还有很重要的一点就是定期复诊，监控患者口腔卫生的维护状况等，及早发现问题，及时做相应的处理，才能保证固定桥的长期健康使用。

考点提示

1. 基牙疼痛的原因。
2. 固定义齿周围软组织炎症的原因。
3. 固定义齿松动或脱落的原因。

知识拓展

粘接固定桥修复

传统的固定桥修复经历了时间的验证，是一种修复少数牙缺失的有效、可靠的方法。然而，其缺点也很明显，需要大量磨除天然牙体组织，尤其是对于活髓牙的伤害相对更大。这也是部分患者不愿意选择固定桥修复的重要原因。1955 年，Buonocore 提出的釉质酸蚀技术极大地提高了树脂与釉质之间的粘接强度，这为在减少牙体组织磨除量的同时，又保证修复体的固位效果提供了有力的保障，但是该方法在当时被视为一种过渡性修复方法。从 1973 年 Rochette 首次利用金属翼板粘接固定桥应进行下前牙缺失的修复，先后出现了如 Maryland 桥、Virginia 桥及粘接面铸造网粘接固定桥等，从而为口腔固定修复的微创伤治疗拉开了序幕。

粘接固定义齿（粘接固定桥）是利用酸蚀技术，通过高性能的粘接剂将修复体粘固在缺牙间隙两侧的基牙上，从而修复缺失的牙齿。其具有少磨牙或不磨牙，患者接受度高，固位体体积小，设计灵活等优点。同时也降低了医生的操作难度。随着材料和粘接技术的发展，纤维强化树脂粘接固定义齿和无冠粘接固定义齿不断成熟。目前，粘接固定桥已成为修复缺失牙的选择之一。然而，由于粘接树脂的粘接强度和耐久性尚有一定的限制，粘接固定桥的远期成功率仍低于传统的固定修复方法。随着修复材料、粘接材料和粘接技术的不断进步，粘接固定桥修复应该具有更好的发展前景。

根据粘接固定桥使用材料和设计形式的不同，通常分为三类：金属粘接固定桥、玻璃纤维强化复合树脂粘接固定桥和全瓷粘接固定桥。

习 题

扫码“练一练”

一、选择题

1.固定桥的优点不包括

A. 稳定、固位、支持良好，能充分恢复因缺牙而丧失的部分咀嚼功能

B. 与原牙列中的同名牙大小和外形相似，无异物感，不影响舌的功能活动

C. 磨除牙体组织多，适用范围小

D. 美观性高

E. 𬌗力由桥基牙分担承受

2. 选择固定桥基牙时，临床冠根比的最低限度是

A. 1 ∶ 1　B. 1 ∶ 2　C. 2 ∶ 3　D. 3 ∶ 2　E. 3 ∶ 4

3. 固定义齿与牙体缺损修复对基牙要求的主要差别在于

A. 牙冠有足够的固位形　B. 牙根粗长稳固

C. 要求活髓　D. 牙周组织健康

E. 基牙的轴向位置基本正常，有共同就位道

4. 基牙预备时，为减小对牙髓的损害，可以采取下列哪种方法

A. 水雾冷却　B. 间歇切割

C. 短时切割　D. 轻压磨切

E. 以上都对

5. 右上 2 缺失，以右上 3 为基牙设计单端固定桥的条件是

A. 右上 2 缺隙大　B. 右上 3 牙槽骨吸收超过根长 1/3

C. 右上 2 缺隙小力不大　D. 患者𬌗力过大

E. 右上 3 牙冠短小

6. 应将全冠的边缘设计到龈上，需适当增加全冠轴面突度，并增加与邻牙的接触面积的情况是

A. 老年患者牙冠长、冠根比例大

B. 牙体小、轴壁缺损大

C. 以生物学性能较好的金合金做修复材料

D. 患牙殆力大，牙周支持组织差

E. 殆龈距离短

7. 固位体设计哪项是错误的

A. 嵌体的固位效果最差

B. 桥体跨度越长，越弯曲，殆力越大者，固位体的固位力越小

C. 基牙两端的固位体固位力应基本相等

D. 各固位体之间必须有共同的就位道

E. 应防止基牙牙尖折裂

8. 下列口腔条件中可采用固定修复的是

A. 牙列远中游离端缺失　　B. 牙缺失数目多、缺隙跨度大

C. 前牙区伴有严重的颌骨缺损　　D. 前牙缺失两侧基牙稳固

E. 以上条件均适合固定修复

9. 下列固定桥中哪一类属于特殊结构固定桥

A. 双端固定桥　　B. 单端固定桥

C. 半固定桥　　D. 复合固定桥

E. 种植基牙固定桥

10. 哪项不是固定义齿的组成成分

A. 固位体　　B. 基牙

C. 桥体　　D. 连接体

E. 以上都是固定义齿组成成分

11. 双端固定桥固位不良的原因有

A. 固位体的设计不当，固位力不足　　B. 两端的基牙数目不等

C. 基牙制备时，轴面聚合度过小　　D. 桥体强度不足

E. 一端固位体的固位力略高于另一端

12. 缺牙区牙槽嵴愈合良好方可制作固定义齿，固定桥制作应在拔牙后

A. 半月　　B. 1 月　　C. 3 月　　D. 6 月　　E. 1 年

13. 左下 56 缺失，缺牙区及两侧基牙情况良好，咬合正常，设计固定桥的基牙最好为

A. 左下 47　　B. 左下 34　　C. 左下 78　　D. 左下 3478　　E. 左下 347

14. 桥体殆面形态应做到

A. 边缘嵴形态要正确恢复

B. 桥体殆面应形成颊沟和舌沟

C. 桥体与固位体之间应形成一定的内、外展隙及邻间隙

D. 殆面功能牙尖与对颌牙的接触应均匀

E. 以上各点均应做到

15. 关于复合固定桥，下列叙述哪项是错误的

A. 一般包括 4 个或 4 个以上的牙单位

B. 取得共同就位道比较困难
C. 各基牙受力均匀，不易松动脱落
D. 由 2 种或 2 种以上的简单固定桥组合而成
E. 以上均是
16. 支架变形的原因不包括
A. 印模材料质量不好　B. 设计不当
C. 铸道设置不合理　D. 模型缺损
E. 高温包埋材料的热膨胀系数不够
17. 选择固定桥基牙条件不重要的是
A. 基牙的支持能力　B. 基牙的固位能力
C. 基牙的共同就位道　D. 基牙的牙周组织健康
E. 基牙必须是活髓
18. 下列情况下，最有可能设计单端固定桥的是
A. 右下 4 缺失　B. 右下 5 缺失　C. 右下 6 缺失
D. 右下 7 缺失　E. 右下 8 缺失
19. 牙槽骨吸收超过基牙根长多少时，须考虑增加基牙
A. 3/4　B. 1/3　C. 1/2
D. 4mm 以上　E. 2/3
20. 选择固定桥的基牙时，可以不考虑的因素是
A. 牙冠情况　B. 牙髓情况　C. 牙根情况
D. 缺牙区的牙嵴形态　E. 基牙的位置

第十三章

可摘局部义齿修复

学习目标

口腔医学专业：

1. 掌握 可摘局部义齿的定义，适应证和禁忌证；牙列缺损的肯氏分类法；可摘局部义齿的组成及各部分的作用；可摘局部义齿设计的基本原则和分类设计，可摘局部义齿的固位力来源及影响因素，可摘局部义齿不稳定现象及产生原因。可摘义齿戴用常见的问题及修理方法。

2. 熟悉 可摘义齿的类型，模型观测的方法；三种观测线的意义，可摘局部义齿的临床修复程序，义齿初戴时的检查和戴入后医嘱，义齿戴入后可能出现的问题及处理。

3. 了解 可摘义齿与固定义齿的不同点，可摘局部义齿的制作工艺。

4. 具有尊重和保护患者权利的素质以及关爱患者的意识。

口腔医学技术专业：

1. 掌握 可摘局部义齿的定义；牙列缺损的肯氏分类法；模型观测的方法；三种观测线的意义；可摘局部义齿的组成和设计；可摘局部义齿的固位力来源及影响因素。

2. 熟悉 可摘义齿的适应证和禁忌证，可摘局部义齿设计的基本原则和分类设计，可摘局部义齿不稳定现象及产生原因，可摘局部义齿的临床修复程序，义齿戴入后可能出现的问题及处理。

3. 了解 义齿初戴时的检查和戴入后医嘱。

案例分析

【案例 1】

男性，60 岁，要求修复缺失牙，来诊。

专科检查：患者全口卫生状况一般，11、21、16、17 缺失，25 残根断面位于龈下 3mm 左右，叩痛（-），无明显松动。33 已做固定义齿（桥体）修复缺失牙位，余牙情况尚可。

【讨论】

1. 此病例应如何诊断？

2. 请问如何设计治疗步骤？

3. 如何进行临床修复？

【案例 2】

男性，60 岁，下颌多颗牙齿缺失，要求修复。

专科检查：患者全口卫生状况一般，$\overline{765|567}$缺失，$\overline{3|3}$ Ⅱ度松动，$\overline{4|4}$余留牙正常。

【讨论】

1. 按 Kennedy 牙列缺损分类法，此病例属于哪一类？应选择哪些天然牙做基牙？需设计卡环的类型？需要设计间接固位体吗？

2. 画出此牙列缺损病例的可摘局部义齿设计图。

扫码"学一学"

第一节　概　述

可摘局部义齿是一种常用于修复患者牙列缺损、患者能够自行摘戴的活动义齿。可摘局部义齿利用天然牙和基托覆盖的黏膜、骨组织作支持，依靠义齿的固位体和基托将义齿固定于口腔内。可摘局部义齿有磨除牙体组织少、便于清洁、易于修理的优点，但患者戴用时异物感较强，容易引起恶心，有时影响发音和美观。

一、可摘局部义齿的适应证与禁忌证

（一）适应证

1. 各种牙列缺损，尤其是游离缺失者。
2. 拔牙后需要过渡性修复者。
3. 缺牙伴有牙槽骨、颌骨、软组织缺损者。
4. 不能耐受固定义齿制作中牙体磨切过程的患者。
5. 基牙松动度不超过Ⅱ度，牙槽骨吸收不超过 1/2 者，制作可摘义齿式夹板固定松动基牙并修复缺失牙位。
6. 处于生长发育期的缺牙儿童。

（二）禁忌证

1. 基牙牙冠过短、过小，形态为斜度较大的锥形牙，固位差者。
2. 缺牙间隙过小，殆龈距离过低，义齿强度不够者。
3. 癫痫、偏瘫、手残疾、精神病患者等生活不能自理，不便摘戴义齿，有误吞风险。
4. 职业需要对发音、美观要求较高患者，如主持人、播音员等。
5. 严重的牙体、牙周、黏膜病变未得到有效治疗的患者。

考点提示　可摘局部义齿的适应证和禁忌证。

二、可摘局部义齿的类型和支持方式

（一）按可摘义齿的支持方式分类

1. 牙支持式义齿　缺隙两端均有天然牙，两端基牙放置殆支托并设计卡环，义齿所承受的𬌗力由天然牙承担。适用于缺牙少、基牙稳固的患者（图 13–1）。

2. 黏膜支持式义齿 缺牙较多时，义齿所承受的𬌗力主要通过基托传递，由黏膜及黏膜下方的牙槽骨承担。适用于缺牙多、余留牙条件差的患者（图 13–2）。

3. 混合支持式义齿 义齿承受的𬌗力由天然牙、黏膜、牙槽骨共同负担，基牙上设计卡环和𬌗支托，基托适当伸展，适用于各类牙列缺损，尤其是游离端缺失者（图 13–3）。

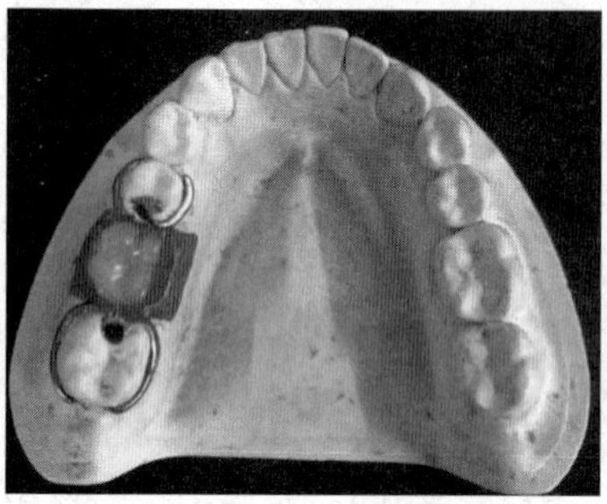

图 13–1 牙支持式义齿

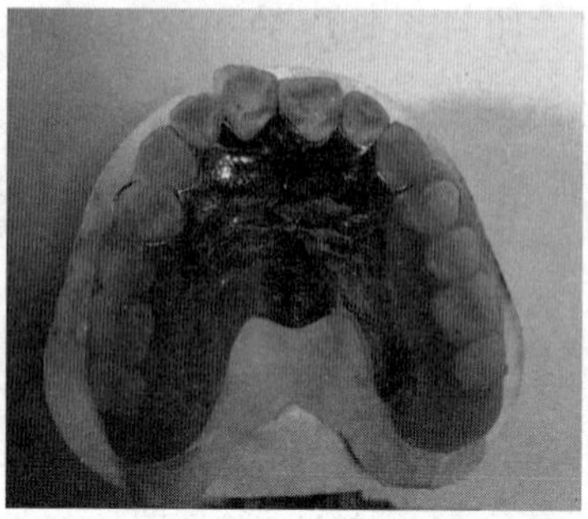

图 13–2 黏膜支持式义齿

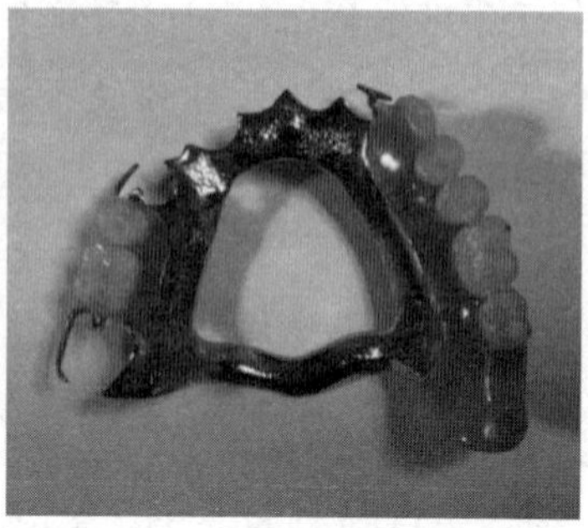

图 13–3 混合支持式义齿

考点提示 可摘义齿按支持方式主要分为哪三类？

（二）按可摘义齿的结构分类

1. 基托式义齿 依靠基托将义齿的各个部分连接成一个整体，此种义齿基托面积较大，主要依靠牙槽骨及黏膜固位，适用于缺牙较多、余留牙健康状况较差的患者。

2. 支架式义齿 依靠金属支架以连接杆的形式将义齿的各个部分连接成一个整体，此类义齿异物感相对较轻，主要依靠基牙固位，适用于基牙健康状况较好的患者。

（三）按制作义齿的材料分类

1. 塑料胶连式义齿 主要由甲基丙烯酸类树脂制作，以弯制钢丝卡环固位。多用作暂时性过渡性义齿。

2. 金属铸造支架式义齿 主要由金属整体铸造支架而成，辅以少量塑料，使得义齿体积明显减小，舒适感增强。多作为牙支持式或混合支持式义齿。

三、可摘局部义齿与固定义齿修复的比较

牙列缺损的类型很多，修复的方法各异，按照固位方式通常分为可摘局部义齿修复和固定义齿修复。在不同的情况下选择不同的修复方式，也可以在合适的条件下将两种设计结合起来，称为固定 – 可摘联合义齿修复。通常情况下，医生会根据患者口内缺牙的数目、位置，基牙的条件，患者的身体条件、经济情况选择适合的修复方式。两种义齿修复的区别如下（表 13–1）。

表 13–1　可摘局部义齿与固定义齿的区别

	可摘局部义齿	固定义齿
支持方式	牙、黏膜、牙 – 黏膜共同支持	牙
固位形式	固位体、基托	固位体 + 粘接剂
基牙条件	可有轻度松动	要求健康、位置正常
咀嚼	一般	效能高
发音	初期有影响	无影响
舒适度	较差	无异物感
制作工艺	塑料式简单，铸造式复杂	复杂
摘戴方式	自行取戴、清洗	固定在口内
修理方法	可修补、添加	修理需拆除

考点提示　可摘义齿的优点和缺点包括哪些?

第二节　牙列缺损及可摘局部义齿的分类

扫码"学一学"

扫码"看一看"

由于牙列缺损的部位和缺牙数目不同，设计的可摘局部义齿出现各种不同情况，为了方便研究和讨论，进行修复设计和制作，便于临床病历记录和收费统计，有必要对其进行归纳总结分类，许多学者从不同角度提出了多种分类方法。本节重点介绍目前临床最常用的两种方法：肯氏（kennedy）分类法、王征寿分类法。

一、Kennedy 牙列缺损分类

Kennedy 牙列缺损分类，又称为肯氏分类，根据牙列缺损情况，即根据缺牙所在部位，及其与存留天然牙的关系，将牙列缺损分为四类（图 13–4 至图 13–7）。

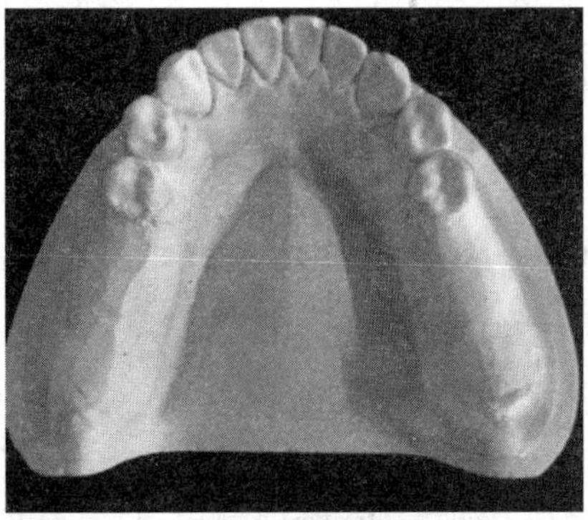

图 13–4　肯氏Ⅰ类

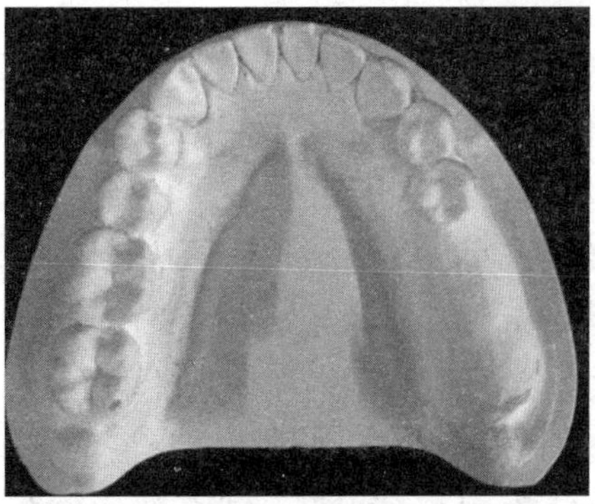

图 13–5　肯氏Ⅱ类

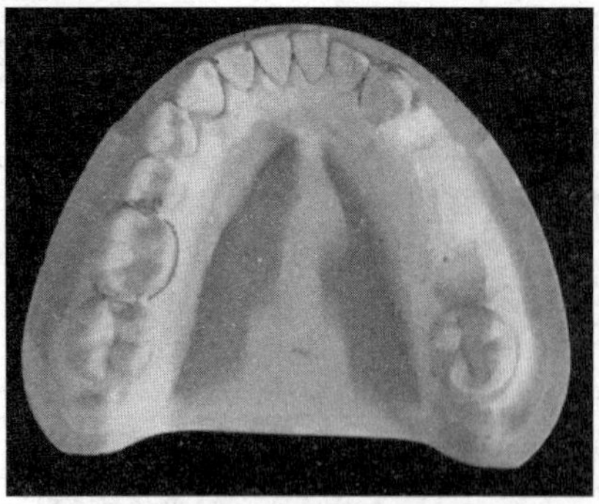
图 13-6　肯氏Ⅲ类

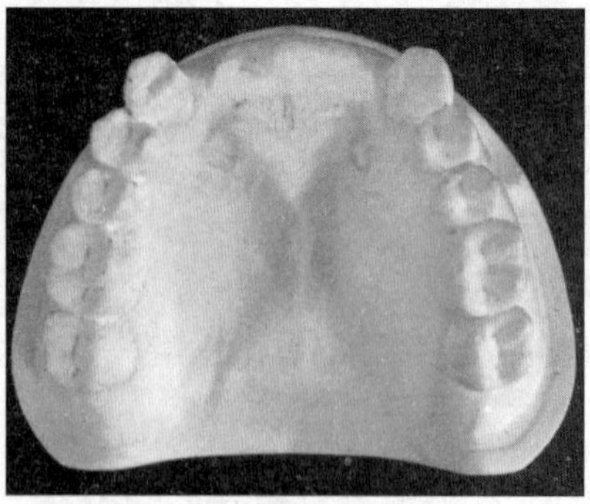
图 13-7　肯氏Ⅳ类

第一类，牙弓两侧后部牙缺失，远中游离端无天然牙存在，即双侧游离端缺牙。

第二类，牙弓一侧后部牙缺失，远中为游离端、无天然牙存在，即单侧游离缺牙。

第三类，牙弓一侧牙齿缺失，且缺隙两端均有天然牙存在。

第四类，牙弓前部牙齿连续缺失并跨过中线，天然牙在缺隙的远中，如前部缺牙。

考点提示　肯氏分类的具体分类方法。

Kennedy 牙列缺损分类有一些具体法则。如第四类为单缺隙、无亚类，其余三类均按照除主要缺隙外，另存的缺隙数分有亚类。即除主要缺隙外，还有另一个缺隙为第一亚类，有两个缺隙则为第二亚类，依次类推，若前后均有缺隙，则以最后缺隙为基准；若牙弓两侧后牙都有缺失，且一侧为远中游离端缺失，另一侧为非游离端缺失，则以游离端缺牙为基准，纳入第二类，另外缺隙以亚类区别。若牙弓最远端牙齿缺失但不修复，则不在分类之列。

肯氏分类表达了缺牙间隙所在的部位，体现了可摘局部义齿鞍基与基牙的关系，方法简单容易掌握。然而，肯氏分类存在一定的局限性，首先该分类方法只能表明缺牙部位和缺牙间隙的数目，不能反映缺牙数目及前牙复杂的缺失情况，其次亚类无法表明部位，因而不能反映缺牙对不同患者生理功能的影响，另外，该分类不能反映义齿支持、固位、大体结构等。尽管存在以上遗憾，此分类方法仍是目前国内外应用最普遍的一种分类方法。

二、王征寿可摘局部义齿分类

王征寿六类分类法是由王征寿提出，经其他学者改进和补充而形成，根据义齿设计形式和缺牙部位和缺隙数目划分，以三位数码命名，分为六类。

第一类，牙弓一侧后牙缺失，其前后都设有基牙，义齿不与牙弓对侧相连。

第二类，牙弓一侧后牙缺失，基牙仅设在缺隙的一端，义齿不与牙弓对侧相连。

第三类，牙弓一侧后牙缺失，义齿与对侧牙弓（非缺牙区）相连。

第四类，缺牙区在牙弓两侧基牙的前方，主要为前牙缺失的义齿。

第五类，牙弓两侧后牙缺失，义齿两侧相连成为一个整体。

第六类，牙弓一侧大部分或全部牙缺失，基牙全部在牙弓另一侧，且基牙侧亦可伴有牙缺失。

可摘局部义齿按上述归类分为六类，再加上代表卡环和缺隙的数目，构成义齿的三位数，即百位数代表分类类别，十位数代表实际卡环数，个位数代表除决定分类以外的缺隙数目。如两侧后牙缺失，并伴有一个前牙缺失，设计双侧相连带有五只卡环的可摘局部义齿记为551号义齿。若前后均有缺牙，分类发生矛盾时，以后缺隙为主，连续的前后缺失，基牙均在缺隙的远中，此类情况较特殊，可归为第四类。

王征寿分类在临床实践中存在其优点和缺点。根据义齿的设计，由简到繁，由少到多，由单侧到双侧的顺序，以三位数码命名可摘局部义齿，便于临床应用，在记录归档、教学、计价等方面都有实用价值。此分类方法上存在一定局限性，只反映缺牙多少与义齿的设计关系，不能完全反映是否为游离端缺牙等问题。

知识拓展

可摘局部义齿的Cummer分类法

根据义齿直接固位体的连线（支点线，支承线，卡环线）与牙弓的相互关系。

第一类：对角线，支点线与牙弓呈斜割关系。

第二类：横线式，支点线与牙弓呈横割关系。

第三类：纵线式，支点线位于牙弓一侧，呈近远中的方向。

第四类：平面式，支点线互成多边形。

此分类法的特点是按支点线或转动轴划分。

第三节　可摘局部义齿的模型观测

扫码“学一学”

一、模型观测仪

（一）模型观测仪

模型观测仪（图13-8），又称为导线测绘仪，是用于确定义齿就位道的一种仪器，由分析杆、支架和观测台组成。分析杆通过水平臂与支柱相连，能够垂直升降，并能做水平方向的转动，用来测量模型上基牙和牙槽嵴组织的倒凹。观测台则用于存放和固定模型，并能做不同程度方向的倾斜。

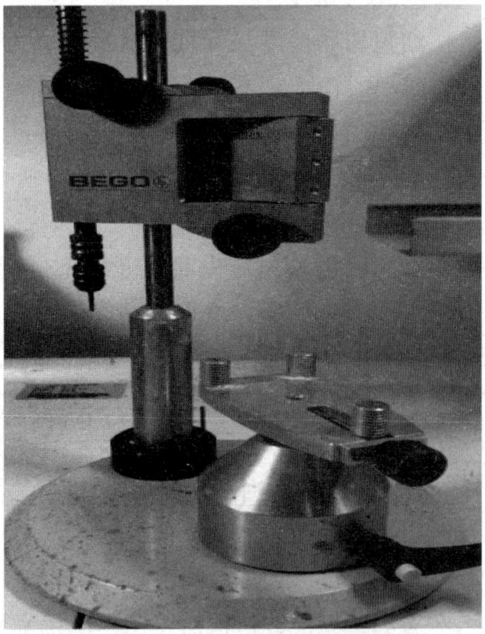

图13-8　模型观测仪

模型观测是指在牙列缺损患者的牙颌石膏模型上，确定在某一特定方向上余留牙及相关组织表面的凹凸关系和各部分之间相对平行关系的一个测量、分析过程。

（二）观测线

1. 观测线　将模型固定在观测台上，倾斜模型确定就位道方向。用带有直边铅芯的分析杆，沿着牙冠轴面最凸点所画出的连线称为观测线，又称导线。当基牙牙冠有不同程度的倾斜时，观测线位置随之改变，观测线以上的𬌗方部分为基牙的非倒凹区，观测线以下龈方部分为基牙的倒凹区。由此测得的观测线并非基牙外形的最高点连线，而是能随观测方向改变而改变的连线。

2. 观测线的类型 由于各个基牙倾斜方向程度不同，画出的观测线也会不同。观测线通常分为三种。

（1）一型观测线 为基牙向缺隙相反方向倾斜时所画出的观测线。此线在基牙的近缺隙侧距𬌗面远、倒凹区小，远缺隙侧距𬌗面近、倒凹区大。

（2）二型观测线 为基牙向缺隙方向倾斜时所画出的观测线。此线在基牙的近缺隙侧距𬌗面近、倒凹区大，远缺隙侧距𬌗面远、倒凹区小。

（3）三型观测线 为基牙向颊侧或舌侧方向倾斜时所画出的观测线。此线在基牙的近缺隙侧和远缺隙侧距𬌗面均较近、倒凹区都较大，非倒凹区较小。

考点提示 三种观测线与倒凹的关系。

（三）模型观测仪和观测线的作用

使用模型观测仪描绘导线可以用来指导卡环的设计及指明基托边缘可以伸展的范围。根据导线可以合理制作义齿，设计的义齿在共同就位道上能顺利取戴，在口腔预备时也应参考研究模型上的导线设计，适当磨改基牙或余留牙外形，确保合理利用倒凹。

观测线与卡环之间存在设计指导的关系，导线是卡环设计和制作的依据，根据导线来确定卡环的类型和基牙上的位置，卡环的非弹性部分不应进入导线以下的倒凹区，卡环臂端则应进入倒凹区适当深度。

二、诊断模型的观测

（一）诊断模型

通过取印模灌注牙列石膏模型，可作为口腔检查的一个重要手段，模型检查可以弥补口腔内一般检查之不足，便于仔细观察牙的位置形态，牙体组织磨耗印迹，以及详细的咬合关系等，必要时可将上下颌模型在𬌗架上进行研究，制定治疗计划和修复体设计等。诊断模型可用于判断牙列缺损的分类，初步分析、设计可摘局部义齿的类型。

（二）观测诊断模型

义齿修复前，应先对诊断模型进行观测分析，观测诊断模型是模型设计的重要内容。用观测仪的分析杆，检查各基牙和黏膜组织的倒凹情况，以确定可摘局部义齿的共同就位道，并绘出各基牙的观测线，结合临床检查情况，在模型上确定基牙的分布，卡环和大连接体的类型位置，基牙倒凹的大小和可供利用的有利固位倒凹的检查、软组织倒凹设计、基托伸展范围等。

（三）诊断模型的观测方法

1. 将模型固定在观测台上，用观测仪分析检查义齿的共同就位道，基牙、余留牙、黏膜组织的倒凹。

2. 确定义齿就位道后，用铅笔描绘基牙、余留牙、黏膜组织的观测线与分析倒凹位置。

3. 根据观测线设计固位体，并用铅笔在模型上标记卡环进入倒凹的深度与位置，在观测好的模型上进行初步的设计。

4. 根据初步的设计进行修复前的制备，包括𬌗支托、间隙卡环、邻间沟、导平面等的预备，有特殊情况时需修改牙冠外形。

三、工作模型的观测

（一）工作模型观测的意义

工作模型的观测是用于测量分析以及制作可摘局部义齿，确定义齿就位道的重要方法。可摘局部义齿一般均有 2 个或 2 个以上的基牙，各个基牙上的固位体必须沿同一个方向戴入义齿才能就位。各个基牙的位置形态、倾斜方向、倾斜度的大小、倒凹大小、缺牙部位以及骨组织倒凹都会影响义齿就位。因此，必须通过模型观测仪观察基牙和骨组织倒凹大小，并在基牙上画出观测线，以确定各个部件的共同就位道。

（二）确定共同就位道

1. 选择就位道原则

（1）可摘局部义齿应便于患者摘戴。

（2）有利于义齿的固位。

（3）选择的就位道不应导致义齿与邻牙间出现过大的空隙，以免影响美观。

（4）必要时应根据所设计的就位道对基牙外形进行修整，以保证义齿就位后既达到固位要求又能满足稳定的需要。

2. 确定就位道常用的方法　常用的有均凹法和调凹法，即将观测台上的模型作一定的倾斜，或者在倾斜时再加上适量的旋转，根据确定共同就位道的原则，将模型做某种倾斜改变基牙的观测线。

（1）平均倒凹法　又称均凹法。对于缺牙间隙多、倒凹大的病例，应采用平均各基牙倒凹的垂直向就位道。一般先调整模型前后向倾斜度，再调整模型左右倾斜度，直到使模型前后和左右两侧基牙的近远中向倒凹和颊舌向倒凹比较相等，尤其是卡环固位臂进入的倒凹区基本相等的位置为止。同时使基牙多数的邻面尽可能达到平行，以尽量减少对牙齿外形的磨改。义齿的就位道方向基本是缺隙前后两端基牙及牙弓两侧基牙牙长轴交角的角平分线方向，如果各基牙的牙长轴相互平行，则就位道的方向与基牙长轴方向一致。

（2）调节倒凹法　又称调凹法。就是使缺隙两端基牙的倒凹适当的集中在一端基牙，产生有利的倒凹。义齿倾斜就位，可利用制锁作用增强义齿固位。前牙缺失，多采用模型向后倾斜，义齿从前向后斜向就位，即可消除牙槽嵴唇侧组织倒凹，缩小人工牙前牙与远中邻牙间的间隙以利美观，又可以将固位倒凹集中于后方基牙的远中，有利于固位卡环的放置；后牙游离缺失者一般采取模型向前倾斜，义齿从后向前倾斜就位。

（三）工作模型的观测

1. 确定共同就位道　正确选择就位道。在牙齿缺失多时，根据实际情况采用均凹法或调凹法确定共同就位道。共同就位道与模型倾斜方向的关系：模型向后倾斜时，共同就位道由前向后；模型向前倾斜时，共同就位道由后向前；模型向左倾斜时，共同就位道由右向左；模型向右倾斜时，共同就位道由左向右；模型平放时，在上颌者共同就位道由下向上，在下颌者共同就位道由上向下。

2. 描记观测线　就位道确定后保持模型倾斜方向不变，将金属分析杆换成铅芯，沿余留牙轴面和牙槽嵴侧面画出观测线，确定倒凹区和非倒凹区、可利用的倒凹及不利的倒凹。基牙颊侧的观测线应较低，使倒凹位于颈1/3。诊断模型观测时，如果基牙倒凹过大、观测线位置过于偏𬌗方，可在模型上标出所希望的理想观测线位置，实际观测线和理想观测线之间就是基牙预备时需要磨除的区域。根据诊断模型上牙槽嵴的观测线位置，还可以确定需要去除组织倒凹部分。

3. 倒凹深度的定位与测量 用倒凹深度测量尺，确定特定深度的固位倒凹的位置，基牙卡环固位臂尖的准确位置，根据义齿初步设计确定基牙卡环的类型，选用深度相应的倒凹尺对每个倒凹深度进行初步测量分析，必要时对就位道进行少量调整。

4. 模型三点定位 三点定位是记录、观察、观测模型倾斜位置与就位道关系的方法，以便在工作模型观测时，能够找到诊断模型观测时所确定的义齿就位道。方法是将垂直测量臂调至一个固定的高度，用分析杆或描迹铅芯的末端在模型上确定三个等高点，三点尽量分散，且在义齿设计区域之外的不活动组织面上，将此三点标记清楚。工作模型观测时，须先将此三点定位转移至工作模型上，然后调整垂直测量臂高度，并调整模型倾斜角度，至三个标志点等高时，模型倾斜方向即与诊断模型观测一致。

考点提示 模型观测中的调凹法和均凹法适用哪种牙列缺损？

扫码“学一学”

第四节　可摘局部义齿的组成

可摘局部义齿，一般由支托、固位体、连接体、基托和人工牙组成（图13–9）。按各个部件所起的作用，可归纳为三个部分，即修复缺损的部分、固位稳定的部分、连接传导的部分。

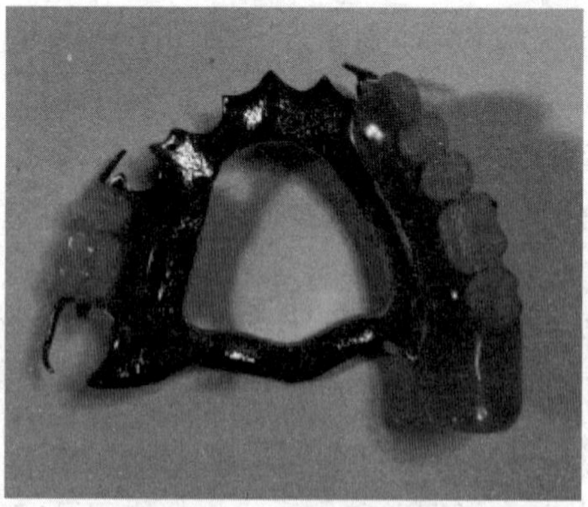

图13–9　可摘义齿的组成

一、支托

可摘局部义齿的支托是可摘局部义齿的重要部件，一般由金属制作而成，放置在天然牙上，起到防止义齿龈向移位及传递𬌗力的作用。若支托放在天然牙的咬合面，则称为𬌗支托；若放在牙的切缘，则称为切支托；若放在舌面，则称为舌支托。其中，咬合面的𬌗支托为最常用的一种，也常被作为支托的总称（图13–10）。

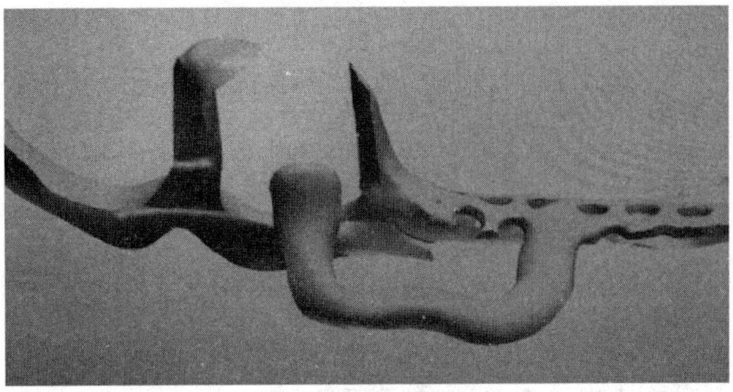

图 13-10 𬌗支托

(一)支托的作用

1. 支撑传递𬌗力的作用 可将义齿承受的咀嚼压力传递到天然牙上，而基牙对义齿的支持力，也通过支托而起作用，使义齿受力时不会下沉。

2. 稳定义齿的作用 支托与卡环整体铸造连用时保持卡环在基牙上的位置，防止义齿下沉，阻止义齿游离端翘起或摆动，起到稳定义齿的作用。

3. 防止食物嵌塞和恢复𬌗关系 若余留牙之间有间隙，则放置支托可以防止食物嵌塞；若基牙有倾斜或低位，与对颌牙无𬌗接触或𬌗接触关系不良时，还可扩大支托，以恢复𬌗关系，并起到防食物嵌塞作用。

(二)后牙𬌗支托

1. 支托的材料 应具有刚性。支持和传力性能良好，不易变形或折断，一般采用牙科铸造合金制成，在胶联式可摘义齿也可用不锈钢丝弯制制作。

2. 𬌗支托的位置 一般位于天然牙的𬌗面近远中边缘嵴上。如果因咬合过紧不易获得支托间隙时，可放置在磨牙的颊舌沟处，以免影响义齿就位。𬌗支托的连接体，不应进入基牙倒凹区，以免影响义齿就位。

3. 𬌗支托的形态 铸造金属𬌗支托呈圆三角形或匙形。长度约为磨牙近远中径的1/4或前磨牙近远中径的1/3；宽度约为磨牙颊舌径的1/3或前磨牙颊舌径的1/2；厚度为1~1.5mm厚。如果无铸造条件时使用扁钢丝制作支托，要求支托宽1.5mm、厚1mm、长2mm。

考点提示 𬌗支托的形态和大小。

(三)前牙舌隆突支托和切支托

1. 舌隆突支托 又称为舌支托，设置于前牙舌隆突上。多用于上下颌尖牙，其形态有圆环形、沟状形，可在基牙上直接预备成型，以舌隆突高点为中心，在周边磨出环形支托凹，凹底钝V型。

2. 切支托 放置于尖牙或切牙的近中边缘嵴上，由于切支托外露金属不美观，且容易干扰对颌牙的咬合运动，因而一般用于下颌前牙。

二、固位体

固位体是可摘局部义齿用于抵抗脱位力作用，获得固位支持与稳定的重要部件。

(一)固位体的功能

固位体主要有固位、稳定、支持义齿等作用。

（二）固位体的要求

1. 有一定的固位力，保证义齿在正常的咀嚼功能状态时不致脱位。

2. 非功能状态时对基牙不产生移位力。

3. 摘戴义齿时对基牙无侧方压力，不损伤基牙。

4. 符合美观要求，尽量减少暴露金属，尤其在前牙区。

5. 与基牙密合、外形圆钝光滑，不应刺激或损伤口内软硬组织，不易积存食物。

6. 制作固位体的材料应有良好的生物学性能，对口腔组织无致敏、致癌作用，并避免在口内使用不同种类金属产生电流刺激，影响健康。

（三）固位体的种类

按其作用不同，分为直接固位体和间接固位体。

1. 直接固位体　一般位于缺牙区缺隙两侧，直接固位体可防止义齿𬌗向脱位，是起主要固位作用的固位部件。按固位形式不同分为冠内固位体和冠外固位体。

（1）冠外固位体　包括卡环型固位体、套筒冠固位体和冠外附着体，其中卡环型固位体为临床使用最广泛。

（2）冠内固位体　主要为冠内附着体，属于精密附着体，也有半精密附着体，最常见的是栓体栓道形式，

2. 间接固位体　用以辅助直接固位体固位的部件，主要是增强义齿的稳定，防止义齿发生翘动、摆动、旋转、下沉的作用，常用于游离端义齿。

（1）间接固位体具体作用　防止游离端义齿𬌗向脱位、翘起，减少因义齿转动而造成的对基牙的损伤；对抗侧向力，防止义齿旋转和摆动，分散𬌗力，减轻基牙及基托下组织承受的𬌗力。

（2）间接固位体的种类　常用的有𬌗支托、连续卡环、金属舌、腭板、附加卡环、邻间钩等。

（3）间接固位体的设计　间接固位体的作用力大小与放置位置相关，它的设计位置与支承线密切相关。一般来说，远中游离端缺失时，间接固位体多放置于第一前磨牙的近中𬌗面窝、尖牙的舌隆突或近中切端。间接固位体距离支承线的距离越远，则平衡距越大，对抗转动力越强。一般从间接固位体到支承线的垂直距离，最好等于或大于从鞍基远端到支承线的垂直距离。

考点提示　固位体的种类。

（四）卡环型直接固位体的组成作用和要求

可摘局部义齿的直接固位体包括卡环、附着体和套筒冠三种类型，传统可摘局部义齿的直接固位体主要是卡环，它是直接卡抱在基牙上的金属部分，主要作用为防止义齿𬌗向脱位，也能防止义齿下沉、旋转和移位，同时起到一定的支撑和稳定作用。

1. 卡环的结构作用和要求　以三臂卡环为例（图 13-11）。

（1）卡环臂　为卡环的游离部分，富有弹性。卡环臂尖位于倒凹区，是卡环产生固位作用的主要部分，可以起到防止义齿向𬌗向脱位的作用。卡环臂起始部分较为坚硬，应当放置在非倒凹区，起稳定作用，防止义齿侧向脱位。卡环臂的形态，依据材料和制作方法不同，常有圆形、半圆形、扁平形三种。

（2）卡环体　又称卡环肩，为连接卡环臂、𬌗支托和小连接体的坚硬部分，环抱于基牙的非倒凹区，从邻面包过颊舌轴面角，可阻止义齿龈向和侧向移动，起稳定和支持的作用，同时支撑卡环臂。

（3）小连接体　为卡环包埋于基托内与大连接体相连的部分，主要起连接作用，

（4）𬌗支托　常与卡环铸造成为一个整体。

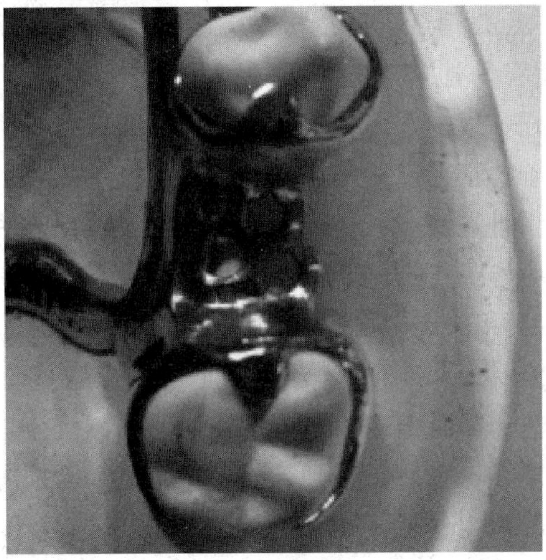

图 13–11　三臂卡环

2. 卡环的类型　卡环的种类繁多，分类方法不一，根据卡环制作方法，分为铸造卡环、锻丝卡环；按卡环和观测线的关系，分为一型、二型、三型卡环；根据卡环臂的数目，分为单臂卡环、双臂卡环和三臂卡环；根据卡环的形态结构，分为圆环形卡环、杆形卡环。

（1）根据卡环臂的数目分类

1）单臂卡环：只有一个弹性卡环臂，多用钢丝弯制而成，用作间隙卡环也称为隙卡。

2）双臂卡环：由颊舌两个卡环臂组成，颊侧为固位臂、舌侧为对抗臂，多用于松动牙、牙周支持力较差的基牙。

3）三臂卡环：由颊舌两个卡环臂和𬌗支托组成，该卡环具有固位稳定支持作用，为临床上最常用的卡环。

（2）根据卡环的形态结构分类

1）圆环形卡环：圆环形卡环包绕基牙的三个面和四个轴面角，适用于牙冠外形正常、健康的基牙，因其固位、稳定作用好，常作为牙支持式可摘局部义齿，常见的有以下几类。①圈形卡环：多用于远中孤立的磨牙，如上颌向近中倾斜的磨牙和下颌向近中舌侧倾斜的磨牙。②回力卡环：常用于后牙游离端缺失。基牙为双尖牙或尖牙。回力卡环𬌗支托不与基托相连，卡环臂绕过基牙远中面到舌侧近中，通过连接体与舌腭杆相连。③对半卡环：由颊舌侧两个相对的卡环臂和近远中𬌗支托组成，用于前后有缺隙，孤立的双尖牙或磨牙上，支持固位作用较好。④延伸卡环：又称长臂卡，用于近缺隙基牙松动而外形无倒凹，无法获得足够固位力者，将卡环臂延伸至近缺隙基牙的相邻牙的倒凹区获得固位力。⑤连续卡环：多用于牙周夹板，放置在两个以上牙齿上，卡环臂很长可进入基牙倒凹区。⑥联合卡环：由位于相邻两基牙的两个卡环通过共同的卡环体相连而成，卡环体位于相邻两个基牙的𬌗外展隙，并与𬌗面的𬌗支托相连接，可起到防止食物嵌塞的作用。此卡环需要用铸造法制作，固位力好、恢复咬合、防止食物嵌塞，常用于单侧缺牙和前牙缺失。

考点提示 圆环形卡环包括哪些种类，分别用于什么情况？

2）杆形卡环，根据基牙的外形、倒凹位置和大小设计成不同的形状，例如T形 I 形与Y形等。优点是金属外露少、美观、基牙外形磨改少，固位作用强，降低游离端义齿到末端基牙上的扭力；它的主要缺点是口腔前庭浅、软组织倒凹大、系带附着高时不宜使用。

（3）卡环组　临床上有一种常用的卡环组，称为RPI卡环组，RPI卡环组常用于远中游离端义齿。由近中𬌗支托、远中邻面板、颊侧I杆三部分组成（图13-12）。

1）近中𬌗支托：指远中游离端义齿在邻缺隙基牙的𬌗面近中边缘嵴放置𬌗支托。支托的小连接体于两邻牙的舌外展隙处，但不与牙接触。近中𬌗支托将支点从远中移至近中，位置前移，使基牙上的卡环与游离端位于支点同侧。

2）远中邻面板：是卡环组中与基牙邻面紧密贴合的金属板，相接处的基牙邻面称为导平面，其与义齿就位道方向平行。邻面板与导平面相接触的主要作用是防止义齿脱位。另外，预备导平面也可减小基牙邻面倒凹，防止食物滞留，以利于美观。

3）I杆：放置于基牙颊面倒凹区，与基牙接触面积小，对基牙损伤小，固位作用好、美观。

RPI卡环组的优点：在𬌗力作用下，游离端近缺隙基牙受力小，作用力方向接近牙长轴；与基牙接触面积小，美观，患龋率小；邻面导板可防止食物嵌塞，同时起对抗卡环臂作用；近中𬌗支托小连接体可防止游离端义齿向远中移位。

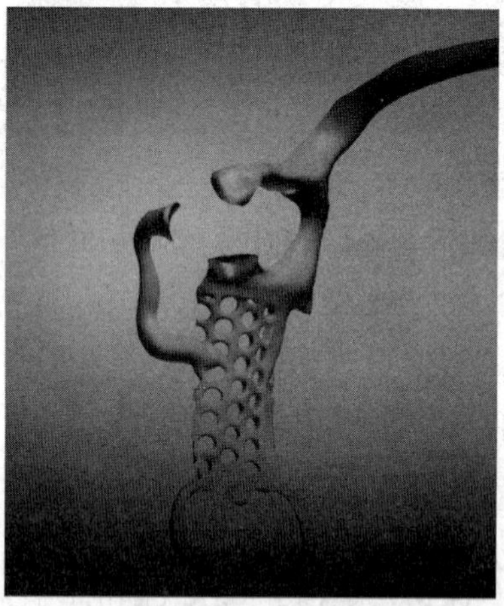

图13-12　RPI卡环

考点提示 RPI卡环组的组成。

三、连接体

连接体是可摘局部义齿的组成部分之一，它可将义齿各个部分连接在一起，同时有传递和分散𬌗力的作用，通常分为大连接体和小连接体。连接体不能进入基牙或软组织的倒凹区，以免影响义齿的就位。

（一）连接体设计的要求和目的

1. 连接体设计的目的　通过设置的基托、连接杆等使义齿多个部件连接成为一个整体，有利于义齿的固位、稳定，将𬌗力传递并分布于基牙和相邻的支持组织，所受的𬌗力能较合理的分布。

2. 连接体设计的要求

（1）有一定的强度，质地坚韧，不变形，不易断裂，能承担和分散传递殆力。

（2）使其与所在的部位解剖形态相适应，不影响周围组织的功能性活动，如唇、颊、舌的运动。

（3）根据不同位置受力情况和口腔组织情况，制成不同大小、外形厚度的连接体。

（4）不进入软组织倒凹区，以免影响义齿就位和压伤软组织。

（5）缺牙较少、基牙健康状况好者，应采用刚性连接；缺牙较多、基牙健康状况差者，应采用弹性连接或应力中断式连接。

（二）大连接体

大连接体也称为主连接体或连接杆，依其所在位置，命名为腭杆、舌杆、唇杆、颊杆。

1. 大连接体的作用　一是连接义齿各组成部分成为一个整体，分散和传递殆力；二是使用大连接体，减小基托面积，增强义齿强度；三有助于义齿的稳定和支持。

2. 大连接体的类型与要求

（1）腭杆　位于上颌腭部，因其所在位置不同，分前腭杆、后腭杆、侧腭杆。

1）前腭杆：位于腭隆突之前，腭皱襞之后，大约位于双侧第一前磨牙之间位置，薄而宽。厚约1mm，宽6~8mm，离开龈缘至少4~6mm，与黏膜组织密合但无压力。

2）后腭杆：位于腭侧隆突之后颤动线之前，两端微微弯向第一、第二磨牙之间，位置过后容易引起恶心，对敏感者位置可向前调整。厚度为1.5~2.0mm，中间较两端稍厚，宽约3.5mm，游离端义齿可适当加宽。

3）侧腭杆：位于腭隆突的两侧，离开龈缘4~6mm，与牙弓平行，厚度1~1.5mm，宽3~3.5mm。

（2）腭板　由前腭杆向前延伸至前牙舌隆突之上形成前腭板，向左右两侧延伸，形成马蹄状腭板，再与后腭杆连接形成“开天窗”式腭板。如果覆盖全腭区称为全腭板。

（3）舌杆　位于下颌舌侧龈缘与舌系带、黏膜皱襞之间，距离牙龈缘3~4mm，一般厚度为2~3mm，宽度为3~4mm，边缘较薄而圆钝，前部较厚。

（4）舌板　舌板是金属铸造而成，或用丙烯酸树脂制作的舌侧高基托，覆盖在下前牙的舌隆突处。适用于前牙松动需要夹板固定者；舌系带附着过高不能容纳舌杆者；舌侧倒凹过大不易用舌杆者。

（5）唇、颊杆　前牙或前磨牙区过于舌向或腭向倾斜，腭侧组织倒凹大，影响义齿就位者选用唇颊连接杆。

（三）小连接体

小连接体的作用是把义齿上的各个部件，与大连接体、基托相连接，其坚硬无弹性，应具有足够的强度和刚度，表面应光滑，与大连接体垂直相连，需离开牙龈少许，不可进入倒凹区。与基托相连的小连接体，表面应粗糙或做成一定的机械连接形状，除不能进入倒凹区之外，还应预留空隙，以利于基托塑料的包绕连接。

考点提示　大连接体的设计要求。

四、基托

基托又称为基板，位于缺隙部分的基托称为鞍基，是覆盖在口腔黏膜和牙槽嵴上与黏膜直接接触的部分，是可摘义齿主要组成部分之一。基托供人工牙排列，附着传导和分散𬌗力，并将人工牙、固位连接体连接成为一个整体。

（一）基托的功能

1. 连接作用 连接义齿各个部件成为一个整体。

2. 修复缺损 修复牙槽骨、颌骨软组织的缺损。

3. 传递𬌗力 承担、传递与分散𬌗力，分散人工牙的咬合力。

4. 固位及稳定作用 借助基托与黏膜之间的吸附力，基牙与基牙和相关牙之间的摩擦力、约束力，增加义齿的固位和稳定，防止义齿旋转和翘动。

（二）基托的类型

1. 塑料基托 基托由塑料制成，优点是色泽近似黏膜，较美观，制作方便，操作简便，经济；缺点是坚韧度较差，受力较大时容易折裂，制作要求有一定的厚度，温度传导性能较差，体积较大，异物感较强。

2. 金属基托 常由金属铸造而成，优点是强度较高，不易损坏，体积小而薄，患者感觉舒适美观，温度传导性能较好；缺点是制作工艺较复杂，需要相应的设备，在修理和修补时较为困难，对口腔条件差的患者应慎用。

3. 金属塑料基托 由金属和塑料联合制作而成，称为金属网加强塑料基托，兼有金属和塑料基托的优点，常与缺牙区间隙的网状加强联合运用，对基托发生折裂的应力集中区和几何薄弱区需进行加强，既可提供足够的强度，又不会过大、过厚，影响人工牙排列和其他部件连接。

考点提示 基托按照制作材料分为哪三种常见的类型？

（三）制作基托的要求

1. 基托的伸展范围 根据缺牙的部位数目，基牙的健康状况，牙槽嵴吸收程度和邻近软组织缺损情况，咬合力的大小决定。在满足患者义齿固位稳定的情况下，应尽量减小基托的范围，使患者感到轻巧舒适、美观。

（1）牙支持式义齿 后腭部基托应尽量前移，以免引起后部恶心。

（2）黏膜支持式义齿 义齿在上颌时，上颌后牙游离端义齿基托一般应盖过上颌结节，伸展到翼上颌切迹中部，基托后缘中部应止于硬软腭交界处稍后的软腭处；义齿在下颌时，下颌义齿后缘应覆盖磨牙后垫前1/3~1/2。

（3）基托的唇颊侧边缘应伸展至黏膜转折处，边缘应圆钝，以产生良好的封闭、固位作用。

（4）基托边缘一般不宜进入组织的倒凹区，在唇颊舌系带处应作缓冲。

2. 基托厚度 基托应有一定的厚度，塑料基托一般不应少于2mm，过薄容易折裂，过厚患者感觉不适。金属基托厚度应不少于0.5mm，边缘可稍厚至1mm左右，并且应当圆钝。

3. 基托与基牙和相关牙的关系 基托与天然牙的非倒凹区接触，龈缘区、组织面应当缓冲。

4. 基托与黏膜的关系　基托与黏膜应密合无压力，在骨性倒凹区，应作缓冲。包括上颌结节颊侧、上颌硬区、下颌隆突、内斜嵴等部位。

5. 基托的形态和美观要求　基托组织面应与其下组织外形一致，密合、无压痛、无小瘤、无毛刺等缺陷，一般不打磨或抛光。

五、人工牙

人工牙是代替缺失的天然牙部分，用以恢复牙冠的形态和咀嚼功能，重建咬合关系。

（一）人工牙的作用

1. 替代缺失的天然牙，恢复牙弓完整，恢复牙列外形和面型。
2. 建立正常咬合关系、邻接关系，恢复咀嚼功能。
3. 辅助发音。
4. 防止口内余留牙伸长、倾斜、移位。

（二）人工牙选择的原则

1. 人工前牙的选择原则　前牙影响到患者的面部形态和外观，选前牙时不仅要考虑人工牙的质地，大小，形态和颜色，还应根据缺隙的大小宽窄、邻牙外形颜色以及面型咬合力大小和对颌牙情况进行选择，并参考患者的意见。目前选择最多的是成品塑料牙。

2. 人工后牙的选择原则　后牙的主要作用在于完成咀嚼功能，同时重视口腔组织的保健，后牙以恢复咀嚼功能为主来进行选择，因而尽量选用硬度较大、耐磨性较好的硬质塑料牙，或与牙釉质硬度磨耗性能相近的瓷牙和金属牙、铸造金属牙。外形颜色应与同名牙和邻牙协调。游离端缺失牙排牙时，应适当减数，牙的颊舌径应比天然牙的颊舌径小，增加食物的排溢沟，减小基牙和支持组织的负荷。

（三）人工牙的种类

1. 按制作材料分类　可分为塑料牙、瓷牙、金属牙或金属𬌗面牙。

（1）塑料牙　多选择成品，硬质树脂牙，与基托化学性连接，不易脱落，有韧性，不易折断，可磨改；但硬度较差，易染色变色，咀嚼效能稍差。

（2）瓷牙　瓷牙多是机械固位，利用盖嵴面上的钉孔与基托相连。色泽好，不易染色，硬度大，不易磨损，但脆性大，易折断折裂，不易磨改，为机械固位。适用于缺隙较大及多个后牙连续缺失。

（3）金属牙或金属𬌗面牙　适用于缺隙过窄小，或者𬌗龈距离过低者，由于金属硬度大，能承受较大的咬合力，不易磨损和折裂，但是此类人工牙难以磨改调𬌗，且影响美观。

2. 按照人工牙𬌗面形态分类　可分为解剖式牙、半解剖式牙、非解剖式牙。

（1）解剖式牙　也称为有尖牙，𬌗面有清晰的牙尖和斜面，牙尖斜度为33°或30°，与初萌的天然牙相似。正中𬌗时，上下颌牙齿尖窝锁结关系好，咀嚼运动时侧向力大，不适用于义齿固位较差，或对颌牙已经有明显磨损的患者。

（2）非解剖式牙　也称为无尖牙，牙尖斜度为0°，𬌗面是平面。该类牙咀嚼效能较差，但侧向力小，对牙槽骨的损害较小。适用于义齿固位差，对𬌗天然牙已显著磨损，或为人工牙者。

（3）半解剖式牙　半解剖式牙的𬌗面，有牙尖和斜面，但牙尖斜度约20°。上下颌牙尖有一定锁结关系，咀嚼效能中等。比解剖式牙侧向𬌗力小，稳定性能较好。相对来说临床适用较广。

扫码“学一学”

第五节　可摘局部义齿的设计

一、可摘局部义齿设计的基本原则

1. 能保护口腔软硬组织的健康　设计或制作不当的义齿可引起基牙发生龋病或牙周病、覆盖黏膜疼痛甚至破损、颞下颌关节病变等。因此，义齿的制作材料应具有生物安全性，对人体无毒、无害；义齿设计与制作中，应遵循尽量保存健康牙体组织的原则，尽量减少对软硬组织的覆盖，覆盖区域须与口腔组织密合、无静压力，𬌗关系的恢复应维护颞下颌关节健康。

2. 具有良好的固位、稳定与支持作用　具有良好的固位、稳定与支持作用，是义齿能发挥良好功能的前提。否则，义齿不但不能达到修复形态和恢复功能的目的，还可导致口腔软硬组织的损伤甚至其他口腔疾患。

3. 适当恢复形态与功能　修复缺失牙、黏膜及牙槽骨的解剖形态并适当恢复其功能是义齿修复的主要目的。但形态与功能修复的效果应以维护口腔组织健康为前提，需根据基牙的情况、咬合关系、缺牙区牙槽嵴的状况，恢复到一个合适的程度。

4. 患者摘戴方便　可摘局部义齿要求患者每天自行摘戴，以维护口腔及义齿卫生和口腔组织健康。因此，要求制作的义齿既要有足够的固位力，又必须方便患者摘戴。

5. 坚固耐用、戴用舒适　义齿制作应选用具有一定强度的材料；义齿设计须结构合理且具有一定的厚度和体积，保证义齿在行使生理功能、承受𬌗力时不变形、不折断。在缺牙多、缺牙间隙散在时，基托面积较大，常引起义齿戴用者的不适感。此时，应在坚固耐用的前提下，尽可能将义齿做得小巧。

可摘局部义齿的设计应在符合基本原则的前提下，根据每个患者的缺牙情况、余留牙情况、牙周情况等设计。即使缺失牙位相同，不同患者余留牙牙周、咬合等情况不同，其设计的义齿也不一样。

考点提示　可摘局部义齿设计的基本原则。

二、可摘局部义齿基牙的选择

可摘局部义齿的固位主要由直接固位体提供，设置有直接固位体的天然牙称基牙。因此，选择恰当的天然牙做基牙对义齿修复成功具有重要意义。在选择基牙时，应根据生物学原则和固位、稳定、支持的需要来选择，具体可从以下几个方面考虑：

1. 牙体情况　牙冠长短合适、有一定倒凹宜选择作为基牙。基牙应具有适宜的固位形态，其倒凹深度不超过 1mm、坡度应大于 20°；锥形牙、过小牙等牙冠固位形态差的牙一般不宜选作基牙。

2. 牙髓情况　首选活髓牙作为基牙。若有牙髓或根尖周病变，需先做根管治疗并行恰当的修复治疗后再选作基牙。

3. 牙周情况　牙周膜面积大、牙周健康的牙为首选基牙。临床上一般多选用后牙，美观要求较低者也可选用尖牙。因切牙支持力较弱、影响美观，一般不选作基牙。患有早期牙周病但经治疗症状得到控制的天然牙，可选作基牙；若支持力不足的牙，如松动Ⅰ度或牙槽骨吸收超过根长 1/2，不宜单独选作基牙，应考虑减轻基牙𬌗力的设计。

4. 基牙的数目　在余留牙条件允许的情况下，基牙数目以 2~4 个为宜。缺牙间隙较多时，若选择基牙过多，不但磨切更多的牙体组织，也不利于确定就位道，造成义齿摘戴时的困难。

5. 基牙位置　一般情况下，首选近缺隙两端的天然牙作基牙。增加远缺隙天然牙作基牙时，彼此愈分散愈好，使在基牙上的直接固位体呈面支撑状态，有利于义齿固位、稳定。此外，基牙位置还要结合余留牙的情况、美观等方面综合考虑和选择。

考点提示　可摘局部义齿基牙选择的要求。

三、可摘局部义齿的固位与稳定

固位是指可摘局部义齿在行使生理功能时，不发生向𬌗向或就位道相反方向脱位；而稳定是指可摘局部义齿在行使生理功能时无翘起、摆动、旋转、下沉现象。固位与稳定既有区别，又有密切的联系。没有固位，稳定无从谈起；固位良好的可摘局部义齿不一定稳定也良好。义齿必须具有良好的固位和稳定，才能发挥其功能。

（一）可摘局部义齿的固位

防御义齿在行使生理功能时发生向𬌗向或就位道相反方向脱位的力称为固位力。可摘局部义齿的固位力来源于义齿的刚性部件（如卡环、基托、邻面板）与天然牙间形成的摩擦力、义齿基托与黏膜间产生的吸附力、表面张力、大气压力。其中，最主要的是摩擦力。

1. 固位力及其影响因素

（1）摩擦力　义齿的各部件和天然牙摩擦而产生的力称为摩擦力，主要表现为卡环臂弹性卡抱状态下产生弹性卡抱力，使天然牙与义齿邻面板、基托、小连接体等部件接触产生的摩擦力，以及义齿部件与基牙间制锁状态产生的力。

1）弹性卡抱力及其影响因素：进入基牙倒凹区的卡环臂，受脱位力作用而向脱位方向有移动趋势时，因与基牙间有正压力而出现摩擦力。此种摩擦力的大小与下列因素有关。①脱位力的大小和方向：当义齿在脱位力的作用下，仅有移动趋势时，摩擦力是静摩擦力，随脱位力的增大而增大；最大静摩擦力 = 摩擦系数 × 正压力，脱位力的方向与牙面间的角度越大，对牙面的正压力越大，所能获得的摩擦力也越大（图 13-13）。②基牙的倒凹深度与倒凹坡度：基牙的倒凹深度是指观测器的分析杆至基牙轴面某一点间的垂直距离。在卡环臂的弹性限度内，倒凹深度越大，则产生的正压力越大、固位力也越大。倒凹坡度是指倒凹区牙面与基牙长轴间构成的角度（图 13-14）。在倒凹深度相同情况下，坡度越大，固位力越大。③卡环的弹性：卡环臂的弹性越大，受脱位力作用时对基牙牙面的正压力越小，所能获得的摩擦力也就越小。一般情况下，卡环臂越长弹性越大，固位力下降；卡环臂越粗弹性越小，固位力上升。④卡环材料的刚度和弹性限度：刚度是指材料或结构在受力时抵抗弹性变形的能力；弹性限度是指材料抵抗外力发生永久变形的能力。刚度或弹性限度越大，在相同位移下所产生的正压力越大，所能获得的固位力也越大。目前临床常用的铸造钴铬合金的刚性最大，要求倒凹深度约 0.25mm，锻丝弯制卡环弹性最大，要求倒凹深度约 0.75mm，合金卡环介于上述两者之间，要求倒凹深度约 0.5mm。需要注意的是，目前临床使用的卡环臂材料在强迫位移超过 1mm 时，则可能会超过材料的弹性限度而发生永久形变。因此，卡环放置的位置要求倒凹深度不超过 1mm。

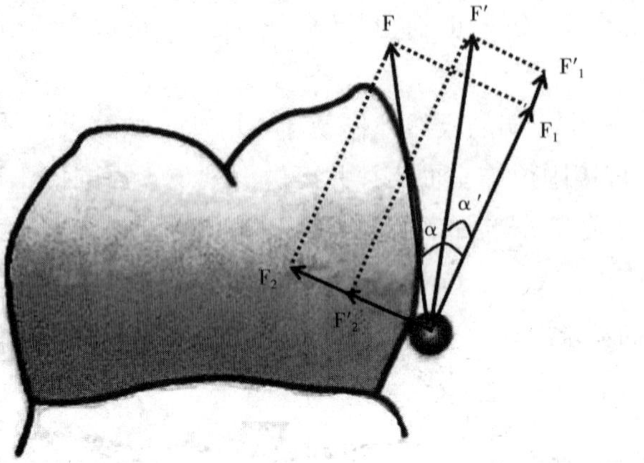

图 13–13　脱位力的方向对固位力的影响

注：F 为脱位力，F_1 为脱位力在切线方向分力，F_2 为脱位力在垂直方向正压力，α 为脱位力与牙面构成的角度。$\alpha > \alpha'$，$F_2 > F_2'$

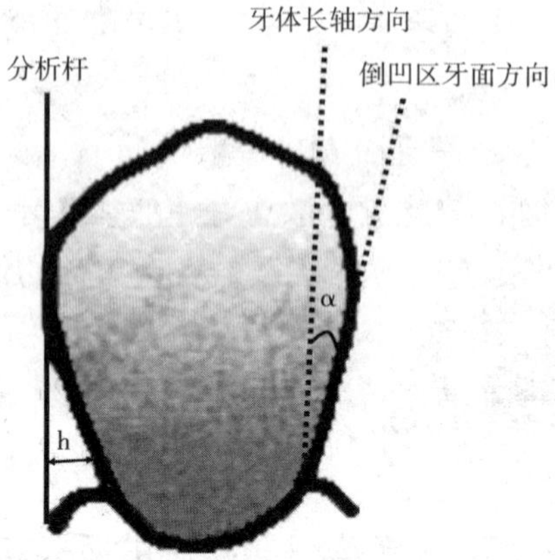

图 13–14　倒凹深度与倒凹坡度

注：h 为倒凹深度，α 为倒凹坡度

考点提示　倒凹深度、倒凹坡度的定义。

2）天然牙与义齿邻面板、基托、小连接体等部件接触产生的摩擦力：义齿刚性部件与天然牙相接触，在义齿脱位过程中产生摩擦力，其产生的固位力的大小受接触部件的数量、接触面积、相互间的平行程度等因素影响。

3）制锁状态产生的力：当义齿设计的就位道是生理功能下脱位道的反方向时，没有制锁作用。当义齿设计的就位道与生理状态中实际的脱位道不一致时，形成了约束，这就是制锁状态（图 13–15）。此时，就位道与脱位道之间的角度称为制锁角。义齿受到脱位力作用时，进入制锁角内的制锁区（基托）与阻止其脱位的牙体之间产生的摩擦力称为制锁力。制锁力的大小，取决于脱位力的大小、制锁区内义齿基托及产生约束的牙体组织的强度。同时，制锁角越大，越能维持制锁状态，固位力越大。在义齿设计中，要使用制锁状态，还必须有良好的卡环固位相配合。

扫码"看一看"

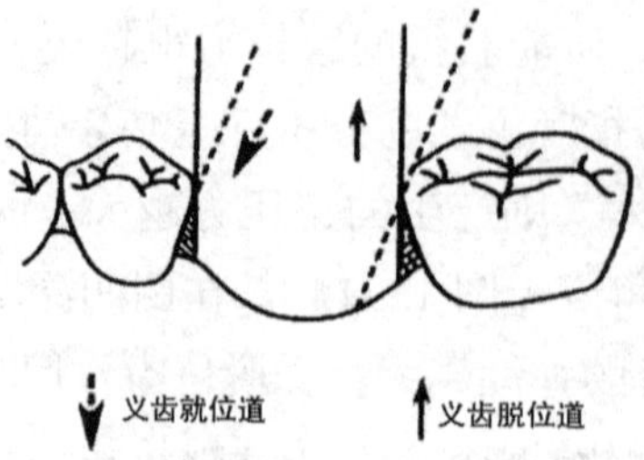

图 13–15　制锁状态

考点提示 制锁状态、制锁角的定义。

（2）吸附力、表面张力与大气压力　当缺牙数较多，尤其是游离端缺失时，可设计使用的基牙个数较少，通过摩擦力获得的固位力不足。此时，可充分利用基托与黏膜及其之间的唾液产生的吸附力、表面张力、大气压力来增强固位作用，其影响因素见第十五章第一节。

考点提示 可摘局部义齿固位力的来源及影响因素。

2. 固位力调节的具体措施　可摘局部义齿的固位力需调节适当。过大，摘戴困难，易损伤基牙；过小，义齿易脱位，不能良好的行使功能。具体调节固位力措施如下。

（1）增减直接固位体的数目　直接固位体为可摘局部义齿提供主要固位力，增减直接固位体数目可有效调节固位力的大小。通常情况下，2~4 个直接固位体即可以达到固位要求，又方便患者摘戴，且不造成过多的牙体预备。但若固位力明显不足，可考虑增加固位体。

（2）选择和修整基牙的固位形　一般情况下，天然牙牙冠都有一定突度，有利于形成倒凹，将固位臂卡环尖置于倒凹区，产生弹性卡抱固位力。一般倒凹坡度应大于 20°。若基牙的倒凹的坡度过小或过大，不利于义齿的固位，可以通过选择性调磨牙体组织或修复方法改变基牙表面形态，改变倒凹坡度，调节固位力。

（3）调整基牙间的分散程度　基牙越分散，各固位体间的相互制约作用越强。合理选择基牙位置，使各固位体合理地分散，可以增大固位力，也有利于义齿的稳定性（图 13–16）。

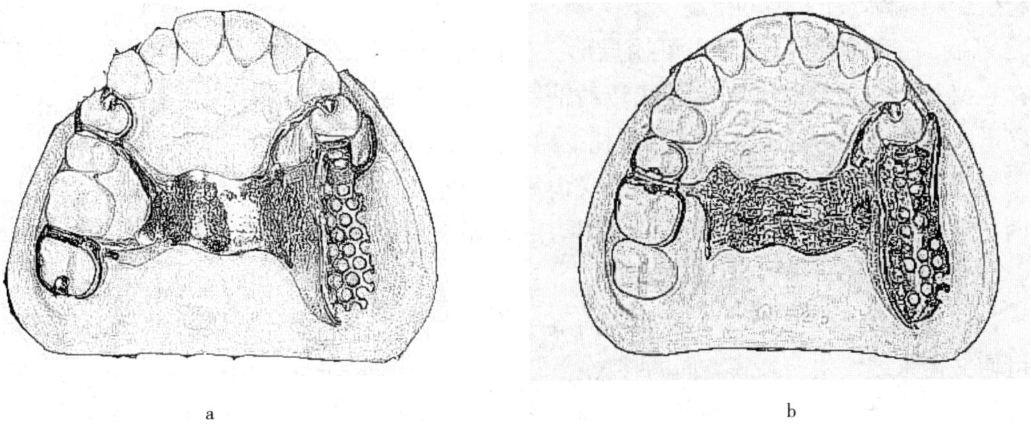

a　　b

图 13–16　基牙的分散程度与固位力的调节

注：a 的固位稳定效果优于 b

（4）调整就位道　通过调整义齿就位道，可以改变基牙倒凹的位置、深度及产生制锁状态，以达到调节义齿固位力的目的。当基牙倒凹区不能满足卡环固位设计需求时，可以通过调整就位道调节固位力（图 13–17）。如后牙游离端缺失，直接固位体提供的固位力不足，可在观测台上将模型向前倾斜，获得制锁状态，提高固位力。

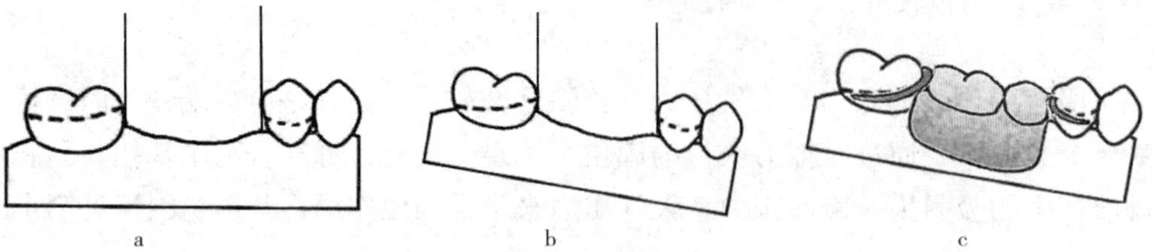

图 13-17　调整就位道满足卡环设计

注：a. 模型平放于观测台上，描绘出的观测线显示缺隙远中的基牙倒凹区过大，义齿摘戴困难；b. 将模型在观测台上向前倾斜，缺隙远中基牙倒凹区减小；c. 根据 b 中确定的就位道设计、制作义齿，即可以获得良好固位，又方便义齿摘戴

（5）调节卡环臂进入倒凹区的深度　当基牙倒凹深度较大时，可根据卡环材料的弹性限度要求和固位力需求，设计卡环的倒凹深度，以调节固位力。

（6）选择不同类型的卡环　不同材料的卡环刚度及弹性限度不同，铸造钴铬合金卡环＞金合金卡环＞锻丝弯制卡环，提供的固位力不同；不同制作工艺的卡环提供的固位力不同，铸造卡环提供的纵向固位力强，锻丝弯制卡环提供的横向固位力强。

（7）充分利用吸附力、表面张力和大气压力辅助固位　当缺牙数较多，难以设置直接固位体获得足够的固位力时，可扩大基托面积，通过吸附力、表面张力、大气压力提高固位力。

考点提示　可摘局部义齿设计固位力调节的具体措施。

（二）可摘局部义齿的稳定

可摘局部义齿的稳定是指可摘局部义齿在行使功能中，始终保持平衡而无局部脱位，不存在义齿明显地围绕某一支点或转动轴发生旋转等不稳定现象。义齿若不稳定，不但影响义齿的功能，还可能造成基牙和基托下组织的损伤。

1. 义齿不稳定的原因　可摘局部义齿承受的𬌗力通过基牙、牙周膜和基托、基托下黏膜两条路径传递至牙槽骨产生支持作用。由于牙周膜和黏膜的可让性不同，以及力的不平衡，造成义齿可能出现不稳定现象。

（1）支持组织具有可让性　如游离端可摘局部义齿，由于牙槽黏膜的可让性，咬合压力可使义齿末端发生向黏膜方向的移位。

（2）支持组织之间可让性存在差异　牙周膜与牙槽黏膜间可让性不同、不同部位牙槽黏膜的可让性也存在差异，造成支持组织受力的时间点不同，从而以放置于基牙上的部件（支托）或硬区等为支点产生翘动。

（3）可摘局部义齿结构上形成转动中心或转动轴　两个支点相连可形成转动轴，在力不平衡的情况下易使义齿形成绕转动轴的转动。

（4）作用力与平衡力之间的不协调　游离端缺失的可摘局部义齿，尤其当后牙缺失多、余留牙少时，若游离端咬合点到支点线的作用力力矩与间接固位体到支点线的平衡力力矩之间不平衡，会导致义齿发生下沉或翘起等现象。

2. 义齿不稳定的临床表现　义齿不稳定在临床上有翘起、摆动、旋转、下沉等现象。

（1）翘起　游离端义齿受食物粘着力、上颌义齿受到重力等作用，游离端基托向𬌗方转动的现象（图 13–18a）。

（2）摆动　义齿游离端受侧向力作用而出现颊、舌向水平摆动的现象（图 13–18b）。

（3）旋转　义齿绕支点线发生转动的现象。如横线式支点线形成近远中向旋转，纵线式支点线形成颊舌向旋转（图 13–18c）。

（4）下沉　游离端义齿受𬌗力作用时，基托向其下的黏膜组织下压的现象。黏膜支持式义齿易出现此现象（图 13–18d）。

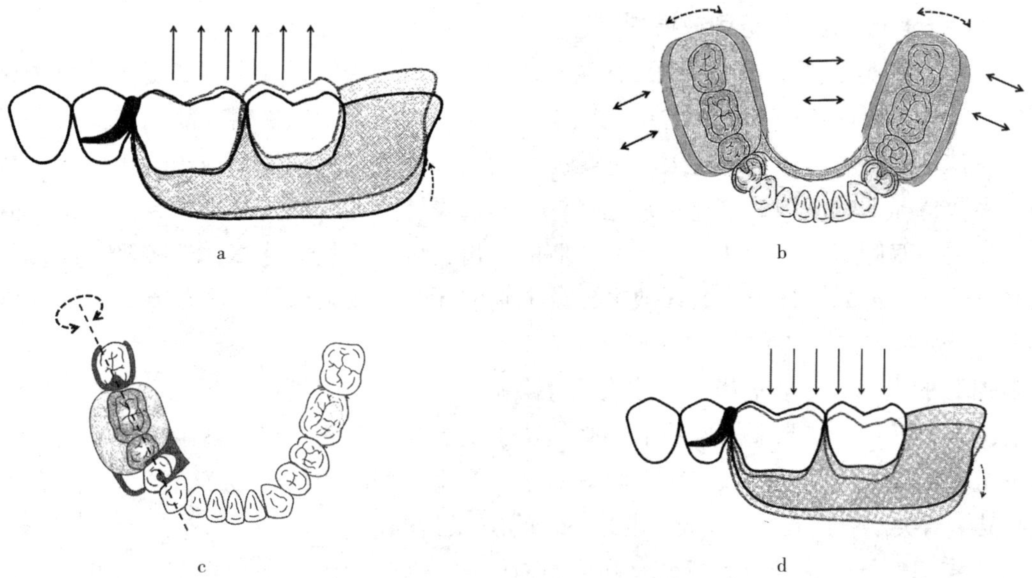

图 13–18　可摘局部义齿的四种不稳定现象

注：a. 翘起；b. 摆动；c. 旋转；d. 下沉；⋯➔义齿受力方向；— —义齿移动方向；→支点线

3. 义齿不稳定现象的临床处理　义齿不稳定现象多出现于游离端义齿，可以根据具体情况设置间接固位体以增加平衡力、减少造成不稳定的作用力、消除或减弱支点、增加支持力等方法解决。

（1）翘起　在支点的另一端设置支托、腭（舌）板等间接固位体增加平衡距、利用近缺牙区基牙远中邻面的制锁作用、在近缺隙的基牙上设置的 RPI 卡环均可防止义齿末端翘起。

（2）摆动　将单侧设计变双侧设计，可有效对抗义齿游离端的颊舌向摆动；也可通过选择牙尖斜度小的人工牙或调磨人工牙，以减小咀嚼过程中的侧向力，以减少义齿的摆动。

（3）旋转　减小人工牙面的颊舌径、加宽支托颊舌径，可使功能尖到支点线的距离缩短，即缩小了作用力力矩；利用卡环体部环抱稳定作用，或义齿一端邻面基托的制锁作用等减少义齿的旋转；设计变异杆卡如 U 形、T 形、L 形、C 形等，增加义齿的抗旋转能力。

（4）下沉　采用增加支持或减轻𬌗力的措施可防止义齿游离端下沉。具体方法有：尽量扩展义齿游离端区的基托面积，游离端缺牙区保留牙根或植入种植体作覆盖基牙以增加对义齿的支持力；人工牙排列时，在近远中方向减径、减数，以减小游离端的𬌗力。

考点提示　可摘局部义齿不稳定的现象和产生原因。

四、可摘局部义齿的分类设计

可摘局部义齿的设计，需在维护口腔软硬组织健康的前提下，满足固位、稳定、支持等需求，按照基牙的选择、直接固位体的设计、间接固位体的设计、连接体和基托的设计思路完成。在临床工作中，要针对不同的牙列缺损情况和患者的修复要求，灵活运用义齿各组成的特点，设计并制作出适合某一患者的义齿。下面讨论 Kennedy 分类法牙列缺损各类的设计特点。

（一）Kennedy 第一类牙列缺损的义齿设计

1. 特点 此类缺损为牙弓双侧后牙游离端缺失。游离端义齿在义齿的远中端无法获得良好的支持，缺牙区黏膜、基牙的可让性不同，义齿行使咀嚼功能时，易出现义齿不稳定现象。设计不当还可能因承力过大、遭受有害的侧向力、杠杆扭力和拔出力等，造成基牙损伤。多数情况下，双侧缺失连在一起设计，义齿设计为混合支持式义齿，某些特殊情况除外。如上颌双侧第二磨牙缺失，牙弓两侧的义齿也可以不用大连接体连接到一起，各自独立修复缺牙。再如牙列中多数牙缺失，仅个别前牙存留或余留牙健康较差时，不设𬌗支托，设计为黏膜支持式义齿。

2. 基牙的选择 一般选择近缺隙天然牙做基牙。游离端义齿的基牙总数原则上不应超过 2 个，因为第三个基牙上放置的卡环必然位于支点线的对侧，当义齿游离端承受咬合压力而下沉时，进入倒凹区的该卡环臂将对其基牙产生不利的拔出力。义齿若设置第三个卡环，则其卡臂尖不应进入基牙的倒凹区，仅起稳定义齿的作用。

3. 直接固位体的设计 为减少对基牙的损伤，双侧近缺隙基牙常规采用 RPI 设计，也可根据具体情况用 A 型、T 型或其他类型卡环替换 I 型卡环。

4. 间接固位体的设计 在支点线的对侧设置间接固位体，如第一前磨牙近中支托、腭（舌）板等，以防止游离端义齿翘起等不稳定现象发生。

5. 连接体和基托的设计 可采用腭舌杆（板）将两侧义齿部件相连。游离端基托应在可能的情况下尽量伸展，如在上颌包绕上颌结节、在下颌达到磨牙后垫的前 1/3 或 1/2 并在颊棚区适当扩展。

6. 设计举例

（1）7|7 缺失，余留牙牙周组织健康 义齿可做单侧设计，各自修复牙弓两侧缺牙，义齿体积小、舒适、易适应（图 13–19a）。

1）首选近缺隙的 6|6 作为基牙，其上设计三臂卡环或 RPA 卡环。为增强固位，还需选择远缺隙的 4|4 作为基牙，其上设计三臂卡环或间隙卡环。

2）缺牙数较少，直接固位体提供的固位力较好，不需要设计间接固位体。

3）侧腭杆将义齿各部件连成整体。

（2）76|67 缺失，余留牙健康 缺牙个数较多，需双侧设计的混合支持式义齿（图 13–19b）。

1）首选近缺隙的 5|5 作为基牙，其上设计 RPI 卡环。

2）在 3|3 或 4|4 上设置支托作为间接固位体，增加义齿的稳定性。

3）用变异腭板或前、后、侧腭杆将义齿各部件连成整体。

（3）76543|34567 缺失，21|12 松动度Ⅱ° 余留牙少，且支持力弱，需设计黏膜支持式义齿（图 13–19c）。

1）因余留牙均为单根牙，牙周健康状况较差，支持力弱，故不选择作为基牙，不设置直接固位体。

2）义齿的固位、稳定、支持均需大连接体和基托提供，因此需尽可能扩大其面积，设计全腭板，并向前延伸至21|12的舌隆突上，既有牙周夹板的作用也作为间接固位体，有增加义齿稳定性的作用。

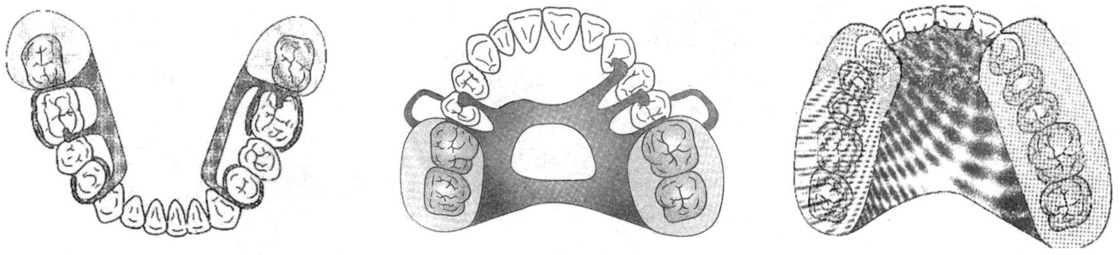

a b c

图 13-19 Kennedy 第一类的义齿设计

（二）Kennedy 第二类牙列缺损的义齿设计

1. 特点 此类牙列缺损为牙弓单侧后牙游离端缺失，其特点与 Kennedy 第一类相似。仅单个牙缺失时，可做单侧设计，若为多个牙缺失，常需双侧设计。

2. 基牙的选择 一般首选近缺隙天然牙作为基牙，根据需要增减基牙，但基牙总数原则上不应超过 2 个。当有多个牙缺失，若无亚类缺损时，需在牙弓对侧再选择一颗基牙；若有亚类缺损时，选择牙弓缺隙远中的两颗天然牙作为基牙。

3. 直接固位体的设计 后牙游离端的近缺隙基牙常规设计 RPI 或 RPA 卡环组，另一颗基牙根据情况可设计三臂卡环、圈型卡环等。两个直接固位体的卡环臂应位于支点线的同侧。

4. 间接固位体的设计 双侧设计的义齿要在支点线的对侧设置间接固位体，如第一前磨牙近中𬌗支托、尖牙舌支托等，以防止义齿游离端翘起等不稳定现象发生。

5. 连接体和基托的设计 采用腭舌杆（板）将两侧义齿部件相连，游离端基托应尽量伸展。

6. 设计举例

（1）765| 缺失，余留牙牙周组织健康 缺牙个数较多，需做双侧设计的混合支持式义齿（图 13-20a）。

1）首选近缺隙的4|作为基牙，其上设计 RPI 卡环，为增加固位和稳定，再选择牙弓对侧的|6作为基牙，放置三臂卡环，且卡环方向向远中。

2）在|4上设置𬌗支托作为间接固位体，增加义齿的稳定性。

3）用舌杆将义齿各部件连成整体。

（2）7654321|123456缺失，余留牙牙周组织健康 缺牙个数多，余留牙少，需扩大基托面积，增加基托的固位、支持作用（图 13-20b）。

1）首选近缺隙的|7作为基牙，其远中边缘嵴设计𬌗支托，颊侧设计固位臂，舌侧用舌板起对抗作用。

2）缺牙区基托面积尽可能扩大，要求与全口义齿相似。

（3）56|567 缺失，余留牙牙周组织健康　多个缺牙间隙，需做双侧设计的混合支持式义齿（图 13-20c）。

1）首选近缺隙的 7|4 作为基牙，|4 设计 RPI，7| 设计三臂卡环或圈型卡环。

2）在 4| 的远中边缘嵴放置𬌗支托作为间接固位体，其稳定义齿的作用。

3）用变异腭板或前、后、侧腭杆将义齿各部件连成整体。

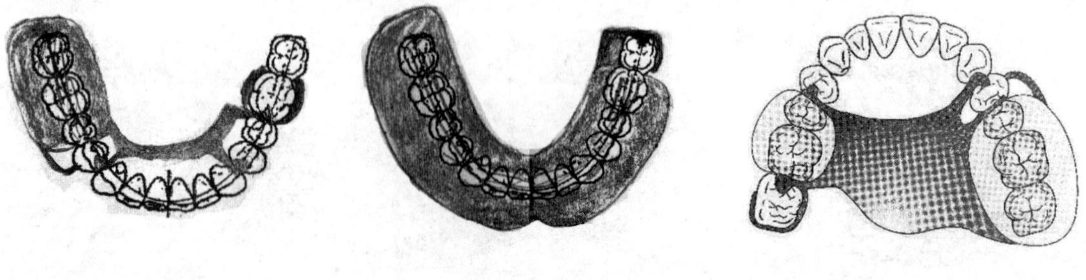

a　　　　b　　　　c

图 13-20　Kennedy 第二类的义齿设计

（三）Kennedy 第三类牙列缺损的义齿设计

1. 特点　此类缺损为后牙的非游离端缺失，缺隙前后均有天然牙存在，可为义齿提供良好的固位、稳定、支持作用。义齿设计主要为牙支持式，缺牙多、余留牙少或牙周条件差者可设计混合支持式，甚至黏膜支持式义齿。

2. 基牙的选择　常规选用近缺隙的天然牙作为基牙。当缺牙数较多时，即使是单侧缺失，也需要在牙弓对侧选择第 3 个基牙；当缺牙间隙多、近缺隙的天然牙较多时，也需控制基牙个数不宜超过 4 个，以免摘戴困难、损伤基牙。

3. 直接固位体的设计　基牙可常规选用三臂卡环，或根据情况设计圈型卡环、对半卡环、I 型卡环等。

4. 间接固位体的设计　牙弓一侧多个牙缺失时，在牙弓对侧设计的卡环具有间接固位作用，可以防止旋转等不稳定现象的发生。缺牙少、不跨牙弓的纵线式义齿，还可以通过设计舌侧高基板来获得基板与基牙间的制锁状态，消除不稳定现象。

5. 连接体和基托的设计　由于义齿设计多为牙支持式，基托和大连接体在保证连接传导𬌗力、良好强度的前提下，可适当减小体积，以减少异物感。

6. 设计举例

（1）6| 缺失，余留牙牙周组织健康　单个牙缺失，前后均有基牙，固位、稳定、支持作用好，可行单侧设计的牙支持式义齿（图 13-21a）。

1）选择近缺隙的 7|5 做基牙，5| 设计三臂卡环，7| 设计三臂卡环或圈型卡环。

2）不需要设计间接固位体。

3）用侧腭杆将义齿各部件连成整体。

（2）|456 缺失，余留牙牙周组织健康　缺牙个数较多，需做双侧设计的牙支持式义齿（图 13-21b）。

1）首选近缺隙的 |37 作为基牙，|3 上设计舌支托和颊侧 I 杆型卡环，|7 上放置三臂卡环或圈型卡环。为加强义齿的固位和稳定，在缺牙区对侧牙弓再选择 6| 作为基牙，其上放置三臂卡环或间隙卡环。

2）在 $\overline{6|}$ 上设置的直接固位体可以发挥稳定义齿的作用，不需再增加间接固位体。

3）用舌杆将义齿各部件连成整体。

（3）$\overline{6534|3456}$ 缺失，余留牙牙周组织健康　缺牙个数多，需做双侧设计的混合支持式义齿（图 13–21c）。

1）首选缺隙远中的 $\overline{7|7}$ 作为基牙，缺隙近中的 $\overline{2|2}$ 牙周膜面积小，牙体固位形差，不宜选作基牙。因此，在两个缺隙的近中没有基牙时，需将此义齿设计成游离端义齿，$\overline{7|7}$ 上设计支托时需放置在远中边缘嵴上。

2）尽可能扩大基托面积，并在舌侧延伸至 $\overline{21|12}$ 设计舌板，并向前延伸至 $\overline{21|12}$ 的舌隆突上，有间接固位体的作用，可增加义齿稳定性。

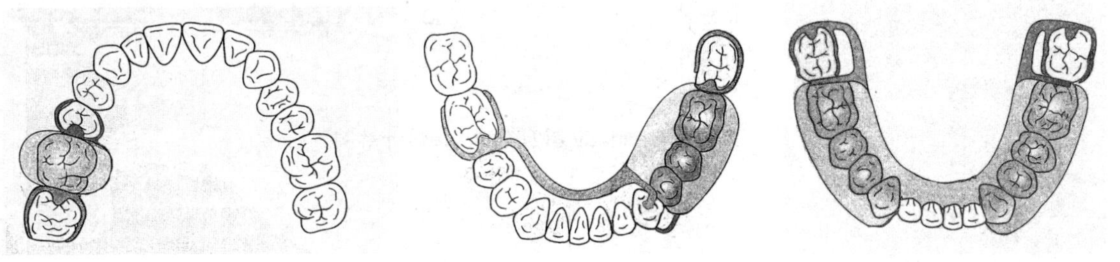

a　　　b　　　c

图 13–21　Kennedy 第三类的义齿设计

（四）Kennedy 第四类牙列缺损的义齿设计

1. 特点　此类牙列缺损为牙弓前部缺牙，缺隙常跨中线，天然牙均在缺隙的远中，具有游离端义齿的特点。义齿多为混合支持式义齿，某些特殊情况下也可设计成无支托、无间隙卡环的黏膜支持式义齿。此外，前牙区的覆𬌗覆盖与修复设计有着密切关系。若前牙区为深覆𬌗，可通过调磨下前牙切端、设计金属基托等方法获得修复间隙。重度深覆𬌗患者还可设计平面导板压低下前牙以获得修复间隙。

2. 基牙的选择　基牙常选择双侧前磨牙或磨牙，特殊情况下如缺牙少、美观要求高者或作为暂时义齿，可不设基牙，利用基托与余留牙舌面的制锁作用或基托与黏膜之间的吸附力等获得固位。

3. 直接固位体的设计　固位体常需设置间隙卡环或三臂卡环等。

4. 间接固位体的设计　缺牙少时，不需设置间接固位体；牙缺失较多时，可增设具有间接固位作用的舌支托、𬌗支托等。

5. 连接体和基托的设计　可用舌、腭杆（板）或基托连接义齿各部件。设计舌、腭板和基托时，可覆盖余留前牙的舌隆突以增加牙支持和稳定作用；也可延伸至前磨牙或磨牙的舌腭面，利用基托与天然牙制锁作用增强义齿的固位和稳定。

6. 设计举例

（1）$\underline{1|1}$ 缺失，余留牙牙周组织健康　少数前牙缺失，可做有基牙设计（图 13–22a），也可做无基牙设计（图 13–22b）。

1）有基牙设计可选择 $\underline{4|4}$ 或 $\underline{5|5}$ 作为基牙，在基牙上设计三臂卡环或间隙卡环。

2）有基牙设计的连接体可适当减小体积，以减少异物感。无基牙设计则需扩大基托面积至第二磨牙远中及前牙舌隆突上。

（2）$\underline{4321|1234}$ 缺失，余留牙牙周组织健康　前部缺牙较多，基牙全部在缺隙远中，需

做游离端义齿设计（图 13-22c）。

1）选择 7|7 为基牙，在远中边缘嵴放置𬌗支托，并设计三臂卡环。

2）在 5|5 近中或远中边缘嵴放置𬌗支托，作为间接固位体。

3）用 U 型腭板或前、后、侧腭杆将义齿各部件连成整体。

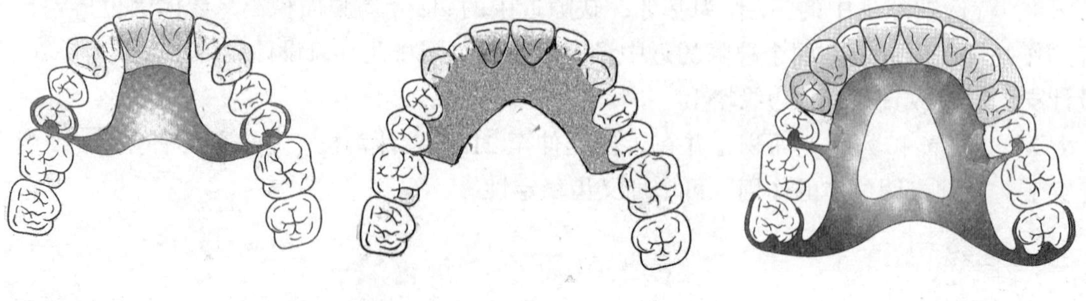

a　　　　b　　　　c

图 13-22　Kennedy 第四类的义齿设计举例

知识拓展

固定 - 可摘联合修复

固定 - 可摘联合修复是指可摘局部义齿利用附着体、磁性固位体或套筒冠等固位装置作为直接固位体，将固定、可摘局部义齿两部分有机结合起来的一种修复方式。其直接固位体的一部分固定在铸造冠或固定桥上，另一部分设置在可摘部义齿的金属支架上或塑料基托的组织面内，利用附着体的阴阳两部分相互嵌合或衔铁与磁体间的吸力，以及套筒冠的内外冠之间高度密合的摩擦力而固位，其固位效果强大可靠，因义齿颊侧无金属外露而高度美观。利用套筒冠固位体固位的可摘局部义齿又称作套筒冠义齿或套筒冠修复体，利用附看体固位体固位的可摘局部义齿称为附着体义齿，它们的设计要点详见第十八章。

第六节　可摘局部义齿的临床修复程序

一、修复前的准备

（一）病史采集及口腔检查

在进行可摘局部义齿修复前，除了解患者的全身健康状况外，还需询问患者的主诉和要求、并检查口腔局部情况，最终制订余留牙治疗计划以及修复体的初步设计。

1. 了解患者的主诉和现病史　主要包括患者就诊的目的和对修复的要求，缺牙原因和时间，曾接受过何种修复治疗及效果如何，颞下颌关节病等疾病的病史。

2. 检查缺牙区的情况　包括缺失牙的部位和数目、缺牙区近远中距离、𬌗龈距的大小，缺牙区黏膜愈合情况及牙槽嵴的形态和丰满度，检查有无骨尖、骨刺、过大倒凹，有无压痛等情况。

扫码“学一学”

3. 检查余留牙的情况　包括余留牙的数目和部位，其牙体和牙周的健康状况、排列位置和咬合情况等，对修复无不利者，应尽量保留。检查过程中，必须充分考虑上下颌余留牙咬合关系，是否有深覆殆、早接触、殆创伤等；余留牙，是否有伸长、倾斜等排列异常。同时还要注意垂直距离和正中关系的颌位关系是否能维持。对拟选作基牙者的检查，要特别注意其牙冠形态、牙周及支持组织的健康状况，必要时需做进一步检查，如牙髓活力测试、X线片检查。

4. 口腔软组织检查　检查口腔黏膜的形态、色泽、弹性、厚度，以及设计中的义齿边缘与软组织的关系等。牙槽黏膜有一定厚度、弹性较好的，有利于义齿的支持、稳定。此外，还应注意有无义齿性口炎、创伤性溃疡及其他口腔黏膜疾患等。

5. 旧义齿检查　口内已戴有修复体者，应了解患者要求重新制作的主要原因，检查其形态与功能是否良好，有无破损，对邻近软、硬组织有无不良刺激和损伤。

6. 口腔外部检查　观察患者颌面部的外形是否正常，各部分比例关系是否协调对称，口唇的形态和位置是否正常。注意有无下颌运动异常现象，如开口型异常、关节弹响、张口受限。

7. 影像学检查　根据患者不同临床症状和特征，选择合适的影像学检查方法，检查余留牙牙体及牙周病变情况，检查缺牙区是否有残根或异物存在等。

8. 研究模型检查　模型检查可弥补一般检查的不足，对口腔情况比较复杂的患者，可取研究模型并上殆架，了解余留牙的位置、形态，咬合特征等情况。还可将模型用模型观测仪观测分析，了解倒凹区的位置和大小，以指导基牙预备。同时，研究模型还可用于制作个别托盘。

（二）修复前的口腔处理

经过病史采集和临床检查，医生作出诊断和治疗计划，并与患者充分沟通，并初步达成共识后，为了提高修复效果，在牙体预备前，常需进行必要的修复前口腔处理，为可摘局部义齿设计和制作创造有利条件。

1. 拆除不良修复体　对设计不当、制作质量不佳，影响口腔健康或与已不适应口腔现状的修复体，均应予以拆除。

2. 余留牙的准备

（1）拔除妨碍义齿设计的畸形牙、错位牙；牙体牙髓治疗效果不佳的病变牙；Ⅲ度松动牙以及其他对修复不利的牙。

（2）对已确定保留的余留牙，若有牙体病、牙髓病、牙周病，应先治疗和修复。

（3）余留牙有咬合异常者需进行咬合调整，如过高、过锐的牙尖，高低不平的边缘嵴，殆平面不良，殆干扰，早接触等。过度伸长牙也可以采用去髓、截冠后冠修复方法，改善咬合关系。

（4）若有牙齿倾斜移位，牙间隙过大，对颌牙伸长等情况严重影响修复体的设计和制作，可在修复前采用正畸方法纠正，提高修复效果。

3. 颌骨准备　牙槽嵴上指压疼痛明显的骨尖骨突、影响义齿就位的骨突及上颌结节，均应做牙槽骨修整术。如果牙槽嵴呈刀刃状或严重吸收低平者，可行牙槽嵴加高术。

4. 软组织处理　口腔有炎症、溃疡、增生物、肿瘤及其他黏膜病变者，应经过治疗后再行义齿修复。唇、颊、舌系带附着接近牙槽嵴顶，不利于基托伸展而影响义齿固位者，应做系带矫正术。

二、牙体预备

（一）基牙的调磨

若基牙牙冠形态不良、倒凹过大或过小，影响卡环的固位效果，可适当调磨基牙轴面外形，以获得良好的倒凹深度和倒凹坡度；根据就位道方向预备基牙邻面导平面，使其平行于就位道；适当调改基牙轴线角，以免卡环肩部的位置过高影响咬合。

（二）支托凹的预备

为了使支托不妨碍上下颌牙的咬合，并使𬌗力能沿基牙长轴方向传导，必须在基牙牙面的相应部位预备出支托凹。

1. 预备原则

（1）支托凹的位置、大小、形态需与支托相对应，详细内容参考本章第四节。

（2）设计时尽量利用上下颌牙咬合状态时的天然间隙，以达到尽量少磨牙的目的。

（3）若上下颌牙齿咬合过紧或对颌牙伸长，或牙齿咬合面磨损过度，可能引起牙本质过敏时，不要强行磨出支托凹。可磨改对颌牙，或改变支托凹的常规位置，放置在不妨碍咬合接触处，如上颌牙的颊沟处、下颌的舌沟处。

2. 预备方法　用杵状或球状车针（图 13–23），在基牙的釉质上按要求磨出支托凹的外形和深度。在预备过程中，可用口镜和探针随时观察和探测，亦可用咬蜡片的方法观察支托凹的外形和深度。支托凹底面的轴线角应圆钝，以防支托在此处折断。最后用橡皮轮抛光磨过的牙面。

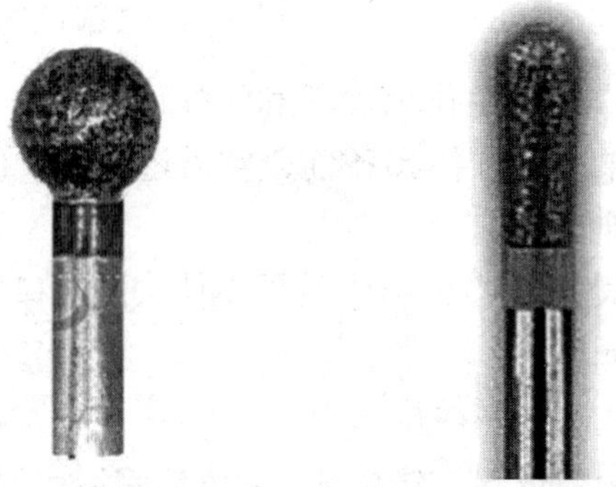

a. 球状车针　　b. 杵状车针

图 13–23　预备支托凹用车针

（三）隙卡沟的预备

1. 预备原则

（1）隙卡沟位于相邻两牙的𬌗外展隙处，通过加深、加宽𬌗外展隙以便容纳隙卡。

（2）隙卡沟的深度，应以隙卡通过𬌗外展隙时不妨碍𬌗接触为准。铸造隙卡沟应预备宽些和深些，一般不少于 1.5mm，并在两邻牙的𬌗面做𬌗支托凹，以便加强支持。不锈钢丝隙卡沟，大小根据钢丝的粗细决定。如两邻牙间无接触点，应在基牙上加放𬌗支托。同时要注意，非正中𬌗时隙卡沟是否有足够的空间。

（3）隙卡沟底部是凹形，与卡环丝圆形一致。不要预备成楔形，以免使两邻牙遭受侧向挤压力而移位（图 13–24）。

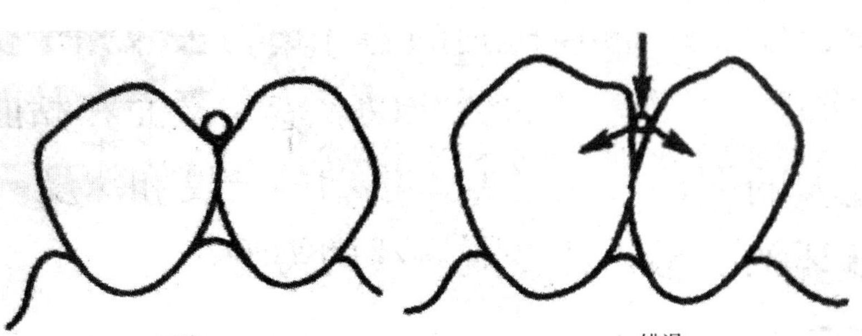

图 13-24　隙卡沟的预备

（4）在颊、舌外展隙转角处，应磨圆钝，避免成为应力集中区域。

（5）设计时可尽量利用天然牙间隙，减少牙体组织的磨除，必要时可调磨对颌牙尖以便获得足够的间隙。

2. 预备方法　用锥形或柱形金刚砂针沿相邻两牙的颊、舌方向和远近中方向滑动磨切两邻牙间的牙釉质，但注意不能破坏两邻牙间的接触点，以免形成楔力使基牙移动。若上下牙咬合之间有自然间隙，也必须修整沟底，使之与卡环丝外形一致。最后用刃状橡皮轮抛光预备牙面。

考点提示　支托凹、隙卡沟预备的要求。

三、印模制取和模型的灌注

可摘局部义齿需在口外模型上制作，因此取得精确的印模并灌制出准确反映口腔解剖功能形态的模型是保证义齿质量的重要条件。印模制取和模型灌注的基本技术详见第三章。若为混合支持式义齿或黏膜支持式义齿，制取印模时需注意印模的范围和获得功能状态下黏膜形态，必要时可制取选择压力式印模或个别托盘，提高印模质量。

四、颌位关系的记录和转移

确定颌位关系和转移是将患者上下颌正中关系和垂直距离记录并转移到𬌗架上，由于缺牙的数目和位置不同，颌位关系在患者口腔内丧失的程度不同，确定和转移颌位关系的操作方法也不一样，具体方法有以下几种。

1. 利用模型上余留牙确定𬌗关系　适用于缺牙少，余留牙𬌗关系正常者。只要将上下颌模型按咬合关系对位即能确定上下颌间的正确位置。然后用有色铅笔在模型的颊面画出对位线，以便在制作义齿时，反复校对咬合关系。此种方法，无须做口内的颌位记录。

2. 用蜡𬌗记录确定上下颌关系　若口内仍有能保持上下颌垂直关系的余留牙，但在模型上却不能准确固定𬌗关系时，可用蜡𬌗记录确定。方法是将两层约 10mm 宽的蜡条烤软后，放置在下颌余留牙𬌗面，嘱患者做正中咬合，待蜡条变硬后，从口内取出蜡𬌗记录放到模型上，根据蜡条上的咬合印迹，对好上下颌模型即可得到正确的颌位关系。

3. 用蜡𬌗堤记录上下颌关系　适用于单侧、双侧后牙游离缺失两个牙以上或上下颌后牙交错缺失而无接触，即在口腔内无法利用余留牙确定颌位关系者。方法是先在模型上制作蜡基托和𬌗堤，放入口内确定正中𬌗位。待蜡堤变硬后取出，放回模型上，根据𬌗堤的咬合印迹，对准上下颌模型，可得到正确的殆关系。具体方法详见第十五章第三节。

考点提示 可摘局部义齿颌位关系记录和转移的方法。

五、模型设计

模型设计是用模型观测仪的分析杆检查各基牙和黏膜组织的倒凹情况，结合临床的检查资料，在模型上确定基牙的数目、部位及义齿的就位道。并画出各基牙的观测线，标出基牙、黏膜组织的倒凹区，进一步确定基托、卡环、连接体的位置、范围，完成义齿的最终设计。

（一）观测模型

将模型固定在观测仪的观测台上，用分析杆分析各基牙和黏膜组织在各种倾斜时的倒凹情况，为就位道的选择提供依据。

（二）确定义齿的就位道

就位道是指义齿在口内戴入的方向和角度。义齿摘取时的方向称为摘出道，其方向与就位道相反，但角度相同。可摘局部义齿一般均有 2 个或 2 个以上的基牙，各个基牙上的固位体必须具有共同就位道，义齿才能就位。各个基牙的位置、形态、倒凹区的位置和大小等都会影响义齿就位。因此必须通过模型设计，确定义齿各部件的共同就位道并描绘出观测线，以方便义齿各部件的设计与制作。

1. 选择就位道原则

（1）选择的就位道应有利于义齿的固位且患者摘戴方便。

（2）选择的就位道不应导致义齿与邻牙间出现过大的空隙，造成食物嵌塞或影响美观。

2. 确定就位道方法 可摘局部义齿就位道有两种形式，即平均倒凹法和调节倒凹法。

（1）平均倒凹法（均凹法） 将模型固定在观测器的观测台上，根据缺牙的部位、牙齿的倾斜度、牙槽嵴的丰满度及唇（颊）、舌侧倒凹的大小，调节模型倾斜度，使之达到各基牙的近远中向和颊舌向倒凹比较平均的位置。使义齿两端和两侧基牙均有一定程度的倒凹。通常此种方法确定的共同就位道方向等于两端或两侧基牙长轴交角的分角线方向，义齿垂直戴入。常适用于缺牙间隙多，或基牙倒凹大的情况（图 13-25a）。

（2）调节倒凹法（调凹法） 倾斜模型使缺隙两侧基牙的倒凹适当地集中于一端的基牙上，义齿斜向就位。此种就位道适用于基牙的牙冠短，牙长轴彼此平行者。义齿斜向就位与义齿的殆方脱位道形成一定的制锁状态，可以防止吃黏性食物时义齿从殆方脱位（图 13-25b）。

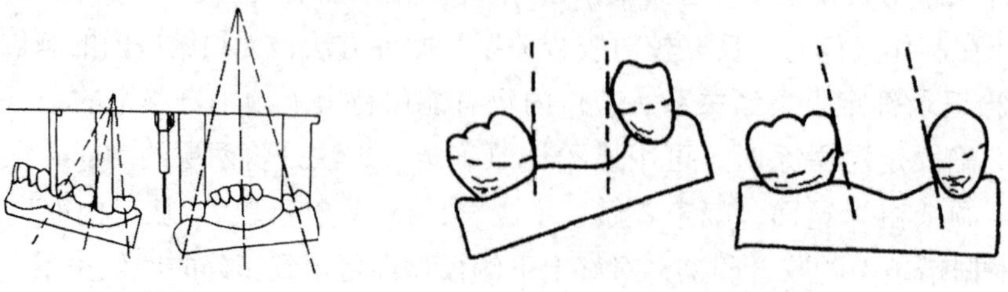

a. 平均倒凹法　　b. 调节倒凹法

图 13-25 义齿共同就位道

注：⋯⋯牙体长轴的方向，——导线及角平分线的方向

3. 义齿就位道与模型倾斜方向的关系　模型平放在观测台时，义齿就位道是由下向上（上颌）或由上向下（下颌）；观测台向后倾斜时，就位道由前向后；观测台向前倾斜时，就位道由后向前；观测台向左倾斜时，就位道由右向左；观测台向右倾斜时，就位道由左向右。

考点提示　可摘局部义齿确定就位道的方法。

4. 就位道设计举例

（1）前牙缺失　若牙槽嵴丰满，唇侧倒凹较大，模型应向后倾斜，减少牙槽嵴唇侧倒凹，义齿由前向后斜向就位，有利于前牙美观（图 13–26）；若唇侧组织倒凹不大，不影响义齿就位，模型的倾斜取决于基牙和余留牙倒凹区的大小和位置，一般将模型向前倾斜，使倒凹集中在基牙的近中侧，义齿由后向前斜向就位，可取得较好的固位效果（图 13–27）。

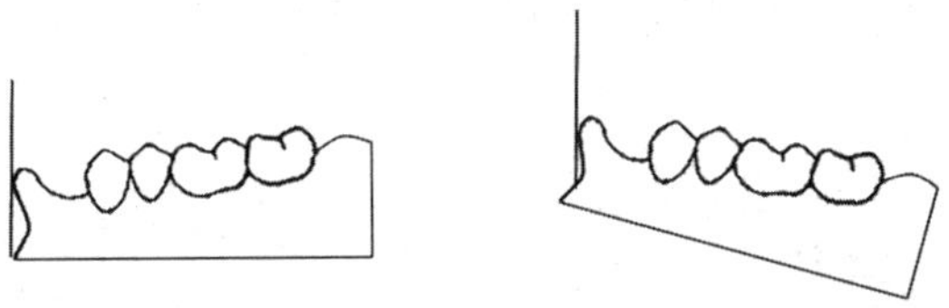

图 13–26　义齿就位道设计举例

注：前牙缺失，前牙区牙槽嵴唇侧有较大倒凹（a），宜将模型向后斜向（b），义齿由前向后就位（c）；——导线方向，……义齿就位道方向

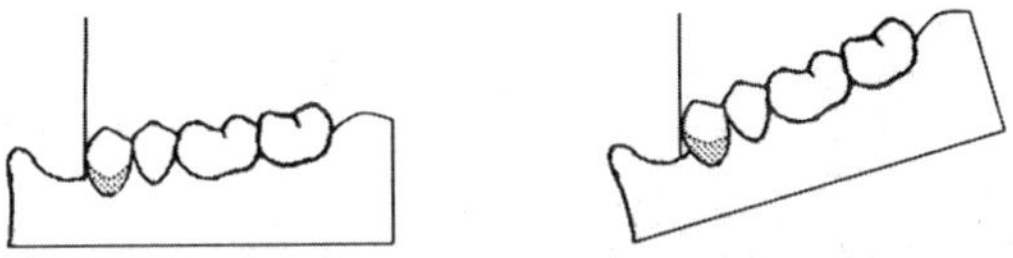

图 13–27　义齿就位道设计举例

注：前牙缺失，前牙区牙槽嵴唇侧倒凹不大（a），宜将模型向前斜向（b），义齿由后向前就位（c）；——导线方向，……义齿就位道方向

（2）后牙缺失　若缺隙前后均有基牙时，应根据基牙的健康状况确定模型的倾斜方向。如基牙的牙体和牙周情况均好，则将模型向后倾斜，将固位、稳定好的Ⅰ型卡环放在缺隙后端的磨牙上，义齿由前向后就位。如缺隙后端的基牙健康较差，而前端基牙较好时，模型则向前倾斜，将Ⅰ型卡环放在前端健康基牙上，义齿由后向前就位。如缺隙前后的基牙有显著的倒凹时，采用平均倒凹法，使义齿和基牙间尽量减小间隙若缺隙前后基牙倒凹均不大，两基牙长轴较平行，且与义齿脱位方向一致，则应采用调凹法，形成制锁角，增加义齿固位作用。

（3）后牙为游离缺失　无论是单侧或双侧游离缺失，模型均向后倾斜增加基牙的远中倒凹，用Ⅱ型卡环或分臂卡环固位，既可防止义齿翘动又可以减轻基牙的负担，义齿由前向后就位（图 13–28）。

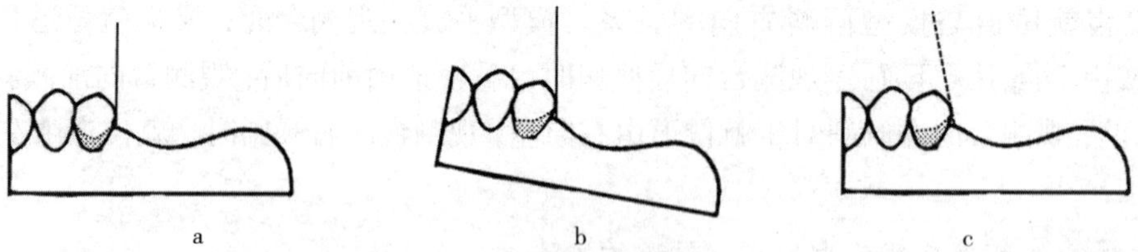

图 13-28　义齿就位道设计举例

注：后牙游离端缺失（a），可将模型向后斜向（b），义齿由前向后就位（c）；——导线方向，……义齿就位道方向

（4）前后均有缺失　一般模型向后斜，使前牙区组织倒凹减少，并可减小义齿人工前牙与天然牙之间的缝隙，有利美观，义齿由前向后就位。若前牙区组倒凹较小，则模型平放，义齿就位方向与力方向一致；若前牙全部缺失，伴后牙部分缺失，应根据倒凹情况，基牙位置确定，一般是向固位差的一方倾斜；若后部基托易脱位，则将模型向后倾斜，利用Ⅱ型卡环固位。

（5）一侧牙缺失，另一侧天然牙舌侧倒凹明显　模型向有牙侧倾斜，以减少舌侧倒凹，义齿从无牙侧向有牙侧就位（图 13-29）。

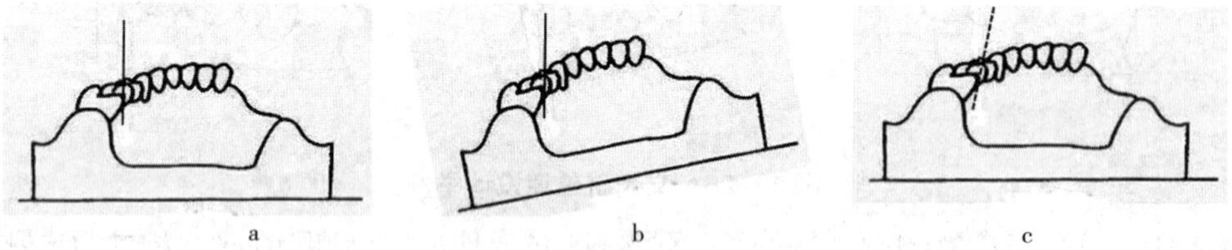

图 13-29　义齿就位道设计举例

注：一侧后牙游离端缺失，另一侧天然牙舌侧倒凹明显（a），可将模型向有牙侧倾斜（b），义齿由无牙侧向有牙侧就位（c）；——导线方向，……义齿就位道方向

（三）确定最终设计方案

根据模型的观测，结合口腔的具体情况，确定就位道的方向和角度，画出基牙的观测线，标出黏膜组织的倒凹。再根据观测线的类型，用有色铅笔分别在模型上画出义齿各组成部分在模型上的位置，各固位体的位置、形态，卡环臂的走向，支托的位置和大小，大、小连接体的网状支架及基托等的位置和范围。完成模型的最终设计。

六、模型预备

（一）去除不利倒凹

模型设计确定以后，基牙和组织的倒凹清晰可见，为了防止卡环的坚硬部分、小连接体和基托进入倒凹区而影响义齿的就位和摘出，同时又不导致基托和基牙之间过大的间隙，造成食物嵌塞，应对基牙和组织的不利倒凹进行处理，同时又要保留有利于义齿固位的倒凹。去除不利倒凹的方法有填凹法和磨托法两种。

1. 填凹法　在制作卡环和基托前，在模型上将基牙、余留牙和黏膜上的不利倒凹用填凹材料（有色石膏、粘固粉、蜡等）加以填补，这种方法叫填凹法，临床上最常用。

（1）填塞的部位　①近缺隙侧基牙邻面的倒凹；②基托覆盖区内余留牙舌、腭面倒凹区及龈缘区；③妨碍义齿就位的组织倒凹；④义齿覆盖区内的小气泡或缺损；⑤骨尖处、硬区和未愈合的拔牙创。

（2）填凹方法　若选择有色石膏或人造石填塞倒凹，在填塞前应浸湿模型，用小调拌刀取调和好的填凹材料涂布于须填塞的倒凹区内，把模型放回到观测仪的平台上，保持其原有的就位道方向，用带刃的分析杆去除多余的填倒凹材料（图 13–30），如有不足处再添加材料。最后用小排笔从龈方将其表面抹光。若选择磷酸锌粘固剂、蜡等材料时，应在干燥的模型上进行。

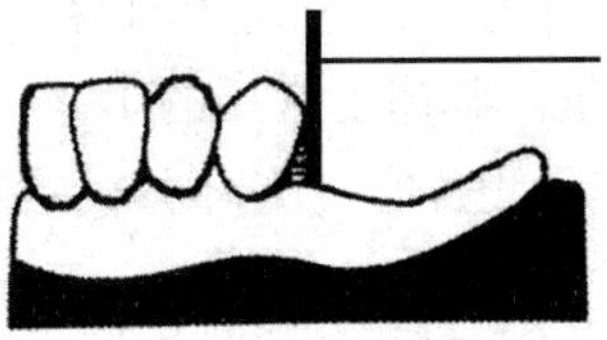

图 13–30　用分析杆去除填倒凹过多石膏

2. 磨托法　在模型上用雕刻刀刻出不利倒凹范围的线条，使义齿完成后，基托组织面上形成明显突起的线条，以指示不利倒凹的所在。然后，根据基托上线条的范围，将基托中不利倒凹的部分磨去。

（二）缓冲模型

在义齿基托覆盖区内的缓冲区，如上颌隆突、上颌结节、下颌舌骨嵴等，因其表面黏膜覆盖较薄，不能承受䶬力，可在模型上的相应部位涂一层粘固剂或采用磨托法来达到缓冲的目的。

（三）边缘封闭

若缺牙较多，余留牙较少，义齿需要依靠基托吸附力和边缘封闭作用来加强固位时，可在模型的后堤区按要求刮去少量石膏，使制成后的基托与黏膜组织密切贴合。

第七节　可摘局部义齿的制作工艺

扫码“学一学”

一、铸造支架的制作

可摘局部义齿的支架包括卡环、连接体等，制作方法多为整体铸造。铸造支架的制作有带模铸造和脱模铸造两种制作工艺，临床常用带模铸造法制作支架。①带模铸造法：也叫连模铸造法，是先将工作模型翻制成耐火材料模型，在其上制作蜡型，然后将蜡型连同复制模型一同包埋制成铸型。此法主要用于大中型的复杂铸件，如将固位体、连接体连成一整体的铸造。②脱模铸造法：也称离模铸造法，是在人造石模型上制作蜡型，再将蜡型从模型上取下进行包埋形成铸型，其方法和要求与带模铸造法基本相同，关键是要防止蜡型收缩和变形。

二、弯制法制作支架和卡环

利用手工器械对成品不锈钢丝和杆进行冷加工，形成各种卡环和连接杆的制作方法。

1. 不锈钢丝

（1）18 号　直径 1.2mm，锤扁后制作支托。

（2）19 号　直径 1.0mm，可制作磨牙卡环。

（3）20 号　直径 0.9mm，可制作双尖牙卡环。

（4）21 号　直径 0.8mm，可制作前牙卡环。

2. 常用技工钳　为卡环弯制的常用器械。包括平口钳、三德钳、日月钳、三叉钳（图 13-31）。

3. 常见弯制卡环种类

（1）单臂卡环　只有一个弹性卡环臂，位于基牙的唇颊面，起固位作用。应用此种卡环时，均需在舌侧设计基托做对抗。临床上常用的单臂卡环是间隙卡环（图 13-32）。

（2）双臂卡环　在基牙的颊侧和舌侧各有一卡环臂，通常颊侧为固位臂，舌侧为对抗臂（图 13-33）。

（3）三臂卡环　由支托、颊侧固位臂、舌侧对抗臂所组成。此型卡环具有良好的固位、支持和稳定作用，常用于后牙（图 13-34）。

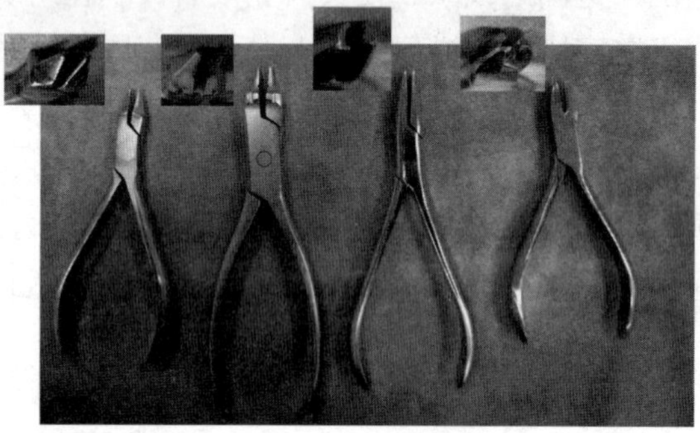

a. 平口钳　b. 三德钳　c. 日月钳　d. 三叉钳

图 13-31　常用技工钳

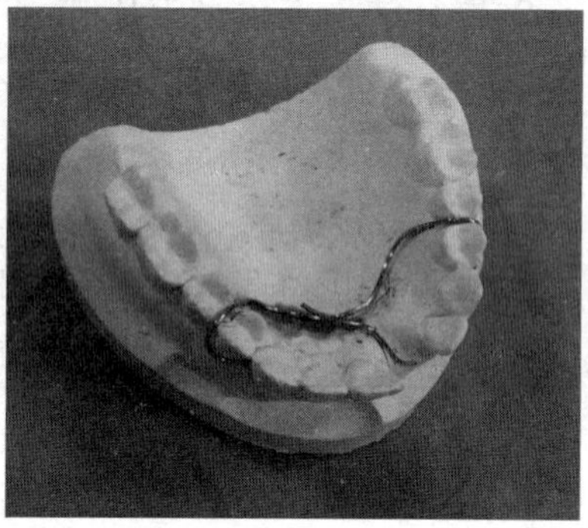

图 13-32　间隙卡环

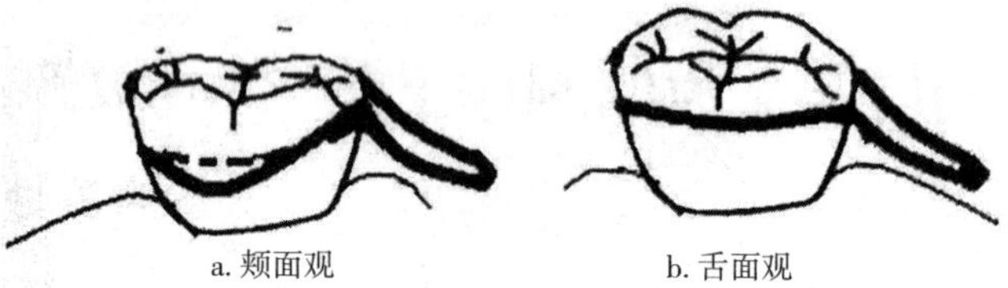

a. 颊面观　b. 舌面观

图 13-33　双臂卡环

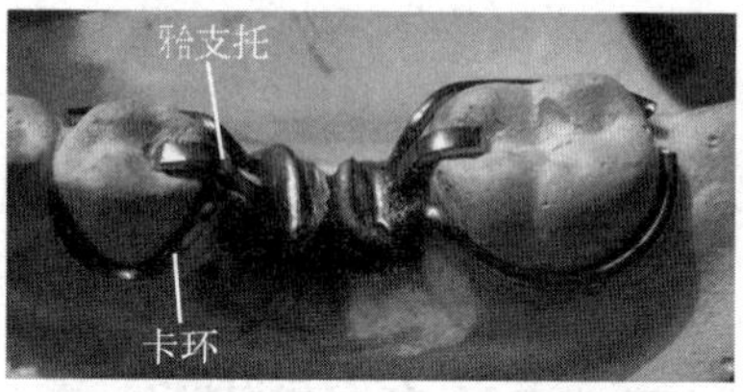

图 13-34　三臂卡环

4. 注意事项

（1）按模型设计所画出的不同观测线，弯制不同的卡环。

（2）不要损伤模型，卡臂尖应进入倒凹区，卡体应在非倒凹区，不应妨碍咬合关系。

（3）不锈钢丝不能在火焰上烧烤，以免失去弹性。

（4）卡环的连接体应离开组织面 1~2mm，并使末端形成水平弯曲，以便埋在基托中防止转动。

（5）钢丝避免多次反复的弯曲和扭转，要减小钳夹痕迹，以免卡环易折断。

（6）弯制卡环时，应从卡环臂、卡环体、连接体的顺序形成，切忌一部分未弯好，就又弯另一部分，否则修改较困难，且浪费时间和材料。

三、排牙

（一）选择人工牙

可摘局部义齿多选用塑料人工牙，选牙应具体考虑以下几方面。

1. 缺牙的部位与数目 如缺隙过小，须将人工牙的近远中径和颊舌径进行磨改。如殆龈距小，殆力又大，可用金属殆面牙。如对颌牙排列不齐，无法排列塑料牙时，则自行雕刻蜡牙。

2. 人工牙的颜色 人工牙的颜色应与患者的邻牙及对颌牙的颜色相协调，可用比色板比色。

3. 人工牙的外形 人工牙的外形应与邻牙或同名牙的外形一致，并与面型相适应。若上下前牙全部缺失，应参考面型、颌弓形和颌间距离等情况来选择人工牙。

4. 人工牙的大小 人工牙的大小应根据缺损的大小和缺牙数目而定，注意与对侧牙一致、人工牙的长度须与天然牙的长度相协调。

（二）前牙的排列

1. 前牙排列应满足恢复美观、切割、发音三大主要功能的要求。

2. 个别前牙缺失参照邻牙、对侧同名牙和对颌牙的唇舌向、切缘位置和扭转度。

3. 前牙缺失较多或上下前牙全部缺失，排牙时应注意上中切牙之间的中线与面部中线一致。

4. 前牙区牙槽嵴丰满者，唇侧可不设置基托，同时在石膏模型的牙槽嵴唇侧，相当于人工牙的盖嵴部，将石膏刮去 0.5~1.0mm。

5. 前牙应有正常的覆殆、覆盖关系。若覆殆过大，会妨碍下颌的前伸运动；若覆盖过小，会影响美观、发音及切割功能。

6. 若缺隙过窄，人工牙不能按正常位置和数目排列在缺隙中，可将人工牙做不同程度的扭转、倾斜或与邻牙重叠，或将人工牙减径、减数排列。

7. 若缺隙过宽，此种情况多是原天然牙间有间隙所致。这时人工牙可稍大于对侧天然牙，或加大人工牙的近远中向倾斜度，或仍保留牙间原来的小间隙。

8. 若前牙为反殆关系，为了美观，可将上颌人工牙稍向唇侧排列，尽可能排成浅覆殆或对刃关系。若为重度反殆，无条件改善者，则仍排成反殆关系。

9. 上前牙缺失，下牙为后缩位时，若是个别牙缺失，上前牙的排列应与邻牙和对侧牙协调；若为深覆殆关系，则应适当磨除下前牙切缘或采用金属基托；若上前牙多数或全部缺失，可将上前牙适当向腭侧排列，以减小覆盖而又不致过多影响面容。

10. 前牙应尽量排在牙槽嵴顶上，不要过分偏向唇、舌侧，以免形成不利的杠杆作用或妨碍唇舌的功能活动，从而影响发音和切割功能。

11. 前牙排列应因人而异，应能体现患者的性别、年龄、肤色、面形甚至性格特征，给人以逼真的感觉。

（三）后牙的排列

1. 后牙的排列以恢复咀嚼功能为主。要求不论排列成品牙还是雕刻的蜡牙，均应与对颌牙有正常的接触关系。

2. 个别后牙缺失，如缺隙正常、殆龈距离较大者，一般排成品塑料牙。个别后牙人工牙的颊舌向和近远中向倾斜程度，可根据对颌天然牙的位置、倾斜度及殆面磨损等情况，对人工牙的殆面适当磨改或对天然牙调磨，使相对上下颌牙咬合接触更吻合。如遇天然牙磨耗较重，人工牙也应与其相适应，并将殆面雕刻出食物排溢道。

3. 后牙多数缺失，应注意排好第二前磨牙和第一、二磨牙，使上下牙的尖窝关系相对，在正中𬌗位时有最大面积的接触，以发挥良好的咀嚼功能。

4. 后牙应尽量排列在牙槽嵴顶上，使𬌗力直接传递到牙槽嵴顶，有利于义齿的稳定和减少牙槽嵴的吸收。若上颌牙槽骨吸收较多，牙槽嵴顶过于偏腭侧时，应排成反𬌗关系。否则，在牙槽嵴上过偏颊侧排列，会加速牙槽骨吸收，并影响义齿固位，且易造成基托折裂。

5. 适当减小人工后牙的颊舌径和牙尖斜度，以减轻𬌗力，保护牙槽嵴。

6. 前磨牙的排列应兼顾到美观的要求。如第一前磨牙缺失时，人工牙牙冠的𬌗龈高度应与尖牙牙冠的𬌗龈高度协调一致，以利于美观。

7. 人工后牙排牙时，应注意上下颌牙的尖窝交错关系，应尽可能排成正常的覆𬌗、覆盖关系，不能排成对刃𬌗，以免出现咬颊或咬舌现象。

8. 后牙缺隙过窄，或𬌗龈距离过小时，采用减径、减数和调𬌗等方法处理，也可使用金属𬌗面牙或金属牙。

9. 上下颌双侧后牙均有缺失，应按照全口义齿的排牙原则进行排牙，𬌗平面要平分颌间距离，有适当的纵𬌗曲线和横𬌗曲线，达到前伸𬌗与侧方𬌗平衡。

10. 若前后牙都有缺失，余留牙少，且𬌗关系不正常，可先在𬌗架上排好人工牙，再在患者口内试戴，并做必要的修改，以满足美观、功能的要求。

11. 若缺隙不便排列人工牙，可雕刻蜡牙，再填胶置换成塑料牙。若𬌗力较大者，可选用金属𬌗面牙或金属牙。

四、完成可摘局部义齿

（一）完成基托蜡型

人工牙排好后，根据模型设计决定基托的伸展范围，并完成蜡型。

1. 蜡基托的要求

（1）基托蜡型的伸展范围　根据缺牙、余留牙情况和不同的设计而定。如缺牙数目少，义齿为牙支持时，基托可尽量小些，基托颊侧以缺牙间隙的近远中天然牙为界，舌侧则可包括一两个天然牙。缺牙数目多，义齿主要由黏膜支持，或远中游离缺失时，基托应适当加大。上颌应包括上颌结节，并延伸至翼上颌切迹，下颌唇侧边缘伸展至黏膜皱襞转折处，舌侧止于口底黏膜转折，游离端义齿后缘覆盖磨牙后垫的前 1/3~1/2。基托边缘的伸展应不妨碍义齿的戴入及周围组织的活动，并能够形成良好的边缘封闭，避免食物的滞留和嵌塞。

（2）基托蜡型的厚度　厚度应适宜，基托的厚度要求坚固和舒适，一般约为 2mm，基托过厚，体积增大，舌运动受限，发音不清晰，患者难以适应；基托过薄，支架易暴露折断。唇颊侧基托一般以恢复面部丰满度，不妨碍唇颊部肌肉和黏膜的活动为宜。唇颊侧基托过薄或过厚，均可影响患者的面部外形和美观的恢复。在上颌硬区、下颌隆突及下颌舌骨嵴区的基托应稍厚，以利于该区组织有压痛时做缓冲。基托边缘应有一定的厚度，以保持义齿的边缘封闭。

（3）舌侧基托与天然牙的接触关系　基托的舌侧边缘应位于天然牙舌面的非倒凹区。这样，基托与天然牙舌面才能保持良好的接触，既可防止食物的嵌塞，又可起到对抗颊侧卡环臂的作用。接触龈乳头处应做缓冲，以免压伤龈乳头。余留前牙若为深覆𬌗，其舌侧基托可离开龈缘 4~6mm，以免影响咬合。

（4）基托蜡型的磨光面　基托的磨光面应光滑，在唇、颊、舌面均应呈凹斜面，有利于唇、颊软组织和舌的功能活动，并有助于义齿的固位和稳定。另外，唇颊面人工牙应形成一定的牙根凸度，使基托磨光面形态更加逼真。

（5）基托蜡型的颈缘线：人工牙颈缘应有清晰的颈缘曲线，并与相邻天然牙颈缘曲线相协调，有较好的连续性和对称性。对未设计唇基托的前牙缺失患者，可将人工牙盖嵴部接触部位的石膏，均匀地刮除 0.5mm，使义齿戴入后在该处对黏膜有轻微压迫，使其更加密合、形态自然。

（6）基托蜡型的边缘　所有基托蜡型的边缘应圆钝，并避开唇、颊、舌系带，以便义齿边缘不至于刺伤黏膜，又能获得良好的固位。

2. 蜡基托的制作方法　根据模型上所画的基托范围，取 2~3mm 厚、大小合适的基托蜡，烤软后用手指轻轻将其压于模型上，使之密合，然后用雕刻刀修去边缘多余的蜡片，用蜡刀烫软封闭基托边缘，以免装盒时蜡基托与模型分离，石膏进入基托和模型之间使基托变形。再用热蜡刀将蜡型表面烫光滑成凹形，雕刻人工牙的颈缘线与余留牙相接，并在基托的唇颊面模拟牙根的外形。最后，用喷灯火焰光滑蜡型。在制作基托蜡型的过程中，注意不能改变金属支架和人工牙的位置及改变基托的外形。使用酒精喷灯时，要掌握好火焰的大小、距离和方向，火焰尖端应细而尖，注意移动火焰，让蜡基托表面呈熔而不流的状态，同时火焰距离蜡型不能过近，以免将人工牙烧焦或变色，火焰方向在牙间隙处可垂直走向，边缘和舌侧可水平走向。此外，将模型从殆架上取下时应小心，避免损坏蜡型和模型。

（二）装盒

装盒就是在型盒内用石膏将模型连同义齿蜡型按一定的方式固定起来的过程。装盒的目的是在型盒内形成蜡型的阴模，以便填塞塑料，经热处理后，用塑料代替蜡型。

1. 装盒的要求

（1）支架和人工牙必须包埋牢固，不能改变位置。

（2）蜡型应合理暴露，利于填塞塑料，又要避免因此而可能产生的倒凹。

（3）下层型盒石膏表面不能有倒凹与气泡，使上下型盒容易分离。

（4）在修整模型与装盒过程中，不能损坏蜡型、模型和支架。

（5）装上层型盒时，应避免产生气泡。

2. 装盒的方法　临床常用的装盒方法有三种。

（1）正装法　又称整装法。将模型、支架及人工牙的唇颊面用石膏包埋在下层型盒内，只暴露蜡基托及人工牙的腭（舌）面。待石膏硬固后，在其表面涂适量分离剂，再装上层型盒。此法的优点是人工牙和卡环不易松动移位，不易改变咬合关系。便于在下层型盒内填塞塑料，适用于前牙缺失而无唇侧基托的可摘局部义齿。

（2）反装法　又称分装法。修整模型时将石膏基牙修去，使卡环和支架空悬在下层型盒，只将模型包埋固定在下层型盒石膏内，暴露人工牙、卡环和蜡基托。涂分离剂，装上层型盒，烫盒去蜡后人工牙和卡环支架等都被翻置于上层型盒内，填塞塑料在上层型盒内进行。此法的优点是便于涂分离剂和在上层型盒内填塞塑料，缺点是支架易移位。适用于卡环在下层型盒内不便操作的义齿、缺牙多而余留牙少的局部义齿及全口义齿。

（3）混装法　又称混合法。将模型和支架包埋固定在下层型盒石膏内，而暴露人工牙和蜡基托。烫盒去蜡后，人工牙翻置在上层型盒，填塞塑料在上下层型盒内分别进行。此法的优点是支架不易移位，人工牙颈缘线可做修剪，与基托的分界清楚，填塞塑料容易操作。因此，混合法为可摘局部义齿装盒最常用的方法。

3. 装盒的步骤

（1）首先再次检查义齿蜡型，发现问题及时补救整改。

（2）根据义齿体积、大小，选择合适的型盒。

（3）模型浸入水中5分钟，使之吸足水分，充分湿润。然后修整模型，使模型的大小、厚薄与型盒的大小、高低相适应。要求模型与型盒顶有10mm以上的距离，与型盒边缘应有5~10mm的间隙。

（4）应参考装盒的方法、蜡型的组合及蜡型的倾斜度来设计模型在型盒的位置。

（5）调拌石膏注入下层型盒，达型盒容积的1/2~2/3高度时，迅速将模型压入石膏中。若为混装法，应以石膏包埋卡环臂、连接杆及蜡基托的边缘。若为整装法，应以石膏包埋人工牙、卡环。若为分装法，以石膏包埋模型即可。

（6）当石膏处于半凝固状态时，抹光石膏的表面。去除人工牙外展隙、颈缘、牙𬌗面、型盒边缘和基托表面的残余石膏。所有的固定必须牢固，防止去蜡后支架移位。石膏表面形成中间高四周低的光滑、圆缓的坡面，切忌形成倒凹。

（7）待下层型盒的石膏硬固后，用分离剂（肥皂水）涂布石膏表面。

（8）最后对好上层型盒，调拌好石膏，从一侧边缘注入上层型盒内，边注入边震动以排除气泡，石膏注满后，盖好型盒盖并适当加压，去除边缘的多余石膏。

4. 注意事项

（1）修整石膏模型时，应避免折断损坏模型、支架或蜡型。

（2）在装盒时应严格按要求进行操作，尤其是以下几个方面。

1）装下层型盒时，一定要将支架和模型等包埋牢固。

2）装盒前必须将模型充分浸湿，吸足水分。

3）装下层型盒时要防止产生倒凹，装上层型盒要防止产生气泡。

4）包埋石膏表面外形应是中间高四周低的光滑、圆缓的坡面。

5）在装上层型盒前，下层型盒必须涂布好分离剂。

（三）去蜡

去蜡的目的是将型盒内模型上的蜡型去净，为填塞塑料做好准备。

1. 操作步骤

（1）烫盒　待型盒内石膏充分凝固硬化后，将型盒浸泡在80℃左右的热水中数分钟，使蜡型受热软化，取出型盒，用石膏调刀轻轻撬动分开上下层型盒，取出已软化的蜡并收集松动脱落的支架、人工牙及折断的石膏。

（2）冲蜡　烫盒完成后，及时用沸水冲净余蜡，修整石膏型腔的锐利边缘，冲净石膏碎屑。待型盒干燥后，在石膏表面涂布分离剂，以备填充塑料。注意分离剂不易涂得过多，亦不可涂在连接体和人工牙上。

2. 注意事项

（1）烫盒时间不宜过长，以免熔化的蜡渗入模型石膏内，影响涂布分离剂；时间也不可过短，否则型盒内的蜡型未充分软化，在分离型盒时，易折断石膏或引起支架移位。

（2）冲蜡必须为干净的开水，且水温应高，要有一定的冲击力，才能够将残余的蜡去除干净。

（3）冲蜡时勿使人工牙和支架移动，以免义齿变形。将收集到的松动脱落支架人工牙及折断的石膏，要单独冲净，待整个冲蜡完毕，再放回原处对位。

（四）填塞塑料

填塞塑料又称充胶，就是将未固化的塑料填入去蜡后的型腔内的过程。

1. 填塞塑料前的准备

（1）准备器材　填塞塑料时常用的器材有玻璃纸、分离剂、热凝牙托粉和造牙粉、热凝牙托水、粘固粉调拌刀、玻片、调拌杯、雕刀、毛巾、压榨器等。

（2）涂分离剂　待经过去蜡的型盒干燥后，在上、下型盒的石膏表面用毛笔蘸海藻酸钠分离剂顺一个方向均匀涂布，以防石膏吸收塑料单体，保证义齿经热处理后其表面光滑容易与石膏分离。分离剂涂布要均匀，不能涂得过多过厚，影响基托的精度，亦不能涂在支架和人工牙上，若不慎被涂上可用蘸有单体的棉签擦去，以免影响其与基托的结合。

2. 填塞塑料

（1）调拌塑料　根据义齿蜡型的大小，取适量的热凝塑料粉置于干净的调拌杯内，滴入单体，直至塑料粉完全湿润（粉剂和单体的重量比为2.5∶2，按体积比为2∶1或5∶3），立即调拌均匀，使其颜色一致，将调拌杯加盖以免单体挥发。调拌的塑料将经由湿砂期、稀糊期、黏丝期、面团期、橡胶期和坚硬期，其中面团期是最适宜填塞的时期，由黏丝期变至面团期时，正是填塞的最佳时期。此期有丝而不黏，在压力下有一定的流动性，又有一定的可压缩性。塑料凝固的时间与室温、粉液比等因素有关，塑料调拌后常温下进入面团期的时间为15~20分钟。填塞塑料时，一般先调牙冠塑胶，后调基托塑胶。在调拌塑料时，可根据填塞的型腔个数和填塞总量，适当间隔牙冠胶和基托塑胶的调拌时间，以免影响填塞。

（2）填塞塑料方法

1）填塞牙冠塑胶：牙冠塑胶的充填在上层型盒中进行。填塞塑料前先将手洗干净，取适量面团期的白色牙冠塑胶搓成条状，用手捏柔均匀，将塑料压入型盒中的牙冠型腔内，一般填塞量应较实际需要量稍多些。在上下层型盒之间隔一层湿玻璃纸，对准后加压型盒，雕塑牙冠的基本形态，要求牙冠塑胶的量与牙冠型腔颈缘线平齐，补充不足部分，修剪多余的牙冠胶。在填紧、填够的基础上，使颈缘线整齐、准确、清晰，防止出现牙冠塑胶与基托塑胶的混合。

2）填塞基托塑胶：牙冠塑胶填塞完成后，开始填塞基托塑胶。同样取适量的面团期红色基托塑胶，揉捏均匀后压入基托型腔，尤其注意支架下方和基托边缘的完整。基托塑料初步填塞后，再在上下层型盒之间隔一层湿玻璃纸，型盒对准后加盖，将其置于压榨器上逐渐加压，使基托塑胶在压力的作用下，填紧填满每一角落，同时使塑胶受到一定的压力，以弥补聚合时的体积收缩，直到上下型盒完全密合对位，多余的塑胶材料从上下型盒间的缝隙溢出。保持压力状态约1分钟，打开上下型盒，除去玻璃纸，检查塑胶用量是否合适，卡环与人工牙是否移位等。如边缘无塑胶溢出，基托表面不够光滑、有皱纹，可补加塑胶，隔玻璃纸再加压，直至上下层型盒边缘完全密合为止；反之，若型腔边缘有被挤出的塑胶，基托表面光滑、无皱纹，则表明基托塑胶量足够，打开型盒后，修去多余的塑胶，检查遗失的支架、人工牙是否归位等，有无残留的石膏碎屑。第二次加压后，最后关闭型盒时，应切记将玻璃纸取出，不要将石膏碎屑带入塑料中，注意不要遗失卡环或人工牙等义齿部件，在上下层型盒基托与牙冠相接触的部位，涂布少量牙托水，将型盒准确对合后，用压榨器压紧，或用型盒螺丝拧紧，进行热处理。

3. 注意事项

（1）调拌塑料时，单体不宜过多，因单体遇热起聚合作用后，体积收缩大。

（2）塑胶调和后，调拌杯加盖以免单体挥发。

（3）填塞用具、桌面要洁净，填塞塑胶时洗净双手，以免污染塑料，影响义齿美观。

（4）填塞塑胶一定要选在面团期进行。过早，塑料聚合后会出现散在小气泡；过晚，则塑料开始变硬，可塑性变差，甚至压坏模型或导致人工牙与支架移位。

（5）填塞塑胶时用量要合适，开始时可以稍多于实际用量，但不能太多，以免引起基托增厚、咬合升高，甚至压坏模型；过少则导致基托强度不够，基托内出现小气泡或缺损。

（6）填塞牙冠塑胶时，要求牙冠塑胶的量与牙冠型腔颈缘线平齐，使颈缘线整齐准确、清晰，防止出现牙冠塑胶与基托塑胶的混合而影响美观。

（7）热处理前，上下型盒必须压紧、密合固定，以免义齿变形，咬合增高。

（8）最后关盒时，应切记将玻璃纸取出，不要将石膏碎屑带入塑料中，注意不要遗失卡环或人工牙等义齿部件，以免影响人工牙与塑料基托的结合。

（五）热处理

热处理的目的是使热凝塑料在一定的压力和温度下逐渐完成聚合作用而固化，最终实现蜡型与塑料的转换。

1. 热处理的方法 将固定好的型盒置于盛有室温水的煮锅内，水面淹没型盒。逐渐加热，在 1.5~2 小时内到达沸点，维持沸腾 15~30 分钟。也可将型盒放入 50℃温水的锅中，慢慢加热，在 65℃水温时保持 0.5~1.0 小时，水温加热到沸点时再维持 10 分钟，待其自然冷却后开盒。

2. 注意事项 在加热过程中升温不宜过快，以免基托内形成气泡，影响义齿质量；冷却也不宜过快，应让型盒在撤离热源的热水中自然冷却，尤其不能浸在冷水中骤然冷却，否则温度变化大，义齿容易变形。开盒前型盒的内部温度应与室温一致，否则也易造成义齿变形。

（六）开盒

开盒是指塑料硬固并冷却后，将义齿从型盒石膏内取出的过程。

1. 开盒方法 待型盒完全冷却后，拧松型盒螺丝或压榨器，小锤敲打型盒底周围，用小刀撬开型盒，使上下型盒分离。取出石膏，然后用石膏剪剪掉石膏，将义齿从模型石膏中分离出来。取出义齿后，刮除附在义齿上的石膏，用流水冲刷。如不易刮去，可将义齿浸泡于 30% 枸橼酸钠溶液内，经数小时至 24 小时，义齿上黏附的石膏被枸橼酸钠溶液溶解，石膏即易刷净。

2. 注意事项 开盒前应充分了解义齿在型盒的位置，细心操作，忌用暴力，避免损坏义齿。剪石膏时，要先剪义齿周围的石膏，再剪模型石膏，注意剪刀所产生分力的方向，防止支架变形，甚至义齿基托断裂。尤其是下颌义齿，要尽量使剪刀在颊侧与牙槽嵴方向垂直，不能从舌侧中间剪，否则易使义齿折断。

（七）打磨抛光

1. 磨光 就是将制成的义齿表面及边缘磨光滑，为义齿戴入做准备。义齿通过磨光使整个磨光面具有平滑、光亮和合理的形态，边缘连续圆钝，组织面亦无黏附的石膏和塑料小瘤，以达到不刺激口腔组织、感觉舒适、外形美观和便于清洁的目的。

（1）先用大砂轮磨去义齿周缘多余的塑胶，使基托大小和厚薄合适。然后用桃形或柱形钻、砂石针磨去妨碍义齿就位的倒凹。再用细裂钻磨除人工牙颈部和靠近卡环体部多余的石膏和塑料，但不能伤及卡环体和人工牙之间的乳突部分。

（2）用湿润的布轮蘸浮石粉或细石英砂磨光基托组织面，以去尽一切纹路，直到光滑。打磨过程中，还应随时变换义齿位置和部位，使表面受力均匀。要尽量使布轮的旋转方向与卡环臂的弯曲方向一致，以防止卡环被快速旋转的布轮挂住，使卡环变形，甚至将义齿甩出坠地而使基托折断。

（3）上光　义齿经磨光后，用干布轮蘸抛光膏进行磨光面上光，并清除表面抛光膏。最后义齿打磨抛光完成。

2. 注意事项

（1）打磨时不能损伤人工牙的唇、颊面、切缘和卡环。如义齿基托组织面有石膏，可用小裂钻或球钻轻轻去除，但不能损伤组织面的外形，以免影响基托与口腔组织的密合。

（2）抛光义齿时应拿稳，尤其是用布轮打磨靠近卡环的部位时，要尽量使布轮旋转方向与卡环臂的弯曲方向一致，以免飞出后跌断。

（3）抛光时要不断加浮石粉和水，将布轮浸湿并采取降温措施，以免摩擦生热，同时应随时转换义齿位置和部位，使表面受力均匀，以免基托变形。

（八）可摘局部义齿制作中常见的问题

1. 基托或人工牙内有气泡　在制作中最常见，既影响义齿基托的强度，也影响美观，究其原因为以下几点。

（1）牙托水量过多或调拌不均匀，基托表面产生形状不规则气泡。

（2）塑胶填塞过早或填塞不足，产生散在性小气泡。

（3）热处理过快，在基托较厚的舌、腭侧产生较大气泡。

（4）压力不足，基托可出现较大气孔或空腔。

（5）塑料粉质量差或已过期，也易出现气泡。

2. 卡环、支架移位　原因如下。

（1）装盒包埋时下层型盒有倒凹存在。

（2）包埋的石膏强度不够，或未将卡环包埋牢固，去蜡时造成石膏折断。

（3）填塞塑胶时量过多或塑料过硬。

（4）加压时力量过猛，石膏模型折断变形。

（5）支架焊接不牢固。

（6）填塞塑胶前没有将已移位的卡环与支架复位。

3. 基托颜色不一致　指基托颜色不均匀，影响美观的现象，原因如下。

（1）填塞塑胶时器械或手不干净。

（2）单体挥发。

（3）塑料调拌不均匀或过硬。

（4）填塞时反复添加不同塑料。

4. 人工牙与基托连接不牢固　原因如下。

（1）填塞塑胶进行热处理前，型盒未压紧。

（2）关盒前人工牙与基托连接处未涂牙托水。

（3）填塞牙冠塑胶与基托塑胶时，间隔时间太长，引起单体挥发。

（4）在关盒前，分离用的玻璃纸未取出。

（5）牙冠与基托结合处有分离剂未清理干净。

（6）塑料粉变质不凝固或自凝或与热凝塑料粉混用。

5. 咬合增高 主要原因如下。

（1）填塞时塑胶量过多过硬。

（2）型盒内的石膏强度不够，加压时石膏磨损。

（3）热处理前型盒未压紧。

6. 义齿变形 主要原因如下。

（1）模型不准确或在制作过程中造成模型损坏。

（2）填塞时塑胶量过多过硬，压坏石膏模型。

（3）上下型盒对位不密合，盒内的人工牙与基托错位结合。

（4）开盒过早。

（5）热处理后骤然冷却。

第八节 可摘局部义齿的初戴

扫码“学一学”

可摘局部义齿制作完成后，往往还需做必要的修改才能就位，然后还应调整卡环，保证能在口内顺利戴入和取出；并进行调𬌗，使义齿发挥良好的咀嚼功能。

一、义齿的就位

初戴义齿时应按义齿设计的就位道方向试戴，轻轻施以压力，使其就位。义齿各组成部分均到达设计位置是义齿就位的标志，具体来说包括：①基托边缘与黏膜贴合无空隙；②𬌗支托应位于𬌗支托凹内并与基牙完全密合；③卡环臂与基牙密合，卡环体应位于基牙观测线上，卡臂尖位于基牙倒凹区；④修复体在口内应保持平稳，无前后翘动或左右摆动，具有足够的固位力且摘戴方便。

义齿就位时如有阻力，应分析原因予以修改，不能强行戴入。在戴入过程中，还应注意观察患者的表情与反应，如有疼痛应立即停止就位，以免损伤口腔组织。义齿就位困难的原因及处理方法有以下几种。

1. 卡环过紧 倒凹填补不够、制作支架时磨损模型，均可致卡环体部进入倒凹区影响就位，轻者可以磨改卡环体部或与之相应的基牙牙体组织，重者则需要重做卡环。

2. 𬌗支托移位 𬌗支托因模型磨损或装盒、充填时移位，可使义齿不能就位。此时需打磨甚至去除支托。

3. 基托、人工牙进入天然牙倒凹区 此时义齿无法顺利就位，可用红蓝咬合纸进行检查，确定出阻碍就位的具体部位。取出义齿，用金刚砂或钨钢磨头磨除代表阻碍处的着色点，即磨除进入倒凹区的塑料基托，如此反复戴入和调改，直到完全就位。但每次磨改量不宜过多，以免使义齿与基牙间形成间隙而造成食物嵌塞。

4. 基托进入组织倒凹区 义齿就位过程中，患者明确指出牙槽嵴有疼痛位置，常为基托边缘进入牙槽嵴倒凹区所致。此时需将基托相应位置缓冲或磨短。

5. 义齿变形　常见原因为印模、模型不准确或制作义齿时基托变形。轻度变形可以通过修改支架、基托加衬等措施来纠正，明显变形者应取模重做。

二、义齿初戴时的检查

1. 卡环和𬌗支托　卡环与牙面密合，卡环尖在倒凹区内，卡环体在非倒凹区，𬌗支托与支托凹应密合，𬌗支托、卡环体不影响咬合。若卡环在基牙上的位置不合适，可用技工钳加以调整。

2. 基托　基托组织面应与黏膜密合、无翘动、无压痛，边缘不能妨碍唇、颊、舌的功能性活动。若基托边缘过长应予以磨除；若有翘动或压痛现象，应查出支点或压痛点予以消除，此时可采用义齿压力指示剂检查。

3. 大连接体　大连接体应与黏膜密切接触，无静压力。若接触过紧，则会压迫黏膜产生疼痛；若二者之间有较大间隙，可能造成食物嵌塞，唾液滞留而引起不适，并影响舌的运动和正常的发音。

4. 颌位及咬合　缺牙过多，上下颌牙无正常𬌗接触，需要确定颌位关系的可摘局部义齿，检查其垂直距离是否过高或过低，正中关系是否正常。若颌位正常，亦应检查人工牙有无高、低𬌗，消除早接触和𬌗干扰，使人工牙和天然牙都有均匀接触；若个别牙无接触或低𬌗，可用自凝塑料加高，恢复咬合关系。

考点提示　可摘局部义齿就位的标志。

三、戴牙后的医嘱

1. 初戴义齿时，口内可能暂时会有异物感、恶心或呕吐等不良反应，有时发音亦可能受到影响，同时也会感到咀嚼不便。一般经耐心戴用 1~2 周后即可改善。

2. 摘戴义齿不熟练，需要耐心练习。摘义齿时最好推拉基托，而不是推拉卡环。不要用力过大，戴义齿时不要用牙咬合就位，以防止卡环变形或义齿折断。

3. 初戴义齿，一般不宜吃硬食，最好先吃软的小块食物。若是前牙义齿，不宜咬切食物。

4. 夜间不戴义齿，应取下义齿，用清水蘸牙膏刷洗干净后浸泡在冷水或义齿清洁液中，但切忌放在开水或酒精溶液中。

5. 初戴义齿如感觉不适或疼痛，应即时复诊，不要自己动手修改，以免影响修复体质量。如有疼痛，可暂时取下义齿泡在冷水中，复诊前 2~3 小时戴上义齿，以便能准确地找到压痛点，以利于对义齿进行修改。

6. 若义齿发生损坏或折断时，应及时修理，并同时将折断的部分带来复诊。

考点提示　可摘局部义齿初戴后的医嘱。

扫码“学一学”

第九节 义齿戴入后可能出现的问题及处理

一、基牙疼痛

1. 原因

（1）基牙病变 基牙龋坏，急慢性炎症，牙周疾病等。

（2）基牙受力异常 如卡环过紧，颊舌臂力量不平衡；人工牙或基托与基牙接触太紧；义齿翘动或摆动，使基牙承受不正常的力或扭力；咬合过高，𬌗力过大导致咬合创伤等。

（3）牙本质过敏 牙体预备时造成牙本质过敏。

2. 处理方法

（1）如为基牙病变，应查明原因，必要时转口腔内科进行牙体、牙髓、牙周病的治疗，治疗相应病变后，观察 1~2 周再戴入义齿。

（2）基牙受力异常者可通过调改卡环，磨改与基牙接触过紧的人工牙和基托，调𬌗及重衬克服翘动或摆动等措施来减轻基牙负担。

（3）牙体预备时造成牙本质过敏者，可进行脱敏治疗。

二、软组织疼痛

1. 原因

（1）基托边缘过长、过锐，组织面有小瘤子，牙槽嵴有骨尖或骨突、骨嵴形成组织倒凹。

（2）硬区、骨性隆突等处未做缓冲或缓冲不足；卡环臂过低或尖端压迫龈缘等导致局部小区域黏膜疼痛、红肿及溃疡。

（3）基托变形，咬合不平衡，基托转动或摆动；支托未起支持作用，义齿下沉压迫软组织。

（4）塑料过敏等常引起较大范围的黏膜红肿、糜烂、溃疡和压痛。

2. 处理方法 可通过磨改基托边缘；磨除组织面小瘤子；手术去除骨尖；倒凹区和硬区基托组织面应做缓冲；调整卡环臂位置；重衬、调𬌗或加高咬合使其接触平衡；调整或重新设计、制作支托。对塑料过敏者不用塑料基托。

三、义齿固位不良

义齿在功能活动过程中有松脱、翘动、摆动的现象，为义齿固位与稳定不良，其常见原因与处理方法如下。

1. 原因

（1）卡环原因 ①卡环在制作过程中未合理利用倒凹，卡环臂与基牙不贴合，不能充分发挥其卡抱作用，卡环无固位力；②卡环数量及位置分布不合理，对抗义齿移位的间接固位体设计不科学；③卡环臂过紧，未进入倒凹区，而是抵住了邻牙形成支点，造成咬合时基托与黏膜密合，开口时因卡环臂的弹力使基托又离开黏膜的弹跳现象。

（2）基托原因 ①因基托变形与黏膜不密合，边缘封闭性差；②基托面积过小；③基托边缘伸展过长。

（3）存在支点　①卡环在牙面形成支点，卡环无固位力；②支托、基托边缘与基牙或其他余留牙舌面有早接触，形成支点；③咬合不平衡，有早接触点；④人工牙排列位置不准确（偏颊侧或偏舌侧），以牙槽嵴顶为支点形成第一类杠杆作用造成义齿翘动、摆动；⑤上颌硬区缓冲不够。

（4）基牙条件差　基牙牙冠短小或固位形差等均可导致义齿固位不良。

2. 处理方法

（1）卡环原因　可以通过调整、修改卡环臂或改善义齿设计形式、加强抗移位措施进行解决。

（2）基托原因　可根据不同情况，如基托衬垫、增大基托面积、修整基托边缘，使其不妨碍唇（颊）舌软组织活动等予以解决。

（3）存在支点　找出原因，消除支点（调整或重做支托及卡环），调磨咬合，改善人工牙位置等方法对义齿进行修改，改善义齿的稳定性，无法调改则应重做。

（4）基牙条件差　需增加基牙数目或改变卡环类型。

四、义齿摘戴困难

1. 原因　患者没有掌握义齿摘戴方向和方法；卡环过紧、基托紧贴牙面、倒凹区基托缓冲不够等都可能造成义齿摘戴困难。

2. 处理方法　初戴时要教会患者如何摘戴义齿。若为义齿设计或制作原因需调改卡环或磨改基托。

五、义齿咀嚼功能差

1. 原因

（1）义齿殆关系恢复不好，人工牙与对颌牙殆面接触面积过小或人工牙咬合升高导致与天然牙的接触不良。

（2）人工牙低，殆面过小，殆面尖、窝、沟、嵴等解剖结构形态不明显，使义齿咀嚼功能下降。

（3）义齿恢复的垂直距离过低。

（4）基牙和牙槽嵴的支持不够。

2. 处理方法　根据情况分析原因，可通过调整人工牙咬合；增加上下颌接触面积，殆面形成沟窝或增加副沟；恢复正确垂直距离；增加基牙和加大基托面积等措施予以解决，提高义齿的咀嚼功能及咀嚼效率。

六、食物嵌塞

1. 原因

（1）卡环与基牙不贴合，基托与天然牙间、基托与黏膜之间有间隙。

（2）义齿固位、稳定不良，易翘动、摆动。

（3）基牙与牙槽嵴存在不利倒凹。

2. 处理方法　针对原因调整卡环位置；制作时选择好适当的就位道，尽量减小基托与基牙间间隙及不利倒凹，避免倒凹填补过多和磨除基托过多而形成不应有的间隙。对于不可避免的倒凹间隙，可通过嘱咐患者加强口腔卫生和义齿的清洗，防止天然牙发生龋病和牙周病。

七、义齿咬颊、咬舌

义齿初戴或戴用一段时间后，出现人工牙咬颊或咬舌现象，其原因及处理方法如下。

1. 原因

（1）人工后牙排列位置不当（偏颊或偏舌侧）。

（2）上下颌后牙覆盖或反覆盖太小。

（3）后牙缺失过久或老年患者颊肌松弛，颊部软组织内陷；颊部组织变肥厚、舌体变大。

（4）人工牙及天然牙存在锐利牙尖或边缘嵴。

（5）𬌗平面过低。

2. 处理方法 针对原因，以自凝或热凝塑料加厚人工牙颊侧或舌侧基托，或通过适当升高𬌗平面，调磨加大后牙覆盖，磨去锐利牙尖等措施加以解决。必要时应重排后牙。

八、发音障碍

1. 原因

（1）患者初戴义齿对口腔空间缩小、舌运动受限、口腔内明显异物感等不适应。

（2）基托过厚、过大或人工牙排列偏舌侧影响舌的活动。

2. 处理方法 排除义齿制作原因，经一段时间练习，习惯后可以自行消除；若为基托及人工牙排列的原因可通过磨改过厚、过大基托或重排人工牙予以解决。

九、恶心和唾液增多

1. 原因

（1）戴牙初期不习惯，异物感明显，刺激唾液分泌增多。

（2）上颌义齿基托后缘伸展过长、过厚，或后缘与黏膜不贴合，或后缘与黏膜间间隙过大，唾液滞留其间刺激黏膜引起恶心。

2. 处理方法 排除义齿本身原因，给患者做好解释，鼓励坚持戴用，1~2 周后逐渐适应，此类现象可消失；若为基托原因可通过磨改基托后缘及磨薄基托，或对基托进行衬垫，必要时重做。

十、咀嚼肌和颞下颌关节不适

1. 原因 义齿垂直距离恢复过高或过低，改变咀嚼肌张力和颞下颌关节髁突位置，患者常出现肌疲劳、酸痛、张口受限等颞下颌关节症状。

2. 处理方法 可通过调低或加高人工牙冠，恢复正确垂直距离及调𬌗进行解决，严重者需重新制作义齿。

十一、美观问题

1. 原因 由于选牙和排牙不当，造成人工牙颜色与天然牙差别大或义齿形态不协调；义齿戴入后过于偏向唇侧、颊侧或舌侧，唇部外形太突或凹陷；卡环金属暴露等。

2. 处理方法

（1）前牙在义齿完成前必须在口内试戴，征求患者的意见。

（2）对患者提出的合理意见，应认真听取并尽量修改，可根据情况通过调磨人工牙形态和基托厚度进行修改，必要时重做；若患者有过分要求，则应向患者耐心解释。

考点提示 可摘局部义齿戴入后出现的问题及处理。

第十节　可摘局部义齿的修理

扫码“学一学”

可摘局部义齿在戴用一段时间后，由于牙周组织和牙槽嵴情况的变化、金属的疲劳或者患者使用不当，或修复体设计制作缺陷的原因都可能使可摘局部义齿发生折断损坏、基托不密合和咬合不良等情况，也有因邻牙过度松动而拔除，需要增加人工牙，改变卡环位置的。发生上述情况时，可摘义齿必须在修理后才能继续使用。

一、人工牙折断、脱落的处理

充填塑料时，人工牙未得到充分溶胀、分离剂涂在人工牙上、熔蜡未去除干净、人工牙排列不当等因素可造成其折断脱落。修理人工牙折断或脱落的义齿，可磨除义齿上残留牙冠和舌侧基托，但注意保存基托唇侧龈缘，以保持原有颜色的一致。选择颜色大小，形态合适的人工牙或利用脱落的原人工牙，磨改其盖嵴面，预备出就位道，在人工牙盖嵴部及舌侧和相应的基托部分滴单体，使塑料充分溶胀，按咬合关系用自凝塑料固定修理。

二、基托折裂的修理

基托折裂的折裂，主要是由于基托强度不够，例如基托过薄过窄，又无金属加固设计，塑料热处理不当产生气泡，连接体位置不合适，也可由于患者使用不当被咬断，压断等原因造成。

修理方法：如果基托折断处的断面较大且清晰，可以正确拼对者，可用蜡凝固在正确位置上，然后在组织面灌注石膏，翻制石膏模型，以便固定基托，此时应注意断裂面不能有任何移位，待石膏凝固后在基托折断处，两侧各磨成约 5mm 斜坡，深达石膏面，滴少许室温固化型塑料单体在折断处基托表面，使其表面溶胀，调拌室温固化型基托塑料充填折断处，待塑料固化后取下义齿磨平抛光即可。如果基托折断面不清楚，无法正确拼对者，可将折断义齿戴入口中印模，取下灌模脱模，再在石膏模型上修理。如基托仅为裂缝，可直接在组织面灌注石膏进行修理。

三、卡环、支托折断的修理

卡环和支托折断的原因很多，最常见的如卡环和支托过细或薄或粗细不均匀造成弱点，不锈钢丝弯制时弯曲次数过多或用力过猛产生金属应力疲劳。初戴时𬌗支托卡环体磨改过多，金属表面存在裂痕，或铸造不当金属内部形成缩孔，砂眼，有杂质都可降低金属强度。

修理时，首先应当仔细检查𬌗支托沟深度和宽度是否足够，否则应加深加宽或适当磨改对颌牙尖，然后将𬌗支托、连接体磨除，若卡环和𬌗支托相连可一同磨除，注意尽量不要破坏人工牙骀面，磨除的地方用蜡填补。将义齿戴入口内取模，把义齿放入印模内正确的位置上一起灌模，一起从模型上取下，用热水冲去软蜡，再在模型上弯制不锈钢丝和骀支托，卡环或铸造支架。也可在模型上先制作卡环骀支托，然后安放在基牙正确位置上，用自凝塑料固定，再用白色自凝塑料，恢复人工牙形态。也可先用蜡固定，并雕刻人工牙蜡型经过装盒后充填基托塑料和人工牙。

四、人工牙咬合面磨耗或咬合过低的处理

义齿低骀的处理：义齿在使用过程中，由于塑料牙骀面磨耗，以致与对颌牙无接触关系，或由于义齿支持作用不足，牙槽嵴吸收萎缩，而造成义齿下沉使咀嚼效率降低。若个别后牙低骀，可将塑料牙低骀面打磨粗糙，用自凝塑料在口内直接加高，恢复正常咬合关系。若人工牙较多且磨耗严重，则应在牙骀面上加较软的蜡，在口内做正中咬合，必要时使用骀堤记录上低骀架，在模型上雕刻人工牙低骀面外形，按常规装盒，用热凝塑料恢复正常咬合。

五、义齿组织面的重衬

义齿戴用一段时间后，由于牙槽嵴的吸收，使基托组织面与黏膜组织不密合，可能嵌塞食物或基托翘动、咬合不平衡，甚至造成基托折断。此外，对游离端缺失的义齿，为使基托组织面与其下方的口腔组织更贴合，均可采用重衬处理。

（一）直接法重衬

将义齿刷洗擦干，在基托组织面均匀磨除一层薄面，使之粗糙以增加摩擦系数，用小棉球蘸单体，涂在基托组织面上调拌自凝塑料，用棉球蘸石蜡油或藻酸钠分离剂涂于患者需做重衬区的黏膜上，将义齿戴入口内，患者自然咬合，同时检查卡环及低骀支托是否与隙卡沟和低骀支托凹密合，让患者作功能性整塑，将多余的塑料从基托边缘挤出，形成良好的边缘封闭。在塑料凝固前取出义齿，在温水中浸泡加速完成聚合作用，塑料完全凝固后去除倒凹区塑料。

（二）间接法重衬

适用于义齿需要重衬的范围较大时。此法是在基托组织面放印模材料，在口内取印模，取出后灌模装盒，按常规工艺进行热处理，打磨、抛光，在口外完成基托组织面的加衬。

六、人工牙、卡环的增添

义齿修复后又拔出余留牙，如果拔除牙少，只是增添个别人工牙，可直接用自凝塑料在口内修理；若除填补人工牙外，还需增加卡环基托，则需要将义齿戴入口内取印模灌注模型后在口外修理。若余留牙拔除较多，义齿使用时间较长，则应重新取模制作。

本章小结

可摘局部义齿是牙列缺损的修复方法之一，是一种可以修复一个或多个牙齿缺失，患者能够自行摘戴的义齿。可摘局部义齿主要由固位体、连接体、人工牙、基托、支托组成，常适用于大多数牙列缺损，尤其是远中游离端缺失者。

习　题

扫码“练一练”

一、选择题

1. 可摘局部义齿的固位力主要来自

A. 卡环的卡抱力　　B. 义齿部件与真牙间形成的摩擦力

C. 吸附力及间接固位体的平衡力　　D. 基牙间相互的制约力

E. 义齿本身的重力

2. 制锁角是指

A. 义齿脱位道与基牙长轴间的夹角

B. 义齿就位道与基牙长轴间的夹角

C. 义齿脱位道与基牙邻面间的夹角

D. 义齿就位道与脱位道方向之间所形成的角度

E. 义齿就位道与基牙邻面间的夹角

3. 可摘局部义齿的不稳定表现不包括

A. 摆动　　B. 旋转　　C. 翘动　　D. 弹跳　　E. 下沉

4. 6421|456 缺失，余留牙正常，基牙应选

A. 7|137　　B. 753|7　　C. 75|7　　D. 75|37　　E. 5|7

5. 需要用蜡殆记录确定颌位记录的是

A. 64|235 缺失

B. |67 缺失

C. 7654321|4567 缺失

D. $\begin{array}{c|c} 7654 & 4567 \\ \hline 4321 & 1234 \end{array}$ 缺失

E. 7654321|1234 缺失

6. 调凹式就位道是指

A. 就位道与殆力方向一致

B. 通过模型的倾斜把倒凹集中在一方，与殆力方向一致的就位道

C. 通过模型的倾斜把倒凹集中在一方，与殆力方向不一致的就位道

D. 就位道与基牙长轴相一致

E. 两侧基牙长轴延长线的角平分线为就位道

7. 义齿初戴时出现疼痛的原因不包括

A. 垂直距离过低　　B. 组织面有塑料小瘤

C. 咬合不平衡　　D. 基托边缘过长

E. 骨突处缓冲不够

8. 下列不属于可摘义齿适应证的是

A. 游离端缺失者　　B. 拔牙后需要过渡性修复者

C. 处于生长发育期的缺牙儿童　　D. 职业需要对发音、美观要求较高患者

9. 以下不属于可摘义齿相比于固定义齿的优点的是

A. 价格低廉　　B. 容易修补

C. 咀嚼效能高　　D. 容易清洗

10. 义齿所受力完全由天然牙承担的是

A. 黏膜支持式义齿　　B. 牙支持式义齿

C. 基托式义齿　　D. 混合支持式义齿

11. 双侧后牙游离缺失伴有前牙缺失应是

A. 肯氏分类一类　　B. 肯氏分类二类

C. 肯氏分类一类一亚类　　D. 肯氏分类二类二亚类

12. 以下描述正确的是

A. 一型观测线，为基牙向缺隙方向倾斜时所画出的观测线

B. 二型观测线，为基牙向缺隙相反方向倾斜时所画出的观测线

C. 三型观测线，为基牙向颊侧或舌侧方向倾斜时所画出的观测线

D. 三型观测线，在基牙的近缺缺隙侧和远缺隙侧距𬌗面均较远、倒凹区都较小

13. 可摘局部义齿设计就位道的原则不包括

A. 有利于义齿的固位

B. 选择的就位道应使义齿与邻牙间有较大的空隙，方便摘戴

C. 必要时应根据所设计的就位道对基牙外形进行修整

D. 义齿既满足固位又满足稳定需求

14. 下列关于倒凹的说法，正确的是

A. 近𬌗方向为倒凹区　　B. 近龈方向为非倒凹区

C. 导线以上为倒凹区　　D. 导线以下为倒凹区

15. 确定就位道的方法通常有

A. 均凹法和等凹法　　B. 均凹法和调凹法

C. 等凹法与调凹法　　D. 等凹法

16. 可摘义齿塑料基托的平均厚度应该是

A. 1~1.2mm　　B. 1.2~1.5mm

C. 1.5~2.0mm　　D. 2.2~2.5mm

17. 卡环及结构中弹性比较大的部位是

A. 卡环臂　　B. 卡环体　　C. 卡环臂尖　　D. 连接体

18. 可摘义齿中各组成部件中功能最多的是

A. 人工牙　　B. 卡环体　　C. 固位体　　D. 连接体

19. 𬌗支托应达到的标准为

A. 厚 1.3~1.5mm　　B. 宽 0.9mm

C. 长 2mm　　D. 连接体部分与模型离开 1.0mm

20. 卡环的连接体设计不应该

A. 进入基牙和组织的倒凹区　　B. 达到加强义齿的作用

C. 不影响人工牙的排列　　D. 离开组织面

二、思考题

患者，男性，54 岁，$\underline{6541|1567}$ 缺失，行可摘局部义齿修复后出现基牙疼痛，分析可能原因并提出解决方案。

第十四章

牙列缺失的概述

扫码“学一学”

学习目标

口腔医学专业：

1. 掌握 牙列缺失的概念；无牙颌的解剖标志。

2. 熟悉 牙列缺失的影响；无牙颌组织结构特点及临床意义。

3. 了解 牙列缺失的病因。

口腔医学技术专业：

1. 掌握 牙列缺失的概念；无牙颌的解剖标志。

2. 熟悉 牙列缺失的影响；无牙颌组织结构特点。

3. 了解 牙列缺失的病因及无牙颌组织结构的临床意义。

案例分析

【案例】

某患者，女，57岁，三周前镶了一副全口义齿，使用后出现牙床多处压痛，下颌义齿易脱落，来院复诊过两次，作了义齿压痛区组织面的缓冲和调𬌗，效果不明显。

专科检查：下颌牙槽嵴稍低平，左、右下颌舌侧舌隆突较高，其上有明显压痛痕迹，下颌义齿较短。

【讨论】

1. 该全口义齿有什么问题？

2. 如何处理？

第一节　牙列缺失的病因及影响

牙列缺失是指上颌、下颌或上下颌整个牙弓上不存留天然牙或牙根。牙列缺失后，上下颌间失去牙的支持，亦无咬合关系，患者口腔内仅留存牙槽嵴，成为无牙颌口腔。当单颌（亦称半口）或上下颌（亦称全口）牙列缺失以后，无论在形态上或功能上都给患者带来较显著的影响。因此，应适时地镶全口或半口义齿，以恢复咀嚼功能、改善发音、恢复面容外形以及颞下颌关节正常功能。在修复中必须根据患者口腔的解剖生理特点，充分利用现存的有利条件，克服不利因素所造成的困难，才能使全口义齿达到良好的修复效果。因此，必须学习掌握好有关的原理、原则。此外，义齿的制作也是很重要的方面，只有严格按照科学的原理，认真细致地完成每一步骤，才能使全心全意为患者服务的愿望变成现实。为牙列缺失患者制作的义齿称全口义齿（complete denture），又称为总义齿。全口义齿由人工牙和基托两部分组成，为黏膜支持式义齿。如果仅上颌或下颌牙列缺失，所制作的义齿称单颌全口义齿（亦称半口义齿）。

由天然牙根支持的全口义齿称覆盖全口义齿（见第十九章），由种植体支持的全口义齿称种植全口义齿（见第二十章），本章只介绍由黏膜及黏膜下组织支持的普通全口义齿。

考点提示 牙列缺失的定义。

一、牙列缺失的病因

牙列缺失是临床上老年人的一种常见病、多发病。常见病因有龋病、牙周病、外伤、颌骨疾病以及老年生理性退行性改变等，有时遗传因素、外伤、不良修复体及全身疾患也会导致牙列缺失。但牙列缺失是以牙周病、老年生理性退行性改变为最主要病因。

二、牙列缺失的影响

（一）对咀嚼功能和消化功能的影响

牙列缺失后影响咀嚼功能是必然的结果。咀嚼丧失，使食物进入口腔后，不能通过牙齿将食物嚼成小块，并与唾液混合而进行部分消化。胃液分泌量减少，胃壁松弛，胃肠蠕动减慢，加上未嚼碎的食物进入胃内，加重了胃肠消化食物负担，久之可能产生消化不良、胃肠功能紊乱，使消化吸收机能遭到破坏，影响人体对营养物质的吸收，机体新陈代谢也可能发生紊乱，最终影响全身健康。

（二）对发音功能的影响

牙齿与舌、唇、颊肌等相互配合，控制气流经过口腔的路径和流量，从而发出不同的声音。由于牙列缺失以后，口内无牙，造成发音不准、语言不清楚现象。尤其是发与牙齿有关的音更感困难。容易发不清齿音 S、Z、C 等，舌齿音 D、T 等，唇齿音 F、V 等。

（三）对面容和美观的影响

由于牙列缺失，上下颌骨间失去牙的支持，面下部的垂直距离变短、面颊部和口周围的软组织松弛、面部皱纹加深、口角下垂，形成苍老相，直接影响患者的外貌。当用全口义齿修复以后，不但生理上达到恢复功能的目的，而且能恢复正常的面容，对患者的心理状态也有较好的影响。

（四）对心理的影响

当患者咀嚼和消化功能减退或丧失，面容明显呈苍老相，口齿发音不清时，必然影响到心理状况，产生精神压力，出现自卑感、性格孤僻、不愿见人、不想参加社交活动，这种不健康的心理状况必然影响身心健康。因此，作为口腔修复医生、技师。要懂得牙列缺失患者的心理，在与患者接触的过程中，更要体现出对患者的关心体贴和爱护。

考点提示 牙列缺损的影响。

第二节　无牙颌解剖标志及临床意义

牙列缺失后，形成无牙颌口腔。在制作全口义齿之前，需充分了解无牙颌的解剖标志（图 14–1）特点与全口义齿修复的关系，对于正确设计与制作全口义齿的基托、人工牙有重要的指导意义，以便利用有利条件、避免不利的因素，争取最佳修复效果。

一、无牙颌上下颌的解剖标志

牙列缺失后，牙槽嵴将口腔分为内外两部分，即口腔前庭和口腔本部。在制作全口义齿之前，对无牙颌的解剖标志及其周围软硬组织情况和生理功能有所认识，才能了解义齿周围边缘的伸展、后堤区、缓冲压力等的重要性。

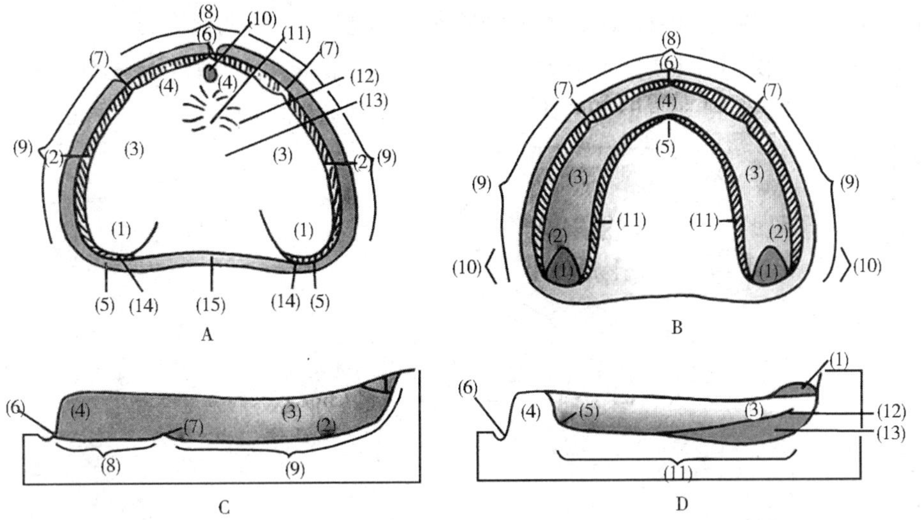

图 14–1　无牙颌的解剖标志

注：

A. 上颌𬌗面观：（1）上颌结节；（2）颧突；（3）后牙牙槽嵴；（4）前牙牙槽嵴；（5）翼上颌切迹；（6）唇系带；（7）颊系带；（8）唇侧前庭；（9）颊侧前庭；（10）切牙乳突；（11）腭中缝；（12）腭皱；（13）上颌硬区；（14）翼上颌韧带；（15）腭小凹；

B. 下颌𬌗面观：（1）磨牙后垫；（2）颊棚区；（3）后牙牙槽嵴；（4）前牙牙槽嵴；（5）舌系带；（6）唇系带；（7）颊系带；（8）唇侧前庭；（9）颊侧前庭；（10）远中颊角区；（11）舌侧翼缘区；

C. 上颌颊面观：（1）磨牙后垫；（2）颊棚区；（3）后牙牙槽嵴；（4）前牙牙槽嵴；（6）唇系带；（7）颊系带；（8）唇侧前庭；（9）颊侧前庭；

D. 下颌舌面观：（1）磨牙后垫；（3）后牙牙槽嵴；（4）前牙牙槽嵴；（5）舌系带；（6）唇系带；（11）牙槽嵴舌侧；（12）下颌舌骨嵴；（13）舌侧翼缘区

（一）无牙颌上颌解剖标志

1. 上唇系带　上唇系带（maxillary labial frenum）为一束纤维结缔组织，位于牙槽嵴唇侧中线处，为口轮匝肌在上颌的附着部。其形态多呈线形或扇形，此系带活动度大、拉力强，义齿的边缘在此处应做成符合上唇系带宽度、深度和厚度的切迹，使义齿的边缘精确地贴合在唇系带的两侧，才能形成良好的封闭作用，并使系带能自由活动，不被压伤。

2. 上颊系带 上颊系带（maxillary buccal frenum）是位于前磨牙区颊侧牙根部的纤维结缔组织，呈扇形，数目不定，有提口角肌附着。上颌全口义齿边缘在此处应形成切迹，以不妨碍该系带的活动为度，才能获得良好的封闭作用。

3. 上颌前弓区 上颌前弓区（maxillary anterior arch area）位于唇、颊系带之间，为基托边缘的非抗力区。此区为疏松结缔组织，无肌肉直接附着。义齿边缘在不妨碍软组织功能活动的前提下可尽量伸展，并与之贴合，以防止空气进入基托与黏膜之间，达到边缘密封的作用。

4. 颧突区 颧突区（zygomatic or molar process area）为上颌第一磨牙根部的骨突部分，有颊肌前纤维附着，表面覆盖薄层黏膜。此区也为上颌义齿边缘的抗力区，基托在此处应作缓冲，以免产生压痛。

5. 上颌结节 上颌结节（maxillary tuberosity）位于颧突与翼颌切迹之间的圆形骨突，表面覆盖薄层黏膜，其外侧为颊间隙。义齿边缘应充分伸展至颊间隙内，以加强义齿的固位，但需要作相应缓冲。

6. 腭穹隆 腭穹隆（palatal vault）由硬腭和软腭组成，呈拱形。可分为三种类型（图14–2）。第Ⅰ类为高拱形，其腭穹隆较高，软腭向下弯曲明显，后堤区较窄，不利于义齿固位。第Ⅲ类为平坦形，腭穹隆较平坦，后堤区较宽，有利于义齿固位。第Ⅱ类为中等形，介于高拱形和平坦形之间，亦有利于义齿固位。

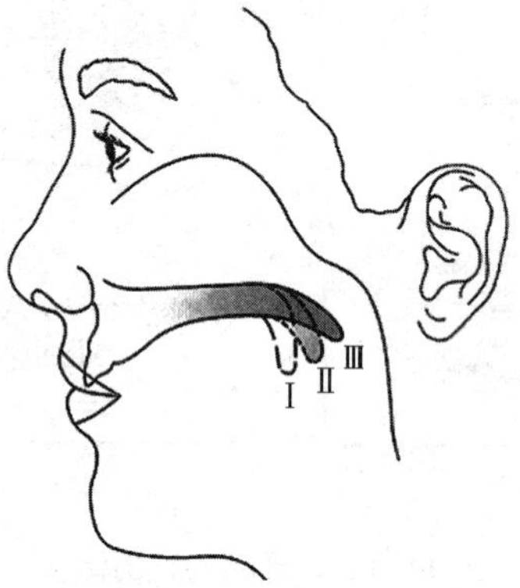

图 14–2 腭穹隆类型

注：Ⅰ为高拱形；Ⅱ为中等形；Ⅲ为平坦形

7. 翼上颌切迹 翼上颌切迹（pterygomaxillary notch）位于上颌结节之后，为蝶骨翼板与上颌结节后缘之间形成的骨间隙，外覆软组织。上颌全口义齿的后缘应止于切迹的最深处。

8. 切牙乳突 切牙乳突（incisive papilla）位于上中切牙的腭侧，居上颌腭中缝的前端，为一小的梨形或卵圆形或形状不规则的软组织突起，其下为切牙孔，有鼻腭神经和血管通过。因此，义齿基托组织面在此区应作缓冲，以免压迫神经和血管产生疼痛。

由于切牙乳突与上颌中切牙之间有较稳定的关系，因此，切牙乳突是排列上颌中切牙的参考标志（图14–3）。两个上颌中切牙的交界线一般以切牙乳突为准，上颌中切牙的唇面应置于切牙乳突中点前 8~10mm，上颌两侧尖牙牙尖顶的连线应通过切牙乳突中点前后 1 mm 范围内。

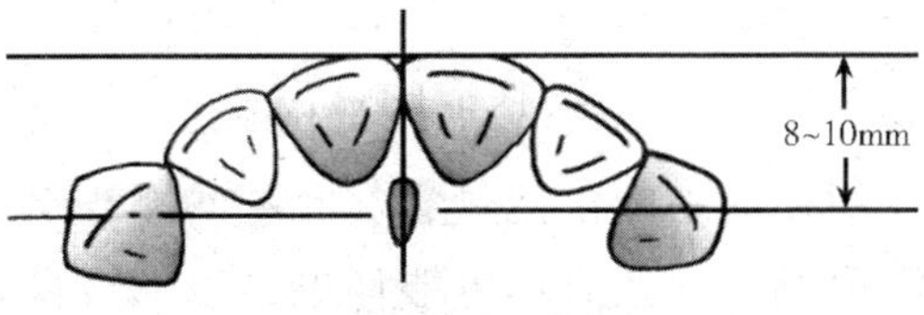

图 14-3　切牙乳突作为排列前牙的参考标志

9. 腭皱襞　腭皱襞（palatal rugae）在腭前部，由腭中缝向两侧呈辐射状的软组织横嵴。形状大小不规则，能辅助发音。此区支持力较差，不能承担大的咀嚼压力。

10. 上颌硬区　上颌硬区（maxillary hard area）位于上颌的中央部分，此处覆盖的黏膜甚薄，其下的骨组织常呈嵴状隆起，故该部位易受压而致疼痛，并易成为义齿的转动支点。使咬物时基托翘动，影响义齿的固位。故此区的义齿基托应作缓冲。

11. 腭小凹　位于腭中缝后部两侧，前颤动线之前，常有两个小凹（一般肉眼可见，少数可能不明显），即腭小凹（palatine fovea）。此为粘液腺导管的开口，可作为前颤动线定位的解剖标志。

12. 颤动线　当患者发“阿”音时，在硬软腭连接区的软腭上，有轻微的颤动现象。颤动区与非颤动区的交界线称颤动线（vibrating line），为上颌义齿后缘的标志。腭部的颤动线有前颤动线和后颤动线（图 14-4），前颤动线位于硬腭和软腭的交界处，后颤动线位于软腭的腱膜部分和软腭肌肉部分联结处，前后颤动线之间的区域，称为后堤区（ post dam area），上颌义齿的后缘通常止于此区域。义齿后边缘的组织面侧，可以适应该区组织的可让性做成突起的后堤，以保证后缘的封闭。

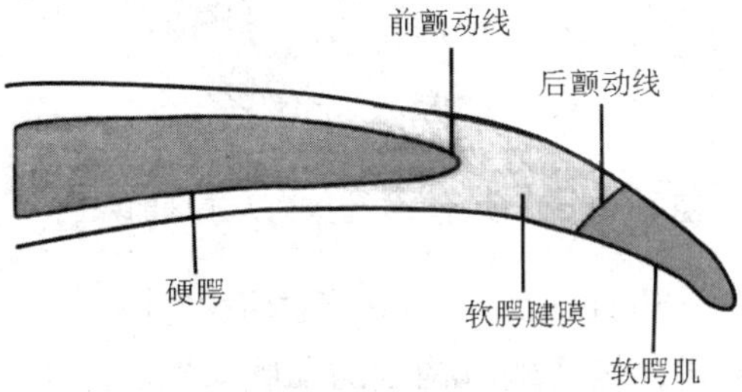

图 14-4　前颤动线和后颤动线

13. 上颌牙槽嵴　上颌牙槽嵴（maxillary alveolar ridge）呈弓背状，其上面覆盖着高度角化层的鳞状上皮，其下有很紧密的黏膜下层的附着，由于其高度角化及黏膜下层坚实的附着，所以可以承受较大的咀嚼压力。

（二）无牙颌的下颌解剖标志

1. 下颌唇系带　下颌唇系带（mandibular labial frenum）与上颌唇系带相似的黏膜皱襞，位于下颌唇侧前庭沟中线上，但不如上颌唇系带明显，义齿基托的边缘应在下颌唇系带处形成切迹。

2. 下颌颊系带　下颌颊系带位于双尖牙区的颊侧黏膜皱襞处，当其附着近于牙槽嵴顶时，因系带活动度很大、抗力强，常容易使下颌全口义齿向上脱位，故义齿基托边缘应作符合颊系带活动的切迹，以免影响义齿的固位。

扫码“看一看”

3. 下颌前弓区　下颌前弓区（mandibular anterior arch area）位于下颌唇、颊系带之间，有口轮匝肌及下唇方肌的纤维附着。在不妨碍下唇活动的情况下，义齿基托边缘在此区可适当伸展。

4. 颊翼缘区 颊翼缘区（buccal flange area）位于颊系带与嚼肌前缘之间。又名下颌后弓。其下为颊肌下纤维构成积存食物的松弛颊囊。此区的面积最大，可以容纳下颌义齿厚大的颊侧翼区。因此，义齿边缘在此区应尽可能伸展，以形成良好的边缘封闭，并可承担较大的殆力。

5. 远中颊角区 位于咬肌下段前缘之前，颊侧翼缘之后。此区范围狭窄，义齿基托边缘在此区应尽量缩小，以免咬肌前部纤维活动而使义齿上升脱位。取印模时应作适当的肌功能修整。

6. 磨牙后垫 磨牙后垫（retromolar pad）位于第三磨牙的远中，是无牙颌牙槽嵴顶远中突起的呈圆形、卵圆形或梨形，覆盖在磨牙后三角上。黏膜下为疏松结缔组织，其中含有黏液腺，可作为义齿下颌后缘的封闭区域，以加强边缘封闭作用。下颌全口义齿后缘应盖过磨牙后垫 1/2 或全部。磨牙后垫稳定，很少有吸收，因此可作为排列人工牙的标志。从垂直向看，下颌第一磨牙的殆面应与磨牙后垫的 1/2 处等高；从前后向看，下颌第二磨牙应位于磨牙后垫的前缘；从颊舌向看，磨牙后垫的颊舌面向前与下颌尖牙的近中面形成一个三角形，一般情况下，下颌后牙的舌尖应位于此三角形区域内（图 14–5）。

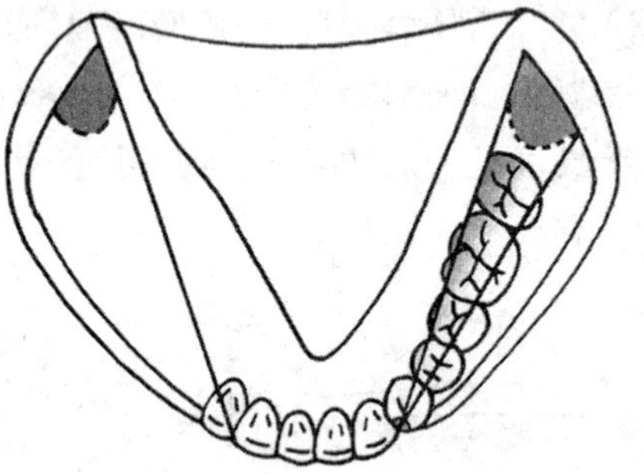

图 14–5 磨牙后垫作为排列人工牙的标志

7. 舌翼缘区 舌翼缘区（lingual flange area）为沿磨牙后垫转向内下方而入舌侧后部的凹陷区域，为口底软组织与牙槽嵴舌侧所构成的黏膜皱襞，此区有舌腭肌及咽上缩肌附着，基托边缘不应影响这些肌肉的活动。取模时，在不妨碍软组织功能活动的情况下适度伸展，特别要注意舌的功能修整，否则此区印模边缘最易形成伸展过多。

8. 下颌舌骨嵴 下颌舌骨嵴位于下颌骨的舌侧，从第三磨牙斜向下到第二前磨牙或第一前磨牙处。位于下颌骨的舌面，上有颌舌骨肌附着，覆盖黏膜较薄，下颌义齿基托舌侧边缘要盖过此区，并需要缓冲基托，才能消除义齿基托的压痛。

9. 舌下腺区 舌下腺区（sublingual gland area）位于舌系带两侧，下颌骨舌面的舌下腺凹处，左右各一，可随下颌舌骨肌的活动而升降。故取印模时必须反复作肌功能修整，使之不超过其升高的位置，以免影响义齿的固位。

10. 舌系带 舌系带（lingual frenum）为舌前部附着的纤维结缔组织，富有弹性，活动度大，为义齿边缘的缩让区。取印模时，注意舌的肌功能性修整，义齿边缘在此区应作切迹缓冲，使舌系带不妨碍下颌义齿的边缘伸张和固位，

11. 舌隆突 多见于下颌前磨牙的舌侧，为大小不等的骨突，其上覆盖薄层黏膜，故不能承受压力。义齿基托在此区应作缓冲，以免引起压痛，若隆突大而又有倒凹者，应做手术切除。

12. 下颌牙槽嵴　下颌牙槽嵴呈弓背状，其上覆盖着高度角化的鳞状上皮，下面有紧密的黏膜下层附着，可以承受较大的𬌗力。但下颌牙槽嵴严重吸收后，可变成刃状牙槽嵴，常在义齿承受𬌗力时造成疼痛和黏膜损伤。

考点提示　义齿间隙的定义和义齿的结构。

二、无牙颌组织结构的特点及临床应用

制作全口义齿要熟悉无牙颌的组织结构，其是由黏膜、黏膜下组织和骨组织构成，但无牙颌各个部位的结构、黏膜的厚度和弹性都有着很大的不同，其所承受全口义齿的压力也不同，故在全口义齿的制作时，必须考虑这些因素，以达到全口义齿使用的合理性和必要性。

（一）无牙颌的分区

根据无牙颌各部位的生理特点，结合全口义齿的功能要求，可将义齿的覆盖区划分为以下四个区域（图 14–6）。

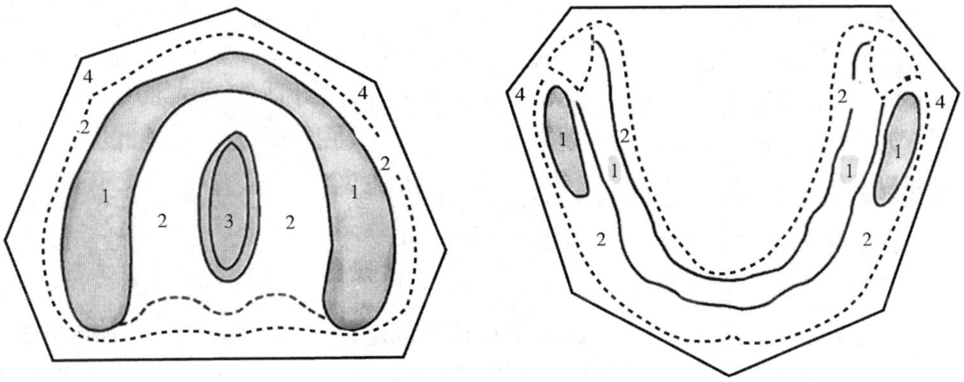

图 14–6　无牙颌的分区

注：1. 主承托区；2. 副承托区；3. 缓冲区；4. 边缘封闭区

1. 主承托区　上下颌牙槽嵴是全口义齿的主承托区（primary stress bearing area）。其表面覆盖一层坚韧而有弹性的纤维结缔组织，这部分组织的结构致密而不移动，支持能力较强。咀嚼时，义齿所受的𬌗力主要落在此区上，它能承受较大的咀嚼压力，牙槽嵴的高度和宽度直接影响义齿的支持和固位。影响牙槽嵴高度和宽度的因素很多，主要有以下两种。

（1）缺牙的原因　真牙缺失的原因如果是龋病或外伤而未使牙槽突缺损者，缺牙后牙槽嵴一般较高而宽；如果为牙周病，而且应拔除时又未拔，牙槽突则因牙周病而持续吸收，使牙槽嵴变低窄。

（2）缺牙的时间　拔牙以后，牙槽嵴随拔牙伤口的愈合而改变，如缺牙时间久，又未及时作义齿修复，则牙槽嵴持续吸收而致低平或窄小。

2. 副承托区　上颌副承托区（maxillary stress bearing area）为上颌牙槽嵴的唇颊侧及牙槽嵴与腭侧硬区之间的区域，向前包括腭皱襞，向后包括上颌的脂肪组织与腺体区。下颌副承托区是指牙槽嵴的唇、颊和舌侧区域。包括肌肉的附着点和腺体，为大量疏松的黏膜下组织，活动度较大。总之，上下副承托区的支持力比较差，不能承受较大的咀嚼压力，但

可分担主承托区所承受的殆力。

3. 边缘封闭区 边缘封闭区（border seal area）是位于上下颌牙槽嵴四周的区域，为疏松结缔组织，活动度较大，可因唇、颊、舌的运动而略有移动，不能承受殆力，但可紧密地与全口义齿边缘贴合，使空气不易进入基托与组织之间，形成边缘的封闭地带，可以增强义齿的固位。

上颌后部封闭区，可以颤动线和腭小凹等作为参考标志。颤动线周围的组织易变形、移动，常随着软腭的形状而变化，可分为三种类型。

（1）水平型 硬腭区低平，向后伸进入软腭后稍下垂，呈水平连接。义齿后界可以向远、中伸长，其后腭封闭区宽，有利于义齿固位。

（2）垂直型 硬腭高拱，在软腭处明显下垂，呈垂直连接。义齿的后界不能过多伸向远中，因此形成的后腭封闭区窄，对义齿固位不利。

（3）斜坡型 腭部的形状介于水平型和垂直型之间，呈弧形连接。全口义齿的后界可以稍微伸向远中，形成的后腭封闭区适度，对义齿固位较好。

4. 缓冲区 缓冲区（relief area）即上颌的腭中缝、上颌结节、切牙乳头，下颌的外斜嵴、下颌隆突和残存的骨突等处。这些区域覆盖的黏膜较薄，无可让性，不能承殆力。通常将上述区域基托的组织面磨去一层，作为缓冲处理。如果这些应该缓冲的区域未作缓冲处理，则这些区域可成为义齿的支点，使义齿在承受殆力时产生翘动，因而破坏封闭，影响义齿的固位；或使组织受压时产生疼痛；或造成义齿基托折裂。

（二）义齿间隙和义齿结构

1. 义齿间隙 义齿间隙（denture space）是口腔内容纳义齿的潜在空间（图 14–7）。义齿间隙原为自然牙列及其相关组织所占据的空间。由于天然牙缺失后，周围的软硬组织会发生吸收和减少，因此同一个体义齿间隙的大小也会随缺牙时间的长短不同而变化。要通过调整义齿基托厚度和范围使全口义齿充满在这个间隙内，以恢复患者由于缺牙造成的面容改变，同时又不妨碍唇、颊、舌侧肌肉的正常活动。又称其为中性区，指义齿和周围软组织处于平衡的区域。

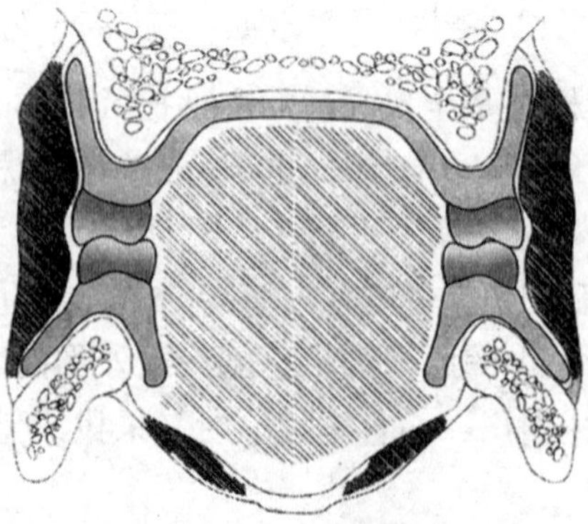

图 14–7 义齿间隙

2. 义齿结构 全口义齿由人工牙和基托两部分组成，人工牙和基托共同构成义齿的三个面，即组织面、咬合面和磨光面（图 14–8），对义齿的固位、稳定和舒适有很大的影响。

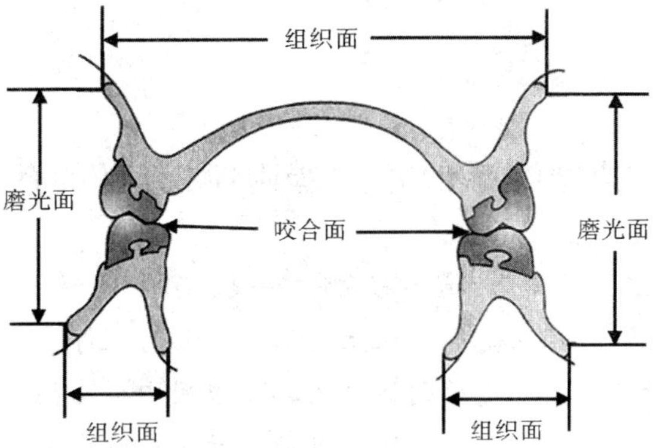

图 14–8　全口义齿的三个面

（1）组织面　组织面（tissue surface）又名印模面是全口义齿与口腔组织直接接触的一面。此面与固位的关系最大，因主要固位力（大气压力和吸附力）的形成与之直接相关。组织面的面积愈大，与口腔组织间愈密合，义齿的固位就愈好，尤其组织面的周边区域必须能与口腔组织间形成密封带，使大气压力的作用得以保持。由于口腔组织在各个部位松软程度不一，故取印模时，最好对比较松软的区域施加一定的压力，这样既可使戴义齿后组织受压均匀，避免形成翘动的支点，有利于组织面与组织间保持密封，也可在模型上采取相应的修整措施（如后堤区的修整、硬区的缓冲等）以达到此目的。

（2）咬合面　咬合面（occlusal surface）与固位的关系是：若咬合平衡则有利于利用大气压力和吸附力使固位加强；若咬合不平衡，则可由于不利的杠杆作用而使义齿翘动，从而破坏周边封闭，造成义齿脱位。咬合面是上下颌牙齿殆面实际接触的部分，它的功能除咀嚼食物以外，在一定的情况下还起到使全口义齿稳固的作用。所以在制作义齿时，必须使咬合成为平衡殆，牙尖高度、斜度必须与髁导斜度、切道斜度相协调，才能使义齿保持稳定，不致因翘动而破坏周边的封闭；并在咀嚼压力之下，亦将基托与组织之间的气体压出，使通过大气压力而起的固位作用更为增强；亦因组织均匀受压，义齿与组织接触更为紧密，吸附力也因而增强。

（3）磨光面　磨光面（polishing surface）是义齿基托与唇、颊、舌黏膜接触的一面。磨光面的外形可有利于固位，也可不利于固位。应做出有利于肌肉组织固位的外形。外形最好应是：上颌颊侧呈向下外的凹面，腭侧呈向下内的凹面；下颌基托的颊侧面呈向上外的凹面，舌侧呈向上内的凹面。总之应做成凹面（图 14–9），而不是凸面，凸面将不利于肌肉组织固位，反而会破坏固位。

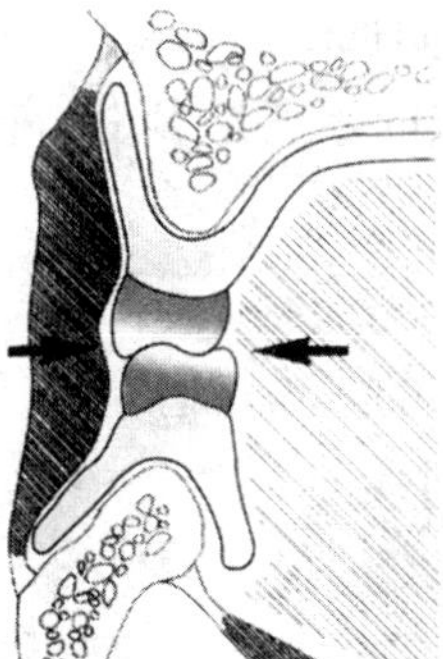

图 14–9　磨光面凹面形态

注：↑表示颊舌作用力的方向

知识拓展

边缘封闭和功能性吸附性义齿的关系

什么是吸附性义齿呢？它是通过移动性黏膜，有效的封闭义齿基托的整个边缘，使吞咽和咀嚼时建立临时性的负压，阻止义齿在说话时上浮，增强义齿的固位和稳定性。在对功能性吸附性义齿修复牙列缺失的临床应用中得出的结论是，吸附性义齿明显优于传统义齿的固位效果和咀嚼效果，且患者的主观满意度也是非常高的。所以全口义齿的固位、稳定和义齿的边缘封闭性有着极大的关系。

本章小结

本章节对牙列缺失的概念、病因和影响等内容进行了总的概述。特别是详尽介绍了关于无牙颌的解剖标志及临床意义，提供了口腔医学和口腔医学技术专业的学生都应掌握和熟悉的内容。

习　题

扫码“练一练”

一、选择题

1. 与全口义齿后缘无关的解剖标志是

A. 腭小凹　B. 颤动线　C. 上颌结节

D. 磨牙后垫　E. 翼上颌切迹

2. 与全口义齿稳定性最密切的表面是

A. 𬌗平面　B. 磨光面

C. 咬合面　D. 组织面

3. 颊肌协同作用有助于全口义齿的固位和稳定，其与义齿的哪一面关系最密切

A. 组织面　B. 磨光面　C. 咬合面

D. 𬌗平面　E. 吸附面

4. 中切牙唇面距离切牙乳突中点的距离是多少为宜

A. 3~4mm　B. 5~6mm

C. 6~8mm　D. 8~10mm

5. 切牙乳突可作为排上颌中切牙的参考标志是因为

A. 切牙乳突位于上颌牙槽嵴最前端

B. 切牙乳突位于上颌腭中缝的前端

C. 切牙乳突的位置终身不变

D. 切牙乳突与上颌中切牙之间有较稳定的关系

E. 牙列缺失后，因上颌唇侧骨板吸收较多，使切牙乳突向后移约 1.6mm

6. 腭小凹与全口义齿后缘的关系

A. 上颌的全口义齿的后缘应在腭小凹处

B. 上颌的全口义齿的后缘应在腭小凹前 2mm 处

C. 上颌的全口义齿的后缘应在腭小凹后 2mm 处

D. 无明确关系

E. 以上都不是

7. 牙列解剖标志中哪项因可影响义齿固位而需形成切迹

A. 牙槽嵴　B. 唇系带　C. 颊侧翼缘区

D. 上颌结节　E. 颧突

8. 全口义齿的覆盖区包括

A. 主承托区　B. 副承托区　C. 边缘封闭区

D. 缓冲区　E. 以上都包括

9. 影响义齿固位的软组织因素不包括

A. 唇系带接近牙槽嵴顶　B. 舌系带过短　C. 瘢痕或松动的软组织

D. 口腔黏膜疾病　E. 前庭沟浅

10. 全口义齿基托在下颌磨牙后垫区应位于

A. 全部覆盖磨牙后垫　B. 覆盖磨牙后垫 2/3 以上

C. 止于磨牙后垫前缘　D. 覆盖部分磨牙后垫并加压力

E. 覆盖磨牙后垫 1/2

二、思考题

1. 牙列缺失的病因？

2. 牙列缺失如何影响咀嚼功能？

3. 牙列缺失后组织的主要改变是什么？

第十五章

全口牙列缺失的义齿修复

扫码“学一学”

学习目标

口腔医学专业：

1. **掌握** 全口义齿的固位和稳定；全口义齿的临床修复程序；全口义齿的初戴。
2. **熟悉** 全口义齿修复前的准备、戴用全口义齿后的常见问题及处理。
3. **了解** 全口义齿的修理方法。
4. 具备全口义齿初印模制取和模型分析的能力。
5. 关心和理解无牙颌患者的身心变化。

口腔医学技术专业：

1. **掌握** 全口义齿的固位和稳定；全口义齿的排牙原则；全口义齿的修理方法。
2. **熟悉** 全口义齿的临床修复程序；全口义齿的初戴。
3. **了解** 全口义齿修复前的准备；戴用全口义齿后的常见问题及处理。
4. 具备全口义齿模型分析的能力。

案例分析

【案例】

某患者，女性，70岁，戴用全口义齿两周后，主诉休息时固位好，但前牙切咬食物时义齿容易脱位；后牙咀嚼食物时有咬颊现象。

专科检查：颌弓较宽大，牙槽嵴较丰满，系带附着距离牙槽嵴顶较远，黏膜及唾液情况正常。

【讨论】

1. 针对主诉分析导致义齿脱位、咬颊最可能的原因？
2. 针对原因说出正确的处理方法？

第一节 全口义齿的固位和稳定

全口义齿的固位和稳定是决定全口义齿修复效果的重要方面。固位是指义齿抵抗从口内垂直脱位的能力，即义齿不会殆向脱位。稳定是指义齿抵抗从口内水平脱位和转动的能力，即防止义齿侧向和前后向脱位。如果义齿不稳定，在说话和吃饭时则会侧向移位或翘动，不仅造成义齿脱位，对牙槽嵴将产生创伤性力量。当然，稳定是在有固位的前提下产生的，如果没有基本的固位，义齿的稳定将无从谈起。

一、全口义齿的固位及影响固位的有关因素

（一）全口义齿的固位原理

全口义齿的固位是由大气压力、吸附力和表面张力等作用的结果。

1. 吸附力　吸附力是两个物体之间的相互吸引力，包括附着力和内聚力。附着力是指两种不同物质分子之间的吸引力，如基托与唾液、唾液与黏膜之间可产生附着力；内聚力是指同分子之间的吸引力，如唾液本身分子之间可产生内聚力。全口义齿的吸附力与基托面积、基托与黏膜间的密合程度及唾液的性质有关。基托面积越大、基托与黏膜越密合、唾液黏稠度高、流动性小（如果唾液过于黏稠，唾液不易形成薄膜，反而不利于吸附力的产生），则吸附力越大。

2. 大气压力　大气压力是指地球表面覆盖着一层厚厚的大气层，大气层对地空间的一切物体都有压力。根据物理学原理，当两个物体之间产生负压，而周围空气又不能进入时，外界的大气压力会将两个物体紧压在一起，只有破坏了负压后，才将两个物体分开。全口义齿基托与其覆盖的黏膜紧密贴合，形成良好的边缘封闭，空气不能进入基托与黏膜间，其内部形成负压，在大气压力的作用下，基托紧贴黏膜使义齿获得良好的固位。若破坏了边缘封闭作用，空气进入基托和黏膜之间，全口义齿就会脱位。基托面积越大，大气压力也越大。

3. 表面张力　表面张力是存在于液体表面，使液体表面收缩的力。全口义齿基托和黏膜之间有一薄层唾液，唾液外层分子受到唾液内部分子的吸引力，产生向液体内部收缩的趋势，而形成半月形的液体表面，是由于表面张力所造成的。若要使全口义齿脱位，必须使基托与黏膜之间的唾液薄膜分成两层或破裂，即克服表面张力，空气进入基托与黏膜间。表面张力的大小与基托面积、基托与黏膜间的密合程度及唾液的黏稠度有关，基托面积越大、基托与黏膜越密合、唾液黏稠度高，则表面张力越大。

（二）影响全口义齿固位的因素

患者的口腔解剖形态、黏膜的性质、唾液的质和量、基托面积的大小、基托边缘的伸展等因素均与义齿的固位有关。

1. 颌骨的形态　根据全口义齿的固位原理，吸附力、大气压力等固位力的大小与基托面积的大小成正比。若颌弓宽大、牙槽嵴高而宽，则基托面积大，义齿的固位作用好；反之，若颌弓窄小、牙槽嵴吸收后低平而窄，则基托面积小，义齿的固位作用就差。

2. 黏膜的性质　如果黏膜的厚度适宜，有一定的弹性和韧性，则基托组织面与黏膜易于密合，基托边缘也易于获得良好封闭，有利于义齿固位；反之，如果黏膜过薄，没有弹性，则基托组织面与黏膜不易贴合，边缘封闭性差，义齿的固位也差，并且容易产生黏膜压痛。覆盖在硬腭和牙槽嵴上的黏膜较致密，并紧密地附着在下面的骨质上，有利于对义齿的支持。在唇、颊、舌沟处的黏膜，因含有疏松的黏膜下层组织，义齿边缘伸展到移行皱襞，容易获得良好的边缘封闭作用，也有利于义齿的固位。

3. 基托的边缘　基托边缘的伸展范围、厚薄和形状，对于义齿的固位非常重要。基托边缘的伸展原则是在不妨碍周围组织正常活动的情况下，基托边缘应尽量伸展。义齿基托边缘应圆钝，并与移行黏膜皱襞保持紧密接触，也有利于义齿的固位。

全口义齿基托的唇、颊、舌边缘应伸展到唇、颊、舌黏膜和牙槽黏膜之间的黏膜反折线处，在上颌结节颊侧，基托边缘应伸展到颊间隙内，唇、颊、舌系带处的基托边缘应形成切迹，上颌基托后缘应位于腭小凹后2mm与两侧翼上颌切迹的连线处，下颌基托后缘应盖过磨牙后垫的全部。

4. 唾液的性质 唾液的黏稠度高、流动性小，则有利于义齿的固位。若唾液的黏稠度低、流动性大，则不利于义齿的固位。但唾液分泌量过多或过少均不利于义齿的固位。

二、全口义齿的稳定及影响稳定的有关因素

全口义齿的稳定是指义齿抵抗水平脱位的能力，即义齿不会侧向和前后向脱位，也就是在口腔行使功能时，如说话、咀嚼、吞咽时义齿不会脱位。

全口义齿有了良好的固位，并不能保证在行使功能如咀嚼、说话时不脱落，任何施加在义齿磨光面和咬合面上的不利因素，均会使义齿受到水平向力，发生移位或翘动，从而破坏边缘封闭使义齿脱位。理想的义齿稳定要求周围组织提供抵抗水平脱位的力量。因此，须从排牙、咬合关系、基托磨光面形态三个方面注意，使其与唇、颊、舌肌功能运动协调。

1. 咬合关系 正常的自然牙列做正中咬合时，由于上下颌牙列𬌗面尖窝的扣锁作用，下颌对上颌的位置关系是恒定的，而且很容易重复。全口义齿戴入无牙颌患者口内时，上下人工牙列的扣锁关系也应符合该患者自身上下颌的位置关系，而且上下牙列间要有均匀、广泛的接触。只有这样，咬合力才能使全口义齿与黏膜间贴合得更紧密，才有助于义齿的固位。如果义齿的咬合关系与患者上下颌的颌位关系不一致，或上下人工牙列间的咬合有早接触，患者在咬合时，不但不会加强义齿的固位，还会出现义齿翘动，以致造成义齿脱位。因此，制作全口义齿时，确定正确的颌位关系与建立良好的咬合平衡极其重要。

2. 排牙 天然牙在萌出过程中受到唇颊肌向内的力，同时也受到舌肌向外的力，因此牙齿完全萌出后的位置恰位于唇颊肌向内和舌肌向外力的平衡区域内。当天然牙列缺失后，牙列原来所占据的空间便形成了一个潜在的间隙，此间隙即为“中性区”，指义齿和周围软组织处于平衡的区域。如果将人工牙排列在中性区内，人工牙列受到唇颊、舌肌产生的侧向力基本处于平衡状态，有利于义齿的固位。如果人工牙明显偏向唇颊侧或明显偏向舌侧，唇颊肌或舌运动时很容易破坏义齿的稳定。

全口义齿的人工牙应按一定的规律排列，形成合适的补偿曲线和横𬌗曲线。上下颌做正中咬合时，人工牙𬌗面应有均匀广泛的接触，前伸、侧方运动时应达到平衡，才能有利于义齿的稳定。如果正中咬合有早接触，前伸、侧方运动未达到平衡，则咬合时义齿容易出现翘动、脱位。𬌗平面对义齿的稳定性也很重要，如果𬌗平面在前牙区高、磨牙区低，则会使上颌义齿向远中、下颌义齿向前方移位，反之亦然。

3. 基托磨光面的形态 全口义齿在行使功能的过程中，唇、颊、舌肌及口底组织都参与活动，各肌肉收缩的力量大小和方向多不相同。为争取获得有利于义齿稳定的肌力和尽量减少不利的力量，须制作良好的磨光面形态。磨光面形态应制成凹面形，使唇、颊、舌肌作用于磨光面时会产生有利于义齿固位和稳定的挟持力。若磨光面形成凸面形，则受唇、颊、舌肌力作用时，会产生水平向力量而易使义齿脱位。

三、全口义齿固位与稳定的关系

全口义齿的固位和稳定是相互影响的，二者缺一不可，固位和稳定的作用在临床上常

常难以区分。固位力强可以弥补稳定的不足，而由于牙槽嵴萎缩等解剖因素造成的固位力差又可通过改进磨光面、咬合面的形态而弥补。因此，良好的固位和稳定是全口义齿修复成功的基本要素。

第二节 全口义齿修复前的准备

一、与患者的交流

医生与患者面对面地采集病史，有助于了解患者的个性特点和经济状况。全口义齿修复的成功在很大程度上有赖于患者的合作，患者应被看作是参与者，而不仅仅是治疗对象。通过了解患者的情况，为患者分析制作全口义齿的有利和不利条件。确定修复设计，将义齿修复后可能发生的问题向患者说明，使患者思想上有正确的认识，便于积极配合，也便于建立良好的医患关系。一般主要从以下四个方面与患者交流：

1. 患者主观要求 患者希望义齿所能达到的效果，对义齿修复过程、价格、效果的理解程度。

2. 既往牙科治疗情况 缺牙原因、缺牙时间的长短、是否修复过、既往义齿使用情况。

3. 年龄和全身健康状况 患者的年龄越大，骨的愈合就越慢，组织越敏感，牙槽骨萎缩越多，耐受力越差，越不易适应新的情况，自我调节能力也越差。

糖尿病患者因唾液分泌减少而导致口干。口干是由于黏膜腺体萎缩并纤维化造成的，软组织易受损伤，在口内形成压痛点，黏膜破溃后愈合缓慢、易发炎。戴义齿后应注意口腔卫生、饮食习惯、夜间不戴义齿等口腔保健。

内分泌失调发生在更年期的患者，女性多于男性，因内分泌的改变，易发生骨质疏松，骨质吸收比正常人快，易出现口干、烧灼感和疼痛，情绪波动较大，耐受力和适应能力较差。

4. 性格和精神心理情况 积极乐观、富有耐心、持之以恒的人对口腔义齿能主动适应，对全口义齿易于满意。而性格急躁、世故、敏感精明的人则着重归咎于义齿的不适，对克服困难是消极的，对全口义齿满意度低。因此，了解患者的性格和精神心理情况，医生可有足够的心理准备，有助于正确引导患者，提高全口义齿的满意度。

二、口腔检查

牙列缺失后，口腔颌面部都会发生一系列的形态和功能改变，因此在制作义齿之前，应对患者进行系统、全面的口腔检查，根据具体情况，设计出符合其个体需要的修复形式。

（一）颌面部

患者的颌面部左右是否对称，唇的丰满度，面部比例是否协调，侧面面形是直、凹还是凸，下颌运动是否正常，下颌张口型有无偏斜和前伸，有无颞下颌关节功能紊乱综合征的症状。

（二）牙槽嵴

检查拔牙后伤口愈合情况、牙槽骨吸收情况，一般在拔牙后2~3个月进行全口义齿修复。牙槽嵴的形态决定全口义齿固位力的大小，高而宽的牙槽嵴对义齿的固位、支持和稳定作用好，低而窄的牙槽嵴对义齿的固位、支持和稳定作用差。当牙槽嵴呈刃状时，戴义齿后易出现组织压痛，因此在选择人工牙时应选择颊舌径窄、牙尖斜度小的人工牙，以减小牙槽嵴的负荷。

（三）颌弓的形态和大小

颌弓一般分为方圆形、卵圆形和尖圆形三种形状，大小分为大、中、小三类。注意检查上下颌弓的形状和大小是否协调，上下颌牙槽嵴吸收情况是否一致。

（四）上下颌弓的位置关系

分为水平关系和垂直关系。

1. 水平关系 指上下颌弓前后左右的位置关系，一般有三种情况（图 15-1）。

（1）正常位置关系 上下颌弓的形状和大小大致相同，前后位置关系正常。侧面观上下颌弓的唇面基本在同一平面上，或上颌弓位于下颌弓的稍前方。这种位置关系有利于人工牙的排列。

（2）上颌前突 上颌弓位于下颌弓的前方和侧方，上颌弓大，下颌弓小。这种位置关系对前牙的排列比较困难。

（3）下颌前突 下颌弓位于上颌弓的前方和侧方，上颌弓小，下颌弓大。这种位置关系不利于排牙。

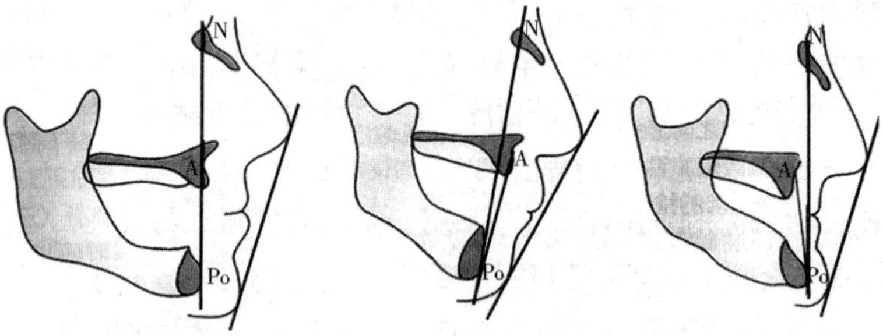

a.正常位置关系 b.上颌前突 c.下颌前突

图 15-1 上下颌弓的位置关系

2. 垂直关系 指上下颌弓之间的上下位置关系。在牙尖交错位时，天然牙列上下牙槽嵴之间的距离称颌间距离。无牙颌颌间距离的大小与原天然牙的长度和拔牙后牙槽嵴吸收的程度有关。颌间距离一般可分为三种情况。

（1）颌间距离大者 方便排列人工牙，但因人工牙离牙槽嵴顶较远，容易产生不利的杠杆作用，在咀嚼时易引起义齿翘动。

（2）颌间距离中等者 表明牙槽嵴有一定高度和宽度，有利于排列人工牙及义齿支持和固位。

（3）颌间距离过小者 表明上下牙槽嵴丰满，虽然有利于义齿的固位和支持，但排列人工牙时常需磨除人工牙的盖嵴部，给排牙带来麻烦。

（五）唇颊舌系带的位置和肌肉的附着

检查上下唇系带的位置是否与面部中线一致，系带的附着点距离牙槽嵴顶的距离远近情况。当系带的附着点距离牙槽嵴顶较近时，因唇肌运动，牵拉系带活动易造成义齿脱位，制作个别托盘时应适当避让。

（六）腭穹隆的形状

腭穹隆的形状与上颌全口义齿的固位和支持作用关系很大，详见第十四章第二节。

（七）舌的位置及大小

牙列缺失后，由于没有牙的限制，舌体会逐渐变大，戴全口义齿后舌会逐渐适应。恢复正常形状。

（八）对旧义齿的检查

如果患者戴用过全口义齿，应了解患者戴用旧义齿的时间和使用情况，本次重做的原因和要求，检查分析旧义齿的缺点，重新修复时予以改正。

三、修复前的外科处理

（一）去除尖锐的骨尖、骨嵴和骨突

骨尖、骨嵴和骨突是牙齿缺失后牙槽骨不均匀吸收形成的骨质突起。如果检查时压痛明显或有明显倒凹，应进行修整。

（二）修整骨性隆突

当下颌隆突，上颌结节形成较大倒凹，又不能通过缓冲基托组织面的方法解决时，修复前应进行修整。两侧上颌结节均较突出时，可以只选择结节较大的一侧做外科修整，另一侧可通过缓冲基托组织面及改变义齿就位方向使义齿就位，并且不产生疼痛。上颌结节下垂时有可能与下颌磨牙后垫接近，为了使上下颌牙槽嵴之间有足够的垂直间隙，有时须将上颌结节的高度降低。

（三）唇、颊系带成形

当系带附着点接近牙槽嵴顶时，可能会影响义齿的固位和功能，应做系带修整，以降低系带附着点。

（四）松软牙槽嵴的处理

有些长期使用不良修复体的患者，由于牙槽骨质大量吸收，牙槽嵴顶被一种松软、可移动的软组织覆盖，被称为松软牙槽嵴（flabby ridge）。由于它不是完全没有承受力，可在取模时采取适当方法防止松软组织受压变形而影响印模的准确性。一般不主张手术切除。

（五）修复增生的黏膜组织

口腔黏膜炎症性增生，多发生在上颌唇侧前庭，也可发生在下颌唇侧前庭，呈多皱状，在裂口的底部有溃疡，称缝龈瘤。应嘱患者停戴义齿，修改基托边缘，待组织恢复正常后再重新修复。如增生的组织不能消退，须手术切除，待伤口愈合后再重新修复。

第三节　全口义齿的临床修复程序

一、印模及模型

全口义齿印模是用可塑性印模材料取得无牙颌牙槽嵴和周围软组织形态的印模。印模要具备清晰的无牙颌表面标志，印模边缘要反映周围组织的生理功能活动。精确的印模与模型可使全口义齿基托与口腔黏膜高度密合、伸展合适，不影响周围软组织的功能运动，从而获得全口义齿良好的固位、稳定和支持。全口义齿的印模应采用二次印模法，包括初印模和终印模，分别可以获得诊断模型和工作模型。

（一）印模的要求

1. 适度的伸展范围 无牙颌印模的边缘应适度延伸，不得妨碍功能运动时的黏膜反折和系带。例如下颌舌侧翼缘区、上颌颊侧翼缘区等区域。但是不能过度延伸边缘，尤其是下颌颊棚区和下颌前牙唇侧前庭沟区。

2. 精确的组织解剖形态 初印模的目的是尽可能的复制口腔组织的静止形态，以保证个别托盘和义齿基托与软组织密合，避免组织压迫变形。对于活动度大的软组织，例如变形量大的磨牙后垫和松软牙槽嵴，应采用特殊的印模方法。

3. 周围组织的功能形态 通过对印模边缘周围组织的肌功能运动，将上下颌前庭沟的轮廓、长度和宽度复制在印模边缘上，并确定唇、颊、舌系带在功能运动时的形态和位置。

（二）初印模和初模型

诊断模型由初印模得来，通常能够准确反映牙槽嵴软硬组织的形态，但是无法准确反映前庭沟的深度和宽度以及周围肌肉附着等细节。这是由于取印模是所用的成品印模托盘和印模材料造成的。成品托盘是一般患者普遍适用的托盘，缺乏制取精确印模的个性化。通常适用不可逆的藻酸盐类印模材料制取初印模，由于该材料具有高粘度，通常造成前庭沟软组织变形，导致印模边缘过度伸展。因此，制取初印模时，需要选择接近患者牙弓形态的成品托盘，控制藻酸盐类印模材料的流动性，且在托盘就位时施加适合的压力。

1. 成品托盘的选择 根据上下颌牙弓形态选择成品托盘。无牙颌成品托盘底部与牙槽嵴外形一致，呈椭圆形，翼较短。成品托盘有多种型号供选用，医生需要将其放入口内检查。也可使用专用卡尺分别测量上颌结节外侧和下颌磨牙后垫内侧的距离选择托盘。如果患者有旧义齿，可以直接参照旧义齿选择相应大小的成品托盘。

上颌托盘后缘要盖过翼上颌切迹，腭侧至颤动线后 3~4mm。下颌托盘要超过磨牙后垫后缘，舌侧翼缘伸展充分，并确保托盘和软组织间留有 2~3mm 的间隙。如选用的成品托盘边缘过长，可以用钨钢磨头进行调磨。如果成品托盘边缘过短，可以使用边缘蜡延长托盘边缘。托盘正确就位后，托盘手柄中线与患者面部中线一致，侧面观察与鼻翼耳屏线基本平行。

2. 上颌初印模制取 取模时，采用正确的粉液比调拌藻酸盐印模材，将适量的藻酸盐印模材均匀的平铺于修整好的印模膏托盘上。站在患者的右前方或右后方，左手绕过患者头部，用拇指、示指和中指或者口镜牵拉上唇和左侧口角。用椅位的头枕部支撑患者头部，防止过度向后仰。用右手拇指、示指和中指抓紧托盘，旋转就位。托盘后缘、翼上颌切迹的位置先就位，然后就位托盘前部。托盘的手柄应该和鼻子在一条直线上。牵开左侧颊部，确认藻酸盐印模材料包裹了全部托盘边缘，同样的方式检查右侧。牵开嘴唇，让藻酸盐印模材料流入唇侧前庭沟，防止产生气泡。嘱咐患者在不接触下颌牙槽嵴的情况下尽可能地做闭口运动。医生应在唇部、颊部区域的托盘边缘下方做肌功能修整，让患者轻轻左右移动下颌。藻酸盐印模材料结固后，用手指从前牙区到颊侧轻轻撬动托盘边缘，或使用三用枪向唇系带部位吹气破坏边缘封闭，平稳地取出印模。

3. 下颌初印模制取 站在患者的右前方，用右手拇指、示指和中指拿稳托盘，用左手示指或者口镜牵拉左侧的口角和邻近的嘴唇，从牵拉开的左侧口角处旋转就位托盘。用左手或者口镜牵拉开下唇，确保下颌托盘放置在正中的位置，覆盖牙槽嵴。轻轻下压托盘，嘱咐患者抬起舌头，在前部托盘就位时将舌头轻轻抬起，然后就位后部托盘。嘱患者小张口，医生在脸颊部和唇部做肌功能修整。然后用双手示指置于托盘前磨牙位置，大拇指置于下颌骨下缘，不要施加过大压力。印模结固的整个过程都需要用手扶住并且保持稳定。藻酸盐印模材料完全结固后，用手指轻轻撬动边缘，或使用三用枪向唇系带部位吹气破坏边缘封闭，平稳地取出印模。

4. 检查印模　检查印模完整性：其边缘应充分反映前庭沟处组织形态，总体呈光滑、连续、圆钝、无气泡等缺陷。上颌初印模应显示如下标志：牙槽嵴、切牙乳突、腭皱襞、上颌结节、唇颊前庭沟、唇系带、颊系带，印模后缘超过双侧翼上颌切迹连线，有时可见清晰的腭小凹。下颌初印模应显示如下标志：牙槽嵴、颊棚区、唇颊沟、下颌舌骨嵴、下颌舌骨后窝、唇系带、颊系带、舌系带，印模后缘完全盖过磨牙后垫，舌侧翼缘区应达到良好的延伸（图 15-2）。如果初印模不完整，应仔细评估，分析原因，重新制取印模，避免出现同样问题。

初印模完成后，流水冲洗其上唾液，消毒，即刻灌注模型或者置于保湿箱中减少印模材料水分流失，避免不可逆的形变。

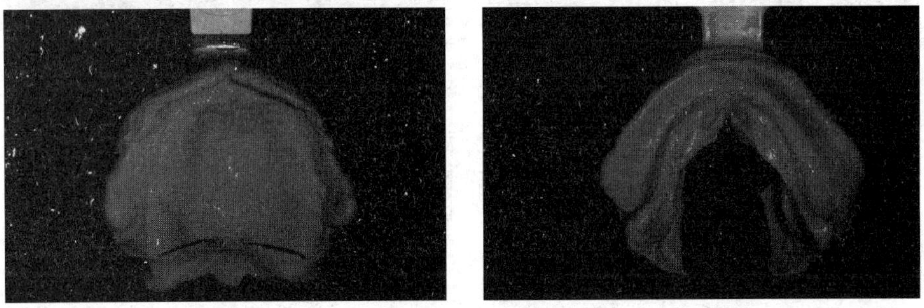

图 15-2　初印模

5. 初模型　使用清洁的调刀和调拌碗，按照正确的水粉比混合石膏，在水中轻轻加入石膏粉，充分混合。用调拌刀取少量石膏，从印模组织面较高部位边振荡边灌注，使石膏逐渐注满并包裹印模边缘。石膏结固后，将初模型取下，利用石膏打磨机修整，要求模型底座厚度不小于 10mm，唇颊侧外缘宽度为 2~3mm，后缘宽度 5~6mm，前庭沟深度为 2~3mm。

（三）个别托盘

个别托盘的适合性是全口义齿印模过程的最重要环节之一。理想的个别托盘应具备良好的稳定性、坚固性，在无牙颌基托覆盖区能正确的延伸，边缘不影响黏膜反折组织的封闭作用，容易修改等特征。

1. 确定个别托盘边缘　用铅笔在初模型上先画出基托最大伸展边缘线，然后再画出个别托盘的范围，通常比基托最大伸展范围缩小 2mm，上颌后缘为后颤动线，唇颊舌系带处可以多避让 1mm（图 15-3）。

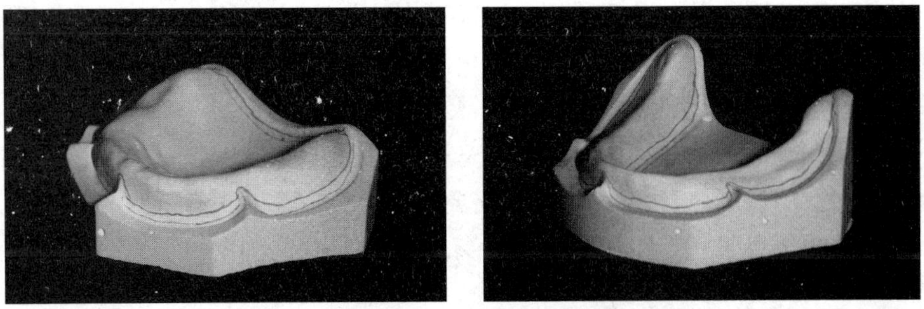

图 15-3　初模型及画线

2. 模型缓冲、填倒凹 标出无牙颌应缓冲的部位（切牙乳突、腭皱襞、上颌隆突、磨牙后垫、突出的下颌舌骨嵴、尖锐的骨突、狭窄的牙槽嵴、松软牙槽嵴），在相应位置涂红蜡，厚度为0.5~1mm。用红蜡适量填充倒凹部位（上颌结节外侧、下颌舌骨嵴下后方、前牙区牙槽嵴唇侧）。用刷笔在模型表面均匀涂布一层凡士林或分离剂。

3. 制作个别托盘 调拌足量的自凝塑料，在面团期压成厚度为2mm的片状，将其放在初模型上轻压，使其余模型表面贴合，沿个别托盘边缘线切去多余塑料，保证边缘厚度，不可形成菲薄边缘。制作托盘手柄和指支托，长度为1.5mm，高度为1mm。托盘手柄分别在上颌、下颌前部牙槽嵴中线部位，托盘位置及倾斜角度应与上颌中切牙长轴一致。在下颌托盘两侧前磨牙区设置指支托，作用为在下颌取模时放置示指使双侧均匀受压。指支托位于托盘对应于牙槽嵴顶区域。塑料硬化后，将个别托盘从模型取下，用钨钢磨头打磨过长边缘、去除边缘毛刺，托盘边缘呈光滑圆钝形（图15-4）。

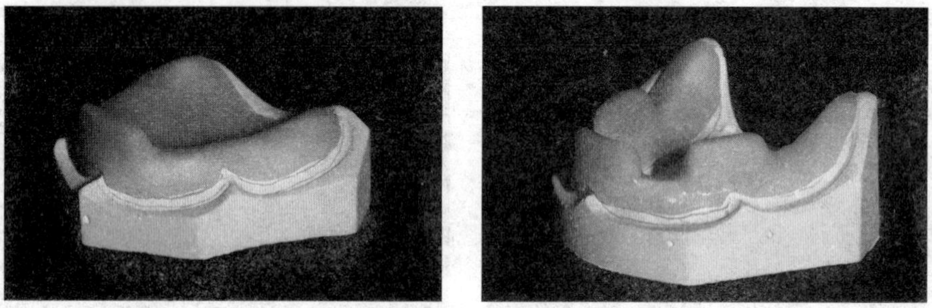

图15-4　个别托盘

（四）终印模和终模型

1. 检查个别托盘

（1）检查上颌个别托盘　由于采用成品托盘、印模膏和藻酸盐印模材料制取初印模，很难做到准确的边缘延伸和组织压力，所以会造成很多部位的软组织牵拉、移位，表现为前庭沟的深度和宽度比实际的前庭沟更宽、更深。所以在模型上沿最大延伸范围退让得到的个别托盘边缘还是会影响到软组织的活动。所以我们需要口内进行试戴，检查其边缘，要求唇颊前庭沟的边缘离开移行皱襞2~3mm。

（2）确认上颌后缘　上颌全口义齿的后缘应位于后颤动线前方，医生可以采用两种方法确认后颤动线位置，第一种方法，患者发“啊”音，可观察到软腭组织上抬，而前方组织基本维持不变。另一种方法，堵住患者鼻孔，让患者用鼻子鼓气，可以看到软腭会出现明显的下降。用记号笔标出颤动线位置，并向两侧延伸至翼上颌切迹处，此线为义齿基托后缘的最后界限。再将上颌个别托盘复位回口内，标记线将会印到初印模组织面，磨除过长边缘至标记线。

（3）检查下颌个别托盘　将下颌托盘旋入口内就位后，检查其边缘伸展范围。托盘的后界应盖过整个磨牙后垫，颊侧翼缘应位于颊棚区可动黏膜和不可动黏膜以内，舌侧翼缘应盖过下颌舌骨嵴，舌侧后缘应延伸至下颌舌骨后窝内。唇侧应离开黏膜反折处2~3mm。唇、颊、舌系带处应充分缓冲。如发现手指离开后，托盘浮起，表明托盘的边缘长度、厚度、外形存在干扰肌肉和黏膜运动的地方，需要找到过长边缘处，进行修改。

2. 个别托盘的边缘整塑 目的是利用边缘整塑材料在结固前具有很好成形性的特点，

对个别托盘的边缘形态、伸展范围进行比较准确的成形，为终印模制取无牙颌唇、颊、舌侧边缘的功能形态提供合适的托盘。边缘整塑材料包括边缘整塑蜡、重体加成型硅橡胶、软衬材料和聚醚材料等。以采用边缘整塑蜡进行边缘整塑为例。

（1）下颌个别托盘的边缘整塑　依照（图 15–5）所示的分区进行边缘整塑，在各部位添加边缘整塑蜡后，恒温水浴，保持示指扶在指支托上，采用主动及被动肌功能修整动作，将托盘从口内取出，冷却。

1）区域 A：颊侧翼缘区是为义齿提供支持力的区域，嘱患者做嘟嘴和微笑的动作 2~3 次，用手指轻轻地按压面颊部，注意不要按压边缘整塑蜡的部位，进行颊肌、咬肌周围区域的边缘成形。

2）区域 B：将托盘旋转就位后嘱患者闭口，进行磨牙后垫区域的边缘成形。

3）区域 C：嘱患者做噘嘴和微笑的动作，轻轻地移动下唇。

4）区域 D：医生将手指置于下颌切牙位置，嘱患者用舌轻推手指，并左右摆动舔双侧口角。这个区域的边缘整塑对下颌义齿边缘封闭有很重要的意义。边缘整塑时切忌做不必要、过度的舌体运动。

5）区域 E：放入托盘时，嘱患者轻轻抬起舌头；将托盘就位后，嘱患者放松舌头，用舌体轻推放在前牙区的手柄或者手指，并做吞咽动作。

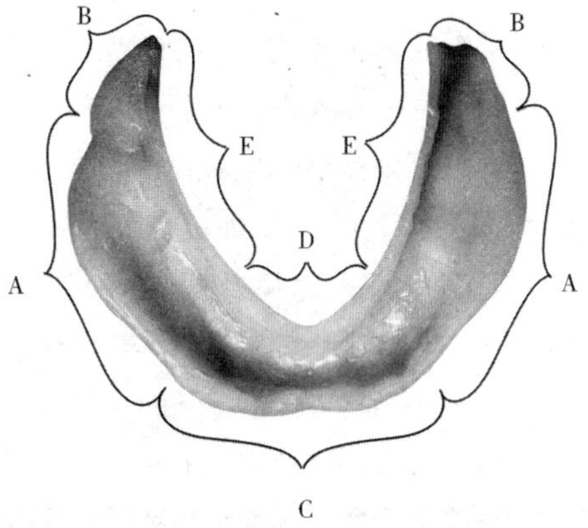

图 15–5　下颌边缘整塑分区

（2）上颌个别托盘的边缘整塑　按照图 15–6 所示的区域依次进行边缘整塑。

1）区域 A：轻轻按压患者面颊部，同时嘱咐患者小张口、左右移动下颌，整塑上颌结节与下颌骨喙突之间的边缘。

2）区域 B：嘱患者反复做噘嘴和微笑动作，并用手指轻轻地按压面颊部。

3）区域 C：嘱患者反复做噘嘴和微笑动作，轻轻按压并向下牵拉上唇。进行口轮匝肌和唇系带成形。

4）区域 D：在托盘后部内侧添加厚度 2~3mm 的边缘整塑蜡，就位托盘，嘱咐患者做吞咽动作，稳定 10 秒。边缘整塑蜡应分布在翼上颌切迹和腺体区域。

完成上颌个别托盘边缘整塑后，检查上颌托盘是否有吸附力，如果没有吸附力，需要再次检查边缘延伸的长度和厚度。

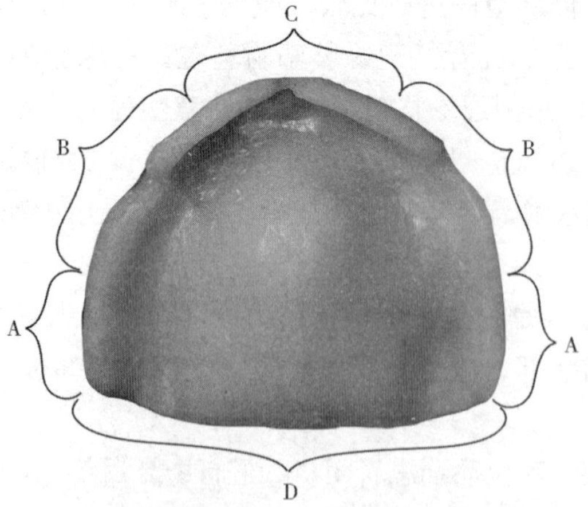

图 15–6　上颌边缘整塑分区

3. 托盘边缘回切　将边缘整塑材料在高度上均匀回切 1mm，为印模材料留出空间；在上颌中央腭皱区磨出圆形溢出孔。如果上颌前牙区或下颌牙槽嵴顶有活动性强的软组织，也需要在相应部位制备溢出孔。较厚的、活动性强的软组织对应的托盘内部均应该磨改，留出间隙，防止取印模时软组织移位、变形。

4. 制取终印模　通常选择有弹性、流动性好的印模材料，如聚硫轻体印模材料、轻体硅橡胶印模材料。使用时，将印模材料注射到个别托盘的组织面和边缘，并用调刀涂抹均匀。

（1）制取上颌终印模　用纱布快速地擦去牙槽嵴和上腭的唾液，旋转放入托盘，向上、向后完全就位托盘后部，牵拉起嘴唇和颊部，使前庭沟的空气排出。托盘的手柄对准面中线。中指按压在上腭中央靠近腭腺的位置，保持托盘的稳定。用另外一只手向下牵拉患者嘴唇，轻轻按压面部帮助边缘成形。嘱咐患者做撅嘴和左右移动下颌的动作，反复做几次，直至印模材料结固。保持托盘稳定、不移动直至从口内去除。冲洗、消毒、检查印模（图 15–7）。小的、不重要部位的气泡可以用修正材料填补。

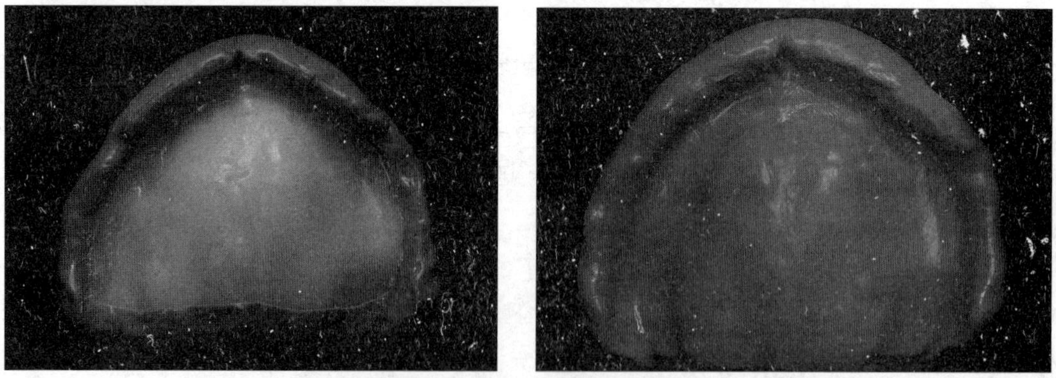
图 15–7　上颌边缘整塑及终印模

（2）制取下颌终印模　旋转放入托盘，让患者轻轻地抬起舌头，使全部托盘就位，让患者放松舌体。牵拉起唇部、颊部，排出前庭沟处的气体。进行肌功能修整：①轻轻按压颊部和嘴唇；②让患者用舌头轻压前牙区手柄；③让患者围绕你的手指做嘬嘴、吮吸的动作。在制取印模的过程中，反复多次地重复这些动作。用双手示指放在后牙区指支托上稳定托盘，制取的整个过程中不移动托盘。取出结固的印模，冲洗、消毒、检查（图 15-8）。

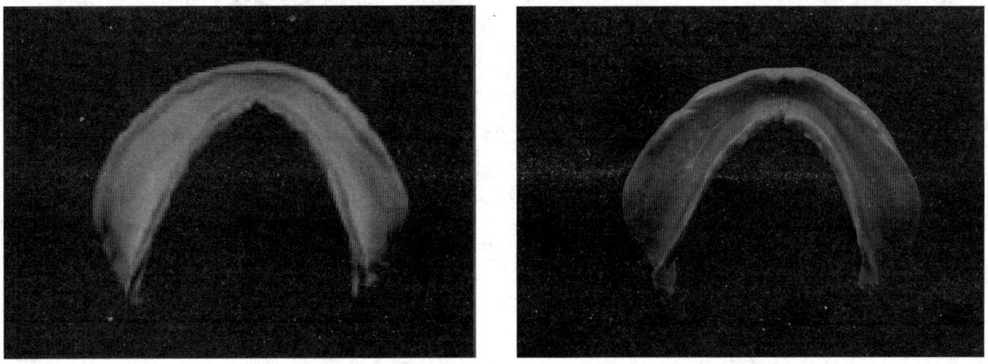

图 15-8　下颌边缘整塑及终印模

5. 制作终模型　终模型的灌注采用围模灌注方法，其目的是将终印模的边缘形态反映在模型上，以便指导义齿基托边缘厚度及形态的制作（图 15-9）。

操作方法：①在印模边缘高点以下 3mm 用标记笔标记出围模的范围。沿标记线粘一条约 5mm 宽的黏蜡条，下颌印模的舌侧边缘间用蜡板封闭空隙。②用基托蜡片或铅板包绕在围好的印模周围，形成型盒。要求型盒上缘比印模高出 10mm。所有的连接处必须用热蜡封闭。③将调好的超硬石膏少量堆放于印模最高处，通过轻微震动帮助印模材料流动，边加材料边震动，直到灌满为止。石膏结固后，将模型放入热水中 5 分钟，使边缘整塑材料软化，小心将托盘从模型上分离，用蜡刀去除所有多余的印模材料，注意不要损伤模型。④用模型修整器平整底座，使其和牙槽嵴平面平行，模型最薄处至少 10mm 厚。用手动刀修整模型边缘的围堤，围堤边缘修成小斜面，尽量消除倒凹。用锋利的工作刀在工作模型底座修出三个“V”形刻槽，涂抹凡士林使之润滑。

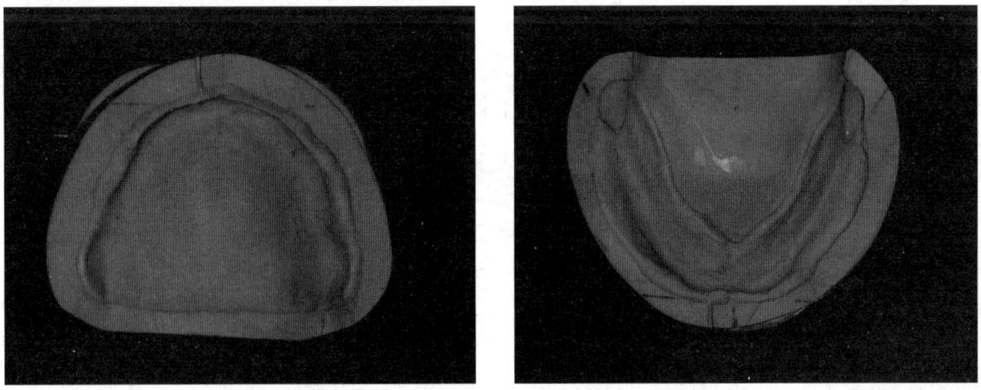

图 15-9　终模型

6. 模型后堤区的处理　为了弥补丙烯酸树脂聚合时的收缩，需在上颌模型进行后堤区修整。后堤区（图 15-10）通常呈弓形，外端为覆盖翼上颌切迹的黏膜凹陷，其后界中部约位于腭小凹处，此区黏膜与黏膜下组织松软，但其黏膜厚度不一致。临床上医生常用口镜柄或“T”形充填器按压患者后堤区，以确定后堤区的范围和深度。在石膏模型上，用雕刻刀在颤动线处切一深度 1~1.5mm 的切迹，沿此切迹向前约 5mm 的范围内，将石膏模型轻轻刮去一层，愈向前刮除得愈少，使与上腭的黏膜面移行。

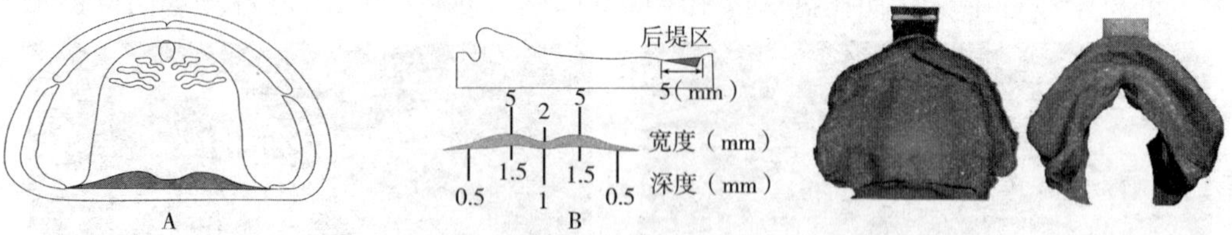

图 15-10　后堤区的形式和刮除法

注：A. 后堤区呈弓形；B. 模型上后堤区的处理

二、颌位关系的记录与转移

颌位关系是指下颌对上颌的位置关系，包括垂直关系和水平关系。垂直关系为上下颌之间在垂直方向上的位置关系，常用鼻底至颏底的面下 1/3 高度表示，称为垂直距离。水平关系为上下颌之间在水平方向上的位置关系。

自然牙列的颌位是以牙列的接触关系为标志来区分的，其基本颌位有以下几种：

1. 牙尖交错位（正中𬌗位） 指自然牙列在尖窝扣锁的咬合状态时，下颌对于上颌的位置关系，此时上下牙列间有最广泛的接触。

2. 后退接触位（正中关系位） 指下颌后退到最后，髁突位于关节凹生理后位时的位置。

3. 下颌姿势位（息止颌位） 指当升降颌肌群处于最小收缩，上下唇轻轻闭合，下颌处于休息的静止状态。上下牙列自然分开无咬合接触，上下牙列之间有 2~3mm 的间隙称为息止颌间隙。

颌位关系记录是指用𬌗托来确定并记录患者面下 1/3 的适宜高度和两侧髁突在关节凹生理后位时的上下颌位置关系，以便用全口义齿来重建无牙颌患者的正中𬌗关系。

（一）垂直颌位关系记录

1. 确定垂直距离的方法

（1）利用息止颌位测定垂直距离　测量息止颌位时，将鼻底至颏底的距离减去息止颌间隙（2~3mm），作为确定垂直距离的数据（图 15-11）。

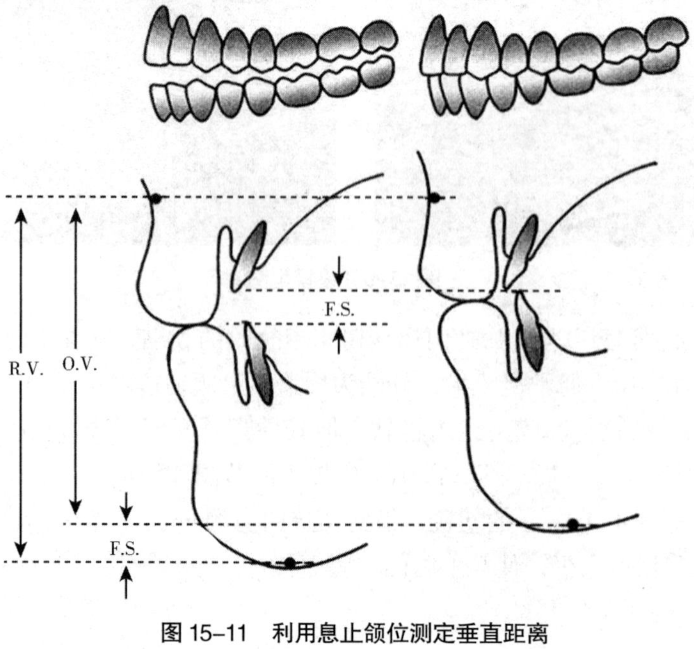

图 15-11　利用息止颌位测定垂直距离

注：R.V. 息止颌位垂直距离　O.V. 正中颌位垂直距离　F.S. 息止颌间隙

（2）面部比例测定法　双眼平视，将测量的瞳孔至口裂的距离作为垂直距离的数据（图 15–12）。

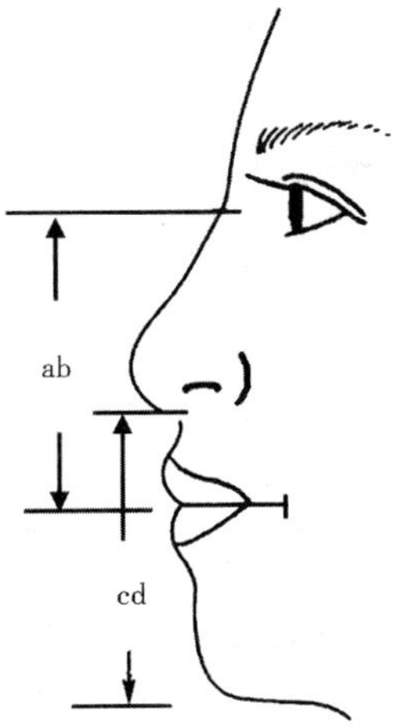

图 15–12　面部比例测定法

注：瞳孔至口裂的距离（ab）约等于垂直距离（cd）

（3）面部外形观察法　垂直距离恢复正确时，上下唇呈自然接触闭合，口裂约呈平直状，口角不下垂，鼻唇沟和颏唇沟的深浅适宜，面部下 1/3 与面部的比例协调。

2. 垂直距离恢复不正确的影响

（1）垂直距离恢复得过大　表现为面部下 1/3 距离增大，上下唇张开，勉强闭合上下唇时，颏唇沟变浅，肌张力增加，容易出现肌疲劳。由于息止颌间隙过小，在说话和进食时可出现后牙相撞声，常需要大张口进食，进食时义齿容易脱位，咀嚼效能下降。如长期戴用可使牙槽嵴经常处于受压状态而吸收加速。

（2）垂直距离恢复得过小　表现为面部下 1/3 距离减小，口角下垂，鼻唇沟变深，颏部前突，呈苍老面容，咀嚼肌张力减低，咀嚼无力。

（二）水平颌位关系记录

1. 水平颌位关系的记录　水平颌位关系是指下颌相对于上颌的前后、左右的位置关系。确定水平颌位关系是指确定下颌髁突位于关节凹居中的位置关系，即确定正中关系位。为无牙颌患者确定正中关系为的方法很多，一般归纳为以下三类。

（1）哥特式弓描记法　确定水平颌位关系时，哥特式弓描记法是唯一可以客观观察下颌后退程度的方法，使用了近一个世纪。Gysi（1908 年）介绍了哥特式弓口外描记法，即上下殆托前方各装一约 2mm 长的柄，上颌的柄端有一个与之垂直的描记针，下颌柄上有一个与针相对的描记板上（图 15–13）。下颌前伸、侧向运动时，固定在上颌的描记针在下颌的描记板上描绘出近似“尖头”形的图形，也就是当描记针指向该图形顶点时，下颌恰好处于正中关系位。这个图形与当时在欧洲流行的哥特式建筑的尖顶形态类似，因此取名为哥特式弓。Mc Gvane（1944 年）介绍了哥特式弓的口内描记法，即将描记针和描记板分别安装在上颌托的腭中部和下颌托两侧殆堤的中间。

（2）直接咬合法　直接咬合法是指利用殆堤和颌间记录材料，嘱患者下颌后退并直接咬合在一起的方法。无牙颌患者常有习惯性前伸，需要采取下述方法帮助患者下颌退回至正中关系位。

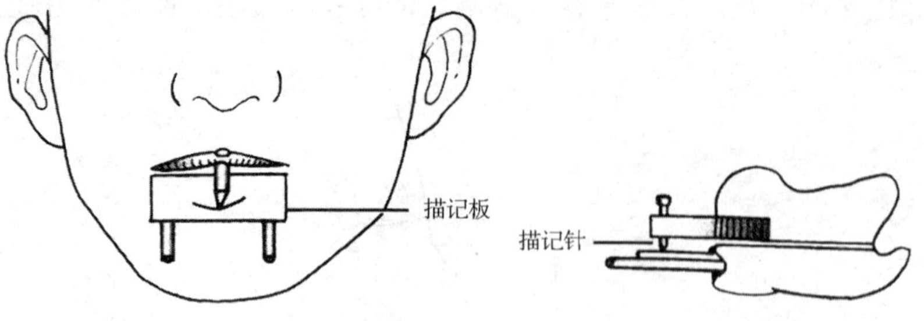

图 15-13　哥特式弓描记法

注：a. 描记针在描记板上画出哥特式图形；b. 切道描记针分别固定在上下殆托上

1）卷舌后舔法：在上颌托后缘中部粘固一直径约 5mm 的小蜡球，嘱患者小张口，舌尖卷向后上舔抵蜡球，然后慢慢咬合至确定的垂直距离。该操作原理是当舌卷向后上舔抵蜡球时，舌向后上方牵拉舌骨，舌骨连带舌骨肌牵拉下颌后退。

2）吞咽咬合法：嘱患者做吞咽唾液的动作，同时咬合至合适的垂直距离，也可以在患者吞咽过程中，医生用手轻推患者颏部向后，帮助下颌退回生理位置。在吞咽过程中，升颌肌有固定下颌于正中关系位的作用。因此采用吞咽咬合使下颌受力后退，较容易使下颌处于其生理位置。

3）后牙咬合法：将上殆托就位，置两示指于下颌牙槽嵴的第二前磨牙和第一磨牙处，嘱患者轻咬几下，直到患者觉得咬合能用上力量时，将粘有烤软蜡卷的下殆托就位于口中，仍旧先试咬医生示指，示指滑向殆堤的颊侧，上下殆托就接触于下颌生理后位。后牙咬合法的操作原理是当后牙咬合时，颞肌、咬肌、翼内肌同时收缩，牵引下颌向后上方移动，致使髁突回到正中关系位，而且咬合力在第二前磨牙和第一磨牙处发挥到最大时，下颌正好处于其生理位置。

（3）肌监控仪（Myo-monitor）法　肌监控仪可放出微量直流电，通过贴在耳垂前方上下约 $4cm^2$ 范围的表面电极作用于三叉神经运动支，使咀嚼肌有节律地收缩，可使咀嚼肌解除疲劳和紧张而处于自然状态，对于长期全口无牙并有不良咬合习惯者，通过肌监控仪治疗，再用直接咬合法，可使下颌自然地退至生理位置。

2. 水平颌位关系记录的核对

（1）髁突触诊法　医生站在患者的前方，双手小拇指放在患者两侧外耳道中，指腹紧贴外耳道前壁，让患者做咬合动作。如果指腹能感觉到髁突明显的向后的冲击力，且左右两侧大小一致，说明下颌没有前伸，亦无偏斜；若冲击力不明显，说明下颌有前伸；若左右冲击力不一致，说明下颌有偏斜，偏向冲击力强的一侧。

（2）颞肌触诊法　医生双手放在患者的两侧颞部，让患者做咬合动作。如果两侧颞肌收缩有力，且左右肌力一致，说明下颌没有前伸，也没有偏向一侧；如果收缩无力，表明下颌有前伸。若左右肌力不一致，说明下颌有偏斜，偏向收缩力强的一侧。

（3）面型观察法　医生为患者诊治的过程中应观察患者在自然状态下的面部外形（包括正侧面），特别要注意下颌与面中部的前后位置关系。在合适的垂直距离下，从患者的正侧面观，下颌的前后左右位置无变化，说明下颌无前伸或偏斜。否则，水平颌位关系记录不正确。

（三）颌位关系记录的操作步骤

1. 制作殆托　殆托由基托和殆堤组成，殆堤是相当于将来人工牙列的部位。

（1）暂基托的制作　常用的基托材料有基托蜡片、自凝树脂和光固化基托树脂。蜡片易变形，固位差，复位准确度不高。室温固化树脂和光固化基托树脂坚硬、稳定且易于密贴，是暂基托宜选用的材料。

首先将终模型的唇、颊、舌侧的倒凹区内添加蜡，并在模型表面涂抹一层分离剂或凡士林，目的为消除组织倒凹，以便基托取下和戴入时不损伤模型。

1）蜡基托的制作：将两层蜡片烤软粘合在一起，轻按压蜡片使之与模型表面紧密贴合，增力丝埋入舌、腭侧基托中，形状与牙槽嵴的舌、腭侧组织面大体一致。

2）室温固化树脂暂基托的制作：调拌树脂材料，将粘丝期的树脂按压于模型上形成基托，厚度约为 2mm，固化后取下基托，打磨备用（图 15-14）。

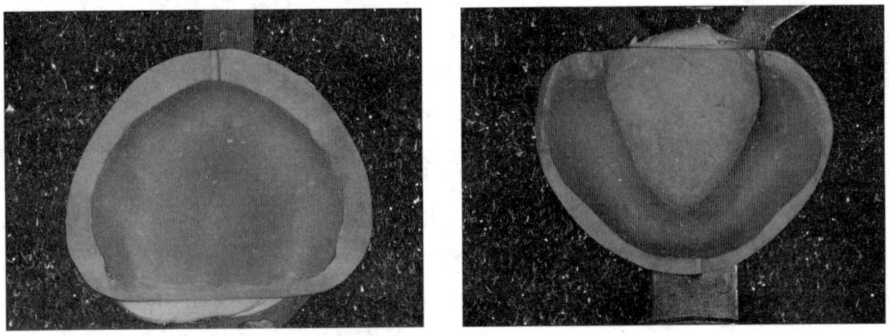

图 15-14　上下颌室温固化树脂暂基托

3）光固化树脂暂基托的制作：将预成的光固化树脂基托板放在模型上，按压成形，用蜡刀去除多余部分，然后光照固化，硬固后取下磨光边缘备用。

（2）上𬌗堤的制作　将红蜡片烤软，折叠成厚 8~10mm，前牙区宽 5~7mm，后牙区宽 8~10mm，且与上颌牙弓长度相近的蜡条，按压到基托牙槽嵴顶区，用热蜡刀将蜡堤与基托粘合在一起，趁蜡尚软时，放入口内，用𬌗平面规（occlusal plane guide）（图 15-15）轻轻按压其表面，形成𬌗平面。

要求上𬌗堤前部在上唇下缘以下露出约 2mm，且与瞳孔连线平行，侧面观应与鼻翼耳屏线平行（图 15-16）。𬌗堤的唇颊侧突度要衬托出唇颊的丰满度，𬌗堤唇面位于切牙乳突中心点前 8~10mm。

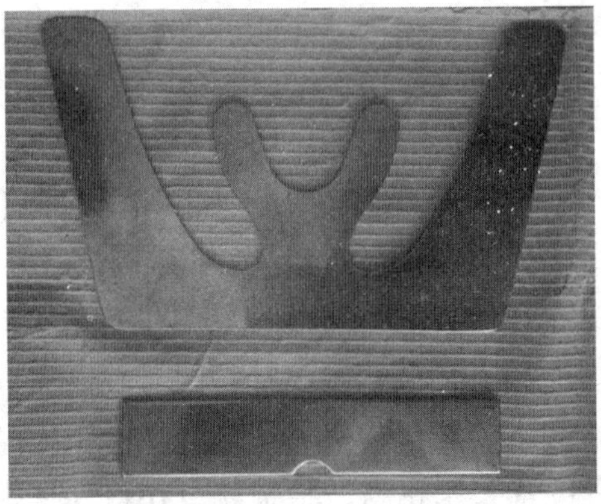

图 15-15　𬌗平面观

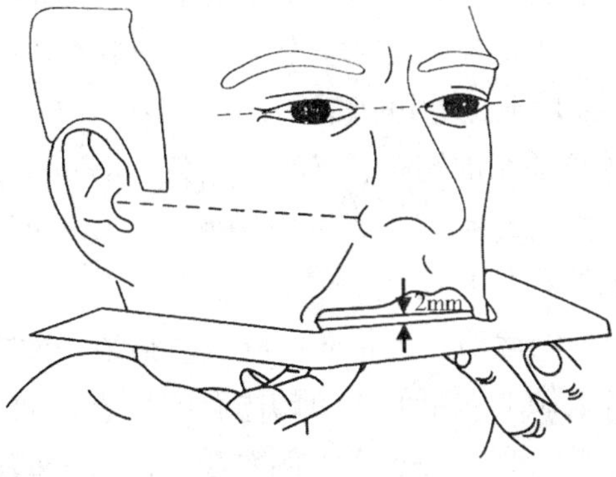

图 15-16　𬌗平面规放入口内后𬌗平面与瞳孔连线、鼻翼耳屏线的关系

注：𬌗平面的前部在上唇下缘以下 2mm，且与瞳孔连线平行；𬌗平面与鼻翼耳屏线平行

2. 确定颌位关系

（1）下𬌗堤的制作　下𬌗堤的基本制作方法同上颌。下颌堤的高度约相当于磨牙后垫高度的 1/2 处。

（2）确定垂直距离　以息止颌位法为例，在患者的鼻尖和颏部各标记一点，例如测得患者息止颌位时两点之间距离为 67mm，趁下颌蜡堤尚软，将上下𬌗托戴入口内，嘱患者自然咬合，当达到预测的垂直距离（67mm－2mm=65mm）时即停止咬合。采用前述检查垂直颌位关系的方法核对。

（3）确定水平关系　修整上一步确定的蜡𬌗堤，分别在上下𬌗堤的后牙区，用蜡刀刻出"V"形凹槽，嘱患者用吞咽咬合法或者卷舌法帮助下颌回到正中关系位。采用前述检查水平颌位关系的方法核对。

3. 在𬌗堤唇面划标志线　颌位关系确定后，用蜡刀在上下𬌗托唇面划出标志线（图 15–17），用来选择人工牙的长度、宽度和指示人工牙的排列位置。

（1）中线　与面部中线一致，作为上颌两个中切牙邻接点的标志线。

（2）口角线　上下唇轻轻闭拢时，划出口角在𬌗堤上的位置，是尖牙远中面的标志线。

（3）唇高线和唇低线　又称笑线，是患者在微笑时，上唇下缘和下唇上缘相对应于𬌗堤唇面的弧线。笑线可作为选择人工前牙长度的标准，微笑时约显露上颌中切牙长度的 2/3，显露下中切牙长度的 1/2。

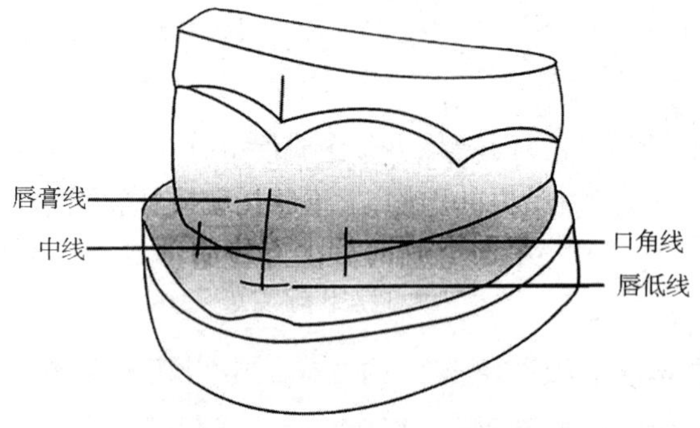

图 15–17　𬌗堤唇面划标志线

4. 固定上下𬌗托并从口内取出　在上颌𬌗堤咬合面打入咬合记录硅橡胶或者铝蜡，嘱患者做前述咬合，此时垂直距离、正中关系位和标志线即被确定。

（四）颌位关系的转移

颌位关系的转移，又称上𬌗架（mounting articulator）。就是将带有上下𬌗托的上下模型用石膏固定在𬌗架上，以便保持上下模型间的高度和颌位关系。𬌗架（articulator）是一种固定上下𬌗托和模型的仪器，且具备与人体咀嚼器官相当的部件和关节，并能在一定程度上模拟下颌运动。上𬌗架可以借助𬌗架平面板采用平均值方法，或者借助于面弓（facebow）将患者上颌对颞下颌关节的固有的位置，通过上𬌗托转移至𬌗架上。这样，上颌模型固定在𬌗架的位置就与患者上颌对颞下颌关节的固有位置关系相当，𬌗架就可在口外模拟患者的口内情况，以便排牙及调𬌗，使完成的全口义齿能符合或接近患者的实际情况。

1. 𬌗架的类型　根据𬌗架模拟下颌运动的程度不同，可将𬌗架分为：简单𬌗架、平均值𬌗架、半可调𬌗架及全可调𬌗架。

（1）简单𬌗架　其结构及操作简便。简单𬌗架由上下颌体架环和铰链旋转轴组成。具有保持上下模型间颌位关系的功能。简单殆架仅能做简单的铰链运动，故只能模拟患者的开闭口运动，不能模拟前伸、侧方运动，且简单殆架的开闭口弧与患者的开闭口弧并不等同。

（2）平均值殆架　平均值殆架是具有固定的前伸髁导斜度、侧方髁导斜度、髁突间距、Balkwill 角等下颌运动诸要素平均值的殆架。其组成结构有上颌体、下颌体和侧柱。平均值殆架可以在一定程度上模拟开闭口、前伸、侧方运动。其功能局限是髁导斜度、切导斜度、髁突间距为固定的平均值。

（3）半可调节殆架　半可调节殆架是具有可调节的前伸髁导斜度、侧方髁导斜度、Balkwill 角等下颌运动诸要素的殆架。能重现患者的正中殆位和开闭口运动；能近似的模拟前伸、侧方运动；能利用面弓转移上殆架，即能反映患者上颌和颞下颌关节的固有关系。其功能局限性是不能精细调整工作侧方髁导斜度；髁突间距不可调，不能模拟患者的颅颌宽度特征。半可调节殆架适用于牙列缺失及复杂牙列缺损的修复。

Hanau H 型殆架是国际通用的用于全口义齿制作的半可调节殆架（图 15–18），在国内也较常用。它由上颌体、下颌体和侧柱三部分组成。

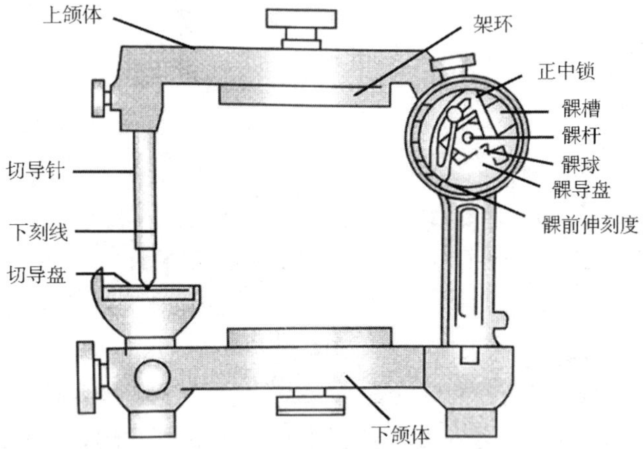

图 15–18　Hanau H 型殆架

1）上颌体：上颌体相当于人体的上颌，呈“T”字形。其前部有上下方向的穿孔，切导针穿过此穿孔。其中部有螺丝穿过穿孔，固定在附于上颌体下面的架环上。其后部的横行部的两外侧端连接有髁杆，髁杆外套髁球，借髁球与侧柱的髁导盘相关联。

2）下颌体：下颌体相当于人体的下颌，也呈“T”字形。前部连接有切导盘，切导盘上附有调节切导盘位置的螺丝；中部有固定架环；后外侧部连接侧柱下端；内侧可见侧方髁导指标刻度（0°~20°）。在相当于下颌体的切导盘圆凹和侧柱凹的下面有三个柱脚。

3）侧柱：侧柱上端具有一圆形的髁导盘，其外侧面可见前伸髁导指标刻度（–40°~+80°）。髁导盘中部有一髁槽，槽内容纳一髁球，髁球中心为髁杆穿过。当髁槽处于水平位置时，刻线指向前伸髁导指标的 0°，表示前伸髁导斜度为 0°。髁导盘的后上方附有一螺丝可改变髁槽的方向，即松开螺丝，前后向搬动螺丝可改变髁槽的方向。当髁槽呈后高前低位时，前伸髁导斜度为正度。髁槽与水平面平行则为 0°。髁槽呈前高后低，则为负度数。髁导盘外面有一正中锁，固定髁球的位置。当正中锁的锁条抵住髁杆的后面扭紧螺丝，可使髁球挨着髁槽前壁固定不动，据此将正中关系位固定。

（4）全可调节殆架　具有可调节的前伸髁导斜度、侧方髁导斜度、髁突间距，能模拟个体的颅颌宽度特征，对下颌运动重现程度高，可完全模拟患者的下颌运动状态。全可调节𬌗架适用于全口咬合重建的治疗及下颌运动、颞下颌关节功能等的科学研究。

2. 面弓 面弓（图 15-19）由𬌗叉和弓体两部分组成，用于将患者上颌对颞下颌关节的位置关系转移到𬌗架上，使上颌模型固定在𬌗架的适当位置（图 15-20）。在弓体上有一个可以滑动的定夹，定夹内有一小孔，可容纳𬌗叉柄。弓体呈“U”形，其两端有可内外向滑动的髁梁，髁梁上面有表示滑动距离的刻线。髁梁的前面有一螺丝固定。髁梁的内侧与确定的髁突体表位置相接触。

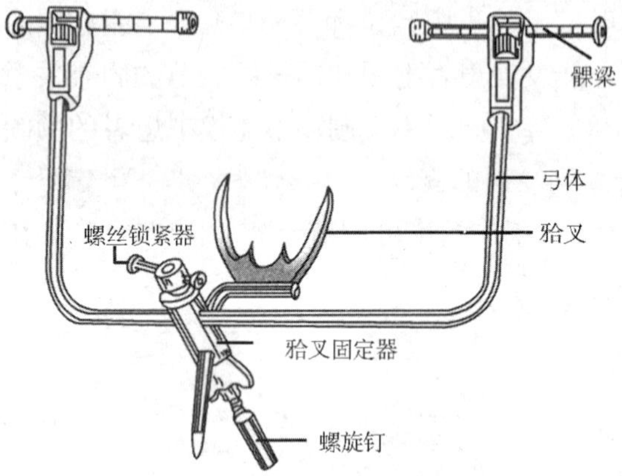

图 15-19 面弓

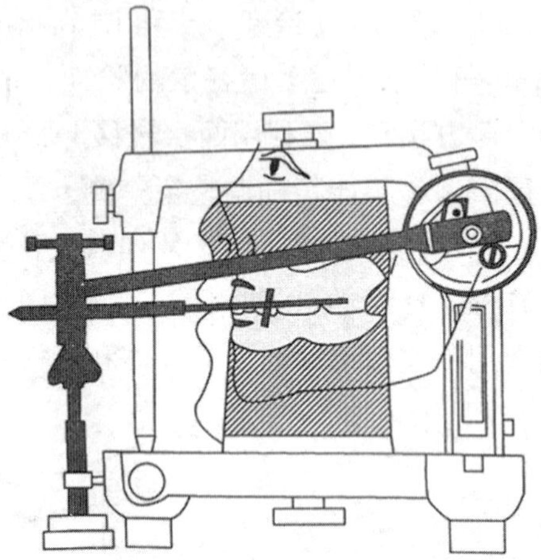

图 15-20 用面弓固定上颌模型

3. 上 Hanau H 型𬌗架的方法和步骤

（1）调整好𬌗架，固定切导针上刻度于上颌体上缘平齐的位置；固定切导盘面为水平位；将两侧前伸髁导斜度固定在 30°，使髁球紧贴髁槽前壁，扭紧固定正中锁；将侧方髁导斜度定于 15°；扭紧螺丝使架环紧贴于上下颌体上。

（2）标记出髁突外侧面中央部的位置，髁突约位于外眼角至耳屏中点连线上，距离耳屏约 13mm。以两中指抵触在髁突的大致位置上，嘱患者做开闭口运动数次，髁突运动时撞击中指，便于确定髁突外侧面的位置。用变色铅笔标记髁突外侧面中央部的位置。

（3）将𬌗叉尖烧热插入𬌗堤内，𬌗叉的叉尖与𬌗平面平行，约距𬌗平面 3mm，𬌗叉柄上的中央刻度对准上𬌗堤的中线，叉柄应垂直于弓体的中段。

（4）将下𬌗托和附有𬌗叉的上𬌗托分别就位于口中，按正中颌位记录使上下𬌗托咬合在一起。

（5）将固定夹的穿孔套过𬌗叉柄，两髁梁内侧抵于髁突外侧面中央部的标记上，调节两侧髁梁使其度数相同，扭动螺丝固定髁梁。扭紧螺丝固定𬌗叉柄。

（6）松开固定髁梁的螺丝，将𬌗叉固定在弓体上的上𬌗托自口内取出。

（7）将两髁梁的内侧端分别套在𬌗架的髁杆外侧端上，调整两髁梁于相同的刻度后，扭动螺丝固定髁梁于髁杆上。

（8）将上𬌗托平面调节至水平面平行的位置，并使平面前端与切导针的下刻线平齐。

（9）将上颌模型就位于上𬌗托上，调拌石膏固定上颌模型于上颌架环上。

（10）按𬌗堤的颌位记录，将下颌模型与𬌗托按颌位关系记录就位于上𬌗托上，用石膏将下颌模型固定在𬌗架下颌体的架环上。

（11）拆去面弓。

4. 确定前伸髁导斜度 烤软蜡片，卷叠成宽为 7~8mm，厚为 3~4mm，并将其弯成马蹄形放在下颌蜡堤上。将上、下殆托放入患者口内，嘱患者下颌向前伸约 6mm 时，轻咬住殆托，上、下殆堤中线应保持相对，待蜡片变硬后取出。将上、下殆托放回模型上，并将有前伸记录的蜡片放于下殆堤上。放松一侧固定髁导盘的螺丝，使髁导盘得以前后移动，并带动上颌殆托也前后活动。调节上下殆堤的平面，使之与前伸殆记录印迹完全贴合，拧紧固定髁导盘的螺丝，此时髁导盘所指示的刻度，即前伸髁导斜度，相当于患者的前伸髁道斜度。同法调节另一侧的前伸髁导斜度。

5. 确定侧方髁导斜度　放松固定侧柱的螺丝，调节侧柱至公式所计算出的度数后，拧紧固定螺丝。侧方髁导斜度可用 Hanau 公式计算得出，公式如下：

$$侧方髁导斜度（L）= 前伸髁导斜度（H）/8 + 12$$

三、排牙

排牙（setting up denture teeth）是全口义齿恢复美观、发音和咀嚼功能的重要步骤。排牙要达到的基本目的是达到咀嚼和发音的功能要求，恢复患者有个体特征的、尽可能自然的外观，保存剩余组织结构。

（一）选择人工牙

选择人工牙应根据人工牙的质地、颜色、大小、形态，患者的口腔条件及患者的要求综合考虑。

1. 质地　人工牙有塑料牙和瓷牙两类。瓷牙与树脂基托连接靠机械式结合，因此，前牙瓷牙舌面有固位钉，后牙瓷牙底面和邻面有固位孔，排牙时有一定的困难。其优点是硬度大、耐磨、光泽好、能较长时间维持稳定的垂直距离。缺点是与基托为机械式结合、易折裂、不易调磨。树脂牙以甲基丙烯酸甲酯为主要原料，其优点是质轻、韧性好、与基托为化学式结合，连接牢固，易调磨。缺点是耐磨性较差。

2. 形态、色泽和大小　人工牙的形态、色泽和大小是选牙时要考虑的主要内容。

（1）选择前牙　前牙关系到患者的面部形态和外观，要特别注意前牙和面部形态协调一致（图 15-21）。

1）大小：前牙可参照口角线间的距离来选择上前牙近远中径的总宽度。参照唇高线至殆平面的距离为上中切牙的切 2/3 的高度，下唇线至殆平面的距离为下中切牙的切 1/2 的长度。

2）形态：前牙的形态应与患者的面型、性别、个性相协调。通常根据患者面型来选择牙齿。三种主要面型为：方形、尖形和卵圆形。

3）颜色：选择颜色时，应参考患者的皮肤颜色、年龄、性别。如皮肤较白而较年轻的患者，可选择颜色较白的人工牙；老年人可选择颜色较暗的人工牙。

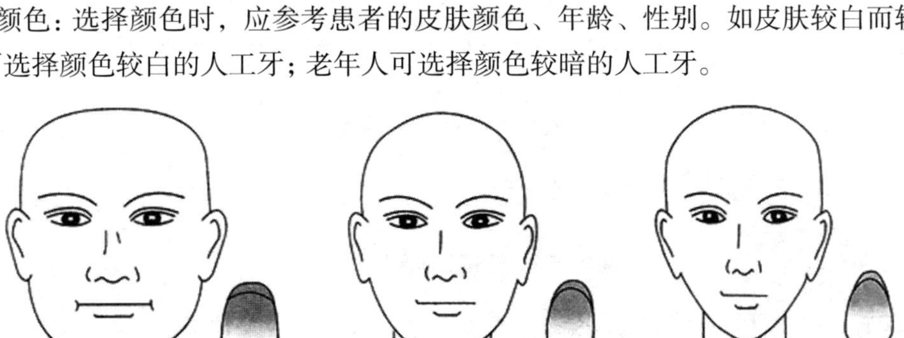

图 15-21　牙形与患者面部形态

（2）选择后牙　后牙的主要作用是完成咀嚼功能，还要重视义齿承托组织的保健。

1）后牙的近远中宽度：后牙可参照口角线至上颌结节前缘或磨牙后垫前缘间的距离。

2）颜色：后牙牙色与前牙牙色协调一致。

3）后牙𬌗面形态：后牙的选择主要考虑咀嚼功能的恢复，应与患者的牙槽嵴状况相适应。后牙按牙尖斜度分为解剖式牙（anatomical teeth）和非解剖式牙（nonanatomical teeth）（图 15–22，图 15–23）。解剖式牙的牙尖斜度为 20°~30°，其特点是尖窝关系好、咀嚼功能强，但侧向力大、义齿稳定性差，适用于牙槽嵴吸收较少和上下颌弓位置关系正常者。非解剖式牙又称零度牙、无尖牙，牙尖斜度为 0°，𬌗面有溢出沟，其特点是侧向力小、牙齿稳定性好，但咀嚼功能差，适用于牙槽嵴吸收较多和上下颌弓位置关系异常者。

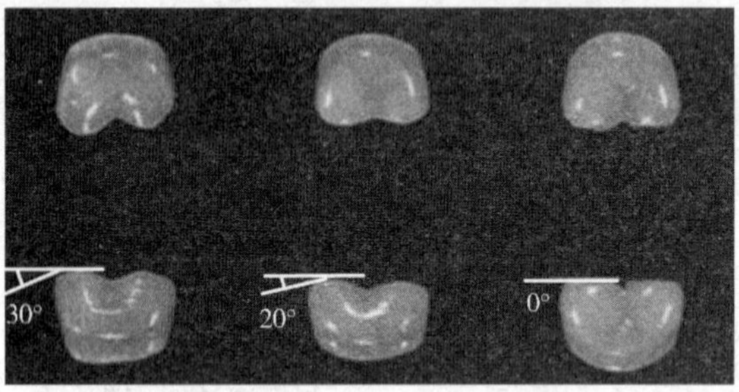

a. 有尖牙（30°）　b. 有尖牙（20°）　c. 无尖牙（0°）

图 15–22　解剖式牙与非解剖式牙

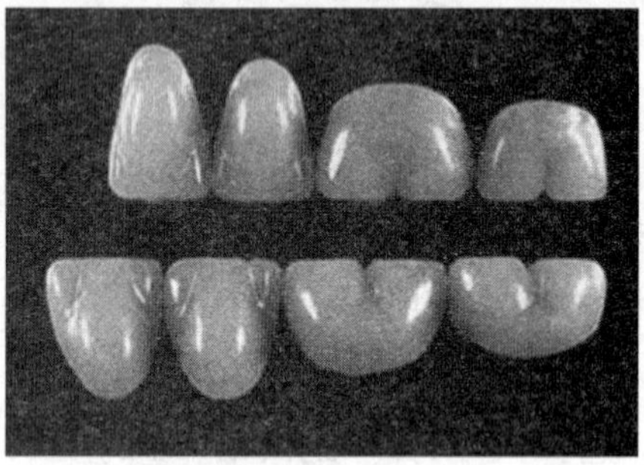

图 15–23　无尖牙

（二）排牙原则

全口义齿人工牙的排列要考虑美观、功能和组织保健这三个方面。

1. 美观原则　全口义齿能恢复患者面部下 1/3 的生理形态，达到面下 1/3 的生理形态与整个面部比例和谐，使人表现出健康的容貌，显得年轻，给人以美感。全口义齿的美观主要体现在前牙的排列上。要达到美观，需注意以下问题。

（1）牙列弧度要与颌弓一致。通常情况下，颌弓型与面型一样，也有方圆形、尖圆形和卵圆形三种。牙弓型要与颌弓型协调一致。

（2）上前牙的位置要衬托出上唇丰满度，要达到此要求有以下几点可作参考：

1）上前牙唇面至切牙乳突中点一般 8~10mm（图 15–24）。

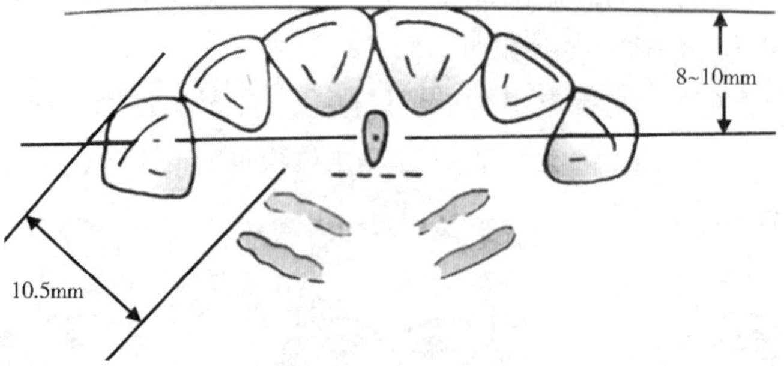

图 15–24　排列上前牙的位置标志

2）年轻人上尖牙顶连线通过切牙乳头中点，而老年人上尖牙顶连线与切牙乳突后缘平齐。

3）上尖牙的唇面通常与腭皱襞的侧面相距 10.5 ± 1mm。

4）嘴唇放松时，上前牙切缘在唇下露出约 2mm，年老者可露的少一点。

（3）牙齿排列要体现患者的个性。除前述选牙时要根据患者面形、年龄、肤色和颌弓大小选牙外，在排牙时要注意尽可能模仿患者原有真牙排列，可参照患者牙列缺失前的照片或拔牙前记录，或满意的旧义齿牙形，作为排列上前牙的参考。处理颈缘和切缘时要考虑年龄差异（图 15-25），年老者其人工牙的切端及尖牙牙尖可略磨平，可模仿天然牙的磨耗情况，颈部也可外露的多些，以模拟真牙的牙龈退缩，必要时还可模仿天然牙的某些着色。根据上下颌骨的位置关系排列上下前牙的覆𬌗覆盖，一般要求浅覆𬌗、浅覆盖，切导与𬌗平面接近 15° 为宜。另外，可模仿真牙的轻度拥挤和扭转，不要排列过齐，以免给人以“义齿面容”的感觉。

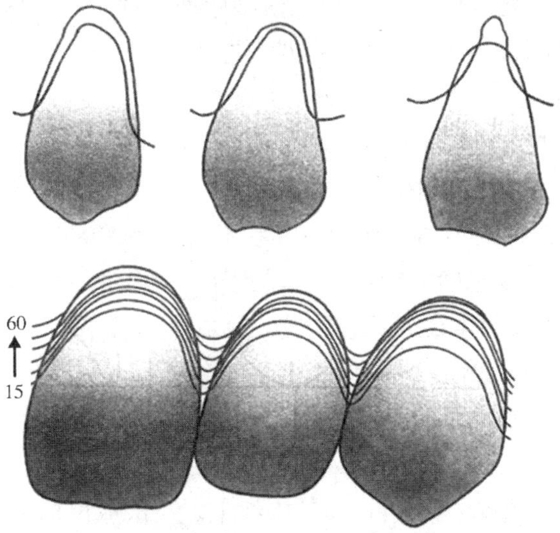

图 15-25　颈缘随年龄变化而变化

2. 组织保健原则　义齿在功能状态下的稳定，是组织保健的重要方面，而人工牙的排列于义齿在功能状态下的稳定有很大的关系。

（1）人工牙的排列要不妨碍舌、唇、颊肌的运动，处于肌肉平衡位置。

（2）𬌗平面与耳屏鼻翼线接近平行，其高度位于舌侧外缘最突出处或略低，便于将食物送至后牙𬌗面，利于义齿在功能状态下的稳定。

（3）后牙功能尖要尽量排在牙槽嵴顶上，使𬌗力沿垂直方向传至牙槽嵴（图 15-26）。

（4）如果后牙牙槽嵴吸收较多，要根据牙槽嵴斜坡倾斜方向调整后牙倾斜度，使𬌗力尽可能以垂直方向传至牙槽嵴。如果牙槽嵴严重吸收，则要注意将𬌗力最大处放在牙槽嵴最低处，减少义齿在功能状态下的翘动。

（5）前牙要排列成浅覆𬌗、浅覆盖，正中𬌗时前牙不接触，并在前伸及侧方运动时至少在 1mm 的范围内，下牙沿上牙斜面自由滑动。

（6）后牙如果选用解剖式牙，在上下牙间自由滑动过程中，要有平衡𬌗接触，即前牙接触时，后牙每侧至少一点接触；后牙一侧咬合时，工作侧为组牙接触（尖牙保护𬌗不适用于全口义齿），非工作侧至少有一点接触。

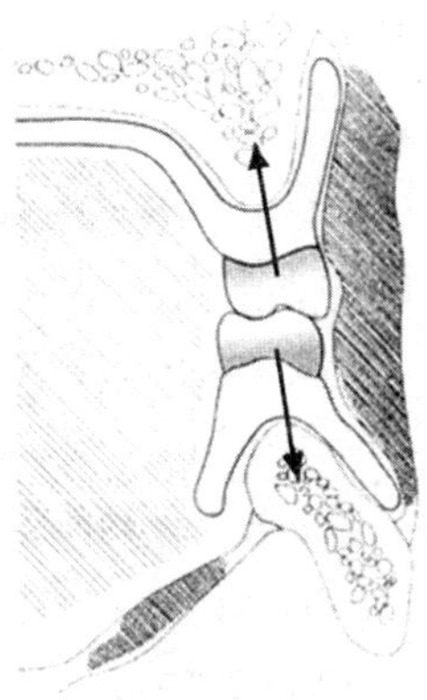

图 15-26　𬌗力沿垂直方向传至牙槽嵴

（7）减少功能状态下的不稳定因素，要适当降低非功能尖，如上磨牙颊尖和下磨牙舌尖，以减少研磨食物时义齿的摆动。

3. 咀嚼功能原则 有效的咀嚼和满意的咬合是人工后牙的主要功能，要有最广泛的牙尖接触，尖窝关系要稳定。如果口腔允许，尽量选择解剖式牙，以便增加切割便利，扩大接触面积，提高咀嚼效能。无尖牙尽管有广泛的平衡接触，可减少侧向力，但咀嚼效能差于有尖牙。

4.“中性区”原则 将人工牙排列在中性区内，可受到唇颊、舌肌向内、向外基本处于平衡状态的力，则有利于全口义齿的固位。

（三）排牙的方法和步骤

排牙前要将中线、口角线的延长线画在模型唇面，并将后牙区牙槽嵴顶连线的两端延长线转移在模型上。下面以解剖式牙的排列方法为例。

1. 前牙的排列

（1）前牙排列的基本定位

1）前后位置：前牙应排在牙槽嵴顶的唇侧，上中切牙唇面距离切牙乳突中点 8~10mm。切牙乳突前缘至中切牙唇面的距离，据牙弓形状不同分为：方圆形为 5mm，卵圆形为 6mm，尖圆形为 7mm。当人工牙以正确的前后位置排列于牙槽嵴的唇侧时，年轻人的上尖牙顶连线通过切牙乳突中点，老年人上尖牙顶连线与切牙乳突后缘平齐。

2）上下位置：上颌中切牙切缘应位于上唇下缘 2mm。上前牙切缘所形成的弧线与微笑时下唇的弧线一致。下颌尖牙和第一前磨牙的牙尖位于口唇微张开时口角处下唇的水平面上。

3）左右位置：两中切牙邻接点恰在面部中线上。一般应以切牙乳突、上唇系带、鼻尖、人中作为确定面部中线的综合考虑。

4）前牙弓形：前牙弓形应与颌弓形态、𬌗堤唇面弧度一致，排成相应的方圆形、卵圆形、尖圆形。

5）前牙倾斜度：据各个前牙不同的功能特点，牙体长轴有不同程度的唇、舌方向和近远中方向的倾斜。

（2）前牙排列的具体位置及要求 人工牙排列在𬌗架的上下模型之间的空间里，每个人工牙都应包含上下位置、唇舌向倾斜、近远中向倾斜、旋转方向四个方面（图 15–27）。

1）上颌中切牙：位于中线的两侧，其接触点与𬌗堤中线一致，切缘落在𬌗平面上，唇舌向接近直立或颈部向舌侧倾斜，近远中向颈部微向远中倾斜，冠的旋转度与𬌗堤唇面弧度一致。

2）上颌侧切牙：其近中面接触上颌中切牙的远中面，切缘高于𬌗平面 0.5~1.0mm，颈部的舌面和远中向倾斜角度均大于上颌中切牙，冠的旋转度与𬌗堤唇面弧度一致。

3）上颌尖牙：其近中面接触上颌侧切牙的远中面，牙尖顶接触𬌗平面，颈部向唇侧微突且略向远中倾斜，倾斜度介于上颌中切牙和上颌侧切牙之间，冠的旋转度与𬌗堤唇面弧度一致，其远中面指向后牙牙槽嵴顶线。

4）下颌中切牙：其近中面接触点与𬌗堤中线一致，切缘高于𬌗平面 1mm，与上颌中切牙建立正常的覆𬌗覆盖关系，冠部的近远中向近于直立，颈部微向舌侧倾斜，冠的旋转度与𬌗堤唇面弧度一致。

5）下颌侧切牙：其近中面与下颌中切牙的远中面接触，切缘高出𬌗平面约 1mm，与上颌中切牙和上颌侧切牙建立正常的覆𬌗覆盖关系，冠的唇舌向近于直立，颈部微向远中倾斜，冠的旋转度与𬌗堤唇面弧度一致。

6）下颌尖牙：其近中面与下颌侧切牙的远中面接触，牙尖顶高出殆平面约1mm，与上颌侧切牙和上颌尖牙建立覆殆覆盖关系，颈部向远中和唇侧倾斜，冠的旋转度与殆堤唇面弧度一致，其远中面指向后牙牙槽嵴顶线。

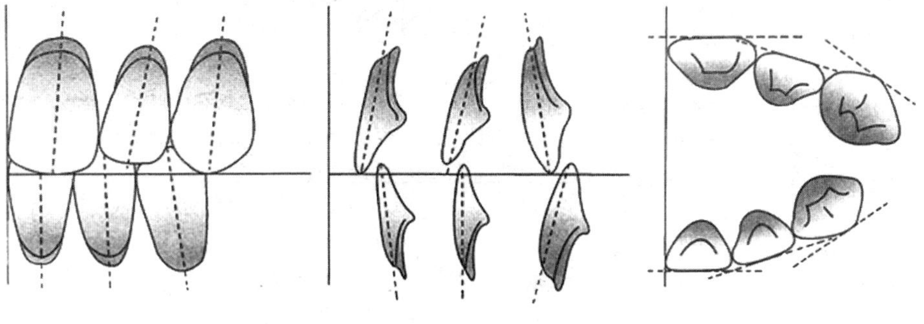

a. 唇面观　　b. 远中面观　　c. 切端观

图15–27 前牙位置的常规排列要求

（3）前牙排列的步骤　一般先排上颌切牙再排下颌前牙，顺序有两种：①根据殆堤上的标志，将靠近中线两侧的蜡烫软，先排上颌两个中切牙，再排两侧的侧切牙，最后排两侧尖牙；同法再排下颌六个前牙。②先排上颌一侧中切牙、侧切牙、尖牙，然后排列另一侧中切牙、侧切牙、尖牙。上前牙排完后，可用示指从唇侧横贴上前牙切缘，从切缘方向观察上前牙排列是否在一均匀的弧线上，与颌弓形状是否一致，左右是否对称。同法排列下颌六个前牙。

2. 后牙的排列

（1）后牙排列的基本定位

1）上下定位：由于上下颌模型之间的咬合关系和牙槽嵴吸收程度不同，殆平面后端的定位可位于磨牙后垫中1/2、后1/3和磨牙后垫后缘，约等分颌间距离。

2）颊舌定位：据上下颌位关系，后牙原则上排在牙槽嵴顶上。也可考虑自然牙列的位置，将上颌后牙舌尖排在牙槽嵴顶上，下颌后牙舌尖则位于磨牙后垫的颊舌缘与下颌尖牙近中邻接点所构成的三角区内。

3）前后定位：上颌第一前磨牙和第一磨牙应位于上颌后牙区中段处的主殆力区上。

（2）后牙排列的具体位置及要求（图15–28）

1）上颌第一前磨牙：近中面与上颌尖牙远中面接触，颊尖与上颌尖牙在一弧线上，与平面接触，舌尖对向下后牙牙槽嵴顶连线，离开殆平面1mm，颈部微向远中和颊侧倾斜。

2）上颌第二前磨牙：近中面与上颌第一前磨牙远中面接触，舌尖对向下后牙槽嵴顶连线，颊尖和舌尖均与殆平面接触，牙长轴垂直。

3）上颌第一磨牙：近中面与上颌第二前磨牙远中面接触，两个舌尖均对向下后牙槽嵴顶连线，近中舌尖与殆平面接触，远中舌尖、近中颊尖离开殆平面1mm，远中颊尖离开殆平面1.5mm，颈部微向腭侧和近中倾斜。

4）上颌第二磨牙：近中面与上颌第一磨牙远中面接触，近中舌尖离开殆平面1mm，远中舌尖、近中颊尖离开殆平面2mm，远中颊尖离开殆平面2.5mm，颈部向腭侧和近中倾斜。

5）下颌后牙：下颌后牙与上颌后牙呈最广泛接触的关系。

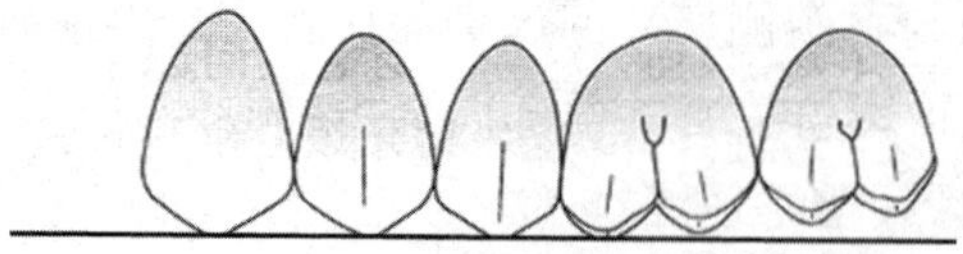

a. 后牙与𬌗平面的位置关系

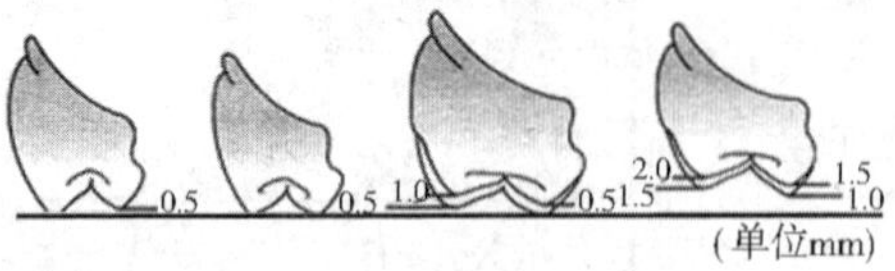

b. 后牙颊舌尖与𬌗平面的位置关系

图 15-28　解剖式后牙常规排列的基本要求

知识拓展

个性排牙法

个性排牙法是指排列全口义齿的前牙时，在选牙和排牙上根据患者的性别、年龄和个性，在颜色、外形和牙齿的排列方式上进行适当调整，如常见上颌中切牙内翻或外翻，两个中切牙与侧切牙之间有小部分重叠，侧切牙舌移位，下颌中切牙外翻，唇向移位等，使制作出的义齿更富有个性，更接近自然，也更符合患者的实际情况。个性排牙法看起来更自然、逼真，但是一定要征得患者同意后方可采用个性排牙法。

（四）异常颌位关系的人工牙排列

颌位关系是指上下颌之间的相互位置关系。自然牙列者的颌位关系有正常和异常之分。全口牙齿拔除后由于骨吸收量的不同，也可形成无牙颌的异常颌位关系。异常颌位关系给人工牙的排列带来困难，影响义齿的咬合和稳定。异常颌位关系的人工牙排列也有一些规律，遵循这些规律排牙，可取得较好的效果。

1. 上颌前突型

（1）轻度上颌前突　仍可排成正常的覆𬌗覆盖关系。可将上前牙的盖嵴部多磨去一部分，使其尽量向腭侧排，也可将上前牙切端稍向腭侧倾斜，或将上前牙颈部略磨短，排在前牙区牙槽嵴顶上。

（2）明显的上颌前突　由于上颌前突造成上下颌前牙区牙槽嵴顶唇舌向距离相差较大，上下前牙不宜排成正常的覆盖关系。如果勉强排成正常的覆盖关系，下前牙势必过于偏唇侧，即离开下颌牙槽嵴过多，下唇运动时会影响下颌义齿的固位，前牙咬物时会引起下颌义齿的翻转。为避免上述问题，可加大覆盖关系，使下前牙切端要在上前牙腭侧基托上（此时可加厚上前牙腭侧基托），这样既不影响美观，也可获得良好的咬合平衡。

2. 下颌前突型

（1）轻度下颌前突　上前牙可略向唇侧排，下前牙可略向舌侧排，上下前牙排成正常覆盖关系。

（2）明显下颌前突 不要勉强排成正常覆盖关系，应排成反殆关系或者对刃关系。若勉强排成正常覆盖关系，上前牙离开牙槽嵴过远，影响义齿的固位。排成反殆关系时，下前牙的总宽度可能不够，可换成较大一号的下前牙。

3. 后牙区下颌弓宽于上颌弓

（1）上下颌弓宽度相差不大 上后牙可稍向颊侧排，下后牙略向舌侧排，排成正常覆盖关系。

（2）上下颌弓宽度相差较大 当上下牙槽嵴的连线与殆平面的夹角明显小于 80°，应排成反殆，一般是将上、下、左、右后牙交换位置排列，即将牙列式 ABCD 换成 DCBA。排反殆时，由于下颌弓相对长于上颌弓，故下颌可多排一个前磨牙或上颌少排一个前磨牙。

4. 后牙区上颌弓宽于下颌弓 此类患者较少见，排牙很困难，可采用加宽上后牙颊侧的方法，即下后牙常规排列后，上后牙根据下后牙咬合接触关系偏腭侧排列，颊侧用蜡加宽并雕刻外形，于装盒填胶时置换成白色树脂。

（五）平衡殆调整

平衡殆（balanced occlusion）是戴用全口义齿的患者做正中、前伸、侧方运动时，上下颌相关的人工牙均能同时接触的关系。

平衡殆是全口义齿咬合形式与天然牙列咬合形式的主要区别。由于人工牙是借助基托连成一个整体而固位在口腔中，因此，任何一个牙的早接触或咬合干扰都会影响整个义齿的固位和稳定，使义齿翘动乃至脱位并致无牙颌组织产生压痛。全口义齿平衡的作用主要表现在当上下颌义齿在咬合接触状态下做前伸和侧方等非正中殆运动时，上下义齿殆面间有三点或多点接触，从而使义齿稳定而不移动。

1. 平衡殆的类型

（1）正中平衡殆（centric balanced occlusion） 下颌在牙尖交错位时，上下颌人工牙间有尖窝交错最大面积的广泛均匀接触。

（2）前伸平衡殆（Protrusive balanced occlusion） 下颌从牙尖交错位前伸至上下前牙切缘相对的过程中，前后牙都应有接触。按后牙的接触情况，可分为三点接触、多点接触和完全接触的前伸平衡殆。前伸平衡殆最少须达到三点接触，即上下前牙及左右两侧最后磨牙的接触。前牙切割食物的过程中，如果食物未被切断，无论哪种前伸平衡殆，其后牙都不会接触，一旦切断食物，前牙切缘接触，后牙也有接触。从后牙接触所起的作用看，前牙切割食物受力，将使义齿后部翘起，后牙尖的接触具有防止义齿后部翘起的平衡作用（图 15-29）。

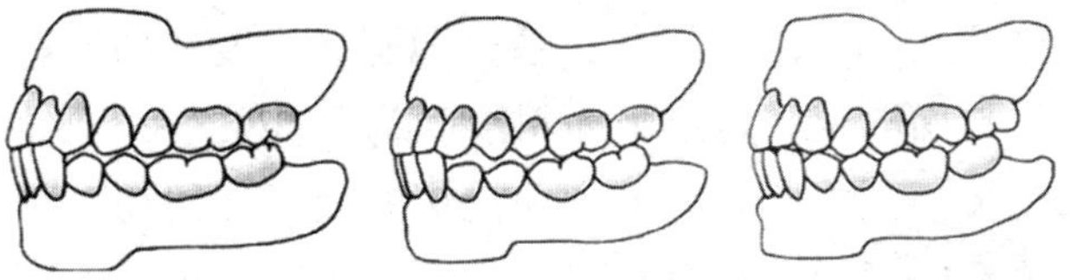

a b c

图 15-29 前伸殆平衡

注：a. 三点接触的前伸殆平衡；b. 多点接触的前伸殆平衡；c. 完全接触的前伸殆平衡

（3）侧方平衡殆 下颌再向一侧做咬合接触运动时，两侧后牙均有接触时为侧方平衡殆（lateral balanced occlusion）。工作侧在加压嚼碎食物时，将使义齿对侧翘动，平衡侧后牙的接触有利于义齿的稳定。

2. 平衡𬌗理论 Gysi 于 1908 年提出同心圆关系学说（图 15-30），认为在咀嚼运动中，当髁道、切道和人工牙的工作斜面恰为同心圆上的一段截弧时，即可获得咬合平衡，成为平衡𬌗。有平衡𬌗的义齿，有利于咀嚼功能的完成和无牙颌的保健。

影响平衡𬌗的五因素：髁导斜度、切导斜度、补偿曲线曲度、牙尖工作斜面斜度和定位平面斜度。

（1）髁导斜度 髁道是下颌前伸运动时，髁状突在关节窝内运动的路线。髁道与眶耳平面的夹角为髁道斜度。髁导是髁球在髁槽内滑动的路线。髁导斜度是髁槽与水平面的夹角。

（2）切导斜度 切道是下颌前伸运动时，下前牙切缘沿上前牙舌面滑动的路线。切道与眶耳平面间的夹角叫切道斜度。切导是切导针在切导盘上滑行的路线。切导斜度是切导盘与水平面的夹角。切导斜度与切道斜度相当。

（3）补偿曲线曲度 全口义齿修复中所指的补偿曲线（prominence of compensating curve）为上颌尖牙和后牙颊尖的连线，形成凸向下的曲线。

（4）牙尖工作斜面斜度 牙尖斜度（inclination of cusp）是人工牙牙尖斜面与牙尖底的夹角。牙尖工作斜面是指下颌做前伸运动时，相互摩擦的牙尖斜面，即下后牙颊尖的近中斜面和上后牙颊尖的远中斜面。牙尖工作斜面斜度是牙尖工作斜面与水平面的夹角。牙尖斜度越大，牙尖高度也越大。

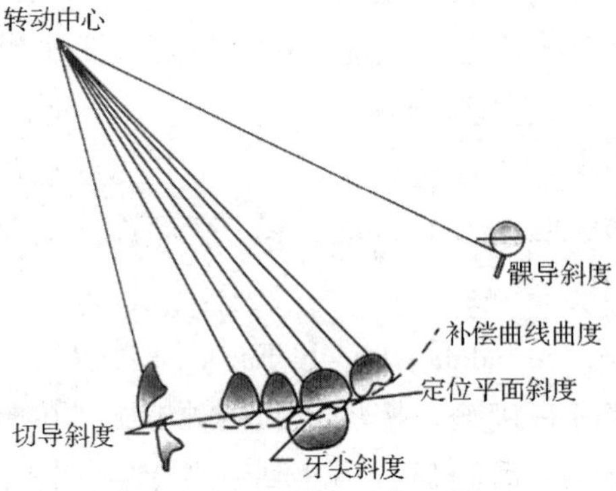

图 15-30 同心圆关系（转动中心）

（5）定位平面斜度 定位平面是通过上中切牙近中切角与两侧上第二磨牙远中颊尖的假想平面。定位平面斜度（inclination of plane of orientation）是定位平面与眶耳平面间的夹角。

根据同心圆关系学说可知五因素间的关系，即髁导斜度和切导斜度间为反变关系，补偿曲线曲度、牙尖工作斜面斜度和定位平面斜度间为反变关系，髁导斜度或切导斜度与其余任何一因素都是正变关系。为更好地理解和记忆五因素间的相互关系，可将五因素比作五个砝码，将成反变关系因素的砝码放在同一砝码盘中，成正变关系因素的砝码不放在同一砝码盘中，以两侧砝码的相等看作是平衡𬌗，当某一因素砝码发生变化时，为保证两侧平衡，可根据五因素间的相互关系变化其他因素砝码（图 15-31）。

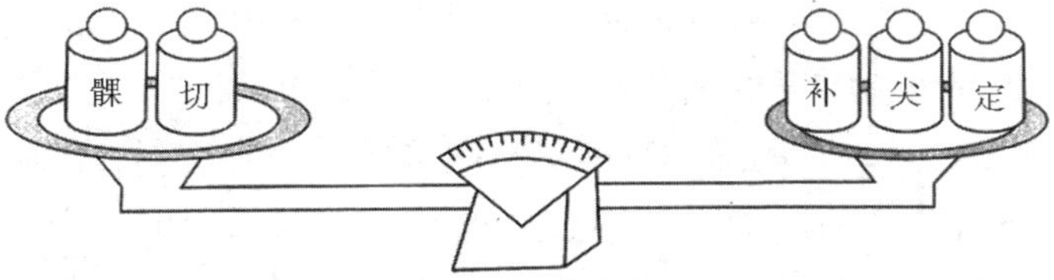

图 15-31　五因素间的相互关系

侧方平衡𬌗与前伸平衡𬌗类似，其有关因素有平衡侧髁导斜度、工作侧和平衡侧牙尖斜度、切导侧斜度及横𬌗曲线曲度。

3. 平衡𬌗理论的应用　全口义齿排牙完成后，应在𬌗架上检查并调整咬合关系，使全口义齿达到正中平衡𬌗、前伸平衡𬌗和侧方平衡𬌗。未达到平衡𬌗，应通过调整补偿曲线曲度、横𬌗曲线曲度（即调整牙长轴的倾斜度）和切道斜度（即牙位的高低）来达到前伸和侧方平衡𬌗。

（1）前伸时上下前牙接触而后牙不接触

1）原因：补偿曲线曲度过小（牙尖工作斜面斜度过大），切导斜度过大。

2）处理：增大补偿曲线曲度（牙长轴的近远中倾斜度），减少切导斜度（减少前牙覆𬌗或增加前牙覆盖）。

（2）前伸时上下前牙不接触而后牙接触

1）原因：补偿曲线曲度过大（牙尖工作斜面斜度过大），切导斜度过小。

2）处理：减少补偿曲线曲度（牙长轴的近远中向倾斜度）。

（3）侧方时工作侧接触而平衡侧无接触

1）原因：横𬌗曲线曲度过小。

2）处理：增大横𬌗曲线曲度（增大牙长轴的颊向倾斜度）。

（4）侧方时工作侧不接触而平衡侧接触

1）原因：横𬌗曲线曲度过大。

2）处理：减小横𬌗曲线曲度（减小牙长轴的颊向倾斜度）。

四、试戴

全口义齿排牙之后，初步形成蜡型，应在患者口内试戴（try-in），此时发现问题易及时修改，因为义齿还处在蜡型阶段，容易修改，以免造成全口义齿的最终失败。试戴时应检查以下几方面：

（一）义齿在𬌗架上的检查

1. 检查基托　义齿基托边缘伸展是否适当；基托在模型上是否稳定；如果是蜡暂基托，基托是否在下舌侧上腭侧做了适当的加固措施。

2. 检查排牙　前牙是否有正确的覆𬌗覆盖关系；后牙是否排列在牙槽嵴顶连线的适当位置；两侧是否对称协调；从颊侧和舌侧观，后牙是否有良好的尖窝接触关系。

（二）义齿戴入口腔后的检查

1. 检查面部比例是否协调　戴入义齿后的第一印象非常重要。嘱患者站立或端坐在椅位上，从正面和侧面观察患者外形是否自然协调，鼻唇沟、口角线是否与患者年龄相适应。检查上唇部丰满度，特别是上颌前牙区牙槽嵴严重吸收病例，需要恢复适当的唇侧基托厚度，以及正确的前牙排列位置。

2. 检查颌位关系 医生的双手手指分别放在患者两侧颞部，嘱患者反复做正中咬合动作，若能感到双侧颞部肌肉收缩的明显动度，说明下颌没有前伸，若双侧肌肉动度一致，表明下颌没有偏斜。如果发现下颌前伸或偏斜，应重新记录颌位关系后返工。

3. 检查前牙 检查前牙的形状、位置、排列、中线、前牙切嵴线，以及前牙与唇的关系。前牙与唇的关系包括正中咬合位、休息位、发音和微笑时的情况。检查下前牙与下唇的位置关系，下前牙应略向唇侧，下颌切牙唇侧基托应略有凹陷，与口轮匝肌位置应适当。

4. 检查后牙 后牙位置排列是否适当，𬌗平面是否在舌侧缘或略低处。

从颊侧观，后牙在正中𬌗是否有稳定的尖窝接触关系。将拇指和示指分别放在上颌𬌗托双尖牙区颊侧，让患者仅作咬合动作，𬌗托应平稳不翘动；如果𬌗托随咬合动作有前后或左右方向翘动，表明该部位有早接触。还可拉开口颊，用镊子或雕刻刀分别插入上下颌人造牙之间，检查是否有稳定的咬合。

从正面观，下颌后牙的𬌗平面应等于或略低于舌背的粗糙面和侧缘的移行部舌侧缘处。

检查义齿是否具有在功能状态下的稳定，可用器械轻轻在下颌后牙中央窝及上颌后牙舌尖处加压，检查义齿是否会发生翻转。

5. 检查基托 检查基托边缘是否合适，尤其上颌后缘，下颌磨牙后垫处。检查后堤区是否已做处理。如取印模时尚未在后缘区加压，此时可根据后缘可压迫状态进行模型修整。检查基托外形是否影响唇、颊、舌肌的活动。

6. 检查垂直距离和发音 用发音法检查垂直距离之前，需再次检查上前牙腭侧蜡型是否合适。嘱患者发含“斯”的舌齿音。此时应是上下牙间有最小的间隙。如垂直距离确实过高，则发这些音会有困难。嘱患者迅速数数（50、49、48……40）或含“斯”音多的句子，观察是否发音清晰，迅速发音的目的是防止患者有克服垂直距离不适而努力发音的情况。

试戴中发现有问题要及时纠正。必要时重新确定颌位关系，重新排牙。

五、完成

（一）蜡型的完成

1. 固定基托于工作模型上 用热蜡刀将基托封闭固定在模型上。前牙区牙槽嵴吸收多者，可适当加厚唇侧基托蜡型，以衬托唇部的丰满度，上颌前突者可减少唇基托蜡型的厚度。

2. 牙龈外形的形成 在人工牙的唇颊面应雕刻出与天然牙相似的龈缘线和牙龈外形。龈缘线的位置形态应考虑患者的年龄和性别，龈缘线包绕牙冠颈部形成约 0.5mm 宽的斜边，龈缘应薄，紧贴牙颈缘，龈乳突以下应适当内收形成深浅适度的龈外展隙，从而使牙冠有立体感，同时也不易滞留食物。

3. 牙根外形 在基托唇颊面相当于人工牙牙根的部位。顺着各个牙根的自然趋势形成微微隆起、隐约可见的牙根外形。近牙冠处宽且明显，向根尖方向逐渐变细且不明显，使其似有似无，达到逼真的效果。上前牙根部外形以上颌尖牙最长，中切牙次之，侧切牙最短；下颌前牙为尖牙最长，侧切牙次之，中切牙最短。后牙根部外形不宜太明显，逐步往后形成短浅的根部外形。

4. 蜡型表面擦光 将雕刻成型的蜡型用酒精喷灯进行喷光处理。应注意酒精喷灯的正确使用方法，在使用酒精喷灯时应掌握火焰的大小、距离和方向，火焰尖端应尖而细，注意移动火焰，让蜡型表面是熔而不流的状态。喷灯距蜡型表面不能太近，以免将人工牙烧焦或变色。火焰方向在牙间隙处可垂直走向，边缘和舌侧可水平走向。

（二）装盒

全口义齿的装盒采用反装法，即模型包埋固定于下半层型盒内，暴露蜡基托和人工牙，然后灌注上半层型盒，人工牙翻到上半层型盒中。全口义齿装盒的具体步骤如下：

1. 选择大小合适的型盒，将模型浸泡水中 10 分钟，使之吸足水分。

2. 用石膏模型修整机修整模型，要求模型与型盒顶应有 10mm 以上的距离，与型盒边缘应有 5~10mm 的距离。

3. 调拌适量石膏注入下半层型盒内，将带有蜡型的模型压入石膏浆中，沿基托边缘线包埋工作模型，暴露基托磨光面和人工牙。

4. 在石膏半凝固状态时，用手指蘸水轻抹包埋石膏表面，冲去多余的石膏，使其表面光清，形成圆缓的坡面，不能有倒凹。

5. 用小毛笔和雕刀去除人工牙外展隙、颈缘、𬌗面、型盒边缘和基托表面残留的石膏。

6. 石膏硬固后，将分离剂涂在石膏表面，盖上上半层型盒并仔细对位，调拌石膏。从上型盒一侧边缘注入型盒内，同时边倒石膏边振动型盒，以排除气泡。石膏灌满后。盖上型盒盖，并适当加压，然后除去型盒外多余的石膏，完成装盒过程。

（三）去蜡

去蜡的目的是将型盒内模型上的蜡型去除干净，为填塞塑料准备好阴模。

1. 去蜡的方法

（1）烫盒　待型盒内的石膏完全硬固后，将型盒浸泡于 80℃以上热水中 5~10 分钟使蜡型加热软化。然后取出型盒，用石膏调刀轻轻撬开上下型盒，用雕刻刀去除软化蜡质，并修去石膏型腔周围锐薄的边缘，以免填胶时石膏锐边破碎压入塑料内。

（2）冲蜡　烫盒完成后，将上下型盒放在漏网上。用沸水彻底冲净型盒中的余蜡和石膏碎屑。趁型盒还未完全冷却时，立即在石膏表面涂分离剂，以备填胶。

2. 注意事项

（1）烫盒和冲蜡时间不宜过长，并且一定要用干净的开水冲蜡，不要用烫盒的水冲蜡，否则熔化的蜡浸入石膏表面，会影响分离剂的涂布。

（2）若烫盒时间过短，蜡型软化程度不够，分离型盒时易损坏石膏或使人工牙移位。

（3）冲蜡时水温应高，并有一定的冲击力，才能将残余的蜡质去除干净。

（4）冲蜡时勿使人工牙移位，如有松动或脱落，应捡起保存，待蜡冲净后，再放回原处对位。

（四）填胶

填胶是指将塑料填入型盒去蜡后的型腔内的整个过程。

1. 涂布分离剂　型盒经去蜡后，用气枪吹去型盒内的石膏碎屑和水分，用毛笔蘸藻酸钠分离剂，沿一个方向在上下型盒的石膏型腔表面进行涂布，目的是防止充填塑料时石膏吸收单体，保证义齿经热处理后组织面光滑并容易与石膏分离。要求分离剂涂布均匀，不能涂在人工牙上，如人工牙上不慎涂上分离剂，可用蘸有单体的小棉球擦去。

2. 调拌塑料　根据义齿蜡型的大小，取适量的牙托粉置于调拌杯中，根据塑料厂商推荐比例吸取单体，从杯的边缘慢慢滴入单体，直至塑料粉完全浸湿，然后立即调拌，使其混合均匀，颜色一致。调拌杯应加盖，防止单体挥发。面团期为最佳充填时期，此期有丝而不粘器械，在一定压力下有一定的流动性和可塑性。由于调拌后塑料的反应快慢与室温的高低有密切关系，如在室温 20℃时，塑料调拌后 15~20 分钟进入面团期，所以应注意掌握好填塞时间。

3. 填胶的方法 填塞塑料前首先将手洗净，取适量面团期的塑料，捏揉均匀后压入基托部分的石膏空腔内，在上下型盒之间隔以湿润玻璃纸后盖好，将其置于压榨器上缓慢加压，使塑料在压力下填紧、填满，直到上下型盒完全对位密合，多的塑料从上下型盒之间溢出，保持该压力状态 1 分钟，打开上下型盒，去除玻璃纸，检查塑料的用量是否足够。若边缘无塑料挤出，并且塑料表面不光滑，出现皱纹，表明塑料不足，则应补加塑料后，再次隔以湿玻璃纸，关闭型盒加压。若边缘有多余的塑料挤出，塑料表面光滑无皱纹，表明塑料的量已足够，用雕刻刀去除基托边缘多余的塑料，取出玻璃纸，分离剂若有脱落，可再补涂一次。将上下型盒对位闭合，用压榨器压紧，放在型盒夹内夹紧固定或以型盒螺丝固定，以备热处理。

（五）热处理

热处理的目的是使塑料在一定的温度和压力下逐渐完成聚合反应而变坚硬。

1. 热处理的方法 将固定好的型盒置于盛有冷水或温水（50℃）的锅内，水面淹没型盒，慢慢加热至 65~74℃，恒温 0.5~1.0 小时，然后加热至沸点维持 0.5 小时，待其自然冷却后开盒。

2. 注意事项 热处理时切忌升温过快、过高，以免在基托内形成气泡，影响义齿的质量。热处理完成后应撤离热源，让型盒继续浸泡在热水中，待自然冷却后再打开，不能骤然冷却，也不能在型盒冷却前开盒，否则易引起义齿变形。

（六）开盒

开盒是指经过热处理，塑料硬固并冷却后，将义齿从型盒内取出的过程。

1. 开盒的方法 待型盒完全冷却后，先拧松型盒螺丝或型盒夹，用小刀插在上下型盒之间轻轻撬动，使之分开。用木槌敲打型盒周围，使整块石膏从型盒内脱出。用石膏剪、工作刀等工具将义齿从模型石膏中分离出来。用雕刻刀除去附在义齿上多余的石膏，用流水冲刷。若仍有石膏不易去掉，可将义齿浸泡于 30% 枸橼酸钠饱和溶液中数小时到 24 小时，石膏则被溶解，极易洗刷干净。

2. 注意事项 开盒时应注意首先了解义齿在型盒中的位置，细心操作，避免损伤义齿。剪石膏时应先剪模型外围石膏，再剪模型石膏，注意石膏剪分力方向，防止基托折断和义齿变形，切忌在下颌义齿舌侧正中剪石膏，以免造成基托中部折裂。

（七）抛光

通过磨光可使义齿磨光面光亮平滑、边缘圆钝、基托厚薄适当、外形美观（图 15-32）。

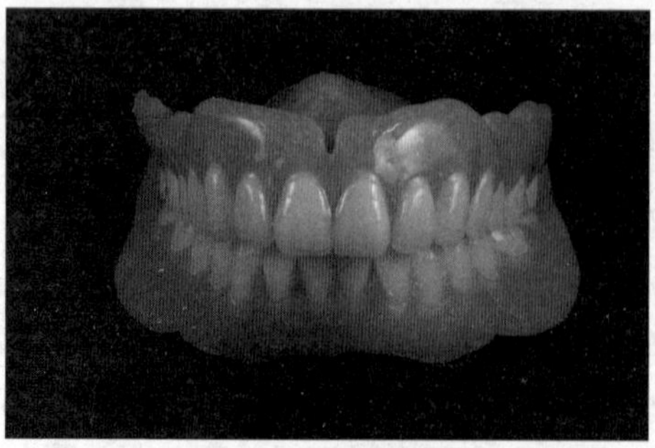

图 15-32 全口义齿

第四节 全口义齿的初戴

技工操作的每一步骤都能达到严格的标准才能完成一副高质量的全口义齿。但由于全口义齿是完全覆盖在口腔黏膜软组织之上的，不同患者、不同部位的黏膜厚度、弹性、对压力的耐受程度也不同，故一副制作精良的全口义齿初戴时也可能会出现局部的不适合。如果制作中误差较大，初戴全口义齿时就可能出现更多的问题。另外，任何殆架都不能精确复制患者的实际下颌运动，因此，初戴全口义齿时要按步骤认真检查，发现问题及时处理。

一、义齿的检查

1. 义齿就位 全口义齿戴入无牙颌时一般都能顺利就位。少数不能就位者多因基托局部有明量的倒凹，其边缘受过凸的唇颊侧牙槽嵴阻挡所致，须磨改后才能就位。常见的部位是上颌结节和上下前牙区唇侧。如遇双侧上颌结节都很丰满者，可缓冲义齿一侧相应部位的基托组织面，戴义齿时先戴倒凹大的一侧，稍做旋转即可将另一侧顺利就位。

2. 检查义齿的平稳度 义齿就位后要检查义齿是否平稳。检查时，双手的示指分别放在两侧的前磨牙殆面，左右交替向下按压。如上颌义齿左右翘动，常由于硬区相应的基托组织面未做缓冲引起；如出现下颌义齿左右翘动，多因外斜嵴区、下颌舌隆突区基托组织面未做缓冲。经过适当缓冲翘动仍不消失，要考虑义齿错戴、基托制作过程中发生变形或印模、模型不准等原因。

3. 检查基托 检查基托包括边缘长短和磨光面形态。

（1）边缘长短 基托边缘过长、过短都会影响义齿的固位。过长的部分压迫软组织易引起疼痛，还会受唇、颊、舌肌运动的影响而破坏固位，应该磨去过长的部分。若基托边缘过短，减少了基托与黏膜的接触面积，也影响了边缘封闭性，亦不利于义齿的固位，常见于上颌义齿的颊侧翼缘区后部和下颌义齿舌侧翼缘区的后部。基托边缘过长或过短都与印模不够精确有关。过长的部分可以磨改，过短的部分可以用自凝基托树脂加长。

（2）磨光面形态 边缘长短基托的磨光面应呈凹形，有利于唇、颊、舌肌对义齿的挟持固位作用。但磨光面的凹度不可过分，否则容易积存食物，不易自洁，尤其是下颌的颊侧翼缘区。

4. 检查颌位关系 患者戴入上下颌全口义齿做咬合动作时，如果上下牙列对殆良好，而且反复咬合位置恒定，表明颌位关系是正确的。如果出现下列现象，则表明颌位关系不正确。

（1）下颌义齿后退 表现为上下前牙间呈水平开殆状，上下后牙间呈尖对尖接触状态，垂直距离增高，表明下颌全口义齿与上颌全口义齿相比呈后退状。原因是确定颌位关系时患者在下颌前伸位做了咬合动作，依靠这种前伸状态的蜡堤记录转移颌位关系于殆架上并完成义齿，当下颌回到正确的位置时，就会出现下颌义齿后退的现象。如果后退严重，不能通过调殆解决，须重做上颌或下颌义齿。

（2）下颌义齿偏斜 表现为上下牙列中线不一致，下颌义齿偏向另一侧。原因是确定颌位关系时，患者在下颌偏向一侧的位置做了咬合动作，依靠这种偏斜状态的蜡堤记录转移颌位关系于𬌗架上并完成义齿，当下颌回到正确的位置时，就会出现下颌义齿偏向另一侧的现象。偏斜严重时须重做上颌或下颌义齿。

（3）前牙开𬌗　表现为戴义齿咬合时，上下后牙接触而前牙不接触。原因是蜡咬合记录有误，或上𬌗架过程中移动了咬合记录，致使𬌗架上后牙区的颌间距离大于口内后牙区的颌间距离。须重做义齿。

二、人工牙的选磨

咬合关系与颌位关系是不同的两个概念。颌位关系表示上下颌之间的位置关系。咬合关系表示上下牙列面间的接触关系。咬合关系良好是指戴用全口义齿咬合时能达到正中平衡𬌗、前伸平衡𬌗和侧方平衡𬌗。在颌位关系正确的基础上，才能获得良好的咬合关系。咬合关系不良可通过磨改早接触点得以改正，因此，调𬌗（选磨）的意义是改善咬合关系、达到平衡𬌗。

全口义齿调𬌗的原则是保护支持尖。支持尖有维持义齿高度的作用（上舌尖和下颊尖）。选磨时应注意保持垂直距离，避免选磨支持尖而降低垂直距离；保持𬌗面形态，避免调磨过多而将人工牙𬌗面的牙尖和沟窝形态磨除；选磨时应单颌调磨，每次量要少，每次调磨后要重新检查咬合，调磨过的接触点应保持接触，避免使高点变低。越调磨接触点越多，逐渐达到多点接触甚至完全接触的平衡𬌗。具体的选磨方法举例如下。

1. 选磨正中𬌗的早接触　早接触出现在支持尖和与其对应的中央窝和近远中边缘嵴之间。由于支持尖有维持义齿高度的作用，并在侧方𬌗运动中，支持尖与对𬌗支持尖和非支持尖都有接触关系，因此选磨正中𬌗的早接触点时，主要选磨与早接触支持尖相应的近远中边缘嵴和中央窝。

2. 选磨侧方𬌗的早接触　选磨原则：选磨少数有蓝印的非支持尖上的𬌗干扰点，每次只选磨单颌，换咬合纸检查，反复选磨，直到所有非支持尖都有接触点为止。另外，侧方𬌗选磨时要特别注意上下尖牙的干扰，妨碍侧方𬌗运动的进行。选磨部位为下尖牙的唇斜面或上尖牙的舌斜面，通常以选磨下尖牙为主，选磨上尖牙时不可选磨过多而短于上切牙。

3. 选磨前伸𬌗的早接触　如前牙接触而后牙不接触，以选磨下前牙唇斜面为主，在不影响美观的前提下，上前牙舌侧面也可以选磨，一直选磨到至少两侧第二磨牙都有接触为止。如后牙接触而前牙不接触，选磨上牙尖的远中斜面或下牙尖的近中斜面，直到前后牙至少达到“三点接触”为止。不必强求达到完全接触的前伸平衡。

三、戴牙后的医嘱

为了使患者尽早适应义齿，发挥义齿的有效功能，医生应帮助患者提高使用义齿的正确认识，提高患者使用义齿的信心。如患者年龄不太大，口腔条件好，适应能力强，咀嚼功能恢复得也快。反之，咀嚼功能恢复得慢些。因此，初戴义齿时，必须对患者交代以下问题。

1. 增强使用义齿的信心　戴牙后患者多有明显不习惯，如异物感、恶心、发音不清等情况，要事先让患者知晓，有足够的思想准备。应鼓励患者建立信心去练习，尽量将义齿戴在口中，逐渐习惯。

2. 纠正不良咬合习惯　患者因长期缺牙或长期戴用不合适的旧义齿，导致下颌前伸或偏侧咀嚼习惯，初戴义齿后，不易咬到正确的正中颌位，而影响义齿固位和咀嚼功能的恢复。应教会患者正确的咬合方法，先做吞咽动作使后牙咬合，并逐渐适应。

3. 进食问题　一些口腔条件差，适应能力差，而又有不良咬合习惯的患者，不宜过早戴用义齿咀嚼食物。初戴的前几天，只要求患者练习戴义齿做正中咬合和发音。当患者完全适应了义齿，并已纠正了不良咬合习惯以后，再咀嚼食物。开始时先吃软的小块食物，咀嚼运动要慢，用后牙咀嚼食物，不要用前牙咬切食物。锻炼一段时间后，再逐渐吃一般食物。

4. 口腔组织的保护　患者进食后应取下义齿及时清洗，以免残留的食物刺激黏膜。睡觉前应将义齿取下，浸泡于冷水中。使无牙颌承托区得到休息，以利于口腔组织的健康。由于义齿刺激造成黏膜破损时，应及时复诊修改义齿，并摘下义齿使组织恢复，切忌患者自行修改义齿。

5. 义齿的保护　每次饭后应刷洗义齿，每日用牙膏刷洗一次（用力要轻）。刷洗时应特别小心，以免掉在地上摔坏义齿。义齿不戴时，应将其浸泡在清水中，不要长期将义齿放置于干燥环境中。避免用热水、强酸、强碱及有机溶剂浸泡。

第五节　戴用全口义齿后可能出现的问题及处理

初戴全口义齿或戴用一段时间后，由于各种原因，可能出现各种问题或症状，要及时进行修改，以便保护口腔组织的健康和功能的恢复。有时由于患者耐受性很强，出现问题不复诊，仍坚持戴用义齿，进而会造成更大的损伤，加速牙槽嵴吸收。因此，全口义齿戴用后，应定期复查，以便及时发现问题，进行修改。

一、戴用初期可能出现的问题及处理

（一）疼痛

1. 基托边缘过长或过锐　由于基托边缘伸展过长或边缘过锐、系带部位基托缓冲不够，在相应部位可造成软组织红肿、破溃。临床检查时较容易发现，只需将过长、过锐的边缘磨短和圆钝，症状即可减轻，但不宜磨除过多，以免破坏义齿的边缘封闭性。

2. 组织面局部问题　在牙槽嵴上的骨突、上颌隆突、上颌结节的颊侧、下颌舌隆突、下颌舌骨嵴等骨质隆起处，因覆盖的黏膜较薄，受力后容易造成组织压伤；在有组织倒凹的区域，义齿摘戴时，基托边缘会造成倒凹区黏膜擦伤。可行缓冲处理，即在磨伤或压伤的黏膜上涂甲紫，将义齿组织面擦干，戴入口中，在压伤部位相应的基托组织面上即显示紫色，用桃形砂石或钨钢车针将紫色处的基托组织面磨除少许。

3. 义齿咬合不平衡　在义齿行使功能时，由于义齿不稳定或义齿在正中咬合和侧方咬合时有早接触、殆力分布不均匀，会在口内形成多处压痛点或在牙槽嵴顶或嵴的斜面上，产生弥散性发红的刺激区域。检查方法是将义齿戴在患者口中，用两手示指放在下颌义齿两颊侧基托上，然后让患者慢慢咬合，在正中关系位闭合，当上下人工牙刚刚接触时先停止不动，然后缓慢咬紧，如医生发现下颌义齿或下颌有滑动或扭动时，表示咬合时有早接触点。磨除早接触点部位即可达到平衡。

4. 义齿不稳定　在义齿行使功能时，由于义齿不稳定，在口内形成很多处压痛点和破溃处。当患者在说话、张口时义齿有固位力，而咀嚼时义齿发生移位，表示义齿不稳定。

造成义齿不稳定的原因是多方面的：

（1）人工牙排列的位置不正确。如上颌后牙排列得过于偏向颊侧而造成上颌义齿翘动；下颌后牙排列得太向舌侧而影响舌活动；下颌𬌗平面太高时，影响舌将食物送到𬌗面上，而造成义齿脱位。

（2）正中𬌗关系有误差，并且有早接触点，尤其在第二磨牙之间有早接触点。侧方𬌗时，有𬌗干扰。在牙槽嵴上产生连续性压痛点，其疼痛不明显，应考虑是𬌗关系的错误，多数情况是因正中关系不正确，或有牙早接触，𬌗干扰而引起的不舒适和疼痛。

在分析疼痛原因时，需认真鉴别诊断。鉴别疼痛是由义齿基托组织面局部压迫造成的还是由于咬合因素使义齿移动而摩擦造成的。鉴别方法除了用肉眼观察有无咬合后义齿的移动现象，用手指扶住义齿，感觉有无咬合后义齿的滑动和扭动外，还可用压力指示剂进行检查。具体方法是：将义齿组织面吹干，涂少许压力指示剂于疼痛部位相应的义齿组织面，然后将义齿戴入口内，手指压力使其就位。片刻后取出，观察有无压力指示剂被挤出的痕迹，如果有被挤出的痕迹，且与疼痛部位相对应。说明该疼痛是由局部压迫造成的。将该部位调磨、缓冲、吹干，再涂少许压力指示剂，放入口内，反复上述过程，直到没有被挤出的痕迹。当压力指示剂涂于组织面，戴入口内，手指压力使其就位，取出后并无压力指示剂被挤出的痕迹，则可再次放入口内。嘱患者牙咬合，然后取出义齿，可见压力指示剂被挤出的痕迹，说明该部位的疼痛是因咬合后义齿微小移动造成的疼痛，需要进行选磨、调𬌗，而不能用局部缓冲的方法解决。用这种方法进行鉴别诊断和处理往往能有立竿见影的效果。

5. 垂直距离过高　如果患者感到下颌牙槽嵴普遍疼痛或压痛，同时伴有面颊部肌肉酸痛及颞颌关节区不适，不能坚持较长时间戴用义齿，检查口腔黏膜无异常表现，这种情况多是由于垂直距离过高或夜磨牙症所致。当前牙覆𬌗不大时，可重新排列下颌后牙降低垂直距离，或重新制作全口义齿。

（二）固位不良

全口义齿固位不良主要表现在下颌义齿，主要是因为下颌牙槽嵴总面积比上颌小，获得的大气压力、吸附力也较小；下颌义齿的周界比上颌长，容易造成下颌义齿边缘封闭不良。由于在说话、咀嚼时舌都要不停地运动，易影响下颌义齿的固位。全口义齿固位不良常见的现象如下。

1. 休息状态时义齿易脱位　原因是基托与黏膜不密合或基托边缘伸展不足。处理方法是重衬或加长基托边缘。

2. 张口、说话、打哈欠时义齿易脱位　当口腔处于休息状态时义齿固位好，但张口、说话、打哈欠时义齿易脱位，其原因是基托边缘过长、系带区缓冲不足、人工排列位置不当、基托磨光面形态不正确等。相应处理方法是磨除过长的基托边缘，重新排牙，形成基托磨光面的正确凹形形态。

3. 咀嚼食物时义齿易脱位　有两方面原因，即颌位关系不正确或咬合关系不平衡。处理方法是重取颌位关系或调𬌗。

（三）发音障碍

初戴义齿时，患者牙槽黏膜和腭黏膜都被基托覆盖，因而影响舌的感觉和定位，同时舌的活动范围变小，造成发音障碍。具体原因有腭侧基托过厚、腭侧基托表面过分光滑及下前牙过分舌倾等。其相应处理方法是磨薄腭侧基托、形成腭皱襞和切牙乳突的形态及调整排牙位置。

（四）恶心

常见原因是上颌义齿后缘伸展过长，上颌义齿后缘与口腔黏膜不密合或前牙有早接触，当咀嚼或说话时因义齿后部松动而刺激黏膜引起恶心。相应处理方法是磨短过长基托后缘；如后缘与黏膜不密合，可用塑料重衬；加强上颌义齿后缘封闭作用；调𬌗消除前伸𬌗早接触点；修改义齿基托的厚度等。

（五）咬唇颊、咬舌

常见原因有缺牙时间长使两颊内陷、舌体变大，后牙排列过于偏颊或舌侧，且覆盖过小或对刃。相应处理方法是加厚颊基托，重新排牙，磨改后牙牙尖斜面。

（六）咀嚼功能不良

常见原因是人工牙咬合接触面积小，过度调磨使人工牙面失去了正常解剖形态，垂直距离过低。处理方法是通过调𬌗增加咬合接触面积，形成正常的𬌗面尖窝形态，重新建立垂直距离。

（七）心理因素的影响

有些患者自认为戴全口义齿后，应和真牙一样，说话、吃饭都没有任何问题。但是戴义齿后，往往和患者原来的想象不一样。初戴义齿时遇到容易松动、脱位，不会用来进食，说话不清楚，口水多等不适。患者会失去练习使用的信心。认为医生技术不好，而要求重做义齿。有些患者会不顾个体差异，盲目与其他患者戴用义齿的情况比较。在这种情况下，医生应该细致地检查全口义齿是否有问题，如确有缺点，应仔细加以修改；如果是患者不适应或不会使用义齿，应耐心解释义齿和天然牙的不同。或请戴过义齿的患者现身说法，对患者进行说服。全口义齿是需患者参与配合的一种治疗方法，患者的积极使用、主动练习、耐心适应等都是非常重要的。

二、戴用义齿一段时间后易出现的问题及处理

（一）义齿性口炎

义齿性口炎（denture stomatitis）是指在义齿基托下的黏膜所产生的局部或弥漫性炎症。多发生在女性，上颌多于下颌。常见腭部黏膜呈猩红色或点状出血、红斑、有假膜。除去假膜呈溃疡面，严重的可伴有颗粒状乳头增生。常合并口角炎和舌炎。患者自觉有口干、烧灼感，不敢吃刺激性食物。

1. 病因　口腔卫生不良。夜间戴义齿，义齿基托与组织不密贴或过紧，𬌗关系不正常造成的黏膜创伤，使黏膜抵抗力降低，易于导致白色念珠菌的感染。

2. 治疗　停戴义齿，将义齿浸泡在2.5%碳酸氢钠溶液中，口含制霉菌素50万单位，每天4次，每次1片，口服维生素B_2。口角用克霉唑软膏和金霉素软膏交替涂敷，1个疗程为2周，一般需1~2个疗程，本病容易复发。对不合适的义齿，应进行调𬌗，重衬或重做义齿。教会患者清洁义齿的正确方法，督促患者认真清洁义齿，保持口腔卫生。

（二）疼痛、松动等不适

患者经戴用初期的调改并合适使用1~2年后，又会出现疼痛、松动等不适。常是由于牙槽嵴进一步吸收造成基托边缘过长，人工牙磨耗不均造成咬合干扰等原因引起的。需要作进一步的检查和相应调改。

但此时由于患者已会熟练使用义齿，常忽略一些较小的不适，勉强使用，直到出现义

齿折断、口腔多处溃疡、人工牙磨平等义齿完全不能使用时才来寻求帮助，这样会加剧牙槽嵴的吸收，对进一步修复造成很大困难。因此，要为戴用全口义齿的患者制订定期复查的计划，一般每年予以复查，及时发现问题进行调改。如出现义齿组织面不贴合的情况，可以重衬处理。一般全口义齿使用7~8年就应更换。使用年限常因个人情况不同而不同，如果人工牙磨耗较快，5年左右就应更换，如果义齿使用并维护较好，也可经调改并重衬后再延长使用几年。

随着人均寿命的延长，许多无牙颌患者一生需不断更换多副义齿使用。因此，要明确告知患者要定期复查并适时更换义齿，从而减缓牙槽嵴的吸收，并减少因义齿不适造成的错误颌位关系的出现，维护口颌系统的健康口腔功能状态。

第六节　全口义齿的修理

一、基托断裂的修理

（一）原因

1. 外力作用　因不慎将义齿掉到地上造成唇侧或颊侧基托折断。

2. 异常杠杆力　两侧后牙排列在牙槽嵴顶的外侧，咬合时以牙槽嵴或上颌硬区为支点，造成基托左右翘动，影响义齿的固位，久而久之造成义齿的纵裂。

3. 早接触　由于牙尖早接触，使前伸殆、侧方殆咬合不平衡，而造成基托的折断或折裂。

4. 牙槽骨吸收不均匀　由于牙槽嵴的吸收，使基托组织面与组织之间不密合，义齿因翘动而折裂。

（二）修理方法

1. 上颌义齿基托纵折的修理方法

（1）清洁断端　将断端上的污渍清洗干净，但要注意不要磨损断端。

（2）准确对位　将义齿的两个断端准确对位，既要保持基托磨光面的准确对位，更要保持组织面的准确对位。临床上常犯的错误是只注意一面的对位而忽略了另一面的对位。

（3）暂固定　用红蜡将火柴棍在基托磨光面固定两断端义齿，也可用粘合剂（502胶）直接固定义齿的断端。

（4）石膏固定　调拌石膏成糊状，轻轻灌注在义齿的组织面，待石膏凝固后去暂固定，清洁磨光面暴露断裂缝。

（5）断面磨除　沿断裂线适量磨除断缝两侧的基托，暴露折裂线下组织面约2 mm宽。如有必要，可沿与断裂线垂直的方向磨1~2条深约1.5 mm的浅沟，埋入增力钢丝。

（6）断面处理　如用自凝树脂修理，断面用自凝牙托水浸湿；如用热凝法修理断面用红蜡恢复基托外形。

（7）断端再接　用自凝树脂修理时，调拌自凝树脂，于黏丝期糊塑于断端，并与周围基托平滑连接；如用热凝树脂修理，则按常规装盒、去蜡、充胶、热处理、开盒。

（8）打磨抛光　常规打磨、抛光，使断裂部分与基托其余部分协调一致。

2. 下颌义齿基托折裂或折断的修理　下颌义齿折裂或折断的部位多在切牙或尖牙处，因其断端面积较小，对位常不准确，且对位后暂固定也比较困难，在断面磨除后两断端常常不易回复到原来的位置，从而造成修理失败。因而固定下颌义齿时，最好将义齿戴入口内取印模固定。修理的具体方法同上颌义齿。

3. 唇、颊侧基托折裂的修理　如折裂片还在，其修理方法同前。如折裂片已丢失或不能对位时，可以戴义齿取模、灌模，用自凝树脂恢复缺损的基托，也可在模型上先用蜡恢复缺损的基托，然后装盒后用热凝树脂修理。

二、人工牙折断或脱落

（一）原因

常见原因有不慎跌落、人工牙与基托结合的部分面积过小、填胶前人工牙表面误涂了分离剂等。

（二）修理方法

1. 先磨除待修理的人工牙及其舌侧基托，尽可能保留原来唇颊侧的基托，以免新旧树脂颜色不一致而影响美观。

2. 如果是前牙，应选择与原义齿人工牙形状、大小、颜色相似的同型号人工牙；如果是后牙，排牙时应注意调磨面，使之与邻牙及对颌牙协调。

3. 将调整好的人工牙排列在牙弓上，用蜡将其邻面与两侧邻牙固定在一起。如用热凝树脂修理，则用蜡将人工排列在缺牙位置，用蜡恢复磨除的基托外形。

4. 调拌自凝树脂于黏丝期从舌腭侧糊型，将人工牙与原牙列粘接在一起。热凝树脂修理时，常规装盒、充胶、热处理、开盒。

三、全口义齿的重衬

（一）原因

随着义齿使用时间的延长，牙槽嵴逐渐吸收，基托组织面与牙槽嵴黏膜间出现了间隙而影响义齿固位；印模与模型不准确、调胶及热处理不当也可造成义齿变形，使基托与组织面不密合。

以上情况可采取重衬术（relining）。重衬术是在全口义齿基托的组织面上加上一层树脂，使之充满不密合处的间隙而与牙槽嵴及其周围组织紧密贴合，增进义齿的固位和稳定。重衬前应检查正中及非正中关系有无不平衡，如有不平衡应进行选磨。

（二）修理方法

1. 直接重衬法　清洁义齿磨光面，以布轮蘸石英砂及氧化锌粉抛光，组织面均匀打磨粗糙。在基托组织面涂单体，在患者重衬时接触的口腔黏膜区域涂石蜡油。将调和至丝状期的自凝树脂均匀放在义齿的组织面，将义齿放入口内，引导患者下颌闭合于正中颌位并稍用力咬合，挤出多余的自凝树脂，嘱患者主动做肌功能整塑动作，待自凝树脂基本成型时将义齿取出。取出后去掉义齿边缘多余树脂，放入温水中浸泡，凝固后磨光基托边缘，戴入口内检查并调㪷。偶有患者对单体的刺激产生过敏反应，甚至可灼伤黏膜。

2. 间接重衬法　间接重衬法的义齿准备基本上同直接重衬法，但组织面的磨除可适当多一些。将稍调稀一些的弹性印模材均匀放入义齿组织面，快速戴入口中，嘱患者咬在正中㪷位并稍用力咬合，指导患者做主动肌功能整塑。待印模材凝固后取下义齿，去除多余印模材。装盒时将衬有印模材的组织面向上，开盒后去除弹性印模材，按弹性印模材的量调拌自凝树脂，在丝状期压入型盒待自然凝固，从型盒中取出后打磨抛光。间接重衬法避免了自凝树脂对黏膜的刺激，减少了患者痛苦。临床上一般不采用热凝树脂重衬，因热凝树脂加热时可造成原义齿基托的变形。

习　题

思考题

1. 全口义齿的固位原理有哪些？
2. 全口义齿取印模的正确方法有哪些？
3. 确定垂直距离的方法有哪些？验证垂直距离的方法有哪些？
4. 确定水平关系的方法有哪些？验证水平关系的方法有哪些？
5. 全口义齿的前牙排列应注意哪些方面？

第十六章

单颌牙列缺失的义齿修复

扫码"学一学"

学习目标

口腔医学专业：

1. 掌握　单颌全口义齿的概念；单颌全口义齿的修复方法。
2. 熟悉　单颌全口义齿的修复原则。
3. 了解　单颌全口义齿的修复特点。
4. 具有尊重和保护患者权利的素质及关爱患者的意识。

口腔医学技术专业：

1. 掌握　单颌全口义齿的概念；单颌全口义齿的修复原则。
2. 熟悉　单颌全口义齿的修复方法。
3. 了解　单颌全口义齿的修复特点。

案例分析

【案例】

某患者，男性，71岁，上颌牙缺失三个月，要求镶牙。

专科检查：上颌牙槽嵴、黏膜尚可，13、23牙槽嵴处有明显骨突，手指按压疼痛，下颌牙列无缺失，下前牙稍稀疏。

【讨论】

1. 镶牙前口腔需做哪些准备？
2. 镶牙时有哪些主要要点？

单颌全口义齿（single complete denture）是指上颌或下颌为全口义齿，其对颌为天然牙列或牙列缺损已用可摘局部义齿或固定义齿修复，也称为半口义齿。因同一口腔中单颌全口义齿与天然牙并存，受对颌天然牙列影响较大，故单颌全口义齿修复的制作难度较大。

考点提示　单颌全牙列的定义。

第一节　单颌全牙列义齿修复的特点

1. 对颌留有自然牙列　对颌留有天然全牙列或部分牙列。

2. 𬌗曲线异常　对颌的天然牙列往往由于余留牙倾倒、伸长或错位而排列不齐，造成𬌗曲线的异常。

3. 牙弓与牙槽弓不协调　例如上颌全牙列缺失后，牙槽骨向上、内吸收，牙槽弓变小，而下颌保留天然牙，牙弓较大，形成上颌牙槽弓小于下颌牙弓，呈反𬌗状态。

4. 上下颌间距离变低　由于半颌牙缺失，没有即时镶牙，致使对颌牙缺乏功能性生长。临床常见下颌缺失，上颌后牙伸长，双侧上颌结节下垂，使人造牙排列困难，也有上下前弓区过长，造成前牙区的颌间距离不足。

5. 有对颌牙列容易保持原有咀嚼习惯　如果患者有吃硬食的习惯，会不利于单颌全口义齿的稳定和无牙颌牙槽嵴的健康。

6. 天然牙和无牙颌的负荷能力相差较大　据实验研究，天然牙和无牙颌的𬌗力耐受值之比约为 6 : 1，因此单颌全口义齿患者更易出现疼痛，也易发生义齿折断的现象。

第二节　单颌牙列修复的要求和原则

一、要求

由于半口缺牙患者自身还保留着部分天然牙，所以对义齿的要求往往比全口缺牙还要高。因此做半口义齿时要想方设法满足这些要求。

（一）要求功能好

1. 要求人造牙有良好的尖凹接触关系，咬合自如、咀嚼效率高。

2. 面容自然、大方、上下颌关系与口腔软组织协调，面部匀称。

3. 语言方便，发音清晰。

（二）要求固位好

由于对颌天然牙的限制，半口义齿常难实现平衡咬合，故对其固位要求就更高于全口义齿。解决好半口义齿的固位问题，就显得更为重要。

1. 要充分利用大气压与吸附力的作用（同全口义齿）。

2. 尽可能地创造相对平衡的咬合。

3. 消除支点，骨性隆突区作适度缓冲，人造牙排列的位置一定要合理。

二、原则

单颌全口义齿修复既要考虑对颌牙列的情况，又要符合全口义齿的修复要求。单颌全口义齿修复主要有以下几点原则：

1. 尽量调整对颌牙的𬌗曲线。通过调磨、固定义齿及可摘局部义齿修复等方法使对颌牙列形成正常的𬌗曲线。

2. 在排牙时需要充分考虑单颌全口义齿的固位和稳定。上颌无牙颌牙弓相对窄小，因此，上牙不能过度偏向唇颊侧，切忌覆𬌗过深，必要时可排成对刃𬌗或反𬌗。

3. 采用扩大基托面积、人工牙减数、减径等方法减小𬌗力。

4. 基托须采用增加强度的措施以免发生义齿折断的现象。

考点提示 单颌全牙列义齿的修复原则。

知识拓展

用蜡𬌗托取单颌义齿颌位记录的要点

用蜡𬌗托取单颌义齿颌位记录是其制作的重要环节。由于患者的单颌缺失是不确定性的，在长期利用剩余牙列咀嚼食物中会出现前伸、侧方运动等习惯，同时对颌牙在长期无对应牙的咀嚼活动中，出现伸长或伴有牙缺失及存在过锐利的牙尖等情况，给颌位关系的准确制取带来一定的困难。

在单颌义齿颌位记录时要尽量纠正这些问题，首先要处理好对颌牙现存的问题，比如：及时修复缺牙，调磨、修整伸长或尖锐的牙尖并获得良好的𬌗曲线等；其次正确引导患者咬合、纠正不良习惯，获得比较准确的颌位记录。如果难以获得准确的颌位关系，只有通过过渡性义齿逐步矫正咬合习惯。

第三节　单颌全牙列的修复方法

扫码“看一看”

一、上颌全牙列义齿

上颌为牙列缺失，下颌牙列完整或牙列缺损。若下颌游离缺失剩余下前牙时，下前牙常有伸长，咬合力集中在前牙区，上半口义齿前部受力较大或由于排列上前牙时，为了照顾美观，上前牙排列过于偏向唇侧，则会加速牙槽嵴的吸收。若下颌剩余的是两侧磨牙，有时磨牙过长接近上颌结节，当下颌前伸或侧方运动时，会推动上颌半口义齿，导致义齿翘动而影响义齿的固位和稳定。因此，制作上颌半口义齿时应注意以下几点：

1. 调𬌗　调磨过长的下前牙唇斜面，减低牙冠的高度，调磨过锐的后牙尖及锐利边缘嵴。当后牙由于磨损形成颊尖低、舌尖高的反横𬌗曲线时，应减低舌尖的高度尽量使𬌗平面和𬌗曲线接近正常。

2. 取功能性印模　应取功能性印模以获得适当的边缘伸展及封闭，必要时须制作个别托盘。

3. 排牙　减小前牙的覆𬌗，适当增大覆盖，可将上颌前部平面适当上提，有利于达到前伸𬌗平衡。后牙尽量排在牙槽嵴顶上，必要时后牙可排成反𬌗，以减小杠杆作用力，防止义齿的纵向折裂。

4. 增加上颌基托强度 如基托内增加金属网，也可用金属腭侧基托。

二、下颌全牙列义齿

此时下颌为牙列缺失，上颌牙列完整或有牙列缺损。由于下颌承托区面积小，而对颌为天然牙产生的力大，患者戴下颌全牙列义齿后常产生黏膜压痛。制作下颌半口义齿应注意以下几点：

1. 调𬌗 调磨上颌个别过长牙、尖锐牙尖及锐利边缘，减小侧向力。

2. 取功能性印模 应取功能性印模而获得适当的边缘伸展和良好的边缘封闭。两侧后缘应盖过磨牙后垫的1/2或全部，下颌舌侧翼缘区应有足够伸展，以利于下颌义齿的固位。

3. 排牙 排列人工牙使𬌗力集中在牙槽嵴上，人工牙可采用减数、减径、减小牙尖斜度的办法以减小𬌗力。

4. 形成良好的磨光面外形 良好的磨光面外形有利于下颌半口义齿的稳定。

本章小结

本章通过对单颌全口义齿概念、修复特点和修复原则的概述，认识了单颌全口义齿修复的特点、困难和复杂性，在掌握其修复的原则和熟悉修复方法后，使学生能够逐步掌握单颌全口义齿制作的全过程、方法和要点。

习　题

扫码"练一练"

一、选择题

1. 单颌全口义齿的修复应遵循的原则不正确的是

A. 改善对颌牙的曲线　　B. 排牙时尽量考虑单颌全口义齿的固位和稳定

C. 树脂基托　　D. 人工牙减数、减径

E. 减小𬌗力，扩大基托面积

2. 对于单颌全口义齿人工牙的排列，应着重考虑义齿的

A. 横𬌗曲线　　B. 纵𬌗曲线

C. 咬合关系　　D. 覆𬌗

E. 超𬌗

3. 有关制作上颌全口义齿应注意的要点，不正确的叙述是

A. 当下颌后牙由于磨损形成反横𬌗曲线时，应减低舌尖的高度

B. 为义齿的固位和稳定，要取得良好的功能性印模

C. 要减小前牙的覆盖，适当增大覆𬌗

D. 如下颌后牙两侧𬌗平面一高一低，可调磨降低牙尖高度

E. 可在基托内增加金属网，必要时用金属腭侧基托

4. 对牙列完整的单颌全口义齿，在排列人工牙时，人工牙颊舌径宽度应减小，原因为

A. 防止加速牙槽骨的吸收　　B. 增加舌体间隙

C. 避免咬颊、咬舌　　D. 防止义齿从中缝裂开

E. 减小恶心程度

5. 下颌单颌义齿排牙不正确的是
A. 减小基托　B. 减数
C. 减径　D. 人工牙的殆力集中在牙槽嵴上
E. 减小牙尖斜度
6. 制作上颌单颌义齿调殆时不正确的方法是
A. 调磨过长的上前牙唇斜面　B. 调磨过长的下前牙高度
C. 调磨过锐的后牙牙尖　D. 调磨锐利的后牙边缘嵴
E. 调磨磨损的牙尖、边缘嵴形成接近正常的殆曲线
7. 下颌单颌义齿取模不正确的是
A. 取功能性印模　B. 适当的边缘伸展
C. 两侧后缘覆盖至磨牙后垫前部　D. 良好的边缘封闭
E. 下颌舌侧翼缘区应有足够的伸展

二、思考题

1. 什么是单颌全口义齿?
2. 单颌全口义齿的修复特点有哪些?
3. 单颌全口义齿的修复原则有哪些?
4. 上颌全口义齿制作注意事项有哪些?
5. 单颌全口义齿制作难度大的原因有哪些?
6. 天然牙列存在哪些情况会对单颌全口义齿修复产生不利影响?

第十七章

牙列缺失的即刻义齿修复

学习目标

口腔医学专业：

1. 掌握　即刻全口义齿的概念；即刻全口义齿的制作。
2. 熟悉　即刻全口义齿的适应证。
3. 了解　即刻全口义齿的优缺点。
4. 要考虑患者的经济基础，有以患者为出发点、关爱患者的意识。

口腔医学技术专业：

1. 掌握　即刻全口义齿的概念；即刻全口义齿的制作。
2. 熟悉　即刻全口义齿的适应证。
3. 了解　即刻全口义齿的优缺点。

即刻全牙列义齿（immediate complete denture）又名预成全口义齿，是一种过渡性修复体，它是指在患者天然牙尚未拔除前，先将义齿做好，待拔牙结束后半小时伤口止血，立即戴入的义齿。

考点提示　即刻全牙列义齿的定义。

第一节　即刻全牙列义齿的优缺点

一、即刻全牙列义齿的优点

1. 患者没有缺牙时期，拔牙后可即时戴义齿，尽早恢复功能，也容易习惯应用。
2. 患者口内常存有部分天然牙，容易确定正中𬌗关系及恢复垂直距离。
3. 在手术后立即戴牙，对伤口可以加适当的压力，有利于保护伤口及止血。
4. 即刻修复后，可使牙槽嵴及时得到生理性刺激，减缓牙槽骨吸收，防止失用性吸收。
5. 人工牙的选择可依据尚存天然牙的大小、形态、颜色而定，参照天然牙的位置、牙弓的形状排列人工牙，以恢复患者原有外形。

二、即刻全牙列义齿的缺点

1. 戴牙后的初期很易出现多处疼痛，故需长期观察和复诊处理。
2. 因拔牙后初期牙槽嵴吸收萎缩迅速，基托与牙槽嵴之间出现间隙，须重衬或重制义齿，否则义齿会翘动而产生杠杆作用，加速牙槽嵴的吸收萎缩。

3. 由于一次须拔除多个牙齿和修整牙槽嵴，故年老体弱者要慎重处理。

第二节　即刻全牙列义齿的适应证

1. 因工作需要或时间紧迫者。

2. 口内不能保留的前牙，以及上颌或下颌剩余任何数目牙的患者。尤其是教师、演员等特殊行业者。

3. 适用于咬合比较正常，牙槽嵴条件较好者。

4. 适合于健康的青年或中年人，因拔牙后伤口容易愈合。

考点提示 即刻全牙列义齿的适应证。

第三节　即刻全牙列义齿的临床修复程序

大多数学者都主张保留前牙，先将后牙拔除，4~6 周后伤口基本愈合，即取模制作义齿，在戴牙之前拔除前牙，作必要的牙槽修整后即可戴入义齿。

1. 记录的留存　拔牙前详细记录口腔情况，记录预留牙的牙周情况、咬合的垂直距离和咬合关系等，摄取余留牙的 X 线片，制取全口记存模型，𬌗托记录正中𬌗位和颌间距离，为以后制作全牙列义齿提供颌位关系和排牙提供正确的依据。

2. 印模的制取　同一般的全口义齿制取印模基本一致，但由于有牙颌和无牙颌的口内情况的不同，则要选择合适的部分义齿托盘或选择不同印模材料制取的个别托盘，最好采用二次印模法制取准确的功能性印模，然后灌注石膏模型。

3. 颌位关系的确定　在记录的留存当中，利用余留牙记录颌位关系，其方法是模型上制作暂基托，缺牙区放置烘软的蜡堤，把前期准备的𬌗托放入口内正中咬合，记录准确的颌位关系。在此，要特别注意患者的咬合习惯，引导患者准确的咬合，防止下颌习惯性前伸或偏侧咬合。

4. 试戴　模型上𬌗架后，可按照上下颌牙颌位关系，先排列缺失的后牙。排牙的方法和要求与全口义齿相同。将排好后牙的基托戴入口内，检查咬合关系是否准确，如有不准确之处，应予以即时修改。

5. 排牙　排牙的方法和原则与一般全口义齿相同。先在模型上标记中线，前牙龈缘线及龈袋线，然后齐龈缘线削除石膏牙，根据龈袋深度修刮模型的牙槽嵴，达到合适的深度，唇侧可修除 2~3mm，舌侧一般不超过 2mm。天然牙的位置正常者，可先削除一侧石膏牙，排好一侧前牙后，再削除另一侧石膏牙进行排列，最后调整前牙与已排好后牙的咬合关系。

6. 完成　常规完成义齿的蜡型、装盒、除蜡、填胶、热处理、打磨抛光等制作过程后，将义齿浸泡在消毒液内备用。

7. 外科拔牙和义齿戴入　即刻全牙列义齿完成后，即可外科手术拔除余留牙、适宜修整牙槽嵴，患者的手术前准备如一般口腔外科手术常规。拔牙应尽量减少创伤，并以保留有利的支持骨为原则。拔牙结束后，从消毒液中取出义齿，用生理盐水冲洗干净，戴入患者口中。如有压痛或不易就位时，可适当磨改，直到能顺利戴入，并初步调𬌗和适当的调磨。

8. 戴牙后的医嘱

（1）戴牙后 24 小时内不能取下，以免影响血凝块形成并避免组织水肿。

（2）如伤口疼痛，必要时可服少量镇痛剂和面部冷敷。

（3）戴入后 24 小时内，应吃流质及半流质食物，以免刺激伤口，引起疼痛或出血。

（4）次日来院复诊，取下义齿，温盐水冲洗伤口，作进一步的检查和修改。

（5）4~5 天后拆除缝线，再进行检查和修改。

（6）戴用 1~3 月后复诊，六个月及一年后再各作一次复查，以了解义齿使用情况，并根据存在的问题进行修改，必要时可进行重衬或重新制作义齿。

知识拓展

即刻全口义齿目前应用状况

临床上经常可以遇见很多患者，因口内余留牙不能保存而需要拔除后进行全口义齿修复。

常规的修复时间需要 1 至 3 个月，待牙槽骨恢复稳定之后进行。很多患者不能接受，迫切要求尽早修复，即刻全口义齿可以解决这个问题。在患者拔牙之前预先制作，拔牙后立即戴上义齿，可以保持其面容、语音和咀嚼功能，免除缺牙痛苦，不影响社交活动和工作。但即刻全口义齿的制作需定期观察和必要的处理。通过对患者 3 至 6 个月的临床随访观察，均可行使良好的咀嚼功能并保持美观，患者比较满意。

本章小结

本章对即刻全牙列义齿概念、即刻义齿的优缺点、适应证和临床修复程序进行了阐述。要求口腔医学和口腔医学技术专业的学生熟悉或掌握在临床或制作过程中，理解即刻义齿修复的全过程、方法和要点，为患者提供一副舒适、安全的修复体。

习 题

一、选择题

1. 即刻全口拔牙后多久可戴入患者口中

A. 一月　　B. 一周　　C. 一天　　D. 半小时

2. 即刻全口义齿戴入后多长时间不能取下

A. 一天　　B. 三天　　C. 一周　　D. 半天

3. 以下哪项不是即刻全口义齿戴入后产生的影响

A. 减少了因缺牙对面形的影响　　B. 减少了因缺牙对心态的影响

C. 减少了因缺牙对进食的影响　　　　D. 减少了因缺牙对社交的影响

4. 即刻全口义齿是

A. 拔牙前取模，拔牙后立即戴的全口义齿

B. 拔牙后取模，当天立即可戴的全口义齿

C. 取模后当天戴的全口义齿

D. 取模后 2 天戴的全口义齿

E. 取模后 3 天戴的全国义齿

5. 即刻全口义齿术后护理不包括

A. 患者戴义齿后 24 小时内最好不戴义齿，以免影响血凝块形成

B. 必要时服用镇痛药和在面部做冷敷

C. 在初戴 24 小时之内应吃流质食物，不要吃较硬和过热的食物，以免刺激伤口疼痛或引起术后出血

D. 次日来院复查并预约患者 2~3 个月后进行检查

E. 如基托与牙槽嵴黏膜之间出现间隙，应即时进行重衬处理或重新制作义齿

6. 下面哪项不是即刻全口义齿的优点

A. 减少因缺牙对面形、语言、进食和社交的影响

B. 较容易取得准确的颌位关系

C. 有利于止血、保护伤口

D. 及时恢复对牙槽嵴的刺激，阻止了牙槽嵴失用性吸收

E. 人工牙可参考余留的天然牙大小、形态、颜色等而定

二、思考题

1. 即刻全口义齿的制作过程大致有哪几步？

2. 即刻全口义齿模型的处理和排牙过程是什么？

3. 即刻全口义齿手术后的护理有哪些？

4. 即刻全口义齿的优点有哪些？

5. 即刻全口义齿的适应证是什么？

第十八章

牙列缺损的附着体义齿修复

扫码“学一学”

学习目标

口腔医学专业：

1. **掌握** 附着体义齿的定义、组成及分类；附着体的特点及适用范围。
2. **熟悉** 常见各类附着体义齿的临床修复程序。
3. 具备根据患者口腔的实际情况选择合适的附着体的能力。
4. 对于复杂的义齿要考虑患者的经济条件，具备给予患者适当提醒的意识。

口腔医学技术专业：

1. **掌握** 附着体义齿的定义、组成及分类；常见各类附着体义齿的特点。
2. **熟悉** 附着体义齿的特点及适用范围。

案例分析

【案例】

女性，53 岁，要求修复下后牙，来诊。

专科检查：患者口腔卫生状况良好，45、46、47 缺失，余留牙完好，未见龋齿及牙周病变，咬合关系良好，缺牙间隙对颌牙未见伸长。

【讨论】

1. 该病例有哪些不同的修复方案？
2. 如果患者不接受种植和不美观的卡环应选择哪种临床修复方法？怎样设计？

第一节 概 述

一、附着体义齿的定义

附着体义齿是以附着体为主要固位形式的可摘局部义齿。附着体是通过阴性部件与阳性部件的锁结嵌合作用结合在一起的义齿固位装置（图 18-1）。附着体一部分与基牙或种植体结合，另一部分与义齿的可摘部分结合，为义齿提供良好的固位、稳定和美观效果。

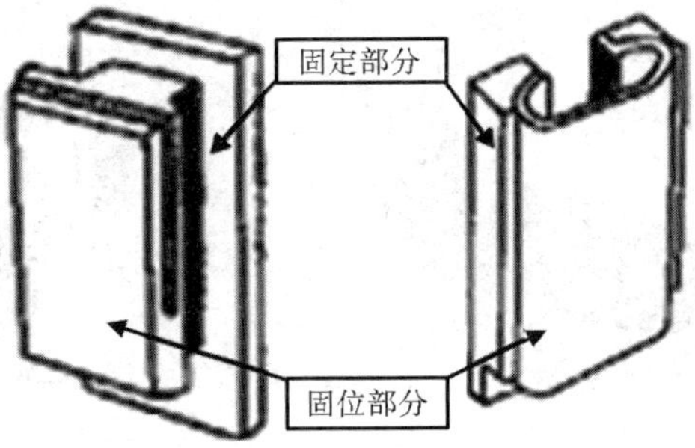

图 18–1　附着体

二、附着体的特点

1. **固位稳定好**　附着体的固位力强大且能保持固位力持久，不会随着义齿的摘戴次数增加而出现固位力明显下降。另外，附着体结构精密，能够增加修复牙列缺损、牙列缺失、颌面缺损的修复体的稳定性。

2. **美观舒适度高**　附着体安装的位置隐蔽，体积小巧，佩戴义齿后唇颊面观无固位体显露，美观效果极佳。此外，在设计义齿时，能使基牙牙冠形态和色泽与缺牙区人工牙的色泽形态相协调，达到更加自然美观的效果。

3. **咀嚼效能提高**　附着体固位效果好，较普通卡环式可摘局部义齿更大的提高患者的咀嚼效率。

4. **基牙保护**　作用于基牙上的力的传导趋于轴向，减少了对基牙的扭力，有利于保护基牙。基牙可由全冠保护，不易龋坏。

5. **制作工艺复杂、费用昂贵**　附着体制作工艺复杂、精密，制作周期长，且材料费用高，因此价格昂贵。

6. **治疗时间长**　复诊次数多，临床操作费时。

7. **基牙磨除量大**　附着体义齿的基牙预备需要磨除大量牙体组织，以容纳附着体精密部件的安装。

8. **受牙齿和牙槽嵴条件的影响**　附着体义齿基牙受牙冠的体积大小、牙髓腔位置、牙槽嵴高度和宽度的影响。

考点提示　附着体义齿的特点。

三、附着体的分类

1. **按照加工精度分类**　将附着体分为精密附着体和半精密附着体。在 0.01~0.04mm 的精细公差之内，采用硬质合金机械加工而成的附着体称为精密附着体。采用预成的树脂或蜡型部件直接铸造而成的附着体称为半精密附着体。

2. **按照放置的部位分类**　将附着体分为冠内附着体（图 18–2）、冠外附着体（图 18–3）、根上附着体和根内附着体（图 18–4）。

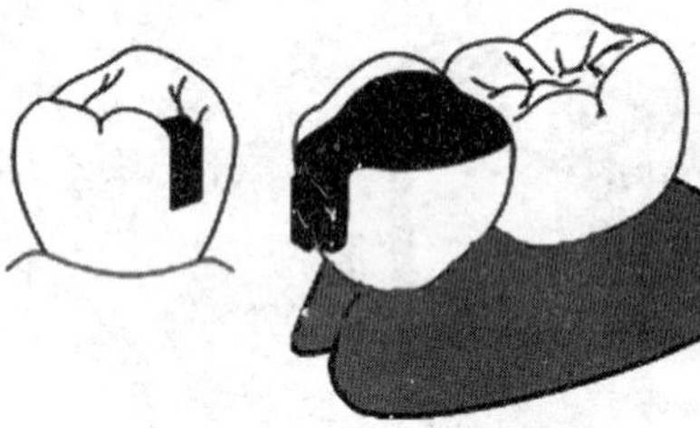

图 18-2　冠内附着体

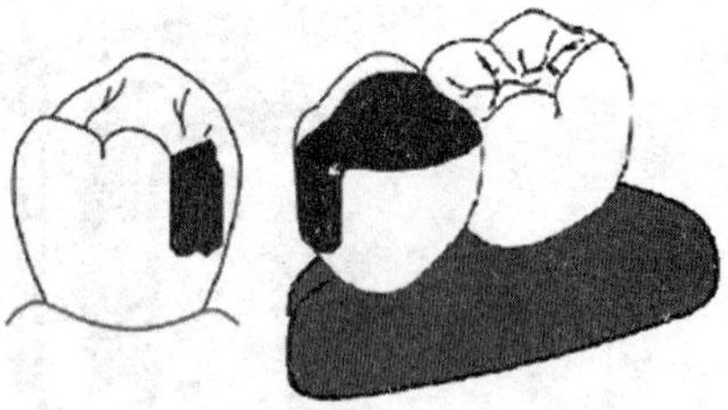

图 18-3　冠外附着体

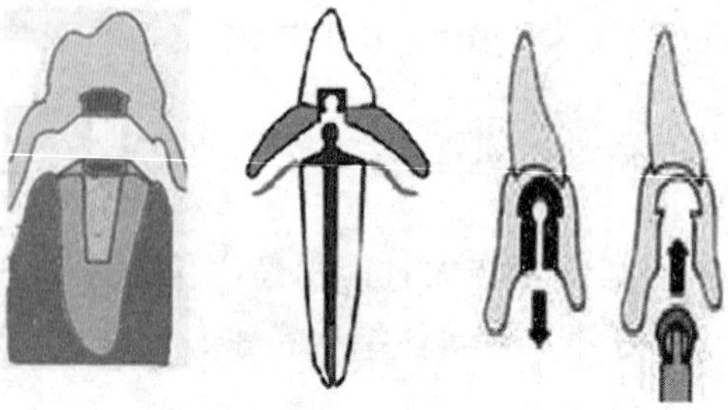

a　b　c

图 18-4　牙根上附着体和牙根内附着体

注：a.牙根上附着体；b.牙根内附着体；c.按扣式附着体

3. 按照移动的方式分类　将附着体分为弹性附着体和非弹性附着体。

4. 按照固位的方式分类　将附着体分为机械式附着体和磁性附着体。

5. 按照附着体形态分类　将附着体分为杆卡式附着体（图 18-5）、按扣式附着体（图 18-6）、套筒冠附着体（图 18-7）和栓体栓道式附着体（图 18-8）。

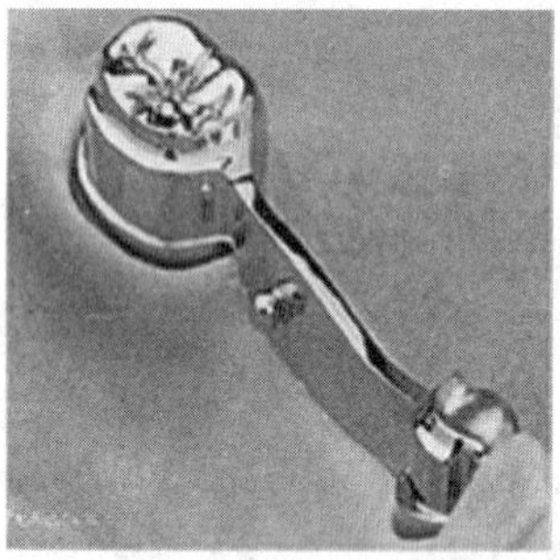

图 18-5　杆卡式附着体

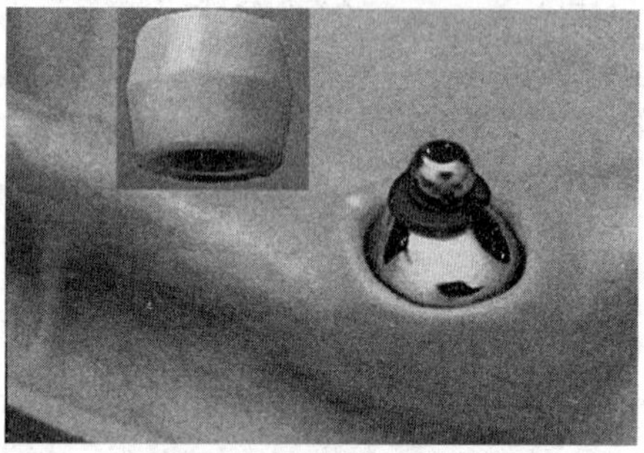

图 18-6　按扣式附着体

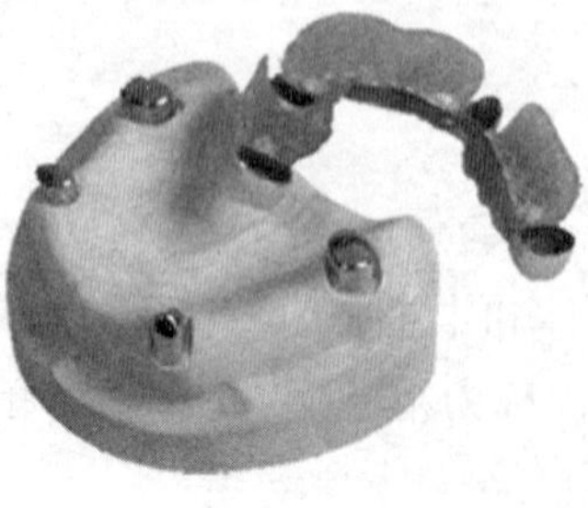

图 18-7　套筒冠附着体

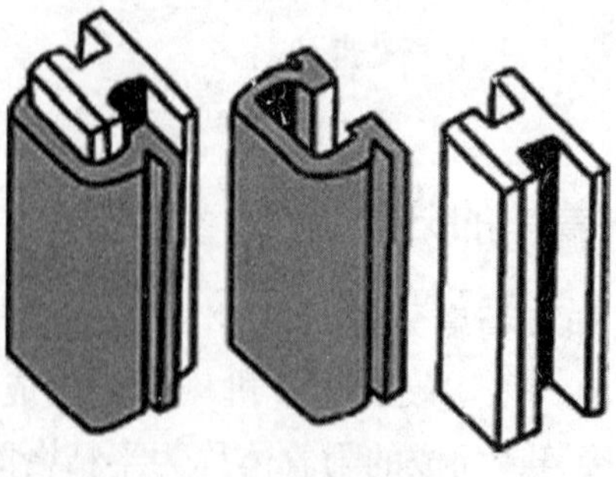

图 18-8　栓体栓道式附着体

第二节　机械式附着体义齿

一、附着体义齿的组成与设计

附着体义齿可以由附着体、桥体、人工牙、基托、连接体等部分组成，根据临床修复体设计其组成部分有所不同。

1. 附着体　附着体起固位与支持作用。

2. 桥体　桥体是修复缺失牙的形态和功能的部分。附着体义齿中，附着体的一部分结构与桥体形成一个整体，并于基牙上的另一部分附着体结构连接，形成可摘式桥体结构的附着体义齿。

3. 人工牙　人工牙用于恢复缺失牙的形态与功能。人工牙的材料可以选择成品树脂牙，也可采用金属－树脂牙或金属烤瓷牙。

4. 基托　附着体义齿的基托类似于可摘局部义齿的基托，起到连接附着体、人工牙的作用，并具有固位、传递和分散𬌗力的作用。根据修复体设计要求可选用金属基托或塑料基托。选用塑料基托时，基托内多设计金属支架，使附着体有良好的结合力并增加基托强度。

5. 连接体　连接体指附着体义齿中的大连接体，主要有腭板、腭杆、舌板、舌杆等，在义齿中起到加强义齿强度、分散𬌗力，以及连接附着体义齿其他部分的作用。

考点提示　附着体义齿的组成。

二、附着体义齿的临床修复程序

（一）修复前检查

在一般初诊检查的基础上还应重点检查以下内容：

1. 牙列缺损状况　缺牙的数目、位置、缺牙区牙槽嵴情况、缺牙区的𬌗间距离。

2. 基牙　基牙有无龋坏、牙髓情况、牙周状况、是否松动。

3. 缺牙区　缺牙区黏膜有无炎症或黏膜组织病变，牙槽嵴顶有无活动性软组织，牙槽嵴的形态及牙槽骨的骨质密度。

4. 咬合　上下牙列的覆𬌗、覆盖、正中咬合、前伸咬合、侧向咬合时有无早接触或𬌗干扰。

5. 余留牙　余留牙的数目、位置、有无倾斜及倾斜的程度、有无伸长、松动及牙周损害等。

（二）修复前准备

1. 基牙准备　基牙如有牙体牙髓或牙周疾病，必须治疗完全后才能进行修复治疗。

2. 余留牙准备　龈上洁治去除软垢、牙石，以便保证牙周组织的健康。

（三）基牙预备

1. 冠内附着体 基牙预备开辟出放置附着体阴性结构的空间。

2. 冠外附着体 基牙牙体预备类似全冠的牙体预备。

3. 根面附着体 第一步，根管的牙体预备与桩核的预备相同，为根长的2/3~3/4，根尖保留3~5mm的充填材料，桩直径为根径的1/3。第二步，靠近牙颈部的根面牙体预备量根据选择的根面附着体类型而定。一般将根面预备成平面或凹面，与龈缘平齐。

考点提示 附着体义齿的设计。

（四）附着体义齿制作

1. 附着体与义齿支架的连接

（1）成品精密附着体 此类附着体的阴性、阳性部件均为金属，通过激光焊接将其与基牙金属冠或金属基底层的连接部分连接成一个整体。

（2）半成品精密附着体 附着体的一部分为树脂预成品，需要同基牙的金属基底层或金属冠蜡型连接，通过铸造形成整体金属件；另一部分可通过多种连接方式与可摘义齿的支架连接。

（3）根面附着体 根面附着体的阴性或阳性结构与根管桩的蜡型连接完成铸造，附着体的另一部分结构通过树脂与义齿基托连接。

2. 附着体与义齿的共同就位道 附着体义齿的制作必须使用平行研磨仪，使完成后的可摘义齿中附着体结构能与固定在基牙上的附着体结构吻合，义齿摘戴顺利。

（五）初戴与随访

1. 初戴 一般冠外附着体和冠内附着体义齿初戴时，需要将义齿的两部分精确结合，再将连接附着体的基牙牙冠粘接在基牙上。根面附着体义齿需先将根面附着体结构粘接在基牙牙根内，然后再将另一部分附着体义齿结构固定于义齿基托组织面上。附着体义齿的其他初戴要求与固定义齿和可摘局部义齿相同。

2. 随访 嘱患者定期随访，一般6个月一次。出现问题及时处理。

知识拓展

附着体义齿与种植义齿的联合应用

牙列缺失的修复是口腔修复的常见病例，通常采用全口义齿的修复。对于下颌无牙颌、牙槽嵴严重吸收的病例采用传统义齿修复，其效果不理想，采用全口种植义齿修复费用又过高。因此种植义齿借助植入颌骨的种植体及附着于其上的附着体为义齿提供固位、稳定和支持，获得良好的修复效果。可以采用在下颌无牙颌双侧的颏孔之间植入三、四颗种植体，种植体上部采用联冠修复，双侧远中端采用附着体修复。修复效果良好且费用适中。

第三节　磁性附着体义齿

一、基本分类

1. **按磁性材料分类**　分为由永磁体与软磁合金组成的磁性附着体和全部由永磁体组成的磁性附着体。

2. **按磁路设计分类**　分为开放式磁路磁性附着体和闭合式磁路磁性附着体。按设计形式闭合式磁路还可分为：帽状型、夹极型、三明治型。

二、磁性附着体的特点

1. **固位力大**　完全能满足义齿在功能状态下的固位需求。

2. **制作简单**　磁性附着体的设计不受基牙方向的限制，就位道要求不严格。义齿制作完成后也不需要频繁的调改和修整。

3. 体积小，对基牙有保护作用，对机体无伤害。

4. 磁体容易锈蚀导致磁力减弱，因此需要大约每两年更换义齿基底面的闭路磁体。

三、磁性附着体的形式

包括 Keystone 磁性附着体、Indedent 磁性附着体、Hitach 磁性附着体、Magfit 磁性附着体（图 18–9）、Gillings 磁性附着体（图 18–10）等。

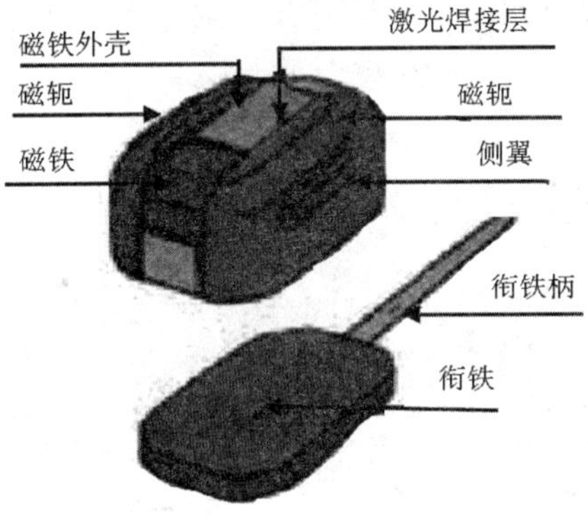

图 18–9　Magfit 磁性附着体

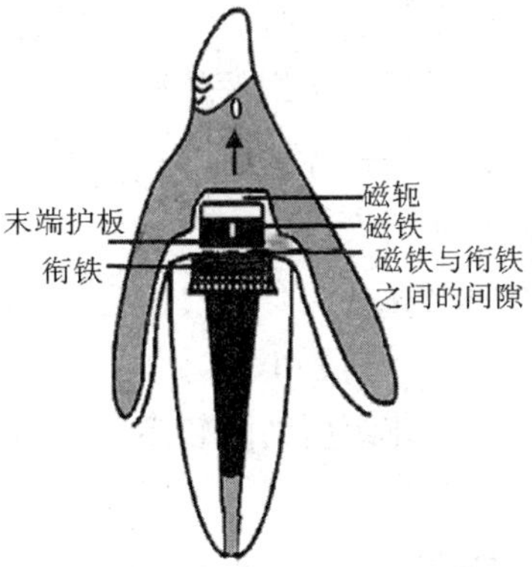

图 18–10　Gillings 磁性附着体

四、磁性附着体在义齿中的应用

磁性附着体（图 18–11）具有广泛的适应证，凡有符合基牙条件的保留牙根及残冠都可以进行设置。要求患者的上下颌关系基本正常，人工牙可以排列在牙槽嵴顶；单颌义齿的颌间距离不低于 6mm，以便有足够的空隙放置磁性附着体及有一定厚度的塑料覆盖磁性附着体。

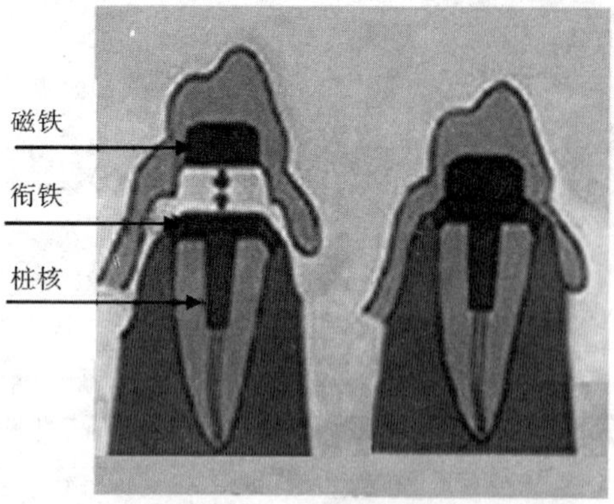

图 18-11 磁性附着体

磁性附着体主要应用于下列类型的义齿修复：磁性附着体可摘局部义齿、磁性附着体可摘局部覆盖义齿、磁性附着体全口覆盖义齿、磁性附着体套筒冠、颌面缺损修复、种植义齿等。

第四节 套筒冠义齿

套筒冠是指一种由内冠和外冠构成的双重冠。内冠为粘固在基牙上的金属全冠，外冠则依靠摩擦力镶嵌于内冠上。

一、套筒冠义齿的特点

1. 固位力稳定，易调节。
2. 经过完善治疗的基牙被内冠覆盖起来，可以有效防止牙折或继发龋，更好的保护基牙。
3. 有利于牙周组织的健康。
4. 有利于保存牙槽骨。
5. 具有牙周夹板的作用。
6. 可调整咬合关系。
7. 美观，异物感小。
8. 基牙牙体组织磨除较多，并且会暴露金属内冠。

考点提示 套筒冠义齿的特点。

二、套筒冠义齿的组成与设计

套筒冠义齿一般由固位体、人工牙或桥体、基托、连接体等部件组成（图 18-12）。

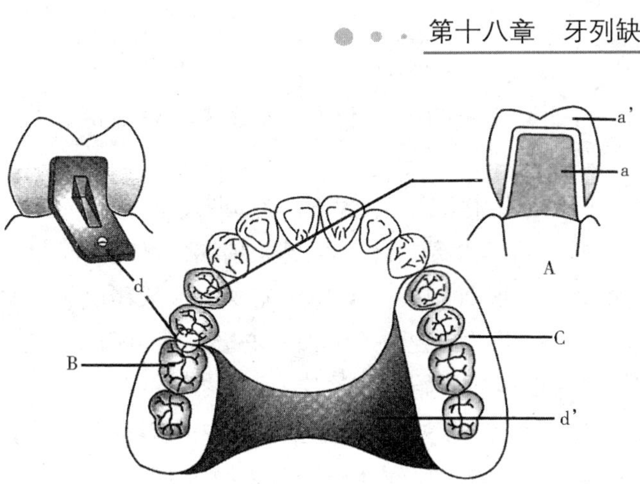

图 18–12 圆锥套筒冠义尺的组成

注：A 固位体；a 内冠；a' 外冠；B 人工牙；C 基托；d 大连接体；d' 小连接体

（一）固位体

套筒冠的固位体由内冠与外冠组成。内冠粘固于基牙上，外冠固定在可摘义齿的相应部位，靠内外冠之间嵌合形成的摩擦力产生固位。套筒冠义齿适合于口腔余留牙条件不好的患者，如残根残冠、伸长倾斜、牙周炎症、冠根比例不协调等，套筒冠修复时将活动、固定两部分整体设计，调改基牙的同时改善冠根比例，制作内冠，然后做活动部分，这样不仅有利于建𬌗而且美观不暴露卡环。同时也适用于𬌗重建及需要升高咬合做𬌗垫修复时，还适用于颌骨及牙列缺损，如唇腭裂患者或外伤、肿瘤术后患者的修复。

（二）人工牙

人工牙用于恢复缺失牙的解剖形态和功能。通常多选用树脂牙；缺失牙较少的固定桥结构可以选择金属烤瓷牙；缺失牙较多的牙列缺损修复或类似固定桥结构的修复病例也可以选择金属树脂牙。

（三）基托

基托起到连接修复体的各个部分，分散𬌗力的作用。基托的种类与可摘局部义齿相同，分为金属基托、塑料基托、金属－塑料基托。

（四）连接体

连接体的分为大连接体和小连接体，大连接体与可摘局部义齿相同；小连接体又称脚部，将固位体与其他部分牢固连接，小连接体的强度要求高，应能防止连接体部位折断。

在套筒冠义齿的设计中，以上各部件并不一定同时存在。如少数牙缺失，修复体由固位体、人工牙和连接体组成；牙列无缺损的套通冠牙周夹板，其修复体只有固位体和连接体组成；多数牙缺失的牙列缺损修复，修复体由固位体、人工牙、基托和连接体组成。

考点提示 套筒冠义齿的组成。

三、套筒冠义齿临床修复程序

（一）口腔检查、治疗计划及修复体设计

在口腔检查前要了解患者的需求及一般身体状况。由于套筒冠义齿修复方法需要的经费及时间较常规义齿多，所以一般义齿修复效果不好、经济时间允许的患者可以考虑使用。

经济条件不好，不能自行摘戴义齿的患者不适于该义齿。口腔检查的内容主要有以下几项内容：

1. 口腔卫生状况 口腔卫生状况影响修复体的远期效果。

2. 基牙状态 基牙的数目、形态、牙周状况及龋坏程度均为治疗设计的考虑因素。通常牙弓两侧基牙数目相等，一般每侧 1~2 个基牙，要求基牙稳固、牙周组织健康。基牙形状不利固位的、冠根比例不协调的需要进行调改，必要时可进行根管治疗后大量磨改；牙周炎患者要经牙周治疗，炎症消退后开始修复治疗。

3. 缺牙区牙槽嵴状态及游离端鞍基长度 缺牙区牙槽嵴松软时要取加压印模，防止基牙负荷过大。缺牙区游离鞍基长者，要注意减少基牙的扭力。

4. 咬合情况 上下牙列的覆殆、覆盖关系，颌间距离，正中、侧方、前伸咬合是否有早接触或运动障碍。初次就诊的患者需要去研究模型，必要时要上殆架，认真分析。

（二）基牙预备

按基牙的内冠聚合度设计要求进行牙体预备，牙体预备量为内冠与外冠所需的厚度之和，基牙的颈缘应预备出 0.3mm 宽的斜面肩台，且各基牙间应有共同就位道。

（三）临时义齿初戴

将临时树脂修复体在口内试戴，如义齿无法就位，磨削牙冠的组织面直至就位合适。然后进行咬合调整，完成义齿初戴。

（四）内冠的制作

1. 工作模型的制作 基牙预备完成后，选择合适的托盘，用硅橡胶印模材料制取印模，印模必须清晰准确。用超硬石膏灌注模型。

2. 内冠的制作 按常规方法制作内冠蜡型，在观测仪上修整蜡型达到内冠平整和要求的聚合角，然后安插铸道、包埋、铸造、研磨、抛光、完成内冠制作。

（五）外冠的制作

制作好的内冠经过临床试戴合适后粘固于基牙上。用硅橡胶印模材料取口内印模，灌注超硬石膏模型，按照全冠的制作方法完成外冠制作。

（六）修复体的制作与完成

将口内试戴合适的外冠在模型上就位，按设计要求制作大连接体的网状结构的蜡型，蜡型与外冠紧密连接。常规完成蜡型的铸造、打磨、抛光。各铸件在口内试戴合适后，在模型上进行焊接，完成外冠的烤瓷或烤塑。最后以可摘局部义齿的制作方法排列人工牙，修整基托蜡型，装盒、去蜡、充填树脂、热处理、打磨、抛光、完成修复体。

（七）义齿的戴入

教会患者摘戴义齿的方法，需要两侧同时取下。教会患者清洁义齿的方法，固定、可摘部分都要清洁，不要积存食物。以后常规 6 个月检查一次，以便及时发现问题。

考点提示 套筒冠义齿的基牙检查及设计。

本章小结

患者对美的要求在逐渐提高，已经不再局限于单纯恢复结构和功能，更把舒适方便和美观放在同等位置上。大多数患者对传统义齿的修复效果并不满意，例如可摘局部义齿卡环影响美观，基托范围较大容易引起诸多不适，口腔条件不佳者固位不良，口内剩余牙根的去留问题等。附着体义齿从不同的角度弥补和完善了传统可摘局部义齿的不足，在形态、功能、生理等方面满足了患者的要求，扩大了可摘局部义齿的运用范围。

习　题

扫码“练一练”

1. 附着体义齿有哪些优点和缺点及适用范围？
2. 附着体对基牙有哪些要求？
3. 圆锥套筒冠义齿的优缺点有哪些？
4. 圆锥套筒冠义齿由哪几部分组成？

第十九章

牙列缺损的覆盖义齿修复

扫码"学一学"

扫码"看一看"

学习目标

口腔医学专业：

1. 掌握 覆盖义齿的概念、覆盖义齿修复的生理学基础、覆盖义齿修复的适应证和禁忌证、覆盖基牙的选择。

2. 熟悉 覆盖基牙的类型及设计、覆盖义齿戴入后的注意事项。

3. 了解 覆盖义齿的制作。

4. 能够进行覆盖义齿的设计、基牙的准备。

5. 具有尊重和保护患者权利的素质以及关爱患者的意识。

口腔医学技术专业：

1. 掌握 覆盖义齿的概念、覆盖基牙的类型、覆盖义齿的制作及注意事项。

2. 熟悉 覆盖义齿的类型；覆盖义齿修复的适应证和禁忌证；覆盖义齿的优缺点。

3. 了解 覆盖义齿修复的生理学基础。

案例分析

【案例】

女性，57 岁，要求修复缺失牙，来诊。

专科检查：患者全口卫生状况良好，余留 11、21 残根，牙根边缘在龈上 2mm 左右，叩痛（－），无明显松动。牙片示均行完善根管治疗，恰充。

【讨论】

1. 此病例应给予何种修复治疗方案？

2. 如何进行临床修复？

第一节 概 述

覆盖义齿是指义齿的基托覆盖并支持在牙根或牙冠上的一种全口义齿或可摘局部义齿（从广义上说，种植覆盖义齿也包含在内）。覆盖义齿是用于牙列缺损的一种可摘义齿，尤其适用于余留牙少、且基牙牙周条件较差、不能直接作为可摘局部义齿基牙使用时。覆盖义齿基托下有牙根，可减少牙槽骨的吸收，保留牙周膜本体感受器，并可增加义齿的支持、固位和稳定。

一、覆盖义齿的生物学基础

覆盖义齿由于保留了天然牙作为义齿支持的一部分，因此有较普通黏膜支持式义齿优越的方面。保留的牙根不仅对可摘局部义齿的支持和固位有所助力，而且对维持牙槽骨的高度和保留牙周的本体感受器有独特的作用，这些特点提高了义齿在恢复咀嚼功能等方面的作用。同时，覆盖义齿的固位形式对基牙本身也有保健作用，基牙的垂直受力能改善基牙的牙周状况，延缓基牙寿命。另外，减少拔牙对患者心理接受程度也有重要影响。

（一）保留牙根改善义齿的支持和固位

保留牙根用作覆盖义齿基牙，较黏膜支持式义齿其支持作用大大提高。

覆盖基牙的高度不同，提供义齿的固位力大小亦不同。如果覆盖基牙高出牙龈部分较少，则起到的固位作用较小，主要起支持作用。覆盖基牙越高，起到的固位作用越大。如果在基牙上另外安放附着体，则进一步增强固位作用。

覆盖基牙的多少及其分散程度对义齿的固位和稳定也有作用，和普通局部义齿相类似，基牙越多，固位力越大；基牙越分散，义齿的稳定性越好。

（二）保留牙根利于维持牙槽骨高度

保留牙根，不仅可以使牙根周围的牙槽骨得以保留，而且牙根之间的骨组织也能减缓吸收。另外，保留尖牙的患者，尖牙区域的牙槽嵴高度降低也少于没有任何天然牙的患者。

（三）保留牙周本体感受器的作用

多项研究表明，戴覆盖义齿的患者能更好地区分不同厚度的不锈钢丝，对咬合厚度的察觉力要高于戴全口义齿的患者。

由于用覆盖义齿治疗的患者保留了牙周韧带本体感受器，可更有效地控制咀嚼吞咽反射中咀嚼循环的范围和类型。在覆盖义齿下方的牙根能够分散𬌗力，可作为防止骨吸收、调节生理负荷系统的信号。因此在基牙牙周、牙体条件和经济条件允许下，用更多的根支持覆盖义齿，更有利于延长基牙的寿命。

（四）覆盖义齿对基牙的保健作用

在制作覆盖义齿时，需大幅度的降低临床冠的高度，从而改善基牙的冠根比例。

（五）保留牙根提高义齿的功能

研究表明，在消耗同等的咀嚼肌力时，戴覆盖义齿患者比戴全口义齿患者咀嚼更慢且更有效。

（六）保留牙根对患者心理的影响

对一些患者来说，牙齿丧失带来的情感压抑非常严重。保留部分余留牙，不仅能提供固位，对患者心理也是很大的安慰。即便仅有单个牙根，也使患者没有成为无牙颌。尤其是年轻成人或停经后的妇女，由于情绪和社会压力，不能接受拔除所有的余留牙而使用全口义齿。因此，不能忽视保留一个牙根对患者的心理改善作用。

考点提示 覆盖义齿修复的生物学基础。

二、覆盖义齿的适应证和禁忌证

（一）覆盖义齿的适应证

覆盖义齿治疗适用于口腔内余留牙齿少不能作固定义齿修复，而基牙条件差又无法直接用作可摘义齿的基牙。如果有下列因素更适于使用覆盖义齿。

1. 先天性口腔缺陷患者 如先天性腭裂，部分恒牙胚缺失、过小牙、畸形牙、釉质发育不全等患者，其临床常表现有牙列不齐、牙体过小且形态异常，散在牙间隙和咬合异常，X 线检查发现牙根过短，采用常规义齿修复方法时，义齿固位、稳定和支持以及美观难以达到良好的效果。

2. 后天性口腔病患者

（1）因龋病、外伤、严重磨耗、釉质发育不全等原因，致使牙冠大部分缺损或变短，或经根管治疗后牙冠脆弱的牙，不宜作固定义齿修复或可摘局部义齿的基牙。

（2）口内余留牙低𬌗、伸长、过度倾斜、牙位异常等，严重影响咬合或义齿就位者。

（3）余留牙的牙周组织健康状况较差，且有一定松动，牙槽骨吸收不超过根长的 1/2，不宜作固定义齿或可摘局部义齿的基牙，经适当治疗后，根尖周情况稳定者。

（4）游离端缺牙时，对颌牙为天然牙，为对抗其较大的𬌗力和减轻牙槽嵴负担，如能在牙弓远中端保留牙根作为覆盖基牙，则可减少游离鞍基下沉，保护鞍基下软硬组织及其近中基牙的健康。

（5）患牙虽可以全部拔除做全口义齿修复，但为了减缓牙槽嵴的吸收及增加义齿的固位与稳定，可选择一些牙周健康的少数牙或牙根，经治疗后作为覆盖基牙。

（二）覆盖义齿的禁忌证

1. 牙体牙髓及牙周疾病未治愈者，不能作覆盖义齿。

2. 余留牙根根面在龈下或齐龈且未作冠延长术者，由于此类牙根对义齿起不到支持作用，相反会刺激牙龈覆盖根面，造成经久不愈的炎症。

3. 口腔卫生差或有全身性疾病，无法自行维护口腔卫生者。

考点提示 *覆盖义齿修复的适应证和禁忌证。*

三、覆盖义齿的优缺点

（一）覆盖义齿的优点

1. 可保留一些采用可摘局部义齿难以利用或需要拔除的牙齿或牙根，既减少了牙槽骨的吸收，又增强了义齿的固位和稳定。

2. 保存了牙周膜的本体感受器和神经传导途径，保留了义齿感觉能力的辨别能力。

3. 改变了冠根比，减小了侧向𬌗力和扭力，有利基牙牙周组织的健康。

（二）覆盖义齿的缺点

1. 基牙易龋坏或患牙周炎。由于基牙被覆盖在义齿基托下，几乎受不到口腔的自洁作用，另外食物残渣有时存留在义齿基托下，使细菌易于生长繁殖。如果患者口腔卫生不良，龋病和牙周炎的发病率高。

2. 增加了治疗周期、治疗费用和制作难度。由于需对保留的牙齿做一系列处理，增加了治疗时间和花费，如果基牙上安放附着体或套筒冠，则增加的时间和费用更多。同时义齿制作难度也增加：要防止义齿折断采取有效的加强措施，要考虑固位体的安放不影响美观，有时保留的牙根使局部骨突明显、组织倒凹大，影响义齿就位和美观。

第二节　覆盖义齿修复的设计

一、覆盖基牙的选择

（一）覆盖基牙的牙周情况

覆盖基牙的选择，首先要考虑牙齿的牙周情况。选择做覆盖基牙的牙齿，它的牙周组织应该没有明显的炎症，没有牙周袋，也没有溢脓感染，牙齿的松动度应小于Ⅱ度，牙槽骨的吸收不超过根长的 1/2。

（二）覆盖基牙的牙体、牙髓情况

牙齿有龋坏、磨损或牙冠折断未波及牙根者应进行充填治疗。牙髓或牙根的感染，在完善根管治疗后如能够被控制和治愈者，也可选做覆盖基牙。若牙齿的根管已经钙化，无法进行根管治疗，但无任何症状者，可以直接做覆盖基牙。

（三）覆盖基牙的数量

基牙的数量可以为一颗或多颗，从治疗、费用和修复效果来看，单颌保留 2~4 颗基牙较为理想。有些情况下，颌弓上仅余一颗孤立的牙齿或牙根时，也有保留价值。

（四）覆盖基牙的位置和分布

覆盖基牙的位置视口内余留牙而定，前、后牙均可选用。若口内余留有可供选择的牙齿，则根据下列情况选择基牙的位置（图 19–1）。

1. 全口覆盖义齿的基牙

（1）前牙和后牙均可选作基牙，但多选择前牙，特别是尖牙。这是因为前部牙槽骨较后部牙槽骨更易吸收。前牙为单根，根管治疗的疗效好。特别是尖牙的牙根长且粗大，在牙弓上占据重要的位置，又往往是牙弓中最后脱落的牙齿。故在临床上以保留尖牙最多，其次为第一或第二前磨牙。切牙也可以保留，保留磨牙较少。

（2）覆盖义齿的基牙最好分散在牙弓的两侧，有 4 个分散的基牙支持较为理想。由基牙形成的支点线呈平面时义齿更稳固，应避免斜线式支点线。

2. 可摘局部覆盖义齿的基牙

（1）远中游离的局部义齿，若设计成混合支持形式，此时可在远中尽可能接近磨牙后垫处选择一覆盖基牙，哪怕是做半切术，保留一个健康牙根，也有利于对义齿的支持。

（2）覆盖基牙最好位于牙弓上承受𬌗合力较大的部位，特别是多个后牙缺失，而对颌为天然牙的情况。

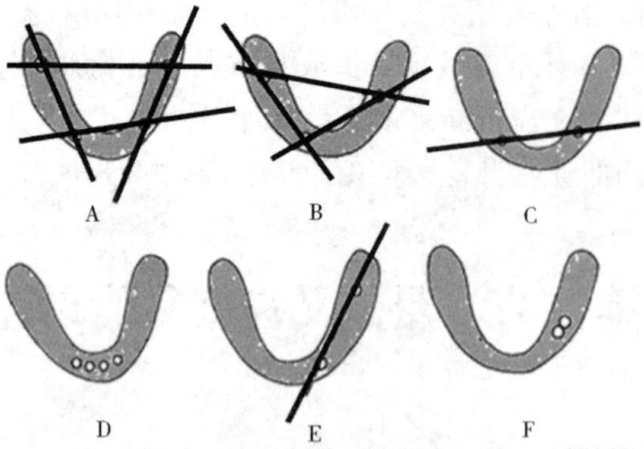

图 19-1　覆盖基牙的位置和分布

二、覆盖基牙的类型

根据口内余留牙牙冠的完整程度，分为长冠基牙和短冠基牙。若在短冠基牙上安装金属顶盖或附着体，又称金属顶盖基牙或附着体基牙。

（一）长冠基牙

在龈缘上保留有 3~8mm 牙冠的基牙称为长冠基牙（图 19-2）。此种基牙暴露在口腔中的部分较长，对覆盖义齿具有垂直向和侧向的支持作用，但同时受较大的侧向力及扭力影响。欲选择长冠基牙覆盖义齿时，务必严格掌握适应证：基牙应具有良好的支持骨；基牙数目不宜太少；颌间距离较大等。

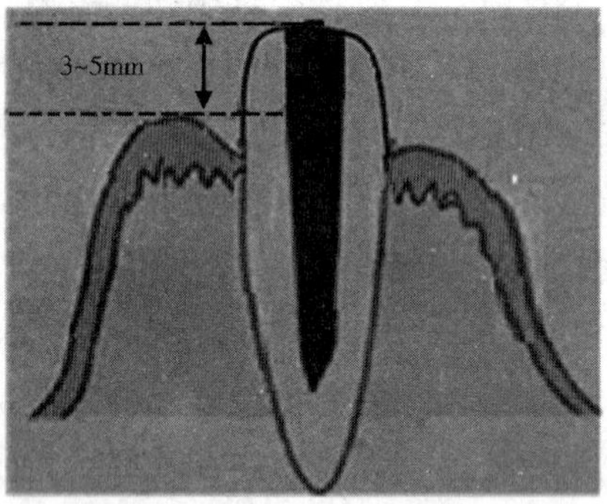

图 19-2　长冠基牙

在长冠基牙上制作覆盖义齿有两种方法：其一是对基牙进行少量的牙体制备后，按常规方法制作义齿，完成后的义齿直接覆盖在长冠基牙上；另一种方法是，按制作金属全冠的方法对基牙进行牙体制备，取模后制作金属顶盖（相当于全冠），并粘固在基牙上，称之为单顶盖，随之按常规方法完成义齿。也可在单顶盖上再做一顶盖，此顶盖固定在义齿的基托内，此种称为双层顶盖。

（二）短冠基牙

短冠基牙指平齐龈缘或在龈上 3mm 以内的基牙。因其保留的牙冠较短，改变了冠根比例，所受侧向力极小，基牙几乎不受水平外力的影响，可有效保护覆盖基牙的健康。

1. 适应证

（1）因龋坏或外伤以及过度磨损等致残冠或残根者。

（2）牙槽骨吸收，临床牙冠增长，需磨短牙冠，以利支持组织恢复健康者。

（3）错位牙、过度倾斜牙者。

（4）上述情况经根管治疗后，预后良好者。

2. 短冠基牙的制备方法　先截冠，将牙冠降低至平齐龈缘或在龈上 1~3mm（图 19-3）。若为残根，则无需截冠。随之将根管口周围磨成平面，向根面周围至龈缘形成一致的弧形，即称之为小圆平顶形。然后视口腔固位情况、牙周情况及对龋病的敏感性等，覆盖基牙的设计如下。

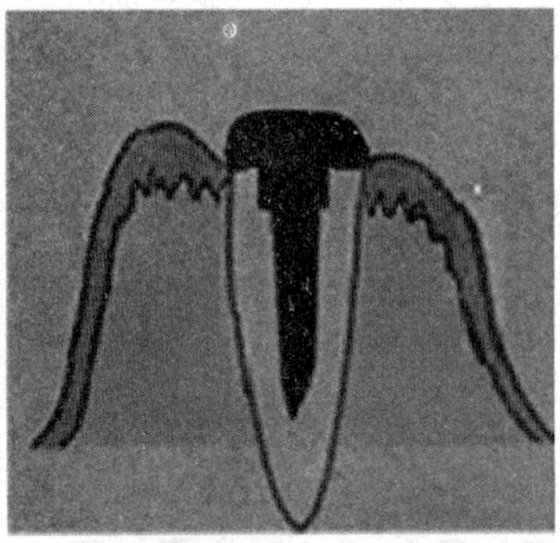

图 19-3　短冠基牙的根面预备

（1）直接预备　牙髓腔消失、根管钙化、根尖周无炎症，只需经根面预备后即可作覆盖基牙。适用于对龋病不敏感者。

（2）根管口用银汞合金充填　用球钻去除根管口上段充填物 3~4mm，常规方法充填银汞合金，用橡皮轮磨光，使银汞合金与根管口壁吻合。由于根面牙本质暴露于口腔中，容易罹患龋病，故应严格选择适应证，如重度磨损牙、氟斑牙、无龋病史者可考虑选作基牙。对龋病敏感者，不宜采用此法。

（3）在牙根表面制作金属顶盖　按上述方法进行根面制备后，去除根管口上段充填物 3~4mm。用直接法在口内完成顶盖蜡型，蜡型应伸入制备的根管内并覆盖整个牙根表面，边缘与龈嵴坝平开。常规包埋、铸造。经试戴后，打磨、抛光、粘固于制备的基牙牙根上。此种形式适用于对龋病敏感者；或牙颈部龋坏、牙折达龈下，可制作短顶盖修复缺损并使顶盖面升高至龈上；或为加强覆盖义齿的固位，需增加附着体等病例。

（4）在金属顶盖上加附着体　在一些特殊情况下，可在覆盖基牙上附加附着体，如牙槽嵴严重萎缩吸收、全口义齿固位困难者，或因基托引起恶心，或因影响发音需减小或去除基托者。

第三节　覆盖义齿的临床修复程序

一、覆盖基牙的准备

1. 患有牙体、牙髓或牙周疾病，但临床根据治疗后预计可以保留的基牙，应及时治疗。
2. 选择基牙数目，一般单颌保留 2~4 个。但若仅余留单个牙，也有保留价值。
3. 选择基牙位置，前牙和后牙均可选用，基牙之间最好分散在牙弓的两侧。
4. 确定长冠基牙或短冠基牙以及基牙上的附加装置，义齿的整体设计。

二、覆盖基牙的预备与顶盖、附着体的制作

不同的治疗设计决定了余留牙对义齿的支持形式，也决定了基牙的预备方式。通常情况下，因余留牙龋坏、牙周附着丧失，预备基牙时，就应该格外小心。现将几种基牙的预备方法分述如下。

（一）长冠基牙的牙体预备

1. 无金属顶盖长冠基牙的牙体预备 无金属顶盖的长冠基牙，根据口内实际情况又可分为不需进行牙体预备和需要进行牙体预备。

需做牙体预备与有金属顶盖的长冠基牙牙体预备相比，此类基牙的牙体预备量较少，具体方法如下：调磨基牙轴面倒凹，以求得义齿的共同就位道。根据具体情况降低基牙的高度，以保证覆盖义齿基托有足够的厚度和强度。精修完成，即调磨各个轴面角和𬌗面边缘嵴，使之圆滑。

长冠覆盖基牙因受侧向力较大，极易发生龋坏，因此，临床极少使用。除特殊情况，如唇腭裂患者等，其他情况不建议使用。

2. 有金属顶盖长冠基牙的牙体预备 此类基牙的牙体预备方法基本类似于全冠的牙体预备或套筒冠的牙体预备（图 19–4）。其不同之处在于以下几点。

（1）单顶盖基牙的轴面聚合度较大，其聚合程度视基牙的牙周健康状况而定，牙周健康者，聚合度小，健康较差者，聚合度大。

（2）单顶盖的基牙𬌗面预备呈钝圆形，以利金属顶盖的制作。

（3）双层顶盖基牙的龈缘处预备较多，以容纳内外金属顶盖的厚度并使之与基牙的牙周组织有适宜的接触关系。

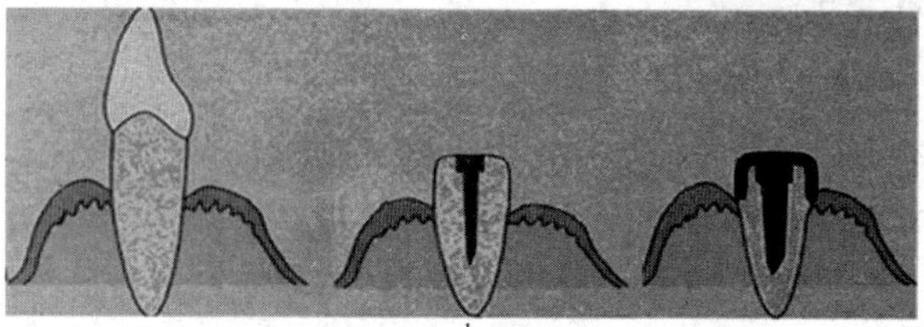

图 19–4 单顶盖基牙金属帽状冠的制作

注：a. 覆盖基牙；b. 覆盖基牙牙体预备；c. 覆盖基牙点冒状金属冠

（二）无金属冠短冠基牙的牙体预备

1. 磨短牙冠 对于死髓牙，将牙冠降低至龈缘或龈缘上 1~3mm，若为残根，仅进行适当调磨。但一般情况下，牙体预备的量取决于基牙有无活力、颌间间隙大小等。如有可能保留活髓最好，否则，根据需要作牙髓失活根基治疗等。如果基牙只起支持义齿作用，可在龈上 1mm 处截断牙冠，只保留牙根。如果基牙又要对抗侧向力，则应保留龈上 3mm 的高度。

2. 调磨 调磨过锐缘，将根面修磨成光滑的圆顶状，根管口调磨成小平面。

3. 封闭根管口 可用银汞合金、树脂等材料封闭根管口并将根面打磨抛光，可防止龋坏。

（三）有金属顶盖基牙的制备

依据覆盖基牙牙体、牙周组织的健康状况，覆盖义齿设计时对固位、支持、抗力的要求，金属顶盖的制作及其轴面聚合度要有一定差异。

1. 单层顶盖覆盖基牙的预备和制作　制作单层金属顶盖的方法与铸造金属全冠相同，边缘应与颈缘线一致，避免悬突和边缘过短或过长。牙周组织健康者，其轴面聚合度可小，反之则大。

2. 双层顶盖覆盖基牙的预备和制作　双层顶盖是指在单层顶盖（内冠或主顶盖）上再制作一层金属帽冠（外冠或次顶盖），外冠与内冠轴面密贴，并固定在覆盖义齿基托组织面相应处内，这种结构称之为双层顶盖（图 19–5）。

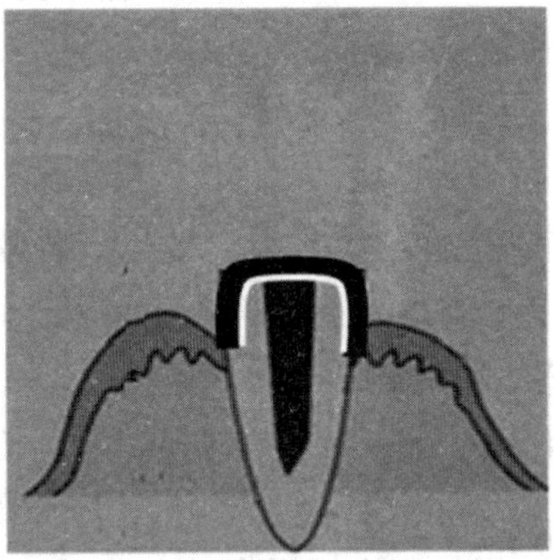

图 19–5　双层顶盖

双层顶盖覆盖基牙的牙体制备与制作与单顶盖覆盖基牙的牙体制备与制作相类似，其不同处在于以下几点。

（1）基牙牙体制备量较单顶盖基牙多，需备出内、外顶盖的金属厚度。

（2）为使外顶盖能牢固地固定在义齿基托组织面内，常需在外顶盖的近远中面及舌面制作一个将其连成一体的固位结构。

（3）制作时，外顶盖与内外顶盖的殆面间应保留 1mm 间隙。当义齿受殆力时，上顶盖随承托区基托下沉，与内顶盖达到贴合，这时覆盖基牙与承托区黏膜共同承受殆力，才使覆盖义齿真正成为黏膜覆盖基牙共同支持的义齿，达到功能修复最佳化。当殆力消失时，覆盖义齿又回复原来位置，内外顶盖间 1mm 的间隙也随之恢复。

（四）直接固位的预成附着体的基牙预备

在覆盖义齿中，预成的直接固位型附着体一般无金属根面，可直接粘固或旋入根管内，其操作简单、价格低廉。以 Dalbo–Rotex Anchor 附着体为例，其基牙预备步骤和方法如下：

1. 截冠　将经过完善根基治疗的牙，平龈缘截除牙冠。

2. 根管预备　选择与成品桩对应的专用预备根管，其深度比所选用的附着体桩的长度长 1~2mm。

3. 抗沉肩台的预备　抗沉肩台（counter sink）适用于长颈 Dalbo–Rotex 附着体，以专用钻头预备一个 1~1.5mm 深的抗沉肩台。

4. 旋入固位桩　旋入螺纹状固位桩钉。

5. 粘固固位桩　无论是螺纹桩还是成品无螺纹桩，均需用粘接剂粘固。

6. 封闭根管　将多余的粘接剂去除干净。注意粘接剂应将根管口完全封闭。

考点提示　覆盖基牙预备与顶盖制作。

三、印模的制取与模型的灌注

覆盖基牙预备完成后，按覆盖基牙的类型、参照固定冠桥、可摘局部义齿和全口义齿印模的制取要求，和方法，制取印模，再按相应模型灌注的要求灌注及分离模型。

四、颌位关系的记录

依据缺牙部位、数目、余留牙咬合情况，参照可摘局部义齿或全口义齿颌位关系记录的方法和要求完成覆盖义齿的颌位关系记录。

五、基托的设计

覆盖全口义齿是有牙参与支持的全口义齿，基托下被覆天然牙或牙根，基托的设计形式与覆盖基牙牙周组织的健康、义齿的功能、美观和使用寿命有密切关系。

（一）义齿基托设计与牙周组织的健康

实验研究和临床观察均证实，环基牙开放式基托设计，即在覆盖基牙的根周作缓冲，避免基托与基牙周围组织接触，有利于牙周组织的健康，原因如下。

1. 避免了基托对牙龈的直接损伤和机械损伤。

2. 唾液环绕基牙流动的冲洗作用，预防了因食物嵌塞引起的菌斑聚集。

3. 即使在佩戴义齿的情况下，也可用牙间牙刷清洁基牙。

4. 可避免因冠帽外形不良和口腔卫生差所导致的牙龈过度增生。

（二）基托设计与功能和美观的关系

基托设计的重点之一是在不影响美观和功能的前提下，恢复拔牙后牙槽嵴的吸收。因覆盖基牙牙周有丰满的牙槽嵴，不需要用人工材料恢复其外形，覆盖基牙的唇颊侧不设计基托也不会影响唇颊的位置和功能。通过检查基托下的食物嵌塞、颊肌推动食物团块的困难程度、说话时唇的运动受限等，可以了解基牙唇颊面基托伸展程度对软组织功能的影响。

（三）无牙区基托的设计

与全口义齿基托伸展范围和形状极其相似，但也有如下区别。

1. 避免过度伸展。

2. 在牙槽嵴萎缩不严重时，前牙区人工牙应直接排列在牙槽嵴上，以取得良好的美观效果。

3. 某些情况下，基托的伸展受制于义齿的就位道，基托应止于牙槽嵴的观测线上，否则易引起倒凹区基托的食物嵌塞。

六、覆盖义齿的制作与完成

（一）人工牙的选择与排列、试戴、义齿完成

覆盖义齿人工牙的选择、排列与全口义齿人工牙的选择与排列基本相同。覆盖义齿的试戴方法和要求与全口义齿的试戴基本相同。制作与完成覆盖义齿的步骤和方法均与制作常规义齿相同。将制作完成的覆盖义齿按常规方法和要求进行初戴，缓冲基托边缘过度伸展的部分，调磨正中𬌗及非正中𬌗直至咬合平衡，义齿试戴完成。

（二）附着体的安放

在某些情况下，需要安放附着体以增强覆盖义齿的固位、支持与稳定。附着体的安放

常在义齿使用合适后进行，其方法如下。

1. 预备义齿基托组织面　制作完成后的义齿，通常在义齿基托组织面印有覆盖基牙痕迹。若不清楚，可在覆盖基牙根面上或附件上涂布颜色，如使用变色铅笔或蘸有龙胆紫的棉签。义齿戴入口内并使之就位，则基托与之相接触的部位即印有颜色。依据拟安放附着体的大小，磨除此处基托组织面的部分塑料，至能充分容纳附着体为止。

2. 安放附着体　将附着体的阴型（或阳型）就位在基牙的阳型（或阴型）上，调拌自凝塑料置入预备的基托窝洞内，立即戴入义齿在口腔内就位，待自凝塑料固化后，取下义齿，则附着体的阴型（或阳型）则固定在义齿基托组织面与覆盖基牙相对应的部位，最后修整不足之处。

无论是 dalbo 附着体，还是杆附着体或是 zest anchoe 附着体，均可按此方法安放基托组织面的附着体部件。

（三）制作过程的注意事项

1. 保留间隙　基托组织面与覆盖基牙间，应保持有 1mm 左右的间隙。基托组织面与长冠或短冠金属顶盖间也应留有 1mm 的间隙。该间隙可根据义齿承托区黏膜的厚度和致密度的不同而略有差异。承托区黏膜厚度较薄或较致密者，基托组织面与覆盖基牙间预留的间隙可适当减小；反之，则应适当加大间隙。保留间隙有下述几种方法。

（1）若制作双层顶盖，在固定外顶盖之前，与内、外顶盖顶端间置厚约 1mm 衬垫物，当外顶盖固定后，去除衬垫物，则内、外顶盖之间可留出 1mm 的间隙。

（2）不需制作双重顶盖者，可在工作模型的基牙根面上填以约 1mm 厚的硬质材料，如石膏、人造石或其他材料。

（3）初戴覆盖义齿时，缓冲覆盖基牙相应处的基托组织面。

（4）在与覆盖基牙相对应的基托组织面衬垫弹性材料，如弹性塑料、硅橡胶等，使之有 1mm 的弹让性。

2. 组织倒凹的处理　前牙牙弓区有明显骨组织倒凹的处理可采取下述方法。

（1）若覆盖基牙为长冠基牙，预备基牙时，唇面尽量多磨除一些牙体组织，以利于唇侧排牙。制作长冠蜡型时，在近龈缘处稍恢复外形，形成有利的倒凹以便在此牙上安放钢丝卡环，加强固位。唇侧倒凹处不制作基托。采取这种制作方法，既增强了义齿的固位，又避免了因倒凹过大而造成的制作困难。

（2）在上述情况下，若在覆盖基牙上不便安放钢丝卡环时，也可采用各种附着体或弹性带翼基托，即在基牙唇侧无基托处放置翼，其方法是将 19 号或 20 号不锈钢丝的一端与唇侧基托连接，另一端与塑料做成的翼相连。翼放置在覆盖基牙唇侧的倒凹区内，以此来增强义齿的固位。

3. 利用磁性附着体固位　若覆盖基牙牙冠缺损较大，可预备成短顶盖，在保留牙根内和与牙根相对应的基托内，放置磁性附着体，利用磁力增强义齿固位。

4. 基托增力设计　由于覆盖基牙的存在，使牙槽嵴宽大。义齿基托在此处势必较薄而易于折断，若加厚基托又有不适感或影响面容。较有效的方法是使用高强度树脂（high impact resin）制作基托或使用金属基托（metal bases），根据需要，可设计成局部或全腭金属基托。

第四节　覆盖义齿修复后的注意事项

一、覆盖义齿修复后可能出现的问题

覆盖义齿戴牙后出现的问题有三个方面：与义齿有关的问题；与覆盖基牙有关的问题；与义齿的机械强度和附着体有关的问题。

（一）与义齿有关的问题

此方面问题包括：固位、疼痛、发音、咀嚼等，与全口义齿戴牙后出现的问题相似，详见第十五章第五节。与全口义齿不同的是：全口义齿戴牙后出现问题受累的仅有黏膜及剩余牙槽堷，而覆盖义齿出现问题受累的还有基牙。

（二）覆盖义齿基牙的问题

1. 根面龋　戴入后保养的目的主要是防止龋损发生。这包括每日使用氟制剂，或含氟漱口水或氟凝胶。凝胶可直接用手指、牙刷或棉棒涂于基牙或间接地在戴义齿前涂布于义齿上。合理的营养计划也可防龋。根面龋是覆盖义齿患者后续保养的重要问题。30% 无根帽保护的基牙和 15% 根帽覆盖的基牙可出现根面龋。在引起根面龋的因素中，最重要的是牙周附着丧失、食用可发酵的碳水化合物以及任何因素造成的口干。

根面龋可在临床检查中以探针探出。X 线片主要用于判断根帽下缺损的深度。龋坏越早发现，就越易治疗。

局部牙槽嵴顶以上的根面龋，通常可在备洞后以充填材料充填。根帽下广泛的牙槽嵴顶以上的病损很少直接充填，如果牙根还可直接使用一段时间，必须去除根帽，重新预备，大多需要牙周手术为制作新的根帽创造条件。对牙槽嵴顶以下根面龋的治疗预后不好，尤其是当桩面根管壁亦受到影响时。此时需要严格地估计治疗的价格 / 效益比，以决定治疗还是拔除患牙。

2. 牙周问题　早期复查，检查牙周损害和龋损对覆盖义齿患者很重要。原则上，第一次复查安排在修复体戴入 3 个月之后，复查期限由个体状况决定。当口腔卫生状况好时，牙周抵抗力强，修复体的间隔时间可稍长，周期可长达 12 个月。在其他所有情况下，每 6 个月复查一次。牙周检查包括患者对基牙和义齿的清洁能力，牙周袋深和牙齿动度，确定附着龈宽度和边缘龈炎症程度。基牙定期拍摄 X 线片可帮助判断其预后。

周期性维护不仅是去除菌斑和牙石还需要再次督促和口腔卫生宣教。牙周病损发展速度与口腔卫生质量和牙所受的应力程度有关。

3. 评价覆盖义齿基托　剩余牙槽嵴进行性萎缩常可导致垂直和水平关系改变，这可造成干扰，需定期调改。覆盖义齿的不协调可通过与总义齿同样的方法诊断。在人工牙上寻找磨耗标记，口内记录接触，或将义齿重上䢻架检查。

评估咬合时，必须考虑牙槽嵴吸收的量。比如，前牙早接触是由义齿后部下沉造成，不能通过选磨消除。因为这样做会使垂直距离下降。最好是通过正确地进行重衬过程，重建磨牙接触，从而保持或恢复最初的垂直距离。

义齿基托密合度是判断牙槽嵴吸收情况的尺度。因此，仔细评价义齿基托非常重要。

由于覆盖义齿是部分牙支持式，基托在无牙区而不在基牙部位下沉。

根据基牙数目和分布，义齿不合适会造成义齿摇动及局限于牙槽嵴上某个区域的压痛点。其结果包括基牙松动、局部牙槽嵴吸收加速、义齿折断及殆干扰。

（三）覆盖义齿的机械损坏

1. 覆盖义齿基托折断　在无加强的覆盖义齿中，附着体附近的基托折断很常见。而有铸造加强支架的覆盖义齿，很少折断。方向不正确的力常表现出附着体附近的树脂裂纹，而不是整个基托的折断。裂纹是义齿基托内过大应力的依据，应及时地消除过大的应力，即：将晃动的基托重衬或调殆，可防止以后更大的损坏。

2. 附着体损坏

（1）磨耗　所有附着体在使用过程中都会受到磨损。通常几年后才影响到固位。可更换阳型或通过重做带有新的附着体的根帽才能再次获得固位力。

（2）与对颌牙的接触　在许多病例中，当不戴用覆盖义齿时，无保护的附着体阳型会由于与对颌的天然牙或人工牙反复接触而磨损，这样可在短时间内造成严重损坏。

（3）替换附着体阴型部分　附着体随着时间延长会丧失原有固位力。这是由于阳型和摩擦性阴型磨损，或是固位体的阴型部分弹簧减弱造成。大多数阴型可替换。在替换时会遇到一定的技术困难。

（四）将覆盖义齿改为总义齿

当失去最后一颗基牙后，覆盖义齿就要改为总义齿。可通过自凝树脂直接重衬或间接印模法进行重衬。修改基牙周围开放的金属支架覆盖义齿较困难，如果义齿基托唇舌侧要增加的部分太多，需要制取印模。另外，当原基牙区的金属舌板不能为所加的树脂提供足够固位时，需要在支架上焊接附加的固位环。由于需要较多的工序，这种改制相对较贵。

二、覆盖义齿修复后的护理

（一）口腔卫生保健

覆盖义齿的固位装置由于体积小，非常难清洁。随年龄增加，患者由于手的灵敏度和视力下降，口腔卫生清洁不彻底；加之饮食习惯的改变（吃更多的碳水化合物和软食），引起唾液流量减少，促使菌斑堆积。因此，督促和向患者宣教以及帮助他们保持口腔卫生过程需要大量的时间、耐心和心理技巧，也可以教会其家人或者第三者帮助他们进行口腔卫生保健。为患者制定个人卫生计划，定期复查。

（二）基牙的保健

对于戴用覆盖义齿者，以普通牙刷清洁牙齿是家庭保健的基础。无论有或没有根帽的基牙及其边缘龈各面都要清洁到。所有暴露的根面和牙龈区应用邻间刷再刷一遍。牙线用于清洁固位杆的下方和杆与根帽焊在一起的部位。基牙周围开放式义齿基托可以简化对基牙的保养过程。

如果不能进行机械性清洁或进行得不充分，可建议使用化学方法。

1. 氟凝胶　可直接用于暴露的牙根或将其间接地放在基牙上方的义齿中。还可每天使用 0.025% 的氟溶液漱口水。

2. 0.1~0.2% 洗必泰溶液　可每日含漱或将其凝胶放入义齿基托或附着体阴型中。要注意其长期使用的副作用，如味觉改变、口腔烧灼感、黏膜剥脱和着色。

（三）覆盖义齿的保养

以普通牙刷或特殊的义齿刷机械清洁覆盖义齿。可同时使用低磨损性的牙膏和非碱性皂。义齿清洁剂大多为过氧化基，是有用的辅助方法，但不能作为机械清洁的替代品。

对念珠菌感染者，可通过每日将义齿浸泡在 0.2% 洗必泰溶液中 10~15 秒进行处理。不能进行充分的机械清洁义齿时（如身体或精神伤残、卧床等），义齿应每天泡在洗必泰或水杨酸盐（0.05%）溶液中。洗必泰被义齿树脂吸收并在几小时内缓慢释放，但长期使用会造成义齿变色。

本章小结

覆盖义齿是指义齿基托覆盖并支持在牙根或牙冠上的一种全口义齿或可摘局部义齿，适用于口内余留牙较少且牙周状况不良，不适宜做可摘局部义齿基牙使用时。覆盖义齿相较于普通义齿具有稳定性好、固位力强、咀嚼效率高等优点，同时覆盖义齿由于保留了牙根。有效减少了牙槽骨的吸收，进而保护了口腔软硬组织健康，而覆盖义齿也有基牙易龋坏、易形成牙龈炎的缺点，因此要求在设计和制作时要严格选择适应证，严格按照操作程序，尽量避免问题的出现。

习　题

扫码“练一练”

一、选择题

1. 覆盖义齿与一般义齿主要区别在于

A. 有附着体　　B. 残根残冠需做根管治疗

C. 保留并利用了覆盖基牙　　D. 由基牙承担咬合力

E. 由黏膜承担咬合力

2. 做覆盖义齿修复时，覆盖基牙的要求哪项不正确

A. 覆盖基牙的数目为单颌 2~4 个　　B. 覆盖基牙最好分散在牙弓的两侧

C. 覆盖基牙通常应作完善的根管治疗　　D. 义齿基托应与覆盖基牙表面紧密接触

E. 覆盖基牙长度可在龈上 0~8mm

3. 覆盖基牙的位置取决于口内余留牙的位置和健康状况，最理想的位置是

A. 牙弓后部咬合力最大的位置

B. 牙弓前部咬合力最小的位置

C. 牙弓前部咬合力最大的位置

D. 牙弓的前后、左右均有基牙且位于咬合力最小的位置

E. 牙弓的前后、左右均有基牙且位于咬合力最大的位置

4. 覆盖义齿基托与覆盖基牙之间的间隙常规保留约

A. 0.5mm　　B. 1mm

C. 1.5mm　　D. 2mm

E. 紧密接触，无间隙

5. 覆盖义齿短冠基牙牙冠的长度为龈缘上

A. 3~8mm　　B. 3~6mm

C. 3~5mm　　D. 3~4mm

E. 齐龈或龈上 3mm 以内

第二十章

种植义齿修复

扫码"学一学"

学习目标

口腔医学专业：

1. **掌握** 种植修复的理论基础，种植义齿成功的标准，种植义齿的组成和结构，种植义齿的适应证和禁忌证。

2. **熟悉** 种植义齿修复的原则，牙种植体植入手术的设计，种植义齿上部结构与基台的连接。

3. **了解** 种植义齿上部结构的设计和制作，种植义齿的健康维护。

4. 能够准确地阐述种植修复的理论基础。

5. 能够准确地描述种植义齿的成功标准及种植义齿的组成结构。

6. 能够准确地复述种植义齿的适应证和禁忌证。

7. 具有尊重和保护患者权利的素质以及关爱患者的意识。

口腔医学技术专业：

1. **掌握** 种植义齿的组成和结构，种植义齿修复的原则，种植义齿上部结构的设计和制作。

2. **熟悉** 种植修复的理论基础，种植义齿成功的标准。

3. **了解** 牙种植体植入手术的设计。

案例分析

【案例】

男性，35 岁，要求固定修复左下后牙的缺失，来诊。

专科检查：患者全口卫生状况良好，36、37 缺失，35 无远中倾斜，对颌牙无伸长，牙槽嵴丰满，附着龈高度 >4mm。CBCT 显示，36、37 根方区域骨质结构无异常，可用骨高度 >12mm、骨宽度 >8mm。

【讨论】

1. 此病例应给予何种修复治疗方案？

2. 如何进行临床修复设计？

第一节　概　述

一、种植义齿修复发展概况

种植义齿修复是由植入骨内的种植体为修复体提供支持和固位的义齿修复形式，可以用来修复牙列缺损或牙列缺失。关于种植义齿修复的研究涵盖了口腔医学、生物材料、机械加工、生物力学等多门学科，大量的基础和临床研究成果不断地提高了种植修复的安全性和可靠性，使得种植义齿成为了牙列缺损和牙列缺失的一种常规修复形式，口腔种植学也成为了口腔临床医学领域里一门独立的学科。

至今，种植修复的历史已有几千年之久。早在4000年前的中国、2000年前的埃及和1500年前的印加帝国就已经有了将不同材料制成的牙齿植入颌骨来修复缺失牙的记载，这些植入材料包括了自体牙、异体牙、异种牙和人工材料等。到19世纪初，人们开始尝试将金属牙根植入颌骨的研究，也发明了多种形式的种植体，但在临床使用上出现了很多问题，如手术创伤大、种植体周围骨吸收、功能恢复差等，长期的成功率很低。1937年，美国哈佛大学的Strock用钴铬钼合金制作出了一体式螺旋种植体，并植入了动物颌骨内进行了组织学研究，也被用于了临床。1946年，Strock又用金属钽制作出了分体式螺旋种植体，其结构形式与现代种植体系统极为接近，但当时并未引起学术界的足够重视。

现代口腔种植学的发展开始于20世纪60年代。1952年，瑞典哥德堡大学的Brånemark在研究骨髓愈合中微循环血管的血流状态时，将纯钛的观察管植入兔的胫骨内，当取出观察管时发现，观察管已经和骨组织发生了异常牢固的结合。于是，Brånemark从20世纪60年代起，开始将金属钛用于牙种植的动物实验研究，10年的观察未发现金属钛对骨和软组织的不利反应；1965年，他开始将钛质种植体应用于临床。1977年，Brånemark对其进行的基础和临床研究成果进行了公开报道，同时提出了“骨结合”理论：在光镜的观察下，活的骨组织与种植体的表面直接接触，二者之间无任何纤维组织等非骨性组织的介入。几乎在同一时期，瑞士伯尔尼大学的Schroeder也证实了钛质种植体与骨组织之间发生了“功能性固连”，并采用了硬组织切片技术，获得了种植体与骨组织直接接触的组织学图片证据。1982年，在加拿大多伦多大学召开的“临床牙科学中的骨结合”国际会议上，Brånemark向与会学者全面介绍了关于种植体骨结合的基础实验和临床研究的成果，获得了学者们的广泛接受。骨结合理论奠定了现代口腔种植的理论基础，也开启了现代口腔种植研究和应用的新纪元，Brånemark则被誉为“现代口腔种植之父”。

现代口腔种植学的发展大体经过了三个历史阶段。第一阶段为20世纪60年代至80年代，主要以动物实验结果为基础进行种植体系统的设计和临床试验；第二阶段为20世纪80年代至21世纪初，主要是发展和完善种植相关的软硬组织增量技术和种植体系统的设计，进一步扩大种植修复的适应证；第三阶段为21世纪初开始至今，主要以临床应用证据为依据进行循证研究，形成更为具体的、可操作的临床应用原则。

我国现代口腔种植学的发展起步较晚，20世纪80年代有学者开始从事口腔种植的研究，2002年成立了中华口腔医学会口腔种植专委会，进一步推动了我国口腔种植学的发展；

2008 年，我国开始在全国范围内推广口腔种植技术。目前，我国口腔种植事业的发展速度非常快，临床的诊疗规范也越来越严格、越来越成熟，但仍然存在各地区发展不均衡的现象，同一地区不同医疗机构之间的技术水平差异也很大。

二、种植义齿成功的标准

在过去的几十年间，学者们针对如何判断种植义齿成功提出了很多标准。

（一）Albreksson 和 Zarb 的种植义齿成功标准

1986 年，Albreksson 和 Zarb 提出了种植义齿成功的标准，并得到了当时学术界的普遍认可。

1. 种植体稳定，在行使咀嚼功能时无任何临床动度。
2. 种植体周围无 X 线透射区。
3. 修复完成 1 年内种植体周围垂直骨吸收高度小于 2mm，之后每年吸收小于 0.2mm。
4. 种植义齿周围的黏膜组织健康。
5. 无种植体引起的持续性疼痛和感染，无种植体引起的不可逆性神经损伤和感觉异常。
6. 种植体 5 年成功率大于 85%，10 年成功率大于 80%。

（二）我国的种植义齿成功标准

1995 年，在我国第一届口腔种植工作研讨会上提出了国内学者普遍认可的种植义齿成功的标准。

1. 义齿功能好。
2. 种植区域无麻木、疼痛等不适。
3. 患者自我感觉良好。
4. 种植体周围无 X 线透射区。
5. 种植体周围垂直骨吸收高度不超过种植体长度的 1/3，种植体不松动。
6. 种植义齿周围龈炎可控制。
7. 无与种植体相关的感染。
8. 对邻牙支持组织无损害。
9. 美观。
10. 咀嚼效率达 70% 以上。
11. 符合上述要求者 5 年成功率应达 85% 以上，10 年成功率达 80% 以上。

（三）ICOI3 的种植体状况评价标准

2007 年，国际种植牙专科医师学会（ICOI）提出了种植体状况评价标准。

1. 理想状况　行使功能时无疼痛或触痛，无动度，X 线片显示骨吸收小于 2mm，无渗出物病史。

2. 良好状况　行使功能时无疼痛，无动度，X 线片显示骨吸收介于 2~4mm 之间、无渗出物病史。

3. 一般状况　行使功能时敏感，无动度，X 线片显示骨吸收大于 4mm，但小于种植体长度的 1/2，探诊深度大于 7mm，有渗出物病史。

4. 存在以下任一状况视为失败　行使功能时疼痛，有动度，骨吸收大于种植体长度的 1/2，无法控制的渗出，种植体脱落。

三、种植义齿的组成及辅助配件

种植义齿主要由植入骨内的种植体、种植体上方的上部结构和衔接种植体与上部结构的基台组成。此外，在种植修复的过程中，还需要使用一些辅助配件。

（一）种植体

种植体是植入颌骨内部的人工牙根，其与骨组织紧密结合在一起，起到锚定作用，为上部修复结构提供支持和固位。

1. 种植体的材料　种植体需要植入骨组织内部，其必须具有良好的生物相容性；同时，种植体要能够承担较大的咀嚼力量，其也要具有足够的机械强度。纯钛具有良好的生物相容性和优良的机械性能，因此，纯钛是目前使用最多的种植体制作材料。近年来，钛锆合金开始被用于种植体的加工，与纯钛相比，钛锆合金具有更加优异的理化性能。同时，也出现了氧化锆陶瓷制作的种植体。

2. 种植体的形状　自种植体出现以来，其形状多种多样，随着基础研究和临床实践的不断发展，螺纹状种植体已经成为了主流，其通过旋转实现骨内就位，能够获得较好的初期稳定性。螺纹状种植体的外形大致有柱形和根形两种（图 20–1、图 20–2），适用于不同的骨质环境；也有不同长度和直径的分别，以适用于不同的部位和骨量条件。

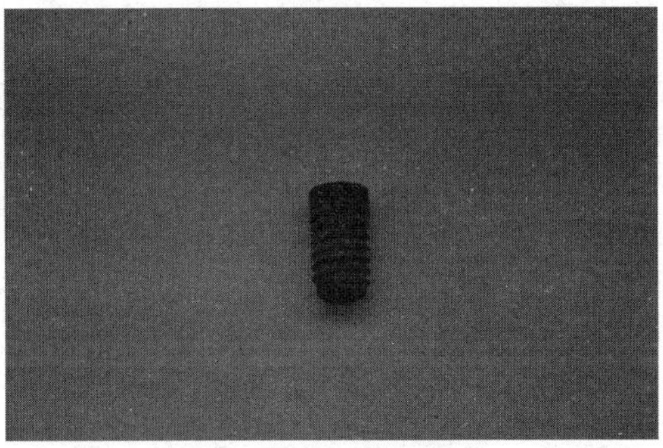

图 20–1　柱形种植体

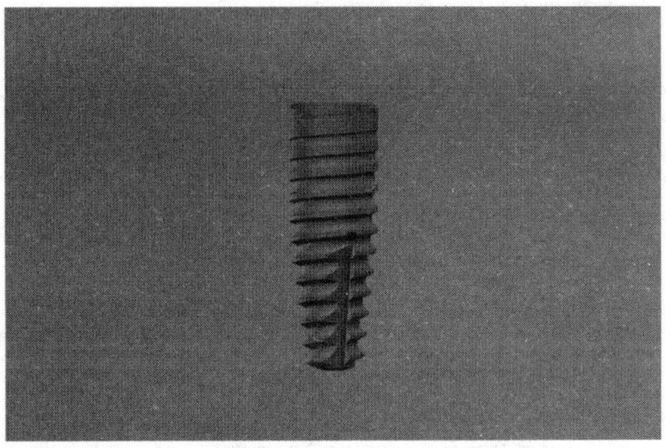

图 20–2　根形种植体

3. 种植体的表面处理　纯钛的表面有一层致密、坚固的氧化层，表现为非金属的特性，可以和骨组织之间形成稳定的结合。最初的种植体为光滑表面，后来逐渐被粗糙的表面设计所取代。粗糙的种植体表面扩大了种植体与骨组织的接触面积，也有利于纤维蛋白原在种植体表面的吸附，促进了修复组织的血管化和新骨的形成，可以使种植体获得更加稳固的骨结合。目前，种植体表面粗糙化的处理技术主要是喷砂结合酸蚀（SLA），而更为先进的表面处理技术可以在喷砂酸蚀的同时应用化学手段，提高种植体表面的润湿性，改善氧化层的化学成分，获得亲水性的种植体表面，大大缩短了种植体的骨愈合时间，也进一步扩大了种植修复的适应证。

（二）基台

基台是连接种植体与上部结构的部件，其一端固定连接在骨内的种植体上，另一端向冠方延伸穿过牙龈黏膜，暴露于口腔内，为上部结构提供固位和支持作用。基台的形式多种多样，每个种植体系统都配备有独有设计理念的基台，同一种植体系统也会配备有不同形式的基台来满足不同的临床需要，如粘结基台、解剖基台、角度基台、可铸基台、临时基台等（图 20–3）。

基台可以采用中央螺丝旋入种植体内螺纹实现连接固定，也可以通过插入种植体中空的内腔产生压配合摩擦力来实现固定，目前大部分的种植体系统均同时采用了上述两种设计方式。基台与种植体之间的连接稳定性和力学性能对种植义齿咀嚼功能的发挥具有十分显著的影响。

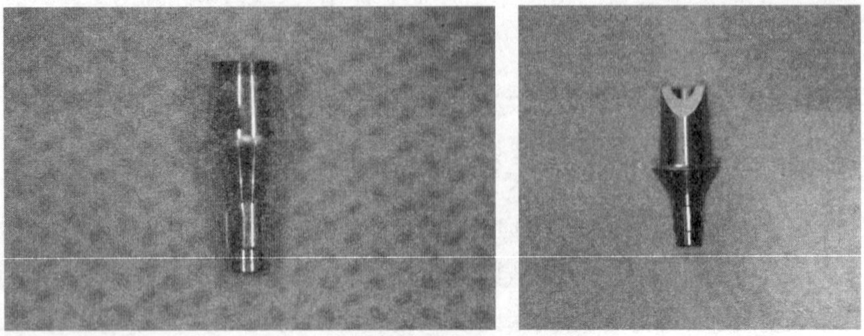

图 20-3　基台

（三）上部结构

上部结构是固位于基台上的修复体，根据不同的临床需要，可以采用多种形式，如全冠、固定桥、附着体义齿、全口义齿等（图 20-4），其与基台间的连接方式也各不相同：

1. 粘固　全冠、局部固定桥或全牙列固定桥形式的上部结构，可以采用粘固剂固定在基台上，与其在天然牙预备体上的固定形式相同。

2. 螺丝固定　全冠、局部固定桥或全牙列固定桥形式的上部结构，也可以采用螺丝固定在基台上，基台一体冠则是通过螺丝直接固定在种植体上。

3. 附着体固位　有基托的可摘局部义齿或全口义齿，可以通过包埋在基托内部的阳性部件或阴性部件，以附着体固位的形式固定于种植体上对应的阴性部件或阳性部件之上，如球帽式附着体、杆卡式附着体、磁性附着体或圆锥形套筒冠等。附着体固位的种植义齿，患者能够自行摘戴，方便日常的卫生护理。

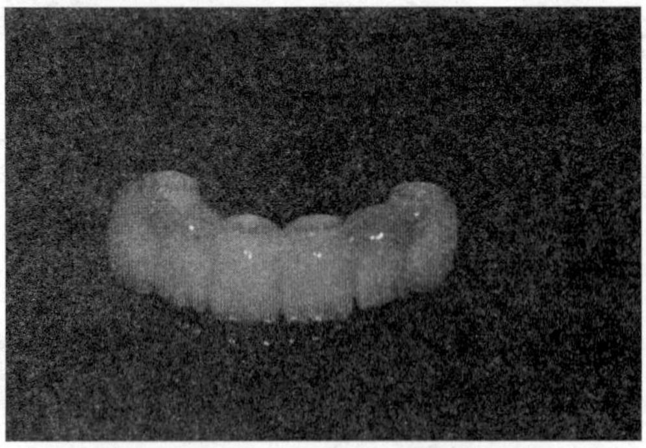

图 20-4　上部结构（全瓷冠桥）

（四）辅助配件

1. 封闭螺丝　在种植体骨结合阶段旋入并封闭种植体中空内腔，其高度平齐或略高于种植体平台，不妨碍种植体冠方牙龈黏膜的封闭，能够实现种植体的埋入式愈合（图 20-5）。

2. 愈合基台　可以旋入并封闭种植体中空内腔，其高度高于种植体上方牙龈黏膜水平，黏膜创口缝合后，愈合基台穿出黏膜，在黏膜创口愈合的同时完成穿龈袖口的塑形。一般在种植体骨结合后，切开黏膜暴露种植体，取出封闭螺丝，安放愈合基台，进行穿龈袖口的塑形。也可以在适合的病例中，在种植体植入后立即安放愈合基台，实现种植体的穿龈式愈合（图 20–6）。

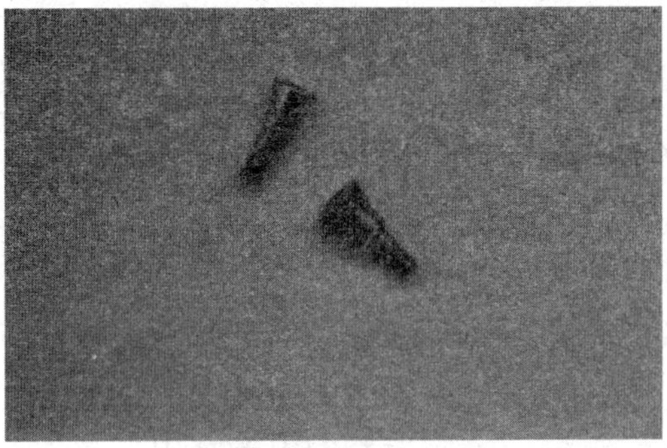

图 20–5　封闭螺丝

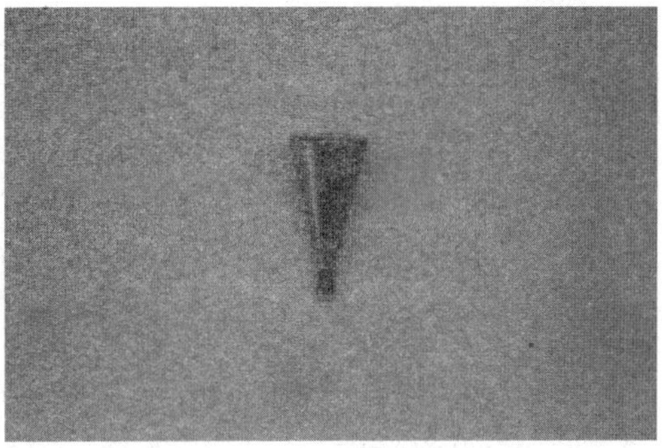

图 20–6　愈合基台

3. 转移体　在制取印模时，安装在种植体上，并能够将种植体或基台的位置和轴向信息转移到印模上，灌制石膏，复制出与口内情况一致的工作模型。一般分为两类：闭合式转移体和开窗式转移体（图 20–7）。

4. 替代体　具有与种植体一样的内螺纹结构，在转移体的引导下，包埋在工作模型内部，替代骨内种植体，完全复制口内种植体的位置和轴向（图 20–8）。

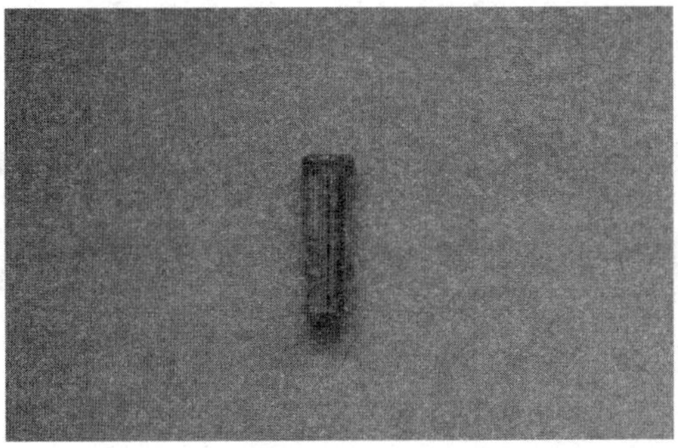

图 20–7　转移体

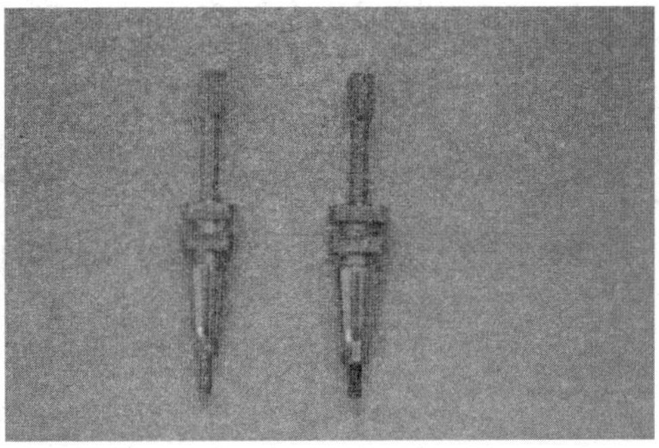

图 20–8　替代体

第二节　种植义齿的适应证和禁忌证

临床上，在判断能否选择种植义齿修复时，需要考虑的因素是较为复杂的，涉及到患者的全身和口腔局部的生理健康状况，同时还必须考虑到患者的心理因素。此外，就目前而言，与传统修复相比较，种植义齿修复需要患者投入较高的治疗成本，因此，患者的经济承受能力也应该在考虑的范围之内。

一、种植义齿的适应证

种植义齿修复需要植入位点有足够的骨量，允许种植体在合适的位置和轴向上植入合适的深度，并能够被骨组织所包裹进而形成骨整合。因此，在患者全身生理和心理状态良好的前提下，缺牙区无严重的软硬组织病变，并且患者无不良咬合习惯，缺牙区骨量充足，或者能够通过外科手术解决骨量不足的问题，都可以选择种植义齿修复。

种植义齿修复能够解决一些传统义齿不能较好解决的牙列缺损和牙列缺失的问题，所以，在以下情况下可以选择种植义齿修复：

1. 游离端缺失要求固定修复的患者。

2. 无法采用传统固定义齿修复的多牙位缺失，又不能接受可摘局部义齿修复的患者。

3. 传统全口义齿无法固位或要求固定修复的牙列缺失患者。

4. 口腔颌面部软硬组织缺损的赝复体固位不良者。

二、种植义齿的禁忌证

1. 患有未获得有效控制的全身性疾病，如心脏病、糖尿病、高血压、肾病、代谢性疾病、血液病等，无法耐受手术创伤或影响种植体骨结合、软组织创口愈合的患者。

2. 缺牙区的颌骨内有囊肿、骨髓炎等病变，需要做窦底提升的上颌窦内有急性感染，未获得有效控制的牙周病患者。

3. 缺牙区骨量不足、骨密度低，无法通过外科手术达到满足种植体植入条件的患者。

4. 患有严重的咬合病而未经有效治疗者，如磨牙症、紧咬合、咬合紊乱等。

5. 正在进行放化疗的肿瘤患者。

6. 曾有静脉滴注双磷酸盐药物治疗史的患者。

7. 每日吸烟超过20支的大量吸烟者。

8. 患有精神疾病，或心理上缺乏抵抗风险的能力，不具有良好依从性的患者。

种植义齿修复仍是一项发展中的新技术，关于种植体材料及表面处理技术的研究在不断推进，关于种植义齿的医学基础和临床循证研究在不断深入，伴随着新的研究成果的不断出现，种植义齿修复的适应证也必将会不断扩大。

第三节 种植义齿的设计

一、种植义齿的修复设计原则

种植义齿的最终目的是恢复正常牙列的结构和功能，因此，同其他常规义齿一样，必须要遵循一定的修复设计原则。

（一）正确恢复牙齿或牙列的形态和咀嚼功能

1. 种植义齿的上部结构能够合理地恢复牙弓曲线，正确地恢复牙齿的轴面突度，与邻牙形成良好的接触关系，构建出合适的外展隙和邻间隙；能够正确地恢复牙齿的咬合面形态，与对颌牙形成良好的咬合接触关系。

2. 种植义齿上部结构所受到的咬合力量要尽可能地沿种植体的轴向传导，尽量避免种植体受到侧向力。

3. 在种植义齿上部结构与对颌牙的咬合关系设计时，要注重种植体的保护，尽可能地采用平衡𬌗或组牙功能𬌗。

（二）具有良好的固位、支持和稳定

1. 固位 根据缺牙区的咬合高度、种植体数量和修复形式，选择合适的连接方式，使种植义齿的上部结构获得足够的固位力。

2. 支持 种植义齿的支持主要依靠种植体与骨组织的结合，提高种植体的骨结合率，尽可能地增加种植体与骨组织的接触面积，争取获得更高的支持力。

3. 稳定　与常规义齿一样，种植义齿的稳定性与其受力时所产生的杠杆作用有关，其支点或支点线的分布影响着杠杆力的大小。

（1）支点位于桥体的一侧，义齿的悬臂越长，稳定性越差，所以单端桥的设计形式要谨慎采用。

（2）当支点线为一条直线时，桥体位于支点线上义齿最稳定，距离支点线越远稳定性越差。

（3）多枚种植体支持时，存在多条支点线，支点线相交形成三角形、四边形或多边形平面，边数越多，义齿的稳定性越好。

（三）有利于周围组织的健康

1. 种植体或基台的穿龈部分能够为牙龈组织提供足够的支撑，并被牙龈组织紧密包裹，形成稳定的 3.0mm 左右深度的龈沟。

2. 种植义齿能够保持牙周组织的健康，种植体周围的骨吸收率在可接受范围之内（详见本章第一节）。

3. 种植义齿对周围天然牙的牙体组织不造成直接或间接的破坏，并能够促进其健康。

（四）呈现出良好的美学效果

种植义齿要达到美学修复的效果，尤其是在前牙区。种植义齿的上部结构要有逼真、协调的色泽和外形，要能够恢复缺牙区软硬组织的丰满度，要能够重建和谐的牙龈曲线，实现红白美学的效果（图 20–9）。

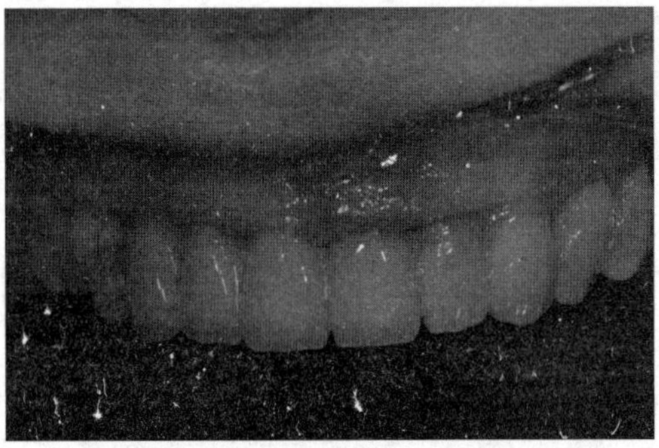

图 20–9　种植修复后口内红白美学效果

（五）义齿要坚固耐用

种植义齿的修复材料要有较高的机械强度，在正常行使咀嚼功能时不出现折断、破碎等破坏现象，也不产生过度磨耗的问题。

二、种植义齿的生物力学设计

种植义齿在口内行使咀嚼功能时，不可避免要受到各种形式、各种方向的咬合力的作用，有些咬合力不利于种植义齿的健康，因此在种植义齿修复方案的设计时要从功能重建出发，做到“以终为始”，必须要预先考虑到修复完成以后义齿所受到的各种咬合力，通过合理的设计避免种植义齿受到不良咬合力的影响。

（一）种植体的生物力学特点

种植体在受到轴向力的时候几乎不会产生扭矩，而受到侧向力或扭力的时候就会产生扭矩，这种扭矩会对种植体本身和种植体 – 骨界面产生较大的影响，当扭矩过大时，这种影响甚至是破坏性的。

在种植体内部，侧向力和扭力会导致种植体与基台衔接处产生较大的应力集中，如果应力过大，会造成种植体或基台的疲劳损伤，久而久之，种植体或基台会发生疲劳断裂，导致修复失败。

侧向力和扭力同样会在种植体－骨界面上产生应力集中，一般会出现在种植体的颈部和种植体根端的区域。而种植体周围的骨组织对这种应力的耐受能力远远低于天然牙周围的骨组织，因此过大的应力会导致种植体－骨界面的破坏、种植体周围骨组织的吸收，从而导致修复失败。

在设计时尽量避免侧向力和扭力的产生，尽量使义齿所受到的咬合力能够沿着种植体的轴向传递；尽量避免悬臂梁的设计，或者尽可能缩短悬臂梁的长度。

（二）种植体支持固定义齿的生物力学设计

1. 单冠修复　上前牙主要承受非轴向力的咬合力，其切端也往往不在种植体的长轴延长线上，因此种植体会受到扭矩作用。因此，设计时尽量使切端处于或接近种植体长轴的延长线上，减小力臂；在牙尖交错位时或下颌前伸过程中，下前牙与上前牙轻度接触；若尖牙为种植义齿，侧方运动时要采用组牙功能殆设计。

下前牙、前磨牙或磨牙所受的咬合力更接近于轴向，种植体的长轴应尽量与功能尖或中央窝在一条直线上。也可以通过牙冠的颊舌向减径来降低扭矩。在牙尖交错位时，轻咬合状态下，种植牙冠无接触；重咬合状态下，全口牙可以均匀接触。侧方运动时，避免种植牙冠早接触。

2. 联冠或固定桥修复　连续多颗种植体的上部结构可以设计成联冠或固定桥，能够有效降低单颗种植体所受到的扭矩。连续三颗以上种植体的种植位点连线要形成一个平面。

3. 固定全口义齿修复　固定全口义齿需要多颗种植体，种植位点要分布均匀，在牙弓的末端尽量避免或缩短悬臂梁设计。

4. 天然牙与种植体混合支持固定义齿修复　天然牙拥有牙周膜结构，其在水平向上可做 80~100μm 的微动，在垂直向上可做 30~90μm 的微动，种植体的微动范围仅有 25μm。所以，一般不建议做天然牙与种植体混合支持的固定义齿。

三、种植体植入的手术方案设计

在早期的种植体植入手术方案设计时，主要考虑的是骨量，即由颌骨的解剖条件来决定种植体植入的手术方案，选择能够完全容纳种植体的位置和轴向进行植入。随着种植体植入手术技术的发展，逐渐开始以修复为导向进行手术方案的设计：首先设计修复方案，根据修复方案来制定手术方案，选择有利于后期修复、有利于生物力学分布的位置和轴向植入种植体，而当骨量难以满足时，通过骨增量技术进行解决。这是一种现代的种植模式，也标志着口腔种植进入了一个崭新的阶段。

（一）种植体的稳定性

1. 初始稳定性　种植体植入颌骨内，其表面即刻与周围的骨组织接触，形成种植体的初始稳定性。一般来讲，初始稳定性的获得主要依赖于种植体在骨内的机械固位，在后期的骨改建过程中会逐渐降低。良好的初始稳定性可以使种植体在不受破坏性扰动的情况下愈合，保证了骨结合的质量。

2. 继发稳定性　种植体植入颌骨内以后会经历骨改建，在此过程中种植体的表面会不断有新骨沉积，形成了种植体的继发稳定性。在种植体的骨愈合阶段，伴随着种植体初始稳定性的下降，种植体的继发稳定性会不断提高。在后期种植义齿行使咀嚼功能时，上部结构所承受的力量会传导至种植体，在种植体－骨界面产生压应力和剪应力。良好的、持续的种植体继发稳定性可以使种植体－骨界面具有良好的抵抗压应力和剪应力的能力，能够为上部结构提供长期有效的支持力。

（二）种植体植入手术方案设计时需要考虑的因素

在种植体植入手术方案设计的时候，应该围绕种植体的初始稳定性和继发稳定性来考虑问题，主要涉及以下几个因素：

1. 骨质　根据颌骨的骨质密度可以将骨质分为4类。①1类：颌骨几乎完全由均质的骨密质构成；②2类：较厚的骨密质包绕着骨小梁排列紧密的骨松质；③3类：较薄的骨密质包绕着骨小梁排列紧密的骨松质；④4类：较薄的骨密质包绕着骨小梁排列疏松的骨松质。其中，2类骨和3类骨是种植较为理想的骨质，此类骨质可以为种植体提供良好的初期稳定性，同时内部的骨松质可以为种植体的骨结合提供充足的相关蛋白、细胞和养分。

2. 种植体的尺寸　在骨质条件相同的前提下，种植体与骨组织接触并结合的面积越大，二者间的结合力越大，为上部结构提供的支持力也就越大。种植体的长度和直径决定了种植体－骨界面的面积，种植体直径每增加0.25mm，表面积增加10%，种植体长度每增加3.0mm，表面积增加10%。因此，要根据不同的修复设计，充分利用植入位点的骨量，选择合理的种植体长度和直径，使种植体在骨内能够长期保持稳定，并使上部结构获得足够的支持作用。

3. 骨量　种植体植入区域的骨量必须能够保证种植体完全被骨质包裹，同时其周围要保留有足够量的稳定骨组织。在骨量不足时，可以通过骨增量技术提高骨量，如骨引导再生（GBR）技术、自体骨移植技术等，但在术前一定要保证骨增量的效果和稳定性具有良好的可预期性。

4. 软组织量　在前牙美学区种植修复时，还要考虑修复后的软组织量能否达到与邻牙软组织的协调，如龈缘的位置和形态、龈乳头的高度和形态、附着龈的丰满度等，必要时可以通过软组织诱导成型技术或上部结构的个性化设计来解决。

（三）种植义齿外科设计的基本原则

根据不同的修复设计，种植体植入的方案可能有很多种，但必须要遵守以下基本原则：

1. 种植体的唇颊侧至少要保证有2.0mm厚度的骨质，种植体的舌腭侧至少要保证有0.5~1.0mm厚度的骨质。

2. 种植体与邻牙根面之间要保留有至少2.0mm厚度的骨质，种植体与种植体之间至少要保留有3.0mm厚度的骨质。

3. 避免下牙槽神经及颏神经的损伤，一般来讲，种植体的末端与下颌神经管和颏孔上缘之间至少保留1.0~2.0mm厚度的骨质。在一些特殊情况下，种植体也可以与下牙槽神经交叉而过，但不能够接触或损伤神经，其手术难度较大、风险较高。

四、种植义齿上部结构与种植体的连接

一般来讲，先用螺栓将修复基台与种植体固定连接，上部结构再与基台连接，并暴露于口腔内，直接行使着义齿的咀嚼功能，不同的修复设计、不同的种植修复系统会采用不同的连接形式。

1. 粘固连接　种植体的上部结构通过粘固剂直接粘固在修复基台上，类似于传统固定

修复中的基牙预备体与上部冠桥的关系。这种连接形式对上部结构的加工精度要求相对不高，在上部结构安装时具有较大的宽容度和调整空间，尤其是在多牙位上部结构的安装中，可以通过角度基台或个性化研磨基台获得共同就位道。但是这种连接形式容易造成粘固剂残留在龈沟内，引起周围软组织的不良反应，所以必须要注意清除。

2. 螺栓连接 上部结构通过螺栓固定在种植体或修复基台上，可以是将基台一体冠桥直接固定在种植体中空的内螺纹腔内，也可以是将桥架固定在修复基台的内螺纹腔内。这种连接形式可以有效地避免粘固剂的残留，便于医生拆卸上部结构进行清洗、检查和维修。但是这种连接形式对于上部结构的加工精度要求极高，而且螺栓成了整个义齿的薄弱环节，可能会出现螺栓折断而导致修复失败。

3. 附着体连接 在修复基台上制作或安装附着体的阳性配件，在义齿上安装与其相匹配的阴性配件，通过配件之间的嵌合实现固位，如套筒冠连接、杆卡连接、弹性球帽式连接或磁性连接等。这种连接形式主要用于种植体支持的、可摘戴的全口义齿或局部义齿，患者可以自行摘戴，便于口腔卫生的自我维护。

第四节　种植义齿的健康维护

在种植义齿修复完成以后，在种植义齿在口内行使功能的过程中，规律的复查及良好有效的维护是十分重要的工作，能够切实地延长种植义齿的使用寿命。种植义齿的健康维护一方面由医护人员来完成，另一方面由患者来完成，即临床维护和自我维护。

一、临床检查和维护

种植义齿修复完成后，应向患者进行术后相关事宜的交代，使患者明确复诊检查的时间节点。一般来讲，种植义齿修复完成后的 1 周、1 个月、3 个月、6 个月、1 年的时候，患者要到种植专科就诊，进行种植义齿的检查和维护，而后每隔 1 年进行一次。

（一）临床检查

在患者复诊的过程中，医生要对种植义齿的健康状态进行检查和评估，检查主要包括以下内容。

1. 全口的卫生状况 检查患者口内的卫生状况，包括种植义齿上部结构的表面和全部余留牙的表面，主要检查表面上的菌斑和牙石，分析其形成的原因。

2. 种植体周围软组织的健康状况 检查种植体周围软组织在颜色、形态、质地上与天然牙相比有无异常变化，同时种植体周围的探诊是十分必要的。术后首次检查时记录的探诊深度留存作为基线，在以后的多次复诊检查中记录探诊深度，并与基线进行比较，发现其变化情况，评估附着丧失和骨吸收的程度。同时在探诊时注意观察探针出血和渗出物等异常现象，这些现象均可以提示种植体周围软组织炎症的发生。种植体周围软组织的增生或退缩情况和附着龈的存量也是检查的内容。

种植体周围的探诊需要注意以下问题：①探诊需使用塑料探针，减少对种植体和基台表面的划痕；②探针需平行于种植体的长轴，持针手要有稳定的支点，采用提插方式移动探诊；③探入力量要轻柔，大约 0.25N；④种植体周围牙龈健康的情况下，其探诊深度在 2.0~4.0mm。

3. 种植义齿上部结构的状况　检查种植义齿上部的牙冠外形，是否有利于自洁，冠桥表面、附着体配件表面和义齿组织面有无食物残渣存留的情况；检查咬合关系，有无咬合高点和干扰点；检查与邻牙的邻接关系，有无食物嵌塞，有无外展隙过大或过小的情况；检查上部结构与基台或附着体配件之间的适合性；检查上部结构的固位情况及稳定性，有无异常活动度。

4. 前牙区种植义齿的美学效果　前牙区种植义齿的美学效果是种植修复的主要目的之一，检查龈缘位置和形态是否与邻牙相协调；检查牙龈乳头的高度和形态是否与邻牙一致，有无“黑三角”形成；检查种植位点唇侧龈缘根方的软组织丰满度和形态是否与邻牙相协调；冠桥的唇面凸度和形态是否自然、逼真，是否与同名牙一致。

5. 种植体－骨界面的影响学检查　拍摄根尖片、曲面断层或 CBCT，检查种植体周围的骨组织有无异常骨吸收，分析其骨吸收的原因，考量咬合力量和方向是否与骨吸收有关。

（二）临床维护

在患者复查时，要对种植义齿进行临床维护，在临床检查结果的基础上要针对所发现的问题给予及时的处理，其主要目的是对种植义齿的各部分进行清洁，清除种植体周围的牙石和菌斑，有效地控制影响种植义齿使用寿命的风险因素。

1. 抛光　应用非金属抛光刷或橡皮抛光杯去除种植义齿基台或附件表面的菌斑，并进行抛光清洁。

2. 超声洁治　应用聚四氟乙烯的超声工作尖以 25kHz 的频率进行垂直振动进行洁治，清除牙石，同时通过水流的冲刷进行食物残渣和菌斑的清洗。

3. 刮治　应用碳纤维刮治器进行种植体周围的常规刮治处理，既不会损伤种植体及基台的金属表面，也不会残留影响周围组织健康的物质。

4. 激光　对于种植体周围袋状病灶较深的病例，常规的刮治器械无法到达，可以应用激光进行深部治疗。激光具有较强的袋内杀菌能力，还具有去除脂多糖、去除根面玷污层、去除牙石和病变牙骨质等生物学效应。

在临床工作中，单纯使用上述的一种方法很难达到理想的效果，所以一般会采用多种方法联合使用。

（三）健康宣教

在种植义齿修复完成以后，要对患者进行健康宣教，使患者认识到口腔卫生的状况对保持种植义齿健康的重要意义。了解患者目前的口腔卫生习惯，如口腔清洁的工具、方法、次数、时间，是否有不利于种植义齿健康的不良口腔卫生习惯。指导患者采用正确的口腔清洁工具、方法和规律进行口腔清洁，指出不良口腔习惯对种植义齿的危害性，帮助其养成良好的习惯。对于一些特殊的口腔清洁工具和方法，要给予患者耐心的指导和实物演示，要使患者乐于接受并能够正确掌握。

在每次复查后，针对患者口腔内存在的健康问题，要进行针对性宣教，及时纠正不良习惯，督促患者进行更加完善的自我维护，尽可能地减少影响种植义齿健康的风险因素。

二、自我维护

患者日常的自我维护可以使种植义齿持续保持卫生清洁，是种植义齿维护中的一个重要环节，具有临床维护无法替代的重要意义。患者可以依照医护人员的指导，采用以下几种方法进行自我维护。

1. 刷牙 刷牙是口腔卫生维护最常用的方法，对于种植义齿也是最有效的方法之一。选择牙刷时要注意刷毛的选择，选择柔软的、末端为圆头的刷毛，可采用改良 Bass 刷牙法进行刷牙，清洁种植义齿时动作要轻柔，要注意清洁种植体基台周围和上部结构近基台处，避免周围软组织的损伤。

2. 漱口 清洁性的漱口可以清除种植义齿表面松散附着的食物残渣和软垢，但不能够彻底地清除菌斑，不能够独立地达到维持口腔卫生的效果，必须配合刷牙使用。在局部软组织有急性炎症表现时，除了针对性的治疗外，可以辅以 0.12% 的氯已定漱口液进行含漱。

3. 使用牙线 清除邻接面或种植义齿隐蔽部分时可以使用牙线，如种植义齿龈端的组织面。通过冠根向或颊舌向的往复的拉动和摩擦，达到松动并清除表面菌斑的目的，而且对软组织的损伤较小。

4. 使用间隙刷 间隙刷一般比较细小，能够在颊舌向上顺利通过龈外展隙，通过刷毛对牙龈、牙齿和牙冠表面的摩擦，达到清除菌斑的目的。

5. 使用冲牙器 冲牙器也称水牙线，是利用具有一定压力的水流对牙齿或义齿的各个表面进行冲洗，与传统牙线相比较，冲牙器具有使用方便、效果佳、损伤小的特点。

第五节　种植义齿修复可能出现的问题和原因分析

种植义齿修复是一个非常复杂的过程，涉及修复、外科、美学和技工工艺等领域，包括了方案设计、实施和维护等多个环节，还和种植体、基台、上部结构的材料选择有关。在种植修复的过程中，可能会产生短期内即被发现的问题，如神经损伤、上颌窦穿孔、邻牙损伤、术区肿胀、感染、无法修复等情况。在修复完成后，在行使功能的过程中也会出现以下几个常见问题。

1. 基台松动或折断 原因：①过大的咬合负担，尤其是过大的侧向力或扭转力，导致了破坏性应力的集中；②材料本身性能的缺陷，如抗疲劳强度低、耐腐蚀性能差或结构设计上存在力学薄弱环节；③部件之间的装配精度低，上部结构适合性差；④患者存在不利于种植修复体的口腔习惯，如夜磨牙症、紧咬牙等。

2. 固位螺栓松动或折断 原因：①螺丝与螺孔或螺纹之间尺寸不吻合，产生应力集中；②螺丝材料的力学性能差、抗疲劳强度低；③上部结构与基台之间的适合性差，导致受力不均；④过高的、不良的咬合负载；⑤上部结构不符合力学要求，如悬臂或大跨度桥架上产生了过大的扭转力；⑥患者存在不利于种植修复体的口腔习惯，如夜磨牙症、紧咬牙等。

3. 上部结构支架的断裂 原因：①支架材料本身的机械强度不足或支架在制作中存在如铸造砂眼、焊接不良等结构上的缺陷；②支架的结构不合理，如支架的横截面积过小、悬臂梁过长等，导致抗挠曲强度低；③咬合力量过大、过于集中，导致超负荷受力；④患者存在不利于种植修复体的口腔习惯，如夜磨牙症、紧咬牙等。

4. 种植体折断 原因：①种植体材料的抗疲劳强度低；②种植体的结构设计不当，存在力学薄弱环节；③意外创伤；④种植体的尺寸选择不当；⑤咬合力量过大。

5. 种植体周围软组织炎 原因：菌斑、结石在种植体龈缘处堆积，引起种植体周围软组织炎症，所以能够促进菌斑、结石形成的因素都可能引起种植体周围软组织炎，如上部结构的轴面或颈部的形态不合理、表面粗糙；上部结构的边缘与基台或牙龈接触不良；杆卡与牙槽嵴黏膜之间的距离小于 2.0mm；患者的不良卫生习惯，缺乏定期复查。

6. 种植体周围炎　种植体周围软组织炎症没有得到及时、有效的控制，导致炎症进一步向种植体骨内段周围发展，从而导致骨吸收，甚至种植体丧失。

7. 种植体周围骨吸收　原因：①种植体周围炎；②种植体负荷过早、过大或承受了不当的咬合力；③种植体系统设计的问题；④患者有全身性骨代谢异常。

本章小结

种植义齿修复是一项综合技术，在临床治疗中主要涉及口腔修复学和颌面外科学的基础知识和临床技能。在现代种植学的发展趋势下，以修复为导向的种植理念越来越受到重视并被广大学者和口腔医生所接受，因此，种植体植入之前的修复设计是至关重要的。种植修复的原则与常规修复的原则有相似的部分，同样强调修复体的固位、稳定和咬合功能；但种植修复也有区别于常规修复的独有要求，这主要取决于种植义齿在行使功能时的生物力学特点。随着种植修复技术和种植体植入技术的不断发展和进步，种植义齿修复的适应证还将会不断扩大。

习　题

扫码“练一练”

选择题

1. 提出了“骨结合”理论，并被誉为“现代口腔种植之父”的是

A. Schroeder　　B. Albreksson　　C. Zarb　　D. Brånemark

2. 根据 ICOI 的种植体状况评价标准，下列哪种情况不属于种植失败

A. 行使功能时疼痛　　B. 有动度

C. 探诊深度大于 7mm　　D. 无法控制的渗出

3. 根据种植义齿成功标准，下列哪个关于种植体成功率的描述是正确的

A. 5 年成功率应达 85% 以上　　B. 5 年成功率应达 100%

C. 10 年成功率应达 85% 以上　　D. 10 年成功率至少达 75% 以上

4. 在基台与上部结构的连接方式中，下列哪项不属于附着体式连接

A. 球帽固位　　B. 杆卡固位　　C. 筒冠固位　　D. 螺栓固位

5. 下列哪项不属于种植修复的禁忌证

A. 每日吸烟超过 20 支　　B. 曾有静脉滴注双磷酸盐药物治疗史的患者

C. 未经有效治疗的严重咬合病　　D. 获得有效控制的糖尿病

6. 下列哪项不属于种植义齿的修复设计原则

A. 正确恢复牙齿或牙列的形态和咀嚼功能

B. 必须方便患者自由摘戴

C. 有利于周围组织的健康

D. 具有良好的固位、支持和稳定

7. 下列哪种种植义齿设计方案不符合生物力学要求

A. 种植体轴向应尽量与功能尖在一条直线上

B. 由于尖牙区骨质致密，所以尖牙为种植义齿时，可以设计尖牙保护𬌗

C. 三颗以上种植体的种植位点连线要形成一个平面

D. 尽量不设计天然牙与种植体混合支持的固定义齿

8. 种植体周围牙龈健康的情况下，其探诊深度为

A. 1.0~2.0mm B. 2.0~4.0mm C. 4.0~6.0mm D. 无确定范围

9. 关于种植修复体牙周维护的方法描述错误的是

A. 使用聚四氟乙烯的超声工作尖进行洁治，最好采用垂直振动方式

B. 多种方法综合应用效果更佳

C. 激光治疗具有多重生物学效应

D. 刮治时使用刮削效率更高的金属刮治器效果最佳

10. 下列哪项不是种植体周围骨吸收的原因

A. 种植体周围炎 B. 种植体负荷过早

C. 种植体系统设计的问题 D. 使用冲牙器

第二十一章

颌面缺损修复

学习目标

口腔医学专业：

1. **掌握** 颌面缺损的病因及影响；颌骨缺损和颜面缺损的修复原则。
2. **熟悉** 上下颌骨缺损的修复方法。
3. **了解** 各类面部缺损的修复方法。
4. 能够进行上下颌骨缺损的修复。
5. 具有尊重和保护患者权利的素质以及关爱患者的意识。

口腔医学技术专业：

1. **掌握** 上下颌骨缺损的修复方法。
2. **熟悉** 颌面缺损的病因及影响；颌骨缺损和颜面缺损的修复原则。
3. **了解** 各类面部缺损的修复方法。

案例分析

【案例】

男性，40 岁，要求修复上颌骨并恢复咬合，来诊。

专科检查：患者左侧上颌骨部分缺损，15、16、17、18 缺失，咬合紊乱，余留牙正常。

【讨论】

1. 此病例应给予何种修复治疗方案？
2. 如何进行临床修复？

颌面赝复学（ maxillofacial prosthetics ）是口腔修复学的一个重要组成部分，是应用口腔修复学的原理和方法，以人工材料修复难以用自体组织和外科手术方法重建的颌面部缺损的一门学科。

因肿瘤、创伤以及先天因素所造成的口腔颌面部缺损，一部分可以通过颌面外科及整形外科的方法如植皮、植骨或皮瓣转移等进行修复，只能恢复或部分恢复患者的容貌及丧失的功能。由于头面部器官的特殊解剖形态及组织结构，许多口腔及颌面部缺损，如眼球缺损、眶缺损、颌骨缺损等，均难以采用外科方法及自体组织进行修复；在一些情况下，即使可以采用手术修复，但患者的身体状况却不能忍受多次手术，因而许多口腔颌面部缺损仍需采用人工材料的赝复体进行修复。颌面缺损修复根据其缺损部位的不同，可分为颌骨缺损修复（图 21–1）和颜面部缺损修复（图 21–2）两大部分，前者重在恢复其功能，而后者则重在恢复其容貌，或同时兼顾功能及容貌。

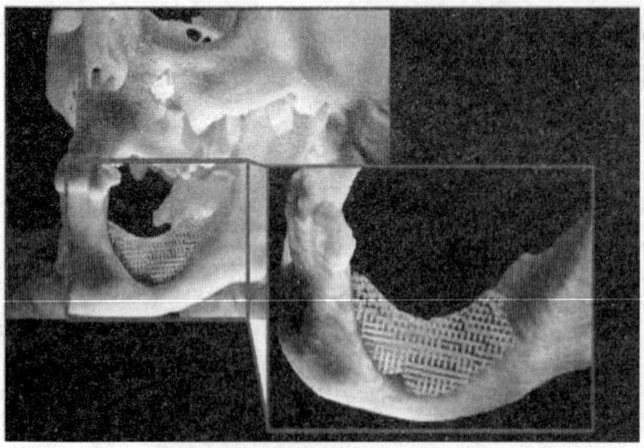

图 21–1　下颌骨缺损

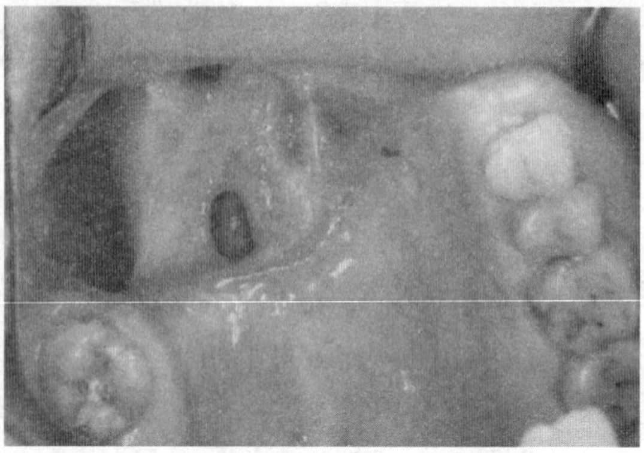

图 21–2　上颌骨和腭部有穿孔缺损

第一节　颌面缺损的病因及影响

一、颌面缺损的病因

颌面部缺损的原因有多种，大致可分为先天性和后天性两大类。

（一）先天性因素

在颌面部畸形中，以唇裂和腭裂最为常见。据统计，我国唇腭裂的发生率为 1.5 : 1000。此外，尚有先天性耳缺损、鼻缺损以及面裂等，其中以耳缺损者较多。先天性唇腭裂和鼻缺损畸形等一般以手术治疗为宜，效果较好。只有先天性耳缺损，由于目前整形手术还不够理想，一般仍采用义耳修复的方法。

（二）后天性因素

1. 外伤　平时常见的有工伤、烧伤、爆炸伤以及交通伤所造成颌骨、耳、鼻、眼缺损。在战争时期，由火器伤所造成的颌面部缺损较多。由于外伤引起的颌面部缺损往往面积较大，缺损边缘很不整齐，情况也较复杂，因此修复时也较困难。

2. 疾病　最常见的是由于颌骨颜面部肿瘤手术切除后所造成的缺损，其中尤以上颌骨缺损最为多见。此外，由于炎症所引起的颌面部缺损，如走马牙疳、颌骨骨髓炎等，目前已属少见。

二、颌面缺损的影响

颌面部暴露于外，不但构成每个人的正常面部外形和容貌特征，而且还担负着极为重要的生理功能，如咀嚼、语言、吞咽、吮吸以及呼吸等。因此，颌面部缺损给患者带来的影响远较一般牙列缺损和牙列缺失大，其主要表现在以下几个方面。

1. 咀嚼功能方面　虽然咀嚼功能主要依靠牙来完成，但还需唇、颊和舌的配合协同动作，将食物反复送到上下牙列间才能完成。当颊部有缺损且穿孔时，非但不能很好地咀嚼，而且还会把咀嚼好的食物流出口外。舌体缺损、舌运动受阻或张口运动受限，均可使咀嚼功能受到影响。颌骨缺损，一般都伴有多颗牙的缺失，因而咀嚼功能的减退就更为明显。特别是当下颌骨有缺损时，由于口底瘢痕组织的牵拉，下颌骨往往向缺损侧偏移，常使上下牙列失去正常的咬合关系。虽然有时仅仅是部分下颌骨及牙列缺损，但却使咀嚼功能丧失殆尽。咀嚼还是消化过程中的一个重要环节，颌面缺损特别是颌骨缺损对整个消化系统的营养吸收和全身的健康状况都有很大的影响。

2. 语言功能方面　颌面部发生缺损时，口腔器官的特有结构发生变化，共鸣腔遭到破坏，所发之音也随之改变，使原来清晰可辨的语言，一下变得模糊不清，甚至无法理解。如上颌骨或腭部缺损时，口腔和鼻腔就完全相通，破坏了原有的封闭性能，使发出的元音都带有浓厚的鼻音；下颌骨缺损者，由于缺损侧颊部组织内陷，健侧又向缺损侧偏移，极大地缩小了口腔的范围，使舌的正常功能受到阻碍，也会影响语言功能。此外，舌的缺损对发音的影响也很大。

3. 吞咽功能方面　当上颌骨、腭部或颊部有缺损穿孔时，由于口鼻腔贯通或口内外穿通，食团难以形成，即使部分形成也不能沿着正常的途径进入咽部，往往通过缺损处蹿入鼻腔或流向口外，使患者难以下咽或只能咽下部分食物。特别是饮水时，患者必须将头部后仰，依靠地心引力才能使水进入咽部后下咽。否则，水将从上缺损处经鼻腔流出鼻孔，患者非但无法下咽，还会引起喷呛。

4. 吮吸功能方面　上颌骨、腭部、面颊或唇部有缺损穿孔时，口腔不能形成一个完全封闭的环境，当吸气时，口腔内也就不易产生负压，从而影响了吮吸功能，缺损范围较大者，吮吸功能可能会全部丧失。

5. 呼吸功能方面　在正常呼吸时，特别当吸气时，外界空气经过鼻腔，得到鼻黏膜的过滤、润湿和加温后，再进入咽喉和肺部。上颌骨缺损者，口鼻腔已成为一体，鼻黏膜也相应地缺损。吸气时，外界混浊的冷空气得不到过滤、润湿和加温，而直接抵达咽喉进入肺部，使患者易得气管炎、肺炎等疾病。

6. 面部外形方面　颌面部的正常结构和外形是维持容貌的基本因素。颌面部缺损后，面部外形即遭到不同程度的破坏，部分颌骨的缺损，由于面、颊、唇部等组织塌陷，整个面部就失去了正常的对称性。下颌骨缺损较大者，可引起下颌唇部等组织的塌陷，还可引起下颌骨偏位或畸形。面部有大面积缺损者，畸形更为严重，有时甚至达到骇人的地步。

7. 精神情绪方面　由于上述颌面缺损后所引起的一系列影响，特别是面部外形的严重破坏、语言功能的基本丧失、咀嚼吞咽功能的骤然降低，极大地影响着患者的工作、学习和日常生活，易使患者产生悲观、失望和厌世情绪。因此，颌面部缺损的患者对修复治疗的迫切性，我们口腔修复工作者应充分理解。

考点提示　颌面缺损的病因及影响。

第二节　颌骨缺损的修复

颌骨缺损是口腔颌面缺损中最常见的缺损。根据国内有关机构 1978~2004 年的门诊患者统计，颌骨缺损患者占整个颌面缺损患者的 83.6%。颌骨位于面中下部，是整个颜面部外形的支撑结构，同时也是咀嚼器官、语言器官、呼吸器官的重要组成部分。颌骨缺损从生理、心理两方面给患者造成严重影响。因此，无论是从患者的广泛性，还是缺损影响的严重性来说，颌骨缺损的修复都是口腔修复医生的一个重要任务和重要的研究领域。

一、颌骨缺损的修复原则

对于颌骨缺损首先方案应是采用骨移植、皮瓣移植的方式修复缺损、恢复颌骨外形，再以种植牙的方式重建咀嚼功能。在不能实现颌骨重建时，则应采用修复体进行修复。

颌骨缺损造成口腔支持组织的缺失，并常伴有邻近缺损区组织的损伤，形成了特殊的解剖结构，加之修复体体积大，固位困难，使得颌骨缺损修复的设计与制作的要求也更高，其难度远大于可摘局部义齿和全口义齿。要实现良好的修复，就应遵循以下的修复原则。

1. 早期系列修复 颌骨缺损不仅使口腔生理功能受到一定程度的损伤，面部也产生不同程度的畸形，而且给患者带来莫大的痛苦，因此，尽早进行修复治疗是非常必要的。颌骨缺损的系列修复包括以下三步：①在手术前制作预成腭护板，手术后立即戴入腭护板（或翼状导板、预成颌骨修复体等），可保护手术区创面，免受唾液和食物的污染；②术后7~10天拆线，同时将腭护板等在口内直接改制成暂时性阻塞器，利于减少瘢痕的挛缩，减轻面部畸形的程度，及早恢复部分的生理功能，而且对患者还起到了一定的安慰作用；③手术后2个月，待创面完全愈合，即可为患者制作永久性修复体。

2. 尽可能恢复生理功能 颌骨缺损的修复应尽可能恢复咀嚼、语言、吞咽、吮吸等生理功能。其中咀嚼功能的重建难度最大也最为重要，修复医生应充分利用自己的知识和各种技术与材料，设法恢复患者的咀嚼功能。在恢复生理功能的基础上，再根据颌面部的具体情况，尽量恢复患者的面部外形。当功能修复与外形恢复之间有矛盾时，应以功能恢复为主。

3. 保护余留组织 颌骨缺损后，余留的其他口腔组织多可被用于修复体的固位、稳定和支持。因此，除必须拔除的残根或过度松动牙，骨尖、骨突的修整，以及瘢痕组织的切除等外，应尽量保留余留组织。

4. 要有良好的固位稳定 颌骨缺损的修复体往往大而重，由于支持组织较少，修复体的翘动和摆动也较大。在设计时须仔细检查、周密考虑，尽量利用现有组织以获得足够的固位力。颌骨缺损修复的效果，在很大程度上取决于修复体的固位、稳定效果。

5. 修复体要坚固而轻巧，使用方便而舒适 在满足足够的固位和支持的条件下，修复体还必须设计得既轻巧又牢固，而且支架不宜过于复杂。在组织缺损区的基托应采用中空的形式以便减轻重量。同时，要求修复体体积尽可能小，便于取戴，使用舒适。

二、颌骨缺损的修复特点

作为一种特殊的缺损形式，颌骨缺损在其修复方法上与常规义齿有较大差异，归纳起来，主要有以下四方面特点。

（一）印模特点

颌骨缺损形式是多种多样的，颌骨缺损发生时，原有解剖形态发生了很大变化，制取印模所需要的范围通常较大，同时患者常伴有张口受限，因而需采用一些特殊的取模方法。

1. 个别托盘印模法 此种方法在制取颌骨缺损印模中最为常用。个别托盘可在通用托盘的基础上加蜡改造而成，也可在临床临时制作。将软化的印模膏或蜡片，直接放于口中缺损部位，用手指压其边缘，使其覆盖整个印模区，待冷却后取出，将其内层及边缘区均匀刮除少许，或做粗糙面，以防印模材料脱落，此即成为个别托盘。然后，再以弹性印模材料衬印，方可取得较准确印模。如希望取得更精细印模，则可在此印模灌成的模型上再制作自凝塑料托盘，再次取模。

2. 分段印模法　张口受限的患者，可采用此法。用两个半侧部分托盘，先取一侧印模（压入口内后不取出），然后再取另一侧印模，使后放入的托盘与先放入者之间有部分重叠，最后分别取出印模，将其拼在一起，灌注完整模型。

3. 分瓣印模法　下颌牙列舌侧和舌翼区的倒凹大，或张口受限者，可采用此法。将印模膏软化，做成两片状，先将一片覆盖舌侧与殆面，再将另一片覆盖颊侧与殆面，二者在殆面重叠处做标记，以便于口外拼对。待其固化后分别取出，即形成两瓣部分托盘。将其内侧刮去层，用弹性印模材料分瓣衬印，再按前述顺序取模，两瓣印模分别取出后拼在一起，即得准确的印模。

4. 分层印模法　上颌骨缺损腔较深或深达眶底者，多采用此法。以印模膏取得初步印模，灌注模型，在模型上以自凝塑料或印模膏做个别托盘。因个别托盘上已有缺损区的隆起，在印模膏组织面上刮去均匀一层，以弹性印模材料衬印，即可取得准确印模。如深度太高，可在个别托盘隆起处以印模膏加高，再以弹性印模材料衬印。亦可将缺损区分层以印模膏取模，在口外拼对合适，固定后灌注模型。

5. 注射印模法　此法用于张口度较小而无法使堆放较多印模材料的托盘放入口内者或需取得鼻底倒凹的时候。先选择一个能进入口内的托盘，调拌水胶体印模材料，将其中部分印模材料堆放在托盘内，另一部分灌入特制的注射器内，把托盘置入口内，稍加压。然后迅速推动注射器，将印模材料从口角处压入缺损区，待凝固后取出。需要组织倒凹固位时，待修复体完成后才用注射取模法取出鼻底倒凹或颊侧倒凹，然后翻制塑料。常用的注射器是用聚氯乙烯制成，出口管较粗而长，有一定弹性，能方便地插入口内缺损区，但用后必须立即洗净，以免印模材料凝固后造成堵塞。

在临床，制取复杂缺损区的印模时，通常不是单一地使用某一种印模方法，而是两种或几种方法结合使用，才能获得最准确的印模。

（二）固位技术

由于颌骨缺损后所形成的特殊解剖结构和组织特点，以及赝复体的特殊固位要求，仅常规的义齿固位方法已不能满足赝复体的固位要求，需采用一些特殊的固位技术，本节将简略介绍一些颌骨缺损中常用的固位技术。

1. 磁附着固位技术　是利用磁性材料之间的磁引力实现固位的技术，通常是由一只闭合磁路的永磁体和一只由耐蚀软磁合金制作的衔铁组成的磁性附着体。具有固位可靠，操作简单，可自动复位，无需调节修理，不传递侧向力，以及应用范围广等优点，现已成为改善颌面赝复体固位的重要手段。磁性附着体的应用方式主要有四种：①将衔铁设置在余留牙根或残冠上，而将闭路磁体设置在义齿或赝复体的对应部位；②将衔铁和闭路磁体分别设置在修复体两部分的相应位置上；③将衔铁设置在种植体顶端，作为种植体的上部结构，而将闭路磁体设置在修复体的对应部位；④将衔铁设置在种植体或牙根支持的金属支架上，将闭路磁体设置在修复体相应部位，利用衔铁与闭路磁体间的磁引力使修复体获得良好的固位。一只磁性附着体的固位力可以达到200~950g，可以根据修复体的固位要求运用。

2. 种植体技术 种植体是颌骨缺损修复中重要的固位和支持结构，利用种植体可以植入任何有足量骨组织部位这一特点，即可在缺损区或邻近骨上植入种植体，解决修复体的支持和固位问题。种植体具有多种上部结构，如螺丝固定式、桩核式、杆卡式、杵臼式及磁附着式，各自具有不同的支持、固位特点，可以根据修复体的固位和支持需要选择应用。在颌骨缺损修复中，应用最多的是杆卡式、磁附着式和螺丝固定式三种上部结构。除用于牙列缺损及颌骨缺损修复外，种植体还被广泛应用在颜面部缺损的修复，解决义耳、义眶和义鼻等的固位问题。

3. 组织倒凹固位 利用组织倒凹实现修复体固位是修复临床常用的方法，在颌骨及颜面部缺损修复中，常用的利用组织倒凹固位的方式有以下两种：

（1）阻塞器 部分上颌骨缺损后，其缺损腔、鼻腔侧常有一个较大的倒凹区，以硅橡胶等弹性材料制成富于弹性的阻塞器，使其发生弹性变形后进入倒凹区，然后阻塞器再依靠弹性恢复原来的形状，即可稳固地保持在缺损腔内，获得良好的固位。在此基础上，还可利用磁性附着体连接和固定其他部分修复体。此方法还可用于眶、鼻缺损的修复。

（2）弹性基板 利用弹性基托材料的弹性变形、使修复部的部件伸入组织倒凹中，也可使修复体获得较好固位。这种方式通常用于一侧上颌骨或大部上颌骨切除术后，余留牙槽嵴唇侧或上颌结节部有明显骨性倒凹的病例。

4. 卡环固位 是口腔缺损修复中最常用的方式，在有余留牙的颌骨缺损修复中，仍然是主要的固位形式。各种类型的卡环和卡环组都可被用作颌骨赝复体的固位。以单臂卡、联合卡、间隙卡和 RPI 卡环组的应用最为常见。一般说来，颌骨赝复体所应用的卡环数量，常多于普通义齿。基牙少、基牙条件差的情况下，可使用弯制卡环；在基牙多和基牙条件好的条件下，应首选铸造卡环，利用其刚性强、稳定性好、传力性能好的特点，有助于恢复缺损区的咀嚼功能。在可能的情况下，一副颌骨赝复体不应少于 2 只铸造卡环。

除上述主要固位方法外，在一些特殊情况下，还可采用鼻孔插管、软衬垫固位等固位方法。

（三）颌位关系记录

颌骨缺损后，由于局部颌骨支持组织的缺失，使得颌位关系的记录和转移较为困难，采用常规的颌位关系记录方法难以获得准确的颌位关系记录。因而在临床上通常采用恒基托记录法，即在取得余留颌骨、牙列及缺损区的准确印模的基础上，按照设计的修复体形式，在模型上制作卡环等固位体，继而用热凝塑料制作恒基托，利用恒基托来记录颌位关系。恒基托在记录颌位关系时不会发生变形，可以获得准确的颌位关系，也有利于口内排牙。同时还可利用恒基托检查模型的准确性，如卡环、支托、基托与基牙和组织间不密合，则表示模型不准确，需重新取模，重新制作。

（四）咬合设计

颌骨缺损患者通常伴有咬合关系错乱，外伤及先天性唇腭裂、颌骨裂的患者尤为严重，因此在人工牙排列及咬合设计上都有其特点。

1. 口内排牙 颌骨缺损患者的人工牙排列应考虑以下三个方面：恢复咬合关系；重建咀嚼功能；恢复患者颜面部外形。而赝复体在口外模型上排牙难以达到此目的，因此，多采用口内直接排牙法。颌位关系记录后，在恒基托上直接排前牙，使前牙有适宜的超覆殆关系，又使唇颊部丰满度适当，面形自然。还要注意对发音的影响，必要时还可排成对刃殆、反𬌗。排后牙可在口内进行，也可在𬌗架上进行，但也应考虑咬合、面形和固位三方面问题。

2. 咬合设计 在颌骨缺损修复中，必须注意尽可能恢复患者的咬合关系，使患者能较好地恢复咀嚼功能，通常采用下述方法重建咬合关系。

（1）选磨 由于个别牙牙尖突出𬌗平面而造成的早期接触，可以磨改牙尖，使所有牙都有接触。对明显的伸长牙，应在牙髓治疗后，行部分截冠术。

（2）人造冠 个别牙完全无咬合关系时，可采用人造冠修复关系，如铸造全冠、树脂冠或烤瓷冠等，还可采用高嵌体。如果数个相邻牙无咬合时，也可做联冠修复。

（3）𬌗垫 上、下颌牙列间，只有个别牙有接触，多数牙无𬌗接触，可采用铸造𬌗垫来恢复𬌗关系。

（4）双重牙列 由于外伤引起的颌骨骨折，当错位愈合后，常造成牙弓缩窄，上颌骨或下颌骨后退，使上、下牙列间接触不良或接触面很小。腭裂患者，由于上颌骨发育不良，前牙呈严重反𬌗或重度咬合错乱，此种情况，可在天然牙列的唇侧、颊侧或舌侧排人工牙列，并与修复体相连，称此为双重牙列。双重牙列的设计，应以不妨碍舌运动为原则，并尽量使力能有效地传递到余留基牙上，取得较好的支持作用。如下牙弓缩窄者，后牙的双重牙列最好设计在上颌的腭侧，其支持作用比设计在下颌颊侧者为强；前牙区者，则设计在下颌的唇侧为好。上颌牙弓缩窄时，后牙区者，可设计在上颌的颊侧；前牙区者，可设计在上颌唇侧。

三、上颌骨缺损的修复

后天性上颌骨缺损多由肿瘤外科切除或外伤等引起。通常情况下，患者口腔、鼻腔相通，造成进食与吞咽困难、言语不清以及心理创伤等。如采用义颌修复的方法恢复缺损，那么修复治疗过程可分为三个阶段：第一阶段称为即刻外科阻塞器（即腭护板）；第二阶段称为暂时义颌；第三阶段称为正式义颌。

（一）腭护板

腭护板是在手术治疗前取印模并在模型上预制完成，然后在外科手术后即刻戴上的修复体。它的主要作用是在手术后初期覆盖在缺损腔，使口腔和鼻腔分隔，戴用后应经常地、间隔地对其作出修改，以适应缺损区组织愈合时的快速变化。现将腭护板设计和制作的原理介绍如下。

1. 在外科手术前，口腔颌面外科医生与口腔修复科医生一起研究，把手术切除的范围画在上颌模型上，而腭护板设计范围要覆盖住并稍超过手术后的缺损腔。

2. 腭护板应形成正常的腭轮廓，但不应进入缺损腔。腭护板制作应简单轻巧。

3. 对有牙颌患者，可用不锈钢丝制作隙卡固位；对无牙颌患者，只需做腭托，戴用7~10天后，摘下并将患者原有的上颌全口义齿改成暂时义颌。

4. 伤口愈合前，缺损侧后牙不建立咬合关系，如计划切除上颌中线一侧的整个上颌骨，则可恢复缺损侧3个上颌前牙。

5. 上颌模型按外科切除的范围进行修改，将范围内的牙刮除，并降低其高度，缩小宽度，尤其是前面的区域。

6. 为了使腭护板能顺利地戴入口内，其制作程序为：先在第一个工作模型上制作腭护板的健侧部分，注意基托不应达到手术区，然后在口内试戴，调整合适后戴入口内，并取第二次印模，连同健侧部分一起从口内取出，灌注第二个工作模型，在模型上对要切除范围内的牙及牙槽嵴作修改，最后完成整个护板的制作。

（二）暂时义颌

由于护板是上颌骨手术后即刻要用的，而正式义颌需要等手术处伤口组织稳定后才制作，在这段时期内有些患者，尤其是缺损腔较大者，需要制作一个新的修复体，即暂时义颌，来维持适当的功能。有些缺损腔较小而且腭护板比较合适者可不制作暂时义颌，有些也可以用腭护板修改成暂时义颌。暂时义颌的制作，通常在外科手术后2~6周时开始进行。

（三）正式义颌

在患者外科手术后3~6个月时，缺损组织愈合良好且大小稳定后，可制作正式义颌。

上颌骨单侧、前部或后部缺损者由于缺损处没有骨支持，所以患者正式义颌修复治疗应采用以下方法来防止义颌翘动：对上颌骨切除的无牙颌患者，设计用种植体固位法，采用解剖式后牙，功能尖排列在牙槽嵴顶上，并无侧方𬌗干扰；义颌的阻塞器部分延伸进入缺损腔；利用尽可能保存下来的牙或牙根；尽量减轻义颌重量；从剩余部组织结构来获得固位、稳定和支持。以下分别介绍各种上颌缺损修复设计制作要点。

1. 上颌骨单侧缺损　健侧有较多余留牙者，一般可采用低位中空式义颌、颊翼开顶式义颌或颧颊翼义颌进行修复。

（1）低位中空式义颌

1）在余留牙上安放多个固位体及𬌗支托。

2）充分利用缺损腔的软组织倒凹。

3）取印模、灌注模型、常规制作恒基托。

4）在口内试戴恒基托，制作蜡牙𬌗堤，记录颌位关系，取上颌托在口内就位的印模，连上颌托一起脱出印模，灌注有上颌托在位的石膏模型。

5）上牙𬌗架后排牙，在口内试牙并调整合适，然后形成蜡型，最后按常规装盒、开盒、去蜡。

6）形成中空：先在上半型盒的人工牙盖嵴部和基托形成的石膏面上铺一层蜡，在蜡未变硬前将上下型盒压合在一起，然后开盒并修去多余的蜡，最后按3∶1的比例调拌石英砂和石膏，并堆于恒基托阻塞器部分的凹陷中，将上下型盒压合在一起，形成“砂心”。在“砂心”硬固后将型盒置于热水中，开盒去蜡，修整“砂心”周围的基托使之暴露，使周围基托与新填塞于上半型盒的塑料连接在一起。

7）开盒取出义颌，将其磨牙的腭基托处磨出一个约10mm长的椭圆形开口，去净“砂心”材料，即形成中空，然后把开口磨成台阶式。

8）在开口处形成塑料盖，并用自凝塑料将塑料盖与基托开口黏合封口。

（2）颊翼开顶式义颌

1）义颌阻塞器没有顶盖，而沿着缺损腔的侧面、后侧面向上延伸，占据缺损腔的倒凹区域成为颊翼。

2）在石膏模型缺损区的中央磨3个小孔，插入3根火柴棒，并填入石膏，使高度与健侧牙槽嵴相似，同时周围留有间隙以容纳基托厚度。

3）常规制作恒基托等步骤，完成义颌的制作。

（3）颧颊翼义颌　低位中空义颌和颊翼开顶式义颌主要靠健侧的余留牙和患者的组织倒凹来固位，所以义颌不稳定、基牙易受损伤、咀嚼功能差等。由于颧区是最佳骨支持区，通过颧颊沟成形术，利用颧区骨组织来支持义颌，有利于义颌的承力与稳定，减轻了对基牙的损伤，能较好地恢复咀嚼功能。

2. 上颌骨单侧或单侧部分缺损的无牙颌患者　修复方法与上颌单侧部分缺损的无牙颌患者行正式义颌修复的方法相似，但是后者因有更多的硬腭保留，故义颌会获得多一些的支持和稳定。另外，由于无牙颌患者上颌骨单侧或单侧部分缺损修复治疗时往往不能充分利用缺损腔，固位常受到影响，所以为这类患者制作正式义颌时，应在缺损侧剩余上颌前部设计种植体，以增强固位。

3. 上颌骨双侧缺损　由于上颌骨颧突骨质较为致密、坚实，所以它是上颌骨缺损后唯一可以为上颌修复体提供支持和固位的组织结构。目前比较理想的全上颌骨缺失的修复方法为种植体 – 环形支架 – 磁性附着体固位的全上颌骨修复体，即利用支架将修复体所承受的咬合力传递到种植体上，然后由种植体传递到颧突，从而使修复体由颧突支持而获得满意的修复效果。

四、下颌骨缺损的修复

下颌骨缺损多数是由位于舌、口底、下颌骨和周围组织恶性肿瘤的切除、火器伤、创伤以及放射性骨坏死去除死骨等原因引起，偶尔也由治疗颌骨骨髓炎而引起的。下颌骨缺损可发生在下颌骨的任何部位，由于其缺损范围不等，因此下颌骨可为连续或不连续。如局部牙槽突缺损、下颌支或下颌体等处边缘缺损，患者仍可保持下颌连续。下颌不连续缺损一般可分为前部下颌骨缺损、一侧或两侧下颌骨缺损及全部下颌骨缺失。由于下颌骨缺损修复与上颌骨缺损修复相比难度更大，所以应采用一些先进的方法，如移植骨组织、软组织以及皮肤黏膜组织来修复下颌缺损变形处，下颌导治疗，种植牙、游离的具有骨与软组织及血管分布的联合皮瓣、骨坚固的固定技术等相结合，可恢复下颌骨缺损者的功能和外貌接近于手术前或创伤前的状况。

（一）下颌导治疗

下颌导治疗是指减轻或消除下颌偏斜的治疗。在临床上，植骨前准备阶段及植骨后愈合阶段都必须进行下颌导治疗，其方法有颌间结扎、颊翼颌导板、弹性翼腭托颌导板。由于颌间结扎固定上下颌关系只能短期应用，而当缺损范围大、剩余牙数目少时难于达到治疗目的，甚至还可能损伤余留牙，因此，颌导板是下颌导治疗常用的方法。

1. 颊翼颌导板　当患者下颌骨缺损量不多，并存在着较多稳固的下颌后牙，剩余下颌骨偏斜移位程度较轻且没有继发畸形时，可在患者下颌戴用此颌导板，依靠上颌后牙来遮住颌导板的颊翼部分而使下颌不偏斜。当下颌骨单侧缺损时，颌导板戴在健侧后牙上；当下颌骨前部缺损时，要制作两个颌导板，分别戴在两侧后牙上。在戴用颊翼颌导板的同时，还要在上颌戴牙弓固位器，以避免上颌后牙因遭受到颊翼的侧向力而腭向移位。颊翼颌导板与上颌牙弓固位器的设计制作要点如下。

（1）利用患者下颌健侧后牙间自然间隙或预备隙卡沟，设计多卡环固位。卡环横过隙卡沟，颊侧向上连接塑料的颊翼，而舌侧向下连接舌侧基托。

（2）颊翼位于患者前磨牙与磨牙区的口腔前庭。颊翼的高度要在适当张口度时能起作用，而在闭口时应离开颊沟约 2mm，以防止颊沟顶端的黏膜受损伤。

（3）上颌牙弓固位器包含整个硬腭托与颊侧挡板，并多设计为铸造支架式。

（4）按常规制取印模、灌注模型、记录颌位关系并转移到殆架上，完成颊翼颌导板与上颌牙弓固位器的制作。

2. 弹性翼腭托颌导板 当患者的下颌骨缺损量大，余留后牙少且剩余下颌骨段偏斜移位程度较重或已存在继发畸形时，可以在患者的上颌戴用翼腭托颌导板。对下颌偏斜移位轻度时也可以戴用。此颌导板的弹性翼调整范围大，操作容易，可长期戴用而不损伤牙。它不仅可抵抗下颌骨向舌侧牵引的力量，而且可对移位的剩余下颌骨段定期加力、逐步复位治疗。当下颌骨单侧缺损时，在腭托的健侧处制作一向下延伸的弹性翼，来抵抗剩余下颌骨向缺损侧偏斜移位；当下颌骨前部缺损时，在腭托的两侧各制作一向下延伸的弹性翼，来抵抗两侧剩余下颌骨段向内偏斜移位。弹性翼腭托颌导板设计制作要点有以下几点。

（1）常规制作覆盖患者整个硬腭部、余留牙舌面的上腭托，注意在游离牙龈处做缓冲，并设计 4 个卡环固位或做成连续卡环固位。

（2）在上腭托上设计附有向下伸出并达下颌后牙舌侧面和牙槽舌侧黏膜上的翼状塑料板（翼的长度应与 2 个以上的下颌后牙接触），可设计成固定翼，即翼状塑料板直接与上腭托相连；也可设计成有弹性、可调节的翼（上腭托与翼状塑料板之间用两根 18 号不锈钢丝连接）。

（3）按常规制取印模、灌注模型、记录颌位关系并且转移到殆架上，完成其颌导板的制作。

（二）下颌骨保持连续的缺损或重建连续后的修复

下颌骨保持连续缺损的患者首先应该行植骨，而下颌骨不连续缺损的患者应在下颌骨恢复连续的基础上，修复缺失牙，恢复功能和形态。通常植骨后约半年才可行正式修复体的制作，但对骨质愈合较快较好的年轻人，可提早到 3~4 个月进行，同时在设计时应注意修复体的结构，以减轻对植骨的负担。

1. 下颌骨前部缺损的修复 下颌前部牙槽骨缺损和下颌骨前部整个缺损经外科手术重建下颌骨的患者，往往都有余留后牙，而前部有广泛的缺牙，常需行 Kennedy 第四类可摘局部义齿修复以增进美观，提供对下唇和颊的支持，从而改善患者语音，同时也增强了对唾液的控制能力。如果缺损较小，则可直接采用余留牙进行固位，恢复其咀嚼功能；如果缺损较大，则应考虑在此区域放置骨种植体，修复体的固位和支持应由放置于患者下颌前部区域的种植体与余留牙一起承担，从而最大限度地恢复功能。对下颌边缘切除的患者，至少要有 10mm 高度的骨剩余，才考虑种植。对骨移植的下颌骨也要求有相似高度的骨块。

2. 下颌骨单侧缺损修复 对于下颌骨单侧缺损的患者，修复是很困难的，其原因是特别长的杠杆臂以及无牙区处承力面的不足，从而使修复体在行使功能时会有很大的动度，所以修复效果不理想。可采用种植体固位的修复体来修复下颌骨单侧缺损，但要求种植体基台需要比周围软组织高出 3~4mm，而且不能有深的种植骨袋。

3. 双侧下颌骨缺损修复 下颌骨全部缺损，由于无基牙可利用，所以修复体应通过义颌植入，然后采用种植体、磁性固位体等来获得支持和固位，如用钛合金在手术前依据下颌骨的形状将网状义颌制作好，义颌植入成功后，利用义颌行下颌全口义齿的修复。如果患者不具备义颌植入条件，修复体应充分利用组织倒凹（如颊、唇侧倒凹、磨牙后垫的下凹）以获得固位。

考点提示 颌骨缺损修复原则。

知识拓展

上颌骨缺损的 Aramany 分类

Aramany 等（1978 年）根据缺损的范围和部位将上颌骨缺损分为六类：Ⅰ类为一侧上颌骨切除；Ⅱ类为 1/4 上颌骨切除；Ⅲ类为上颌骨中心缺损；Ⅳ类为超过中线的大部分上颌骨缺损；Ⅴ类为上颌骨后部缺损；Ⅵ类为上颌骨前部缺损。分类法侧重缺损与修复设计及修复效果的联系，具有简洁明了、便于记忆的特点，有较高的临床应用和指导意义；但此分类未考虑余留颌骨的余留牙情况和双侧上颌骨缺失的问题，此为这种分类法的一个缺陷。

第三节　颜面部缺损的修复

一、概述

面部被称为人体的风景区，也是视觉、听觉、嗅觉、咀嚼及呼吸等多个重要器官所在部位，承担着人体感觉、呼吸、进食和情感等重要功能。颜面部组织缺损带给患者生理、心理的创伤，较其他部位严重。随着颌面外科学、整形外科学的发展，许多面部缺损（facial defect）已能用自体组织移植的方法进行较好的修复，但仍有相当多的缺损，尚不能达到满意的修复效果，特别是眼球、眶、耳或鼻等缺损，仍需采用赝复体的形式进行修复。近年来，再生医学的发展使体外重建人体器官成为可能，有望实现真正的颌面缺损全真修复，这将是未来颜面缺损修复的发展方向。本节将简要介绍颜面部缺损的修复技术，修复原则如下。

1. 早期修复　面部缺损的修复，虽然主要是恢复缺损区的外形，但对保护创面、防止周围组织挛缩，也起着一定的作用。面颊部及鼻的缺损，如能及早修复，对恢复患者的发音、吞咽以及呼吸等功能也是有利的。因此，面部缺损也以早期修复为原则。如果在手术后不久即配上临时性的修复体，不但有利于伤口的愈合，也在精神上对患者起到一定的安慰作用。

2. 尽可能恢复面部的正常外形　虽然有时面部缺损修复也能起到一些恢复功能的作用，但主要目的在于恢复外形。因此，除形态外，修复体表面颜色及透明度应力求自然，不能发光发亮，质感与缺损体组织相似，修复体边缘应止于面部的自然凹或沟内，或止于正常解剖外形边界外，以便尽可能地隐蔽连接线。面部修复体因经常暴露于外面，故尚需能够耐受阳光直晒和温度变化，不至于变形或褪色。

3. 要有足够的固位力　面部修复体因经常暴露在外面，容易受到碰撞或挤压，故无论是机械性固位还是粘着性固位，都必须具有足够的固位力，以免松动脱落。

4. 要简单轻巧、使用方便 设计时应尽量减轻修复体的重量。除义耳外，一般都做成薄壳中空式。大面积面部缺损者，有时可以只做表面的一层而不必深入缺损腔内。在固位设计上，要有足够的固位，但又不能过于复杂，要使患者使用方便、佩戴舒适、易于清洁、对组织无刺激且不产生过大压力。

二、眼缺损的修复

外伤或眼病常导致眼缺损，包括眼球摘除和眼球萎缩两种情况。临床采用义眼进行修复，有成品义眼法和个别义眼法，本节重点介绍常用的成品义眼法。

（一）临床检查

1. 眼窝的深浅度 眼窝的深浅与义眼固位的好坏有很大关系。如果眼窝底部的软组织平坦、不浮凸，则眼窝较深，固位较好；反之眼窝浅，则固位差。遇到后一种情况时，可选用大小合适的义眼（暂时用），在义眼的组织面加蜡，置于眼窝内加压数日，使肿胀逐渐消失，使眼窝加深，以利固位。

2. 下穹隆的深浅度 下穹隆的深浅对义眼的固位有很大关系。下穹隆深，则义眼固位好；下穹隆浅，则义眼易掉出。后一种情况可选大小合适的成品义眼（暂时用），在下缘处磨薄，置入眼窝内加压数日，使下穹隆边缘的内侧压缩回陷，以利固位。如果下穹隆过浅兼有睑外翻现象，则需做外科手术，进行游离黏膜或皮肤移植，以加深或再造眼窝，才能使义眼得到较好的固位。

3. 眼窝肌的活动度 眼球摘除时，内、外、上、下直肌未破坏，义眼戴入后随肌肉活动而有真实感。如肌肉破坏，义眼戴入后不活动，则显呆板。

4. 泪囊是否破坏 泪囊未被破坏，则有泪液分泌，义眼戴入后光润，有真实感；如泪腺破坏，则无泪液分泌，义眼干燥，且分泌物黏于义眼的角膜上，影响美观。

5. 眼球萎缩未被摘除者 因疾病而致眼球萎缩，可不予摘除即装配义眼。这种义眼最有真实感，因其丰满度和活动度都与健侧一致。

（二）义眼设计

对眼球摘除的患者，应采用实胎义眼进行修复；对眼球萎缩未被摘除者，则应采用薄壳状义眼进行修复；对眼窝深浅度适中，上下穹隆有足够深度，固位形好，眼球颜色及眼球大小无特殊的患者，可采用成品义眼修复；相反，则应采用个别法制作的特殊义眼进行修复。临床上多采用成品义眼修改加蜡的方式来制作义眼。

三、眶缺损的修复

眶缺损（orbital defect）指眼球及眼眶内容物以及眼睑部均被切除。眶缺损后，缺损区常呈一底小、口大的锥状空腔，有时还伴有眶底或眶内侧壁的孔道与鼻腔交通，眶缺损修复的目的在于恢复颜面部容貌的完整性。

（一）临床检查

1. 全身检查 重点是了解缺损原因和手术时间以及全身状况，如为肿瘤患者，则应了解是否做放疗及有无复发，对有肿瘤复发迹象和仍在放疗期间的患者应暂不做赝复，对放疗术后一年内的患者暂不考虑种植修复。

2. 局部检查 重点是缺损区的形状与范围，以及有无与鼻腔交通和可以利用的组织倒凹；缺损区及邻近部位的皮肤是否健康，创面是否愈合，有无明显瘢痕、炎症，是否还需做外科修整或其他治疗；患者的面部肤色及外形。

对拟考虑行种植修复的患者还应拍 X 线片，观察缺损区周围骨质有无足够厚度和适宜的骨密度。

（二）修复设计

1. 种植式设计　于缺损区的眶上缘、眶外侧缘下 1/2 部及眶下缘外 1/2 部，分别植入 3 枚颅面部种植体。在种植体的顶端设置磁性附着体衔铁或铸造杆式支架，或在杆式支架上再设置磁性附着体衔铁，在眶修复体的相应部位设置闭路磁体，使眶赝复体（orbital prosthesis）固位（图 21–3，图 21–4）。这种设计有固位可靠，摘戴方便，便于清洁等优点；适用于放疗术后 1 年以上，肿瘤无复发迹象，眶周骨组织健康，有适宜骨质、骨量的患者。

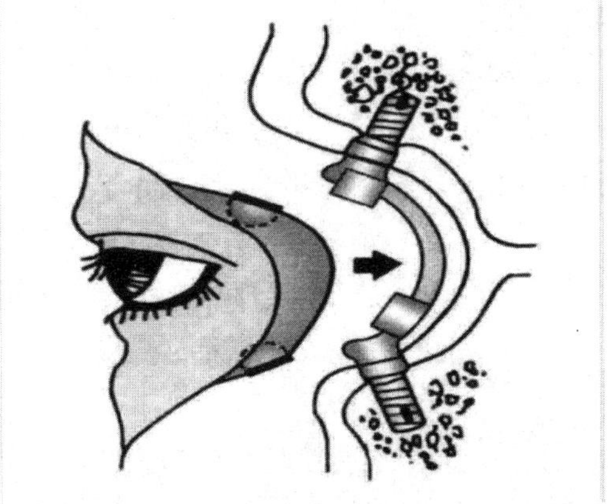

图 21–3　种植磁附着式眶修复体结构示意

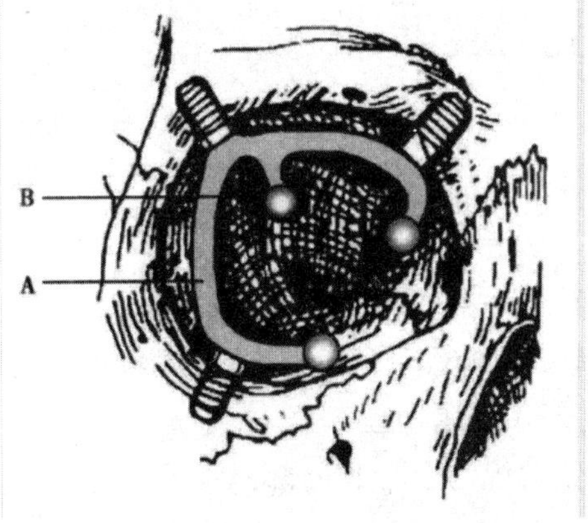

图 21–4　种植磁附着式眶修复体固位支架示意

注：A. 支架；B. 磁性附着体衔铁

2. 粘贴式设计　将硅橡胶眶赝复体的边缘做成菲薄的、与组织自然移行的边缘，并伸展到邻近的皮肤组织上 5~8mm，用粘贴剂将眶赝复体粘贴在缺损区的皮肤上。这种设计固位比较可靠，但摘戴困难，不易清洁，还可引起皮肤过敏，不适于过敏体质及恶性肿瘤术后的患者。

四、耳缺损的修复

耳缺损（ear defect）分为全耳缺失和部分耳缺损两种。部分耳缺损因缺损范围小，采用外科手术整复效果好；全耳缺失因现有整形手术还不能达到仿真效果，故目前仍多采用义耳（ear prosthesis）修复。

（一）临床检查

除常规的全身检查和局部检查同眶缺损外，重点检查缺损区有无耳余留部分，是否利于义耳修复，通常有 1/2 以上耳残留的，应首先考虑整形手术修复；缺损区有无痕组织，是否影响修复效果。厚层瘢痕组织会影响种植体与皮肤界面的形成，可在植入术同时进行局部瘢痕切除或修整；有外耳道闭锁者应先行外耳道再通手术；还需特别注意健侧耳的颜色和形状。拟行种植修复的患者采用 X 线头颅侧位片，或 CT 片检查耳部、乳突部的骨质情况。

（二）修复设计

耳缺失或缺损通常无可利用的倒凹区，故临床上主要采用种植体固位或粘贴式固位设计，也有少数患者采用发夹固位。

1. 种植式设计 以缺损侧外耳道为中心，在距外耳道 15mm 的 12 点、2 点、4 点（左侧）或 12 点、10 点、8 点（右侧）的位置上植入 3 枚颅面部种植体。在种植体顶端设置杆卡式附着体的杆式支架，在义耳的相应部位设置弹性卡，义耳就位后，通过杆卡间的弹性卡抱力使义耳获得固位。在多种种植体上部结构中，杆式附着体具有固位可靠、摘戴方便的特点，又有较强抗侧向力能力，因而作为义耳固位的首选上部结构。种植磁附着体也可用于义耳的固位，但因其抗侧向力较弱，应用时需增加抗侧向力的结构。

2. 粘贴式设计 用硅橡胶整体制作义耳，将其菲薄边缘向缺损区邻近组织扩展 5~8mm，以粘贴剂将义耳粘贴在缺损区。此设计更适于部分耳缺损修复。

3. 其他设计 将硅橡胶义耳固定在黑色钢丝卡上，将卡戴在头上；也可将义耳的塑料基板固定在眼镜架上，双侧眼镜腿用橡皮筋连接，在头上也可获得良好固位。

五、鼻缺损的修复

鼻缺损（nasal defect）也是一种较常见的面部缺损，分为全鼻缺损和部分鼻缺损两类。

鼻缺损的特点是缺损区较大，周围组织的移动性大，缺损区的上方、侧方均无足量的骨组织。此外，鼻赝复体（nasal prosthesis）的外形凸点高，所受侧向力大，固位难度较大。鼻缺损修复的目的不仅是恢复面部容貌，而且要改善鼻的通气条件，防止鼻及呼吸道黏膜直接暴露在外部空气中，保护呼吸道黏膜。

（一）临床检查

除常规的全身和局部检查外，重点在于检查缺损区的大小，缺损区鼻腔侧的组织倒凹情况。缺损区小，可以考虑粘贴式设计；缺损区大，则需采用其他固位设计。如有足够的倒凹，则可考虑用阻塞器的方式进行固位。拟采用种植体式赝复体者，应拍 X 线片观察鼻底部，即上颌切牙区骨组织的量与骨密度。在有上前牙的情况下，特别要观察鼻底与前牙牙根之间有无足够的骨量以植入种植体。

（二）修复设计

鼻缺损修复中，常用的设计有种植式设计、阻塞器加磁性附着体设计、粘贴式设计。

1. 种植式设计 在鼻底部即上颌骨的前牙区上方，植入两枚种植体（如有上前牙，则可植入颅面部种植体，如无上前牙，则可植入颌骨种植体）。在种植体上设置杆卡式支架，或是在杆式支架上连接磁性附着体的衔铁，在义鼻的对应位置上设置卡或闭路磁体（图 21-5，图 21-6）。这两种上部结构都适用于鼻缺损的修复。

2. 阻塞器加磁附着体式设计 利用缺损区鼻腔侧的组织倒凹制作硅橡胶阻塞器，在阻塞器上再设置磁性附着体与义鼻部分相连接，使义鼻固位。本设计适用于鼻腔倒凹大的患者。

3. 粘贴式设计 将义鼻的边缘做成与邻近组织衔接自然的菲薄边缘，并向四周扩展 5mm，以粘贴剂将义鼻粘贴在皮肤上。本设计主要适用于部分鼻缺损的患者。

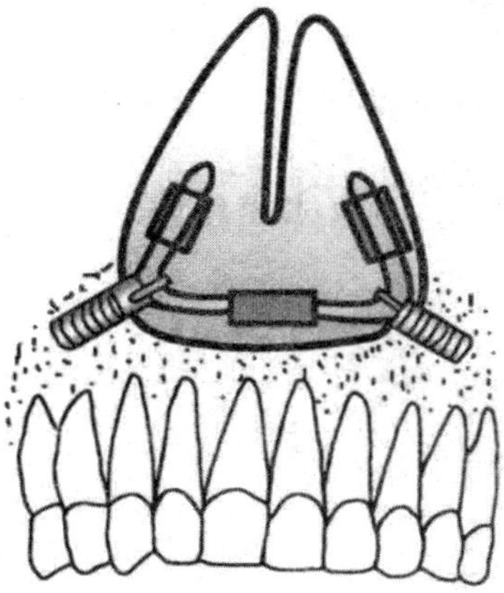

图 21-5　种植式义鼻杆式支架的设计

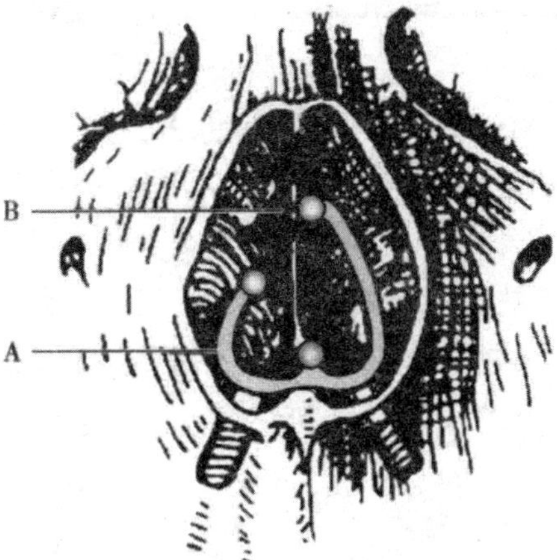

图 21-6　应用种植体、磁性附着体修复鼻缺损的支架示意

注：A. 支架；B. 磁性附着体

六、颜面赝复体的制作

颜面赝复体的制作通常须经印模制取，印模修整，塑料支架制作，蜡型雕塑，蜡型试戴，蜡型精修完成，蜡型装盒、冲蜡，硅橡胶配色、硅橡胶充填、硅橡胶固化，赝复体出盒，边缘及表面修整，表面外着色，表面硅胶封闭以及表面去光泽等十多个步骤方可完成，与常规义齿或颌骨修复体的制作有很大差异，需专门学习。此外，由于颜面赝复体的仿真性，因而要求修复医师和技师有很高的美学素养，要求赝复体制作者不仅要有足够的医学知识和经验，还要有高超的美术、雕塑技能，故培养一名合格的修复医师或技师通常需要很长的时间和大量的临床实践。赵铱民等将计算机技术引入赝复体的设计及制作，创造了颌面赝复体的智能化仿真设计和快速制作技术，可以快速地设计、制作出逼真的颜面修复体并成功地用于临床，完美地修复患者的颜面部缺损，恢复患者面容，为赝复体修复技术带来了根本性变革，其必将取代传统期复技术成为颜面期复的主导技术，造福患者。

考点提示　颜面部缺损修复原则。

知识拓展

颜面缺损修复的材料特点

用于面部缺损修复的修复体形态应自然逼真，而且要具有适当的柔软度，颜色及透明度应与邻近组织一致，另外表面不反光。通常情况下是采用软性材料来制作。为了使软性材料与患者皮肤颜色更接近，可以采用不易褪色的无机材料进行染色。随着计算机技术的发展，已经有学者采用计算机测色、配色。

本章小结

颌面缺损修复是一种应用人工材料修复难以用自体组织和外科手术方法重建的颌面部软硬组织缺损，使患者面容和受影响的咀嚼、言语、呼吸和吞咽等生理功能得到一定程度改善的修复方法。本章对颌面缺损的病因及影响、修复原则及特点、颌骨缺损的修复方法、各类面部缺损的修复方法等内容进行了介绍。

习题

扫码"练一练"

一、选择题

1. 下列哪一项不是颌面缺损的病因

A. 先天性唇腭裂　B. 颌面部肿瘤　C. 颌面部损伤

D. 颌面部严重炎症　E. 牙周病

2. 下列哪一项不是颌面缺损的影响

A. 咀嚼功能　B. 语音功能　C. 吞咽功能

D. 消化功能　E. 吮吸功能

3. 下列关于颌骨缺损早期修复原则错误的是

A. 术前制作护板　B. 术后两周制作暂时性义颌

C. 术后三月制作永久性修复体　D. 术后六月制作永久性修复体

E. 术后两周将护板改为暂时性阻塞器

4. 以下关于颌骨缺损修复原则的说法哪项是错误的

A. 早期系列修复　B. 以恢复生理功能为主　C. 保留余留组织

D. 修复体坚固轻巧耐用　E. 以恢复患者容貌为主

5. 下列哪一项关于颌骨缺损的取印模方法的说法是错误的

A. 个别托盘印模法　B. 注射印模法　C. 分层印模法

D. 分段印模法　E. 以上均不是

二、思考题

1. 颌面部缺损的影响有哪些？

2. 颌骨缺损修复原则中早期系列修复包括哪些内容？

3. 颌骨缺损修复的取印模方法有哪些？

第二十二章

牙周病的修复治疗

扫码“学一学”

扫码“看一看”

学习目标

口腔医学专业：

1. 掌握　牙周病修复治疗的目的和一般原则；夹板固定的适应证和制作方法。
2. 熟悉　调𬌗的目的与要求；调𬌗的适应证及方法步骤；牙周夹板的种类。
3. 了解　牙周病修复治疗的临床分类。
4. 具有尊重和保护患者权利的素质以及关爱患者的意识。

口腔医学技术专业：

1. 掌握　牙周病修复治疗的目的和一般原则；调𬌗的适应证及方法步骤；夹板固定的适应证和制作方法。
2. 熟悉　调𬌗的目的与要求；牙周夹板的种类及应具备的条件。
3. 了解　牙周病修复治疗的临床分类。

案例分析

【案例】

患者，男，63 岁。

主诉：牙龈刷牙时出血 10 年。

现病史：10 年来牙龈刷牙时出血，有时咬硬物时出血，自觉牙床肿胀，有时感觉咀嚼无力，近 3 年感觉牙齿松动。

既往史：全身情况良好，无血液病、糖尿病等系统疾病。

口腔检查：全口牙石指数（+++），菌斑指数（++），牙龈红肿，触诊易出血，前牙袋深 5~6mm，后牙袋深 4~7mm，以邻面为重，附着水平丧失 3~5mm，上下前牙松动Ⅰ度，咬合关系未见异常。X 线片显示全口牙槽骨水平吸收，吸收程度达根中 1/3，骨嵴顶区密度减低，白线消失。

【讨论】

1. 此病例应给予何种修复治疗方案？
2. 如何进行临床修复？

第一节　牙周病修复治疗的特点和原则

一、牙周病修复治疗的特点

1. 利用夹板的作用变单根牙为“多根牙”，变单牙运动为整体运动，变水平外力为垂直外力，有利于牙周组织的健康。

2. 利用夹板的作用充分发挥牙周组织代偿功能，减少患牙负担。

3. 利用夹板作用限制松动牙动度，恢复牙周膜生理性刺激，促进牙周组织愈合。

4. 消除殆创伤，建立平衡殆。

5. 改善全身状况，增强治疗信心。

二、牙周病修复治疗的原则

1. 尽量保留，治疗患牙　尽量保留患牙是牙周病治疗的基本原则，可保存的条件包括以下几种。

（1）治疗后牙周袋减少或消失，龈组织的色、质变得正常而坚韧。

（2）治疗后牙的松动度减轻，牙周膜宽度趋于正常，牙槽骨质密度趋于增加。

（3）治疗后咀嚼功能得以适当恢复。

2. 固定松动牙　根据牙松动度及其在牙弓上的位置，来决定固定松动牙的数量和范围，原则如下。

（1）最好有一定数量的健康牙包含在固定范围内，否则应考虑适当扩大固定范围。

（2）松动牙数量越多，松动度越大，则越应增加固定的牙数和范围。对于游离端缺失或缺牙数量多且余留牙少，并呈孤立者，应扩大固定范围。

（3）松动牙数量多，而且分布在牙弓上的位置又不同者，应合理地利用附着体、套筒冠等连接方式，设计成固定式、可摘式或混合式夹板。

（4）如果患者对颌牙强壮，且殆力大时，应适当扩大松动牙固定范围，使上下颌牙周支持组织的支持力不过于悬殊，以免产生殆创伤。

（5）如患者对颌牙为可摘义齿，则可适当地缩小松动牙固定范围。

3. 适当控制殆力、分散殆力、减小殆力、避免不利殆力

（1）磨改宽平的殆面，增加或加深沟槽，形成正常的殆面形态，减小殆力。

（2）治疗紧咬牙和磨牙症等不良习惯，消除功能错乱性殆力。

（3）改变牙长轴方向，使殆力作用方向与牙长轴方向一致；降低牙尖高度和斜度，消除侧向力和扭力；磨改外形高点，消除倒凹，从而使轴面与共同就位道方向一致。

（4）调整冠根比例，使牙周组织的负荷减轻；采用套筒冠或附着体，减轻戴用夹板时施于基牙上的扭力。

4. 修复缺牙，恢复咀嚼，维持牙周组织健康。

第二节　牙周病修复治疗方法

牙周病的修复治疗应在控制菌斑、消除炎症的基础上进行，依据对患者的检查和诊断，制订出全面、详细的治疗计划和实施方案。

一、调𬌗

通过调磨患牙的牙尖或者嵴，改善牙体外形，消除其与对颌牙之间的早接触和𬌗干扰，从而消除创伤性咬合力，建立上下颌牙之间功能性的接触关系，恢复对牙周组织的生理性刺激，以维持牙周组织的健康。

（一）调𬌗的目的

1. 使各牙的𬌗力作用方向与牙长轴方向一致。

2. 消除早接触点和咬合干扰，均匀地分散𬌗力。

3. 建立稳定的尖窝关系，防止牙倾斜移位。

4. 适当地减小𬌗面颊舌径，减轻牙周创伤。

5. 降低楔状牙尖高度，防止食物嵌塞。

6. 磨改宽平的𬌗面，恢复牙尖外形，𬌗面窝沟及食物排溢道。

7. 调磨过长牙、倾斜牙、移位牙，促进建立协调的咬合关系。

8. 磨改由于磨耗不均而造成的高尖陡坡和高边缘嵴，减少侧向力，重建良好的边缘嵴，使其均匀协调。

（二）调𬌗的适应证

1. 患牙由于过高的牙尖而引起的创伤性咬合力。

2. 咬合关系还没有造成明显的创伤性咬合力，但是可能是一种潜在的创伤因素，例如：上下前牙或者后牙咬合过紧，影响下颌运动等。

3. 牙齿形态异常，例如过长牙、畸形牙、扭转牙等。

（三）调𬌗的禁忌证

无法准确判断上下牙之间是否存在早接触或者𬌗干扰。

（四）调𬌗方法与步骤

1. 消除明显的𬌗障碍

（1）磨改伸长牙　将超出𬌗平面的伸长牙或牙尖磨低，使之与𬌗平面相适应，可分次磨改，并配以脱敏治疗，对伸长严重的牙需要失活后进行磨改。

（2）调磨楔状牙尖　因磨耗而形成高陡牙尖、斜面，楔状力量可使邻牙分离，引起食物嵌塞，并形成侧向力。所以应将该牙尖磨圆磨短，这样不仅可使食物嵌塞有所改善，而且也减小了侧向力（图 22-1）。

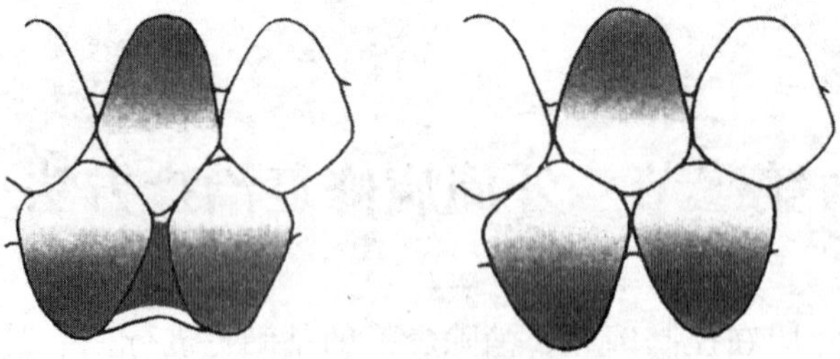

图 22-1　调磨楔状牙尖

（3）调磨不均匀的边缘嵴　由于两个邻牙边缘嵴高度不一致，可引起食物嵌塞和异常力量，造成牙周组织损伤，所以应酌情调磨较高的边缘嵴，并用修复方法使较低的𬌗面相应增高（图 22-2）。

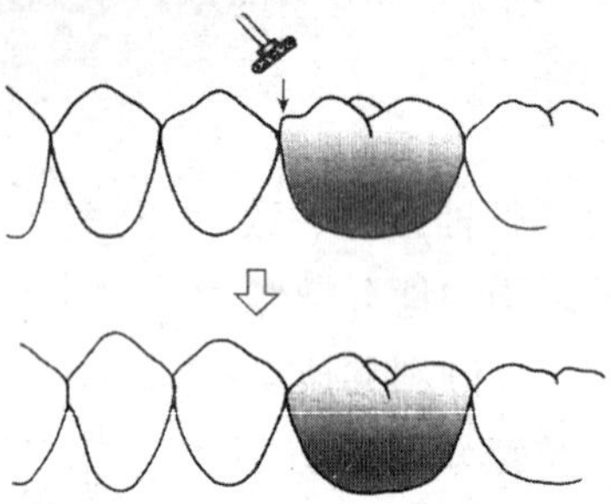

图 22-2　调磨不均匀的边缘嵴

（4）磨改磨耗的小平面　由于磨耗可使牙凸面上形成刀削状光滑小平面，从而干扰下颌边缘运动，并产生大的侧向力，所以应磨改其小平面，恢复牙适宜的外形，要求咬合接触时，只能有一个小的接触区域（图 22-3）。

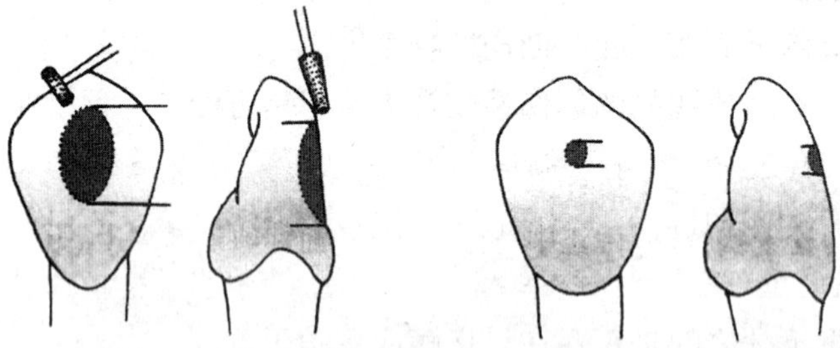

图 22-3　磨改磨耗小平面

（5）磨改宽平的𬌗面　磨改牙冠轴面外形，调整颊舌径或近远中径，改善牙尖沟窝和边缘嵴解剖形态，加大沟的深度，并增加沟和食物溢出道（图 22-4）。

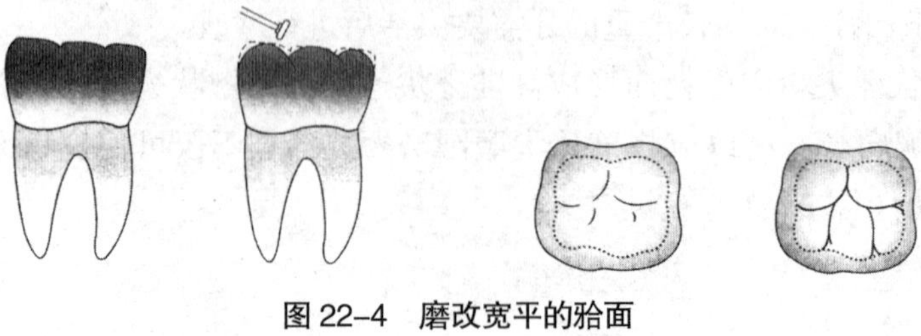

图 22-4　磨改宽平的𬌗面

（6）处理倾斜、移位、扭转、额外牙和畸形牙　凡妨碍下颌功能性运动或引起食物嵌塞者，应根据具体情况，采用调磨、正畸、修复，甚至拔除等方法进行处理。

2. 消除正中𬌗的早接触点

（1）如为尖对斜面的早接触关系，则应将斜面磨改成凹面，形成尖对窝的支持正中𬌗的稳定点。

（2）如为斜面对斜面的早接触关系，则应磨改成协调的斜面接触关系，以建立更多的适合𬌗高度的正中支持部位。

（3）调𬌗直至下颌能无障碍地从正中关系闭合到正中颌位，使上下颌大多数牙平衡接触并受力均匀。注意不能调磨功能牙尖。

3. 消除前伸𬌗干扰

（1）应尽量调磨上前牙前伸咬合的接触区，使上下前牙切缘有最大的接触面，但不能调磨正中𬌗的接触点。

（2）如下颌切牙在正中𬌗、前伸𬌗同时存在早接触时，则应调磨下颌切牙切缘唇斜面。

（3）前伸𬌗时，如后牙有𬌗干扰，则应调磨上颌后牙的远中斜面及下颌后牙的近中斜面。

4. 消除侧方𬌗干扰

（1）先调磨工作侧𬌗干扰，使牙尖工作斜面关系协调，达到组牙接触，然后再调磨非工作侧𬌗干扰。

（2）如只在工作侧上下颌牙颊尖间有𬌗干扰点，则应调磨上颌牙颊尖的舌斜面。

（3）如只在工作侧上下颌牙舌尖间有𬌗干扰点，则应调磨下颌牙舌尖的颊斜面。

（4）如工作侧牙尖有𬌗干扰点，将此侧再作为非工作侧时，也有𬌗干扰点，则应调磨此牙尖。

（5）如非工作侧有𬌗干扰点，则通常只调磨上颌牙舌尖的颊斜面和下颌牙颊尖的舌斜面，并尽量保留牙尖顶。

考点提示 牙周病的修复治疗方法。

二、正畸治疗

正畸治疗是牙周炎综合治疗的重要方法之一，通过复位松动移位牙，改变牙长轴及其受力方向，消除创伤性咬合力，改善咬合关系，有利于牙周组织的恢复和愈合。

（一）适应证

1. 先天性牙齿拥挤错位、深覆𬌗、深覆盖等错𬌗畸形，影响牙颌面发育、健康维护、咀嚼功能、容貌外观等。

2. 成人因牙周炎导致的前牙病理性移位、过长及出现间隙，需要消除继发性𬌗创伤、改善咬合关系及美观等。

3. 后牙缺失未及时修复，邻牙向缺牙间隙倾斜，影响邻牙健康、缺失牙的修复和美观及咬合功能的改善等。

（二）禁忌证

1. 未经治疗的牙周炎。

2. 虽经治疗但炎症仍存在，菌斑未控制，病情仍处于活动阶段。

3. 牙槽骨吸收已超过根长 1/2 的患牙。

（三）牙周病患者正畸治疗的治疗原则

1. 严格的正畸前牙周治疗及定期牙周维护　正畸牙齿移动需有健康的牙周组织作为良好的生理基础。单纯正畸治疗要求在正畸牙移动前进行彻底的牙周基础治疗，包括龈上洁治、龈下刮治以及根面平整术等，要求牙周状况应满足探诊出血位点小于15%，全口菌斑指数小于25%，全口牙周探查无探诊深度大于等于5mm患牙，无Ⅱ度以上根分叉病变。若个别位点牙周袋深度大于等于5mm，或有Ⅱ度以上根分叉病变的患者不愿意通过牙周手术消除牙周袋和根分叉病变，临床医生应在病历上将这些部位标出来，每次复诊时做牙周探查。

2. 轻微加力，严格控制　因牙槽骨吸收，牙周膜面积减小，牙周病患牙移动所需力值较正常牙小。此外，差动力原理表明正畸力大小与牙周膜面积的大小成正比，牙周膜的面积越大，移动牙齿所需要的力量就越大。对于牙周病患者来说，以单根牙为例，可将其牙根近似的看作一个圆锥体，假设牙槽骨水平吸收1/3，圆锥体的高度下降1/3，表面积减少1/2，仅剩原来的一半，正畸加力也将减少至原来的1/2。

3. 利于口腔清洁　保持口腔卫生对于牙周病患者至关重要，戴用矫治器过程中，将会不同程度地影响患者口腔卫生的保持。要求矫治器应尽可能简单，减小对口腔卫生的影响。

4. 咬合控制　有明显牙槽骨吸收和牙齿松动的牙周病患者，咬合创伤会进一步加重牙周组织损伤，危害大。在牙周病患者正畸治疗中，进行咬合控制，及时去除咬合干扰与咬合创伤，对于保护牙周组织，避免引起进一步损伤至关重要，是保证正畸治疗成功的关键，应给予高度重视。

5. 长期及有效的保持　据文献报道，牙周炎正畸治疗后的复发率在17%~60%，尤其是进行压低牙齿来达到治疗目标的Ⅱ类错𬌗患者更易复发。因此，正畸后的保持，在牙周-正畸联合治疗中是非常重要的。牙齿的最终位置取决于唇、颊、舌和牙周韧带的平衡力量。牙周患者牙周组织已经被损害，这种平衡力量已经被破坏，因此需要长期保持。而传统的Hawley保持器不能有效地维持牙周病患者的正畸治疗效果，采取牙周夹板、舌侧固定以及义齿修复等辅助措施也有着重要的作用。

（四）正畸治疗的作用

1. 改善美观。
2. 解除咬合创伤、解除拥挤、改善咬合关系。
3. 改善牙周病患牙的牙周组织状况，利于口腔卫生维护。
4. 提高牙周病患牙长期稳定性。

中重度牙周病患者由于牙周支持组织的破坏常会导致前牙唇向移位或（和）伸长，散开出现间隙，极大地影响了患者的面部美观。正畸治疗通过移动牙齿，可以使唇向移位的牙齿回位，重新压低伸长的牙齿，同时关闭间隙。正畸压入伸长的牙齿甚至可以增加患牙的牙周支持组织量，从而使牢固与稳定性加强。

中重度牙周病患牙出现病理性移位后，会导致咬合创伤。这类咬合创伤是牙周病重要的协同破坏因素，会进一步加剧牙周组织的破坏，导致牙齿松动、移位加剧，最终牙齿脱落。通过正畸治疗的方式移动牙齿，可以解除咬合创伤，这是正畸治疗方法在牙周病治疗中的优势，是单纯的牙周治疗所不能够达到的。

（五）正畸治疗的方法

1. 常规正畸治疗　对于牙龈炎和轻度牙周炎患者，只要遵循上述牙周病患者正畸治疗的原则，在控制炎症和具备良好的菌斑控制能力后，常规正畸治疗就能排齐牙列、改善咬合关系，形成利于患者牙周维护的口腔环境，最终达到正畸治疗预期的目标，并保持牙周健康。

2. 正畸治疗联合牙周手术

（1）正畸治疗联合牙槽嵴顶纤维环切术　牙槽嵴顶纤维环切术的目的是加快正畸治疗速度，缩短正畸治疗时间，防止矫治后患牙扭转移位；正畸压入牙齿可使牙齿获得相对较多的骨支持，使牙周支持组织功能和矫治效果保持长期稳定。牙槽嵴顶纤维环切术的基本术式为在正畸治疗前离断牙槽嵴顶纤维，防止牙龈及附着组织随牙冠根向移动而改变，可以减轻牙槽嵴顶的骨吸收，相对增加牙槽骨的高度，产生新附着。牙槽嵴顶纤维环切术的基本原理为单纯正畸移动牙齿不会产生附着改变。因为正畸压低时牙齿受力向根方移动，牙槽嵴顶在牙槽嵴顶纤维的牵拉作用下不断吸收而降低，牙龈沟底至牙槽嵴顶之间始终保持稳定不变的生物学宽度，因而不会有新附着的形成，也没有牙槽嵴高度的增加。

（2）牙周治疗辅助加速成骨正畸治疗　近年来，临床及基础研究均证实了牙周加速成骨正畸治疗技术可加速正畸牙齿移动，缩短正畸时间，使得该项技术成为临床治疗的关注点。此技术主张在骨皮质切开和打孔后，骨表面放置可吸收的骨移植材料，在加速牙齿移动的同时增加骨量。加速牙齿移动的机制是骨皮质切开术后，可诱发牙槽骨组织“局部加速现象”，外科损伤刺激周围软硬组织加速重建活动，即骨组织的脱矿和再矿化活动，从而加速正畸治疗进程。但由于其手术费用较高且为侵入性手术操作，可能发生术后疼痛、肿胀、感染等，需谨慎选择适应证。

（3）正畸治疗联合牙周组织再生性手术　牙周组织再生性手术可以使已破坏的牙周组织得以重建，利于恢复其功能，改善牙周状况，为正畸治疗的牙齿移动提供良好的组织学基础，从而改善患牙的长期预后。

若牙周炎症控制良好、无进行性炎性破坏时，一般正畸治疗宜在牙周手术之前进行，待排齐牙列、解除创伤后再评估，以便确定牙周手术的必要性和方法；但有些患者先做牙周手术会有利于正畸治疗，故需视具体情况而定。

总之，牙周组织再生性手术为牙周支持组织的重建及正畸牙齿的移动提供了良好的组织条件，而正畸治疗为牙周组织再生性手术提供了更好的术区条件并为其疗效保持提供了保障；两者的联合应用使得牙周袋探诊深度和临床附着丧失均有一定程度的改善，同时排齐牙齿，解除咬合创伤，使得美观和功能均得到了显著提高，为临床治疗垂直型骨吸收、下颌后牙Ⅱ度根分叉病变、骨下袋等提供了一种较为安全有效的选择。

（六）牙周病患者正畸治疗后的牙周状况变化

牙周病患者正畸治疗后，我们除了要关注前牙覆𬌗覆盖、磨牙关系、尖窝关系等变化外，更要关注牙周状况的变化，因为这对矫治效果的维持和牙周健康的长期稳定具有重要的意义。

1. 牙周临床指标的变化　牙周病常会导致牙龈炎症、牙周袋形成、牙槽骨吸收以及临床附着丧失。临床上常用龈沟出血指数、牙龈指数、菌斑指数、牙周袋探诊深度以及牙齿松动度等作为牙周健康评估的指标。

目前研究表明，在遵循牙周炎患者正畸治疗原则的前提下，牙周－正畸联合治疗后，牙周临床指标明显改善，牙周炎的病情得到控制，炎症反应基本消失，防止了牙周炎的进一步恶化。但若在治疗过程中牙周炎症未得到良好的控制，牙周炎症会加剧，病情恶化，严重时会导致牙齿松动、脱落，结果与治疗目标相反。

2. 牙周硬组织的变化 牙槽骨吸收和临床附着丧失是牙周炎的主要临床特征，牙槽骨高度及临床附着水平常作为评价牙周病严重程度的指标。正畸施力使牙齿移动，刺激牙槽骨发生破骨、成骨作用，引起软硬组织改建。

3. 正畸治疗牵引患牙，相对增加牙槽骨量 在消除炎症并维持良好口腔卫生的条件下，正畸牵引使牙齿伸长，其附着水平不变，釉牙骨质界与牙槽嵴顶的关系也可维持不变，牙槽嵴高度会随牙齿的伸长而增加，骨内袋变浅，同时附着于牙槽骨的牙龈随着患牙伸长而向冠方移动，可增加角化龈的宽度而改善牙龈外观。

4. 正畸治疗压低患牙，相对增加牙槽骨高度 在已有骨缺损但剩余牙周组织健康的情况下，正畸压低患牙可以使牙根获得更多的骨支持。结合牙槽嵴顶纤维环切术后再进行正畸治疗，能更有效地增加牙槽骨高度和牙周附着水平。然而，正畸压低患牙也存在风险：部分患牙可因牙菌斑随着正畸压低患牙的过程发生相对根向移动，而引起牙周深部组织炎症。

5. 正畸治疗直立倾斜磨牙，消除骨缺损，引导骨再生 对于向近中倾斜的磨牙，当磨牙近中侧牙周组织完整时，牙槽骨随磨牙的远中竖直而在远中增添新骨，消除远中侧的骨缺损，并改善临床冠根比例；倘若磨牙近中已有骨缺损，远中竖直移动磨牙会增宽骨缺损区域，而避免骨缺损增宽的方法是在正畸前施用牙周组织再生性手术来修复骨缺损。同时，在磨牙直立后，其原有的混合型骨吸收方式可转变为水平型吸收，自洁作用得以恢复，从而改善牙周状况。

在存在根分叉病变的磨牙中，单纯竖直磨牙可能引起牙周病情的恶化，这可能是因为根分叉病变区的菌斑不能完全清除，在磨牙直立过程中被压入龈下而造成的。

三、牙周夹板固定

牙周夹板固定是通过夹板将一些松动牙和周围的健康牙连接固定在一起，使其成为一个大而新的咀嚼单位，从而起分散𬌗力和减轻牙周支持组织负荷的作用，使患牙得到生理性休息，最终达到牙周组织的愈合修复和行使功能的目的。

（一）牙周夹板应具备的条件

牙周夹板固定是牙周病修复治疗中最重要的治疗方法之一，其应具备以下条件。

1. 制作简单，使用方便，在制作时应以少磨除或不磨除牙体组织为原则。
2. 固位力强，固定效果好，能抵御各个方向的外力。
3. 符合口腔卫生条件，有自洁作用，对口腔软硬组织无不良刺激作用。
4. 美观、舒适、经济耐用，不妨碍牙周病其他治疗的进行。

（二）牙周夹板的种类及制作方法

按照使用时间的长短，牙周夹板可以分为暂时性夹板和恒久性夹板两类。

暂时性夹板一般使用几周到数月不等，待牙周支持组织愈合后拆除夹板。也可以在暂时性夹板戴入后，当组织对治疗反应良好、并显示出牙周组织有初步修复或再生时，考虑换用恒久性夹板。暂时性夹板虽然固定效果不如恒久性夹板，但具有操作简便、价格低廉等优点。

恒久性夹板是一种需要患者长期戴用的修复体，其固位力强、固定效果好，但操作较复杂，制作时还需磨除部分牙体组织。恒久性夹板又包括：固定恒久式夹板、可摘恒久式夹板、固定可摘联合式夹板（套筒冠）等。同暂时性夹板相比，恒久式夹板可以发挥良好的夹板稳定效果，固定松动牙齿，分散殆力，减轻牙周组织的负荷，最终达到组织愈合与修复的目的。

1. 暂时性夹板

（1）适应证

1）固定急性牙周炎的患牙。

2）固定因外伤造成的松动牙。

3）减轻或避免因调殆或者牙周外科给患牙带来的外力。

4）在制作恒久夹板的过程中，为了防止牙周组织继续受损害，先用暂时性夹板固定。

5）暂时性夹板作为过渡性治疗措施，了解牙周炎修复治疗的效果，如果良好，再换恒久性夹板。

（2）暂时性夹板的类型　暂时性夹板的类型很多，但临床上常用的类型有结扎固定光固化树脂夹板、尼龙丝复合树脂夹板等，可根据患牙需要固定时间的长短、坚固程度、牙松动度及位置、需固定松动牙的数量、患者口腔卫生情况等因素来选择。现将常用类型制作方法介绍如下。

1）粘接剂固定法：利用复合树脂粘接技术来固定经治疗后的牙周病的松动牙，可有两种处理方法：一种是直接将松动牙粘接固定在不松动的邻牙上，如光固化树脂夹板（图22–5）等；另一种是将粘接材料与其他材料综合应用来固定松动牙，如尼龙丝 – 复合树脂夹板等。

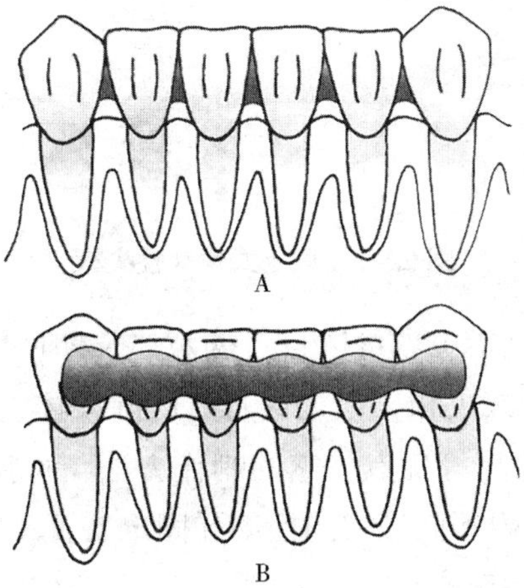

图 22–5　光固化树脂夹板

2）结扎固定法：利用牙线、外科丝线、尼龙线以及软不锈钢丝等结扎材料，将松动牙用连续结扎的方法固定于邻近的健康牙上。此法固定效果较差，只能用作短暂的固定，每1~2 周应更换一次。结扎固定法多用于结扎松动前牙，结扎时要求结扎丝应位于舌面隆突和邻接点间，以防止结扎丝向切端或龈端方向滑脱。先用双套结或外科结固定在尖牙上，然后用连续结扎或“8”字形结扎其他前牙，最后固定于对侧尖牙上（图 22–6）。操作时应注意保持牙本来的牙间隙以及位置关系，以防牙受力移位。

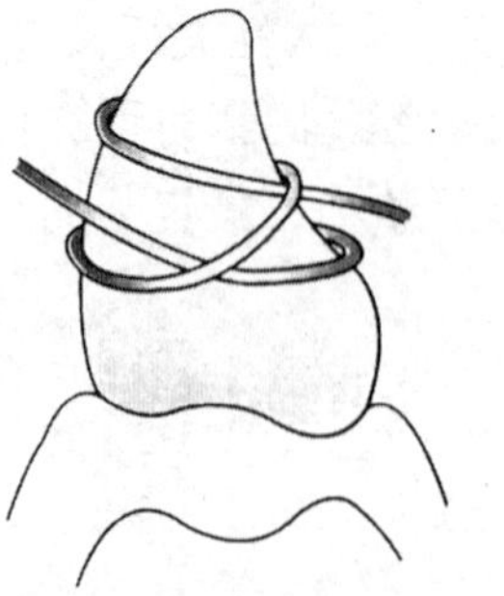

图 22-6 结扎固定法

2. 恒久性夹板

（1）适应证

1）经暂时性夹板治疗，证明疗效良好。

2）牙周炎症基本消除或者控制，牙齿松动需要长期固定。

3）适应于可摘式局部义齿或者固定义齿修复条件者。

（2）恒久性夹板的类型 恒久性夹板可分为固定式、可摘式以及固定可摘式三种类型。

1）固定式恒久性夹板：是指经过粘固，患者不能自行摘戴，能长期戴用的夹板。其设计原理和制作方法与人造冠、固定桥基本相同。它具有固位、固定效果较好等优点，但是需要磨除牙体组织较多，操作技术较复杂，所以临床应用时注意适应证的选择（图 22-7）。

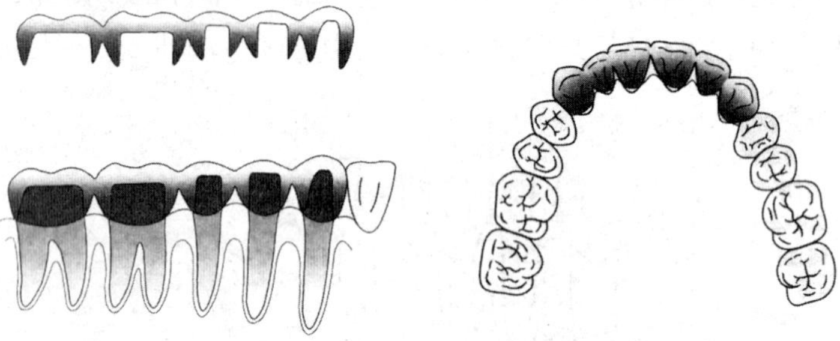

图 22-7 固定式恒久性夹板

2）可摘式恒久性夹板：是指患者可以自行摘戴、长期使用的夹板。此类夹板一般体积较大，而且固定效果不如固定式夹板，但是它具有磨除牙体组织少、制作简单、易于清洁、卫生、便于修理和进行其他治疗等优点。它的制作方法与可摘局部义齿类似，可根据患者口腔和患牙的具体情况，设计出不同形式的松动牙固定装置（图 22-8）。

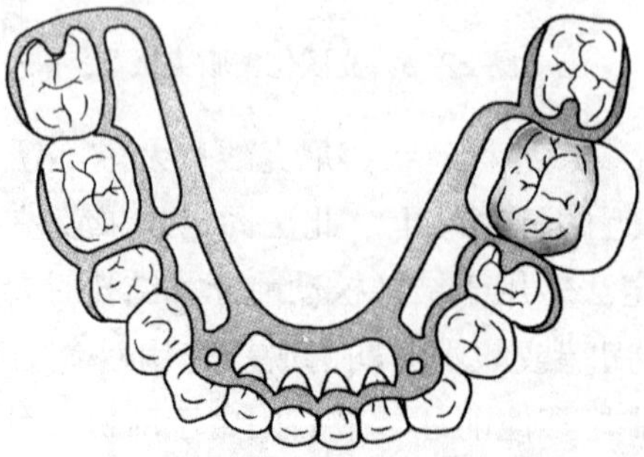

图 22-8 可摘式恒久性夹板

3）固定可摘式恒久性夹板：是指固定夹板与可摘式夹板的联合使用。此类夹板是用联冠、弓杆连接以及套筒冠等方法，将松动牙与健康牙连接固定，形成多基牙、为可摘式夹板提供支持和固位的基础。固定部分固定在基牙上，而可摘部分患者可自行摘戴。此夹板制作关键是固定与可摘两部分间的连接装置，常用的有插销式附着体、杆式附着体、套筒冠以及磁性附着体等。总之，虽然恒久性夹板制作与固定义齿、可摘局部义齿制作方法基本相同，但因患者口腔情况和牙周夹板要求不同，所以在制作过程中应注意以下几个方面：①要制取研究模型、记存模型，以观察、对比疗效用；②可摘式恒久性夹板的支架制作，要按共同就位道正确画出导线，并正确设计；③固定式恒久性夹板的各种人造冠的制作，不仅严格要求达到共同就位道，而且人造冠、桥体外形还应符合减轻𬌗力、避免扭力，有助于保护牙龈和自洁作用的要求；④每 3~6 个月患者要定期复查，发现问题，应及时处理。

本章小结

牙周病的修复治疗是牙周病综合治疗的一个重要组成部分。通过对患牙进行调𬌗，消除早接触点和咬合干扰，降低高陡牙尖及楔状牙尖，改善牙体外形，调磨不均匀的边缘嵴、过长牙、倾斜牙和移位牙，重新建立协调的咬合关系，恢复对牙周支持组织的生理性刺激，维持其健康。选择暂时性牙周夹板和恒久性牙周夹板将松动牙和健康牙连接固定在一起，使其成为一个新的咀嚼单位，从而起到分散𬌗力和减轻牙周支持组织负荷的作用，使患牙得到生理性休息，最终达到牙周组织的愈合修复和行使功能的目的。

习　题

扫码“练一练”

一、选择题

1. 以下哪项不是牙周病修复治疗的特点

A. 利用夹板的作用变单根牙为“多根牙”，变单牙运动为整体运动，变水平外力为垂直外力

B. 利用夹板的作用充分发挥牙周组织代偿功能，减少患牙负担

C. 利用夹板作用禁止牙活动，恢复牙周膜生理性刺激，促进牙周组织愈合

D. 消除𬌗创伤，建立平衡𬌗

E. 改善全身状况，增强治疗信心

2. 以下属于牙周再生性手术的是

A. 改良翻瓣术　　B. 引导组织再生术　　C. 牙槽骨整形术

D. 牙冠延长术　　E. 游离龈瓣移植术

3. 牙周病患者可以进行正畸治疗的时机是

A. 任何时候都不能进行正畸治疗

B. 只要控制牙周病后就可以进行

C. 只要牙槽骨吸收不到 1/2 时，就可以进行正畸治疗

D. 牙周病患者牙槽骨吸收不到 1/2 时，控制了牙周病后方可进行正畸治疗

E. 牙周病患者任何时候都可进行正畸治疗

4. 以下不是暂时性夹板的适应证的是

A. 固定慢性牙周炎的患牙

B. 固定因外伤造成的松动牙

C. 减轻或避免因调𬌗或者牙周外科给患牙带来的外力

D. 在制作恒久夹板的过程中，为了防止牙周组织继续受损害，先用暂时性夹板固定

E. 暂时性夹板作为过渡性治疗措施，了解牙周炎修复治疗的效果，如果良好，再换恒久性夹板

5. 患者，男性，28 岁，口腔卫生情况不佳，左下第一恒磨牙有轻微松动，咬合时有疼痛，为了消除病痛，恢复健康，除牙周治疗外，还应采取的措施是

A. 左下第一恒磨牙脱敏　　B. 左下第一恒磨牙充填

C. 左下第一恒磨牙调𬌗　　D. 左下第一恒磨牙固定

E. 左下第一恒磨牙拔除

第二十三章

咬合病与颞下颌关节病的修复治疗

扫码“学一学”

学习目标

口腔医学专业：

1. **掌握** 调𬌗的方法，食物嵌塞的治疗。
2. **熟悉** 咬合病及颞下颌关节病的临床表现及治疗，食物嵌塞的症状。
3. **了解** 咬合病及颞下颌关节病紊乱病的病因。食物嵌塞的病因，咬合重建。
4. 能够进行咬合病的调𬌗治疗及食物嵌塞的治疗。
5. 具有尊重和保护患者权利的素质以及关爱患者的意识。

口腔医学技术专业：

1. **熟悉** 咬合病及颞下颌关节病的临床表现及治疗，食物嵌塞的症状。
2. **了解** 咬合病及颞下颌关节病紊乱病的病因，食物嵌塞的病因，咬合重建。

案例分析

【案例】

女性，56岁，双侧颞下颌关节区疼痛、张口说话时关节弹响、不能大张口来诊。

专科检查：患者全口卫生状况良好，深覆𬌗覆盖，面部不对称，有偏侧咀嚼习惯。否认正畸史、颌面部外伤史。

【讨论】

1. 此病例应给予何种治疗方案？
2. 如何进行临床修复治疗？

第一节　咬合病

咬合病（occlusal disease）是指人们在进行咬合时，因咬合的形态和功能出现不同程度的异常，从而导致口颌系统功能异常的一类疾病的总称。从广义上来说颞下颌关节紊乱病（temporomandibular disorders，TMD）和食物嵌塞（food impaction）均属于咬合病的范畴，前者病因较复杂，后者与咬合密切相关，但它们的诊断和治疗又都有其特殊性，因此本章将其单独列出。

各类修复体一般均涉及咬合的问题，因此咬合的基本原理对口腔修复学的临床实践具有非常重要的指导意义。恢复和建立适合生理要求的形态与咬合功能，是各类修复体必须遵循的重要准则。

一、咬合病的病因

（一）接触关系异常

1. 早接触 如果在牙尖交错位（intercuspal position，ICP）只有少数牙或个别牙先接触，不是牙尖交错位的广泛接触，这种个别牙的接触称为早接触（premature contact）。存在早接触时，可对先接触的牙产生侧向力，导致殆创伤，进而使牙周组织受到损害。严重时甚至导致 ICP 的异常，进而导致髁突移位，引起肌肉及颞下颌关节功能的紊乱。

2. 殆干扰 正常情况下，下颌前伸运动的整个过程应平滑无阻挡。当前牙接触时，后牙应没有接触；侧方殆运动时，工作侧牙接触，非工作侧牙应没有接触。如果出现了前伸殆运动中后牙有接触、侧殆运动中出现非工作侧牙的接触，这些异常的接触点称为殆干扰（occlusal interference）（图 23-1）。殆干扰是导致口颌系统功能紊乱的重要原因之一。

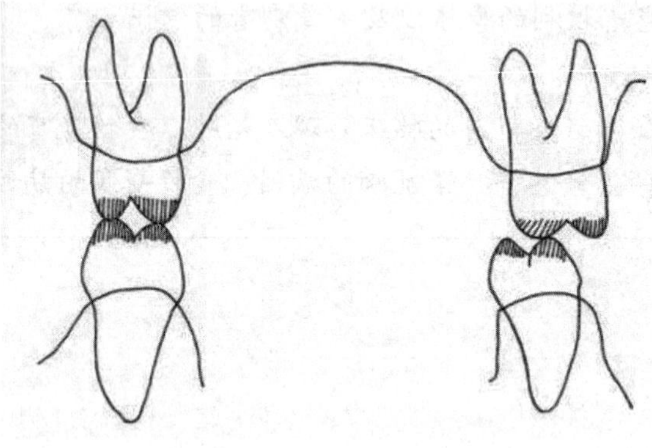

图 23-1 非工作侧殆干扰

（二）过度磨耗

殆过度磨耗（occlusal over abrasion）表现为殆面或切缘低平，牙体形态出现改变。当存在磨牙症或紧咬牙等下意识的副功能运动时就可能会形成殆的过度磨耗。这种副功能运动使牙与牙间形成长时间的空咬和摩擦，从而导致颌面严重磨耗。严重的磨耗可导致咬合垂直距离降低，髁突向后上方移位，从而引起咀嚼肌和颞下颌关节出现一系列的改变，进而导致颞下颌关节紊乱病的形成。

（三）牙体、牙列缺损

1. 牙体缺损，尤其是牙列缺损发生后，患区会失去咬合接触和邻接关系，可导致邻牙倾斜、移位、对颌牙伸长，引起食物嵌塞，进而形成偏侧咀嚼习惯，导致严重的双侧肌肉功能不协调，引起颞下颌关节紊乱病。

2. 不同的牙列缺损情况会产生一系列不同的症状，如破坏殆的完整性、偏侧咀嚼、关节内压疼痛、肌肉及颞下颌关节功能紊乱等问题，严重影响肌肉和颞下颌关节的功能。

（四）牙周疾病引起的殆的形态和功能异常

牙周疾病可导致牙槽骨吸收，牙松动、移位、脱落，造成咬合关系紊乱。

（五）不良充填体和不良修复体引起的形态和功能异常

充填体或修复体的殆面如果恢复过高将会形成早接触；形态恢复不恰当、殆曲线恢复不当是导致𬌗干扰的重要原因之一。

全口义齿修复时如果咬合和垂直距离恢复不正常或者颌位关系恢复不正确，不仅不能发挥义齿的正常功能，而且会导致咀嚼肌和颞下颌关节功能的紊乱。

二、咬合病的临床表现

1. 牙体硬组织异常 𬌗早接触、𬌗干扰可造成牙过度磨耗、牙隐裂、牙折，可继发牙髓炎甚至根尖周炎的发生。

2. 牙周组织异常 咬合关系异常或是咬合力量不协调均可引起不同程度的𬌗创伤，进而导致牙周组织异常。

3. 颌位异常

（1）牙位与肌位不一致 由ICP的早接触造成。

（2）ICP改变 ICP改变时，可出现早接触、𬌗干扰等异常现象，咬合不稳定，下颌位置重复性差。

4. 咀嚼肌异常 各种原因引起ICP偏移，可引起相关肌的伸长或收缩，造成肌功能亢进而引起肌痉挛。

5. 颞下颌关节异常

（1）直接影响 由于多数牙缺损或缺失、不良修复、牙列畸形等造成ICP偏离正常位置造成颌位异常，导致颞下颌关节的不稳定，引起关节突和关节盘的位置关系异常。

（2）间接影响 ICP异常可能会导致中枢神经出现问题，进而导致翼外肌等相关肌群痉挛，严重时会导致关节突和关节盘的位置关系异常。

6. 咀嚼及吞咽异常 肌肉、颞下颌关节、神经及下颌运动的影响，会造成咀嚼及吞咽的异常。

7. 身体其他部位的异常 咬合异常还可造成头昏、耳鸣、恶心等症状，甚至影响到正常的身体姿势。

三、咬合病的检查

咬合检查包括颌位、𬌗力、前牙咬合关系及后牙位置关系。

1. 患者对𬌗接触的感觉 人类对𬌗接触的感觉非常敏锐，这对判断是否存在咬合早接触有非常重要的参考意义。检查的方法是让患者慢慢地向ICP咬合或者引导患者在RCP轻轻咬合，如果存在早接触，患者可感觉得到。

2. 直接法

（1）咬合纸法 将咬合纸放于患者上下牙咬合面之间，引导患者在ICP和RCP轻轻咬合，咬合面上的着色部位就是早接触点所在。如一次印迹不能确定，可反复进行多次。

（2）咬蜡片法 采用较软的红蜡片，根据蜡片上牙的印迹厚薄或穿透点确定咬合接触情况。也可将留有牙咬合印迹的蜡片置于研究模型上，来确认早接触的部位。

（3）拉线法 下颌侧方运动时，在非工作侧磨牙的远中放置一根牙线并向前轻轻拉动，如果受阻，受阻的地方就是非工作侧的𬌗干扰接触点；下颌前伸运动时，将牙线置于后牙区，若牙线不能拉出，牙线被挂住的地方即为前伸𬌗干扰点。如牙线能顺利拉出，表明无𬌗干扰。

（4）硅橡胶印模材料法　将硅橡胶印模材料涂在𬌗面上，让患者做咬合运动，印模材料凝固后取出，检查印模的透光程度来判定接触点的分布。

3. 模型检查法　制取印模，借助石膏模型和𬌗架来进行咬合检查。通过这种检查方法可以观察闭口时的早接触和非ICP时的咬合接触状态，对于口腔内不容易检查的舌侧牙尖接触关系和磨牙的接触关系也是一种不错的选择。

4. 下颌运动检查法　通过下颌运动记录装置来测定下颌运动的相关数据和三维测量的牙列形态数据相结合，来进行咬合接触的再现和评价。

5. 咬合压力检查法　利用计算机咬合分析系统进行检查。该系统能准确地记录动态的𬌗接触特征和下颌运动过程中的咬合接触情况，可以检测出是否有早接触和𬌗干扰，并明确其具体位置，准确地传输咬合数据。

考点提示　咬合病的检查方法。

四、调𬌗

调𬌗又称咬合调整（occlusal adjustment），是通过选磨牙体的不同位置来改变其形态以消除异常的因素，达到改善咬合状态的一种口腔修复方式。主要包括下列方法。

1. 去除ICP的早接触

（1）前牙　前牙的早接触一般发生于下前牙的切端与上前牙的舌面之间。通常选磨上前牙舌面，但是在下颌前伸运动时，如果仅是下前牙切端与对𬌗牙有接触，这时可选择磨改下前牙切端；当两侧磨牙咬合过紧时，即使正中咬合时前牙有早接触也不能进行磨改，这种情况最好通过升高磨牙的咬合来解决。

（2）后牙　后牙的早接触有三种常见的接触形式，分别是尖与斜面、斜面与斜面、尖与窝的接触；其中尖与斜面的早接触要磨斜面。斜面与斜面的早接触则两者均可磨改，具体还要根据𬌗面形态、𬌗曲线等情况而定。尖与窝的早接触要根据具体情况来选择，原则上对窝进行选磨。但是当正中𬌗有早接触的牙尖同时又在下颌运动中有𬌗干扰的时候，则磨改牙尖。

2. 去除RCP的早接触　RCP早接触的磨改，原则上选磨上下颌牙的斜面，不磨牙尖。

3. 去除下颌前伸和侧方运动时的𬌗干扰

（1）前伸运动的𬌗干扰　去除这种𬌗干扰，原则上应磨改上颌颊尖或下颌舌尖。假如要磨改上颌舌尖，则一定不要磨改正中𬌗的接触区。

（2）侧方运动的𬌗干扰　这种𬌗干扰发生率比较高，危害也比较大。一般𬌗干扰常表现为上颌舌尖与下颌颊尖接触的形式，因为这些牙尖都是功能尖，所以磨改的时候必须非常慎重。

4. 形成正确的正中𬌗接触区　正中𬌗接触区是正中咬合时承担咬合力的部位，应该让加于正中𬌗接触区的咬合压力传导方向与牙体长轴尽量保持一致。原则上，在前牙，正中𬌗接触区的位置应该是上颌前牙舌面与下颌前牙的切端；在磨牙，上颌是舌侧牙尖、中央窝或边缘嵴，下颌则是颊侧牙尖、中央窝或边缘嵴（图23–2）。正中𬌗接触的方式应是尖–窝接触或尖–边缘嵴接触。

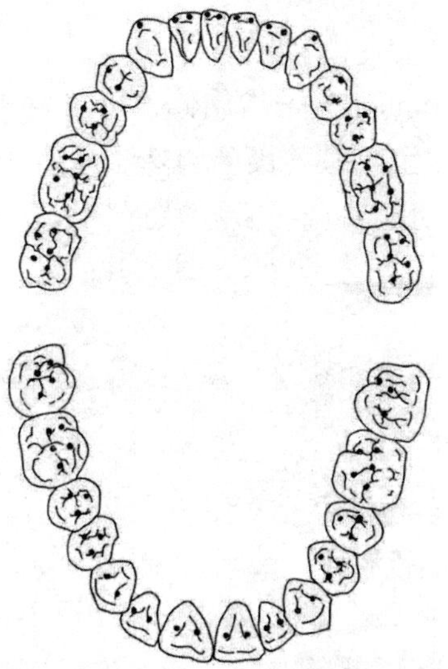

图 23-2　正中𬌗接触部的位置

（1）磨改面积过大的接触区　磨牙𬌗面尽量呈点状接触，下颌前牙切端要使其呈线状接触。

（2）调整位置不良的接触区　对于通过调𬌗仍不能达到理想的位置和形态者，可以完全磨除该接触，虽然这样减少了正中𬌗接触点数量，但却能实现咬合稳定。

5. 建立合适的覆𬌗和覆盖　对于前牙深覆𬌗影响修复时，应在不引起牙本质过敏的情况下分次谨慎地磨改下前牙的切端，进而帮助下前牙切端取得合适的间隙。对于覆𬌗、覆盖明显异常的情况则应考虑采用正畸治疗。

6. 改善牙或修复体的外形　对咬合有影响的尖窝或𬌗面要及时调𬌗，以恢复正常的𬌗面形态。对过长、过尖的切牙和尖牙要做适当的修整，使前牙外形尽量协调一致。过大的牙冠颊舌径是造成牙周组织负担过重的原因，所以应适当缩小牙冠的颊舌径。

知识拓展

调𬌗注意事项

1. 调𬌗前一定向患者充分解释调𬌗的必要性及方法，待取得患者同意后方可进行。

2. 调𬌗前要进行详细的检查、诊断、制定计划、分次完成，调𬌗后进行咬合检查。

3. 功能牙尖的高度一般情况下不进行降低处理，以避免导致咬合垂直距离过低。

4. 原则上磨改仅限于牙釉质范围内，尽量避免因磨改手法不当或磨除量过多引起牙本质过敏等并发症。

5. 选择合适的器械，根据不同的目的选用不同的磨头。

6. 如果存在咀嚼肌功能紊乱的情况，应该先进行相应咬合板治疗，戴用咬合板7~10 天以后再进行咬合复查及调𬌗处理。

五、咬合重建

咬合重建（occlusal reconstruction）是指用修复的方法对牙列的异常咬合状态进行改造或重新建立，包括颌位的改正、全牙弓𬌗面的再造、垂直距离的恢复、正常𬌗关系的重建，使其与咀嚼肌及颞下颌关节的功能协调一致，从而消除因𬌗异常导致的口颌系统的紊乱，最终恢复正常的口颌系统生理功能。

（一）诊断和治疗计划

1. 咬合分析 通过检查患者的余留牙、颌位、咬合垂直距离、咀嚼肌及颞下颌关节等情况，来确定是否适合进行咬合重建。

2. 修复计划 首先要确定余留牙的处理方案。然后，选择不同的修复体的类型如𬌗垫式可摘局部义齿、套筒冠义齿、高嵌体、全冠、固定桥等。最后，根据不同的修复体类型，选择与之相适应的基牙。

3. 医患交流 治疗前一定要和患者进行详细的沟通，告知患者病情、咬合重建费用昂贵、耗时较长、可能出现的不适、不可逆的修复治疗。取得患者完全同意后才能进行一系列的治疗。对于对此修复治疗顾虑重的患者，不宜进行咬合重建。

（二）修复治疗前的准备和处理

对出现的龋病、牙髓病、根尖周病、牙周病以及倾斜扭转牙等影响咬合重建的疾病均给予相应的治疗和处理。待疾病痊愈后再进行相应的咬合重建工作。

（三）步骤和方法

1. 牙体预备 全部的余留牙均应包括在牙体预备的范围内，可分区进行也可一次完成。对于完成了根管治疗的基牙，根据不同的设计需要可制作核桩或根内、根上固定体等辅助装置，可在局麻下对少数活髓牙直接进行牙体预备，牙体预备的具体要求需根据不同修复体的种类进行。

2. 颌位记录与转移 当暂时性修复体完成并适合后，将牙尖交错𬌗转移到𬌗架上，咬合重建对𬌗架的要求较高，至少应为半可调节式𬌗架。

3. 暂时性修复 可以在口内用自凝塑料直接制作，也可转移到𬌗架上制作。为了检验垂直距离的改变和改变后的颌位是否合适，暂时性修复体需最少戴用30~90天，在佩戴期间，可根据患者的反馈情况做调整。

4. 修复体制作 以上颌第一磨牙铸造全冠为例来讲述熔模制作顺序：涂布分离剂，用蜡形成冠的基底，确定各牙尖的位置，用蜡堆出舌尖柱、中央窝接触区、颊尖柱、近远中边缘嵴，再用蜡将各尖顶、边缘嵴、中央窝之间的空隙填满，修整牙尖形态。常规包埋、铸造，制作完成金属全冠、高嵌体等。

5. 完成修复 试戴，临时性粘固。如果在试戴的过程中有不适的地方，可摘下进行调改。修复体经试戴合适后，将做永久性粘固。

（四）注意事项

1. 一定制作实验性治疗的暂时性修复体 目的是通过试用和不断磨改，寻找最合适的咬合重建的颌位与垂直距离。

2. 一定选择精密𬌗架并准确地进行颌位关系转移 因为通过精密𬌗架可以模拟口内的下颌运动，进而消除早接触及𬌗干扰。

3. 尽量用小修复单位修复 因为每个牙的生理动度不同，固定式咬合重建时，各个牙的修复体应尽量分开制作，以避免受力太集中引起新的咬合问题。

考点提示 调𬌗的方法。

第二节　食物嵌塞

食物嵌塞（food impaction）是一种常见的咬合病，是指在咀嚼食物的过程中，食物的一些纤维或碎块在受到外力的作用下嵌入或滞留于两牙的邻间隙内的现象。

一、食物嵌塞的原因

1. 牙体因素

（1）牙体形态发育异常　畸形牙与相邻牙可形成非正常的接触区，导致食物嵌塞。

（2）邻接关系异常　龋病、邻牙倾斜移位、错颌畸形、牙列拥挤及牙位异常等均可导致相邻牙邻接关系不正常。

（3）咬合面形态改变　𬌗面磨损严重、形态改变，牙尖磨损、边缘嵴低平等。

（4）咬合关系不正常　牙排列不齐、第三磨牙阻生、牙缺失后对𬌗牙伸长超出𬌗平面等。

2. 牙周因素　由于生理性或病理性原因导致的牙龈、牙周萎缩、龈外展过大等异常情况，这些因素易形成水平型食物嵌塞。

3. 不良充填物及不良修复体　当咬合面的形态恢复不当或接触区的形态恢复不当时会引起一系列的异常，如缺少溢出沟、牙尖斜面过陡、充填物有悬突、边缘不密合等，这些异常均可能引起牙龈炎、牙周炎、牙龈萎缩等现象，进而继发食物嵌塞。

4. 口腔不良习惯　使用尖锐的针状物或粗糙的牙签剔牙，可引起牙龈或牙周的损伤和炎症，进而导致牙间隙增大，加重食物嵌塞。

二、食物嵌塞的症状

食物嵌塞的症状有许多，如挤压感和持续性胀痛、牙龈萎缩、龈乳头炎、牙周炎及口腔异味。

三、食物嵌塞的类型

按食物嵌入的方向分主要有以下三种。

1. 垂直型　咀嚼时由于充填式牙尖或者咬合力量的作用使咀嚼的食物从垂直方向嵌入相邻两牙的邻面，垂直型食物嵌塞对牙龈组织的损害比较严重，可引起不同程度的牙龈炎或牙周炎等疾病（图 23-3）。

2. 水平型　当患者出现牙龈萎缩、牙间乳头破坏或消失、牙间隙暴露的情况时，咀嚼的食物碎块由于受到舌及颊部运动的力量而自颊侧或舌侧横向压入牙间隙内。水平型食物嵌塞对牙龈组织损害比较轻，虽较易清除，但很难根治（图 23-4）。

扫码“看一看”

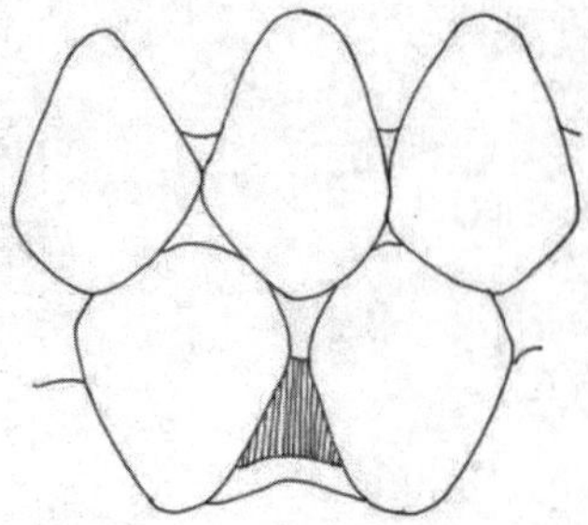

图 23-3　垂直型食物嵌塞

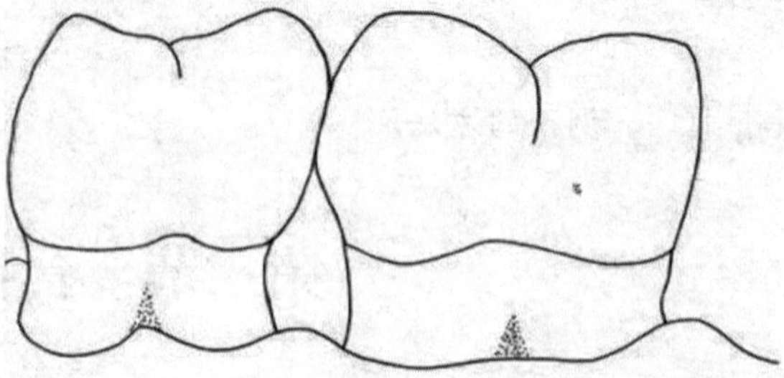

图 23-4　水平型食物嵌塞

3. 混合型　兼有上述两种的特征。

考点提示　食物嵌塞的类型。

四、食物嵌塞的治疗

（一）调𬌗

仅适用于部分垂直型食物嵌塞的患者。

1. 检查并制定调𬌗计划　检查咬合情况、取印模、灌注模型、分析嵌塞原因、明确调𬌗目的、确定选磨的部位、制定调𬌗计划。

2. 方法

（1）修整或重建𬌗边缘嵴。

（2）磨出适当的食物溢出沟。

（3）修整过锐、过陡的牙尖外形。

（4）磨改颊尖的颊斜面和舌尖的舌斜面，减小颊舌径并增加牙冠轴壁突度。

（5）增大颊、舌侧外展隙　通过磨改颊舌尖的外形可使外展隙加大，利于食物的排溢（图 23-5）。

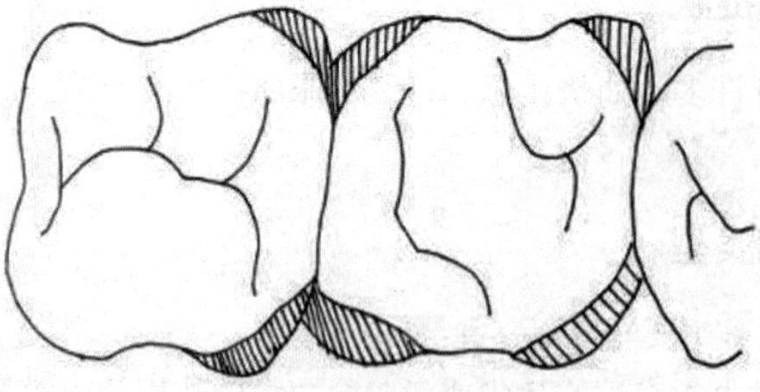

图 23-5　增大外展隙

（二）充填治疗

对于因龋病而破坏正常邻接关系的患者，可以选择充填治疗的方法。如邻𬌗面的龋病，用Ⅱ类洞充填来实现邻接区的恢复。

（三）修复治疗

1. 嵌体　当牙体缺损较大、𬌗面及邻接面形态无法用充填法恢复时，可选择用嵌体来恢复患牙的正常外形和邻接关系。

2. 全冠　当牙体组织大面积缺失，可选择用全冠修复来恢复殆面的正常形态和邻接关系。原则上每个牙应行单个全冠修复。

3. 活动防嵌塞修复体　为治疗食物嵌塞的可摘修复体，如邻间钩或宽殆支托等。

4. 重建　殆重建主要是对因重度磨损引起的食物嵌塞的修复效果较好。通过该方法可以较好地恢复正常的咬合垂直距离和正常的殆面与牙体外形，从而消除食物嵌塞。

（四）正畸矫治

因牙错位或牙间隙过大等因素引起的食物嵌塞，如符合正畸治疗的适应证，可进行相关的正畸治疗。

（五）拔牙

1. 多生牙与正常牙之间发生食物嵌塞者应拔除多生牙。
2. 第三磨牙近中阻生，与第二磨牙之间有食物嵌塞时，视情况可考虑拔除第三磨牙。
3. 无法保存的松动牙与邻牙间常发生食物嵌塞，可考虑拔除松动牙。

考点提示　*食物嵌塞的治疗方法。*

第三节　颞下颌关节紊乱病

颞下颌关节紊乱病（temporomandibular disorders，TMD）是口腔颌面部常见的疾病之一，它并非指单一的疾病而是一组疾病的总称，主要出现的三大症状是：颞下颌关节区疼痛、异常关节音及下颌运动功能障碍。颞下颌关节紊乱病的致病因素和病情均较复杂，对其治疗的方法有多种，修复治疗只是主要治疗方法之一。

一、致病因素

颞下颌关节紊乱病的致病因素至今仍没有具体阐明，有多种不同的病因学说，已公认的主要由以下多因素引起。

1. 易感因素　易感因素指心理、生理或结构的改变使 TMD 发生的危险性增大。

（1）病理生理因素　包括神经性疾病、风湿病、代谢性疾病、退行性病变及感染性疾病等。

（2）心理性易感因素　包括情感、个性和行为特征。

（3）结构因素　指个体局部结构由于遗传性、发育性或医源性生物力学的改变而引起的一系列变化。例如：牙列异常和骨骼结构的异常、错颌畸形、平衡侧有殆干扰。

2. 诱发因素　主要是指与外伤或咀嚼系统的不良负重相关的因素。如头、颈受外力打击，咬物损伤，打哈欠等突然的长时间的大张口。

3. 持续因素　一些易感因素和诱发因素可以成为持续因素，如磨牙、紧咬等不正常的口腔习惯。影响个体对疾病的感受及对疼痛反应的因素。情感因素如抑郁、焦虑等。

二、临床检查及诊断

（一）询问病史

主要询问主诉、疾病近况、医疗史、牙科治疗和个人史。

（二）临床检查

检查项目应依据患者目前的主诉症状和患者的生理、心理方面可能存在的变化而决定，确定有无 TMD 体征和症状。

1. 头颈部检查 对头颈部的解剖结构进行检查，以排除肿瘤、感染等病变。

2. 颞下颌关节和颈椎检查 通过患者的开闭口运动、前伸运动和侧颌运动，检查关节功能是否正常，有无疼痛、弹响或杂音；两侧关节动度是否一致，有无偏斜；开口度和开口型是否正常，是否出现关节绞锁现象。观察头、颈椎的运动灵活性和伸展、弯曲及侧弯时有无疼痛。检查颈椎关节有无杂音，颈、肩部有无神经感觉异常。

3. 咀嚼肌和颈部肌肉检查 通过触诊检查咬肌、颞肌、翼内肌和舌骨上肌群有无压痛、肿胀及质地的改变。

4. 口内检查 主要包括检查牙体和口腔内其他组织，如检查覆𬌗、覆盖、𬌗接触类型和𬌗接触点位置等。辨明患者的症状是否有牙、牙周、涎腺或其他口内病变引起。

5. 咬合检查 检查咬合关系是否正常。

6. 听诊 主要听关节杂音和咬合音。

（三）影像检查

1. X 线检查 目前临床上最常用的方法是拍摄许勒位片，从侧面显示一侧颞下颌关节的髁突、关节凹、关节结节等结构，除此以外还可以通过增加拍摄关节侧位体层片、关节曲面断层片、大张口头颅后前位片以及髁突经咽侧位片来全面辅助检查颞下颌关节可能存在的病变。

2. CT 检查 不但能清晰地显示关节硬组织的结构，而且能更直观地显示关节结构及其与邻近硬组织的空间关系，并且还能进行三维重建，是目前常用的影像学检查方法。

3. 关节造影 由于此项检查只能间接地显示关节盘的移位、穿孔情况，而且还会出现假阳性，加之在注射造影剂的时候会给患者带来一定的痛苦，现已很少应用。

4. 磁共振成像检查 对怀疑颞下颌关节有软组织病变者，如关节盘移位、变形、穿孔等，可采用磁共振成像检查。

（四）行为和心理评价

行为和心理评价是对每位 TMD 患者必须要进行的基本临床检查。因为与应力有关的肌肉功能亢进可能是一部分患者首要的致病因素，而如焦虑和抑郁等情感问题可能又是另一些患者继发 TMD 的体征和症状。因此要强调对每位患者进行行为和心理评价。

（五）辅助性临床检查

1. 石膏模型上𬌗架 虽然能提示𬌗关系情况，但不能说明是否存在 TMD。

2. 诊断性局部麻药注射 主要包括三种，分别是神经阻滞、扳机点注射和关节腔注射。

3. 实验室检查 主要包括血常规和尿常规，可能通过实验室检查会发现风湿病、代谢病或其他系统性疾病。

（六）其他检查

1. 下颌运动记录 下颌运动测量仪通过记录下颌运动轨迹、下颌运动速度、髁突运动轨迹等，来了解口颌系统的生理功能特征和病理状况。

2. 温度记录术 因为正常部位和不正常部位的温度不对称，所以通过记录温度的变化可提示是否有 TMD 的存在。

3. 关节镜　可直接观察关节内组织结构的病理变化。

4. 肌电图　通过检测肌纤维的动作电位、神经传导速度、振幅大小等信号，来了解肌群的功能协调性及副功能活动等。

（七）诊断

1. 诊断与鉴别诊断　由于许多头颅疾病都能表现出相似的临床症状，因此不仅要对其作出正确的诊断，而且还需进行鉴别诊断以确保诊断的正确。

2. 分类诊断　TMD 包括多种疾病状态，目前我国临床应用分以下 4 类。

（1）咀嚼肌紊乱疾病　此类疾病实际上属于关节外疾病，关节的结构本身尚正常。主要为咀嚼肌的功能不协调，其症状多样，如肌筋膜痛、肌痉挛、肌纤维变性挛缩等。

（2）结构紊乱疾病　又称关节内紊乱病，是关节紊乱病中患病率最高的一类。主要包括各种关节盘的移位、关节囊扩张、松弛及关节盘各附着松弛或撕脱等。这类疾病常常是由咀嚼肌紊乱发展而来，一部分可以痊愈，一部分发展为关节的器质性改变。

（3）炎症性疾病　这一类疾病不是指单纯意义上的细菌感染性疾病，而是指以前由于各种原因造成的大开口或外伤，引起滑膜或关节囊的急性炎症。包括滑膜炎和/或关节囊炎。临床表现与翼外肌痉挛相似。此类病例影像学检查无骨关节病及结构紊乱的相关改变。

（4）骨关节病　其病理实质是退行性骨关节病的改变。主要症状是在开口运动中有连续的摩擦音。

考点提示　颞下颌关节病的常用检查方法。

三、治疗

目前，颞下颌关节病治疗按照循序渐进，多种方法联合使用的程序进行。首选方便的、保守的、可逆性的、无创性的和非侵入性的治疗方法，如治疗教育、心理治疗、咬合板作𬌗间矫治、义齿修复治疗、某些药物治疗等可逆性的综合治疗。大多数病例可通过可逆性保守治疗解除病痛。如果可逆的保守治疗方法无法治愈，必要时再采用不可逆的保守治疗方法，如调𬌗治疗、正畸治疗等。只有对少数病程迁延、症状严重已形成颞下颌关节强直的病例，才考虑采用不可逆性的手术治疗。

（一）修复治疗

1. 𬌗间矫治　一般根据病情采用不同的𬌗间矫治，常用咬合板治疗。常用咬合板的种类有：稳定咬合板、再定位咬合板、枢轴咬合板、软弹性咬合板、前牙咬合板等。

2. 义齿修复治疗　在牙列缺损的情况下，一般先通过制作简单的可摘义齿修复体，通过一段时间的试戴和调整，确定适宜的治疗颌位后，为了给患者提供一个坚固又耐用的修复体，最好选择设计铸造支架式义齿。

3. 调𬌗治疗　调𬌗治疗必须慎重行事，尽可能在患者疼痛消失、功能紊乱症状明显减轻以及上下颌骨关系、神经肌肉功能、心理状态较稳定的情况下进行。

（二）常用的辅助治疗

1. 治疗教育　进行良好的医患沟通是颞下颌关节疾病治疗成功的必要因素。

2. 行为纠正　通过自我限制下颌的运动来纠正患者的很多不良的口腔习惯，如单侧咀嚼、过度用力咀嚼、过大张口、持续大张口、啃硬物等。可起到辅助治疗的作用。

3. 家庭物理治疗 对于很多慢性疼痛患者可在疼痛区进行热敷或用中药热敷，其目的是通过热敷达到活血、止痛、促进血液循环、松弛肌肉、改善组织生理状态等目的。此外，当出现急性损伤时可选择使用冷敷的方式来局部止痛和抗水肿。

4. 肌松弛治疗 利用肌监测仪等手段使咀嚼肌群得到充分的松弛。

5. 心理咨询 由于心理因素是颞下颌关节疾病形成的原因之一，必要时找相关专业的心理健康咨询专家做进一步的心理评价和心理治疗。

本章小结

咬合病与颞下颌关节病是口腔颌面部常见的疾病，发病率较高。咬合病与颞下颌关节病的病因均较复杂多样，并且它们的临床表现各有其特有的特征，因此一定严格掌握咬合病与颞下颌关节疾病的主要治疗原则。除此以外，食物嵌塞的临床表现及修复治疗也是非常重要的知识点。

习 题

扫码“练一练”

一、选择题

1. 颞下颌关节紊乱病患病率最高的组群是

A. 10~19 岁　　B. 41~50 岁　　C. 31~40 岁

D. 20~30 岁　　E. 51~60 岁

2. 颞下颌关节紊乱病致病的多因素理论，其主要致病因素是

A. 关节内微小创伤和精神心理因素　　B. 夜磨牙与紧咬牙

C. 偏侧咀嚼习惯与口腔不良习惯　　D. 免疫学因素

E. 双侧关节不对称与关节囊薄弱等解剖因素

3. 颞下颌关节紊乱病发生发展，哪一种说法是错误的

A. 病情可长期稳定无变化

B. 结构紊乱和骨关节病常互为因果，相互影响

C. 是一种自限性疾病

D. 病期较长，反复发作

E. 虽有自限性，但有的病例最终可能发生关节强直

4. 哪一种说法不符合颞下颌关节紊乱病的主要症状

A. 开闭运动出现关节绞锁

B. 关节区及周围肌群随关节运动疼痛

C. 开口型及开口度异常

D. 症状严重的将出现关节区和周围肌群的自发痛

E. 下颌运动中常出现弹响音、摩擦音和破碎音

5. 关于颞下颌关节紊乱病的防治原则，哪一种说法是错误的

A. 根据病情轻重，分别选用可逆性、不可逆性保守治疗和手术治疗

B. 遵循合乎逻辑的治疗程序
C. 应对患者进行医疗知识教育
D. 治疗局部关节症状同时改善全身状况和精神状态
E. 采取对症治疗和消除或减除关节病同时的综合治疗
6. 颞下颌关节紊乱病的诊断，不能采用下列哪一项
A. 病史询问　B. 临床检查
C. 许勒氏位及经咽侧位 X 线片　D. 关节造影片
E. 颞下颌关节区手术探查
7. 属于颞下颌关节紊乱病不可逆性保守治疗的是
A. 药物治疗　B. 物理治疗
C. 封闭治疗　D. 咬合导板治疗
E. 正畸治疗
8. 颞下颌关节紊乱病的病因不包括
A. 咬合因素　B. 精神心理因素
C. 行为因素　D. 环境因素
E. 微生物因素
9. 不属于咬合病的常见病因的是
A. 牙髓炎　B. 早接触
C. 𬌗干扰　D. 𬌗过度磨耗
E. 牙周疾病引起的𬌗的形态异常
10. 不属于食物嵌塞常见症状的是
A. 胀痛　B. 急性牙髓炎
C. 龈乳头炎　D. 口腔异味
E. 牙周炎
11. 不属于颞下颌关节紊乱病常见的辅助治疗方法的是
A. 治疗教育　B. 行为纠正
C. 家庭物理治疗　D. 咬合板治疗
E. 肌松弛治疗

二、问答题

1. 简述咬合病的临床表现及治疗。
2. 简述食物嵌塞的常见原因及治疗。
3. 简述颞下颌关节病的常见病因及治疗原则。

参考答案

第二章

1~5 DEAEB　6~10 DECEE　11 C

第四章

1~5 EBCDE　6~10 BACEB　11~15 DEDDE　16~20 ADCBD

第五章

1~5 DCAEA　6~10 DCDAE　11~15 CEEED　16~19 ADEA

第六章

1~5 DECAA　6~10 DBBDE

第七章

1~5 DEBEB　6~8 ACE

第八章

1~5 CEDCC　6~10 EEEEE　11~15 CCDDD　16~20 CCBBC

第九章

1~5 DECCB　6~10 DCDDA　11~15 BABDC　16~20 CACCB

第十章

1~5 ADDDE　6~10 ECABD

第十二章

1~5 CAEEC　6~10 ABDEB　11~15 ACEEC　16~20 BEDBD

第十三章

1~5 ADDCB　6~10 CADCB　11~15 CCBBB　16~20 CCCAA

第十四章

1~5 EDBDD　6~10 EBEDE

第十六章

1~5 CCCAA　6~7 AC

第十七章

1~5 DACAA　6 D

第十九章

1~5 CDEBE

第二十章

1~5 DCADD　6~10 BBBDD

第二十一章

1~5 EDDEE

第二十二章

1~5 CBDAC

第二十三章

1~5 DACBB　6~10 EEEAB　11 D

参考文献

[1] 赵铱民．口腔修复学 [M].7 版．北京：人民卫生出版社，2012.

[2] 姚江武．口腔修复学 [M].2 版．北京：人民卫生出版社，2009.

[3] 马轩祥．口腔冠桥学 [M]. 北京：人民卫生出版社，2012.

[4] 巢永烈．口腔修复临床实用新技术 [M]. 北京：人民卫生出版社，2013.

[5] 王俊成，刘洪臣．口腔全科医师的医患沟通能力的培养 [J]. 中华老年口腔医学杂志，2014，12（6）：357-360.

[6] 苏光伟，方会英．口腔修复学 [M]. 北京：中国医药科技出版社，2015.

[7] 姚江武，麻健丰．口腔修复学 [M].3 版．北京：人民卫生出版社，2015.

[8] Herbert T. Shillingburg. 固定义齿修复学精要 [M].4 版．冯海兰译．北京：人民军医出版社，2015.

[9] 冯海兰．口腔修复学 [M].2 版．北京：北京大学医学出版社，2013.

[10] 林红．口腔材料学 [M].2 版．北京：北京大学医学出版社，2013.

[11] 万乾炳．全瓷修复技术 [M]. 北京：人民卫生出版社，2009.

[12] 林惠欢，唐亮．椅旁 CAD / CAM 技术在口腔修复中的应用 [J]. 口腔医学，2019，39(3):275-279.

[13] Baroudi K，Ibraheem SN. Assessment of chair-side computer-aided designand computer-aided manufacturing restorations: a review of the literature[J].J Int OralHealth，2015，7(4):96-104.

[14] NatérciaRezende，da Silva，Luís Henrique Araújo，etc. The effect of post，core，crowntypeand ferrule presence on the biomechanical behavior of endodontically treated bovine anteriorteeth[J]. Journal of Prosthetic Dentistry.2010，11:307-317.

[15] Nadim Z baba. Contemporary restoration of endodontically treated tooth [M].Quintessence Publishing Co.，2013.

[16] 赵云凤．口腔修复技术学 [M]. 上海：上海世界图书出版公司，2013.

[17] 徐军．口腔固定修复的临床设计 [M]. 北京：人民卫生出版社，2006.

[18] 马轩祥．口腔修复学 [M].5 版．北京：人民卫生出版社，2006.

[19] 赵铱民．口腔修复学 [M].6 版．北京：人民卫生出版社，2008.

[20] SaviA，CresciniA，TintiC，etal.Ultra-thin veneers without tooth preparation in extensiveoligodontia[M]. International Journal of Periodontics and Restorative Entistry . 2015.

[21] 朱希涛．口腔修复学 [M].2 版．北京：人民卫生出版社，1987.

[22] 张富强．口腔修复基础与临床 [M]. 上海：科学技术文献出版社，2004.

[23] 巢永烈．口腔修复学 [M].5 版．北京：人民卫生出版社，2006.

[24] 冯海兰．口腔修复学 [M]. 北京：北京大学医学出版社，2005.
[25] Shillingburg HT，Hobo S，Whitsett LD，et al. Fundamentals of Fixed Prosthodontics[M]. ThirdEdition.Chicago:OuintessencePublising Co.，1997.
[26] Rosenstiel SF，Land MF，Fujimoto J. Contemporary Fixed Prosthodontics[M]. Fifth Edition. Elsevier Health Science，2015.
[27] 医师资格考试指导用书专家组 [M]. 北京：人民出版社，2014.
[28] 宿玉成．口腔种植学 [M].2 版．北京：人民卫生出版社，2014.
[29] 张志勇．口腔颌面种植修复学 [M]. 上海：上海世界图书出版公司，2009.
[30] 王慧芸．𬌗学 [M]. 北京：人民卫生出版社，1990.
[31] Rosenlinger SF. Contemporary fixed prosthodontics[M].second Edition.London:St. Louis:Mosby，1995.
[32] Willam F P Malone，David L Koth ， Edmund Cavazos ， et al. Tylman" s Theory and Practice ofFixed Prosthodon-tics.8 ed.st.Louis: Ishiyaku Euro-America，1994.
[33] National Lnstitutes of Health Technology Assessment Conference Statenent.Management ofTemporomandibular Disorders[J].Am Dent Assoc，1996，127(11):1595-1606.